放射栓塞术手册
Handbook of Radioembolization

Physics, Biology, Nuclear Medicine, and Imaging

主　编　Alexander S. Pasciak, PhD
　　　　J. Mark McKinney, MD
　　　　Yong C. Bradley, MD
主　译　滕皋军

人民卫生出版社
·北　京·

版权所有，侵权必究！

图书在版编目（CIP）数据

放射栓塞术手册 /（美）亚历山大·帕西亚克
（Alexander S. Pasciak）主编；滕皋军主译 . —北京：
人民卫生出版社，2022.9
ISBN 978-7-117-32879-1

Ⅰ.①放… Ⅱ.①亚…②滕… Ⅲ.①肝癌 —放射疗
法 —手册 Ⅳ.①R735.705-62

中国版本图书馆 CIP 数据核字（2022）第 028686 号

人卫智网	**www.ipmph.com**	医学教育、学术、考试、健康，
		购书智慧智能综合服务平台
人卫官网	**www.pmph.com**	人卫官方资讯发布平台

图字：01-2020-1664 号

放射栓塞术手册
Fangshe Shuansaishu Shouce

主　　译：滕皋军
出版发行：人民卫生出版社（中继线 010-59780011）
地　　址：北京市朝阳区潘家园南里 19 号
邮　　编：100021
E - mail：pmph @ pmph.com
购书热线：010-59787592　010-59787584　010-65264830
印　　刷：北京顶佳世纪印刷有限公司
经　　销：新华书店
开　　本：787×1092　1/16　**印张：**20
字　　数：474 千字
版　　次：2022 年 9 月第 1 版
印　　次：2022 年 10 月第 1 次印刷
标准书号：ISBN 978-7-117-32879-1
定　　价：198.00 元

打击盗版举报电话：010-59787491　E-mail：WQ @ pmph.com
质量问题联系电话：010-59787234　E-mail：zhiliang @ pmph.com
数字融合服务电话：4001118166　　E-mail：zengzhi @ pmph.com

放射栓塞术手册
Handbook of Radioembolization

Physics, Biology, Nuclear Medicine, and Imaging

主　编　Alexander S. Pasciak, PhD
　　　　J. Mark McKinney, MD
　　　　Yong C. Bradley, MD

主　译　滕皋军

译　者（按姓氏笔画排序）

朱海东	东南大学附属中大医院	林岩松	北京协和医院
刘　安	美国 City of Hope 医疗中心	郑汝汾	高雄长庚纪念医院
汤禹舜	高雄长庚纪念医院	赵　赫	中国医学科学院肿瘤医院
孙郁青	北京协和医院	柳建安	台北荣民总医院
孙晓松	美国 City of Hope 医疗中心	钱　中	SIRTEX Medical
李润川	台北荣民总医院	曹家玮	中国医学科学院肿瘤医院
余俊彦	高雄长庚纪念医院	董又诚	高雄长庚纪念医院
张碧倚	台中荣民总医院	慕转转	北京协和医院
陈　蓉	东南大学附属中大医院	廖建彰	高雄长庚纪念医院
林可瀚	台北荣民总医院	滕皋军	东南大学附属中大医院

审　校（按姓氏笔画排序）

吕　逍	东南大学附属中大医院	贾中芝	常州市第二人民医院
朱海东	东南大学附属中大医院	滕皋军	东南大学附属中大医院
陈　蓉	东南大学附属中大医院		

人民卫生出版社
·北京·

Handbook of Radioembolization: Physics, Biology, Nuclear Medicine, and Imaging

By Alexander S. Pasciak, J. Mark McKinney, and Yong C. Bradley

ISBN: 978-1-4987-4201-6

序

原发性肝癌的发病率和死亡率仍然居高不下，发病率在全球和中国分别位居第六和第五位，而死亡率分别位于第四和第二位。在我国，可行手术治疗的肝癌仅为 25%，余下的中晚期肝癌面临巨大的治疗挑战。介入治疗包括经导管动脉化疗栓塞术（TACE），动脉灌注化疗术（HAIC），选择性内放射治疗（SIRT）或放射栓塞术（TARE），非血管途径的射频消融、微波消融、冷冻、放射性粒子植入术等各种局部治疗，在中晚期肝癌的现代治疗体系中发挥举足轻重的作用。

Grady 等于 1960 年就报道了用 ^{90}Y 微球行 SIRT 的动物实验，并在随后临床应用于肝转移瘤，这明显早于 1974 年报道的肝动脉栓塞术（TAE）治疗肝癌。TAE 逐渐发展成为 TACE，并在碘化油作为化疗药载体的基础上发展了多种载药微球，成为当今中期肝癌治疗的标准方案，并在晚期肝癌的治疗中也广泛应用。而 SIRT 技术发展相对缓慢，在技术上主要有树脂微球和玻璃微球，在应用方面，不仅用于肝转移瘤，更多地应用于原发性肝癌。其主要作用机制是：① ^{90}Y 微球倾向进入富血管的肿瘤，肿瘤血管越丰富 ^{90}Y 微球吸收的就越多，而进入肝实质的微球量就越少；②虽有一定程度的栓塞效应，^{90}Y 微球主要依靠核素的 β 射线杀伤肿瘤组织；③连续性辐射治疗，能解决细胞周期内的重组问题；④内放射治疗因射线是由里向外（而 ^{90}Y 平均组织穿透距离仅为 2.5mm）避免了传统外放射治疗由外向内辐射造成正常肝组织的额外损伤。

SIRT 技术相对较为复杂，不仅要在治疗前用三维影像甚至锥束 CT（CBCT）详细探明肿瘤血供和肝外分流，术前还要做 ^{99m}Tc-巨聚合蛋白（^{99m}Tc MAA）模拟扫描，以确认肺分流率和核素进入三区室（肺、肿瘤和肝脏治疗区域）间的比例关系，从而能个体和精准计算肿瘤治疗所需的核素活度剂量。肿瘤内放射治疗的个体精准化可优化肿瘤剂量同时使非肿瘤组织剂量减少到最低限度。选择性内放射治疗术如同其他现代核医学技术，是把双刃剑。把严格规范的技术用在合适患者中可拯救生命，反之可伤害患者。因此深入理解：①应用核素的放射物理学，放射生物学和剂量学；②肝肿瘤内放射治疗特有的血管解剖和血流动力学；③治疗所需的先进影像技术包括 CBCT、SPECT、PET 以及影像融合技术，会对治疗的成败起关键作用。本书为我国介入放射医师、核医学医师以及有志从事肿瘤内放射治疗的相关人员入门该技术提供了一部很全面的参考书。

目前，^{90}Y- 树脂微球与玻璃微球已获 FDA 和 CE 认证，并被 BCLC、NCCN 等权威指南纳入二线治疗。然而，虽然大多数肝癌发生在亚洲，但开展 ^{90}Y 微球治疗肝癌工作较晚；另一方面，亚洲肝癌患者的许多特征不同于西方，应用 ^{90}Y 微球治疗亚洲患者也必然有别于西方。鉴于此，香港中文大学刘允怡院士最近牵头组织了国际专家小组，通过对近期文献的系统回顾和采用改良的德尔菲调查方法，制订了"亚洲肝细胞癌的钇-90树脂微球选择性内放射治疗专家共识"。相信，这一共识一定能为亚洲地区更好地应用^{90}Y树脂微球治疗肝癌发挥积极的作用。在中国大陆，虽然在九十年代曾有国内学者报道了这一技术的临床应用，但由于没有获得国家药品监督管理局的注册而夭折。最近，欣喜地看到，远大医疗收购^{90}Y树脂微球获批了直结肠癌肝转移治疗的适应证，并将开展原发性肝癌适应证的临床注册试验；而^{90}Y玻璃微球也正在开展原发性肝癌适应证的注册试验。此外，国产^{90}Y碳微球也快步进入临床研究，无疑为广大的中国肝癌和肝转移瘤患者带来福音，同时，也为我国的介入医师、核医学科医师带来机遇和挑战。因此，本书的出版恰逢其时！

本书的三位主编分别为放射物理学、介入放射学、介入放射与核医学方面的国际著名专家，在钇-90微球技术及临床应用方面具有深厚的学术造诣，原文内容非常全面和流畅。本文的译者也试图翻译成一本高水平的译著，特邀了两岸和海外在这一领域有影响力的多位华人学者。但是，稍有遗憾的是，虽然同为华人，但各地的中文表达方式有一定的差异，影响了全书的流畅性，敬请读者们包含。

在本书的翻译过程中，每一位译者和校对者都认真负责，按计划完成，深受感动和鼓舞。也得到了人民卫生出版社的大力支持；尤其要提的是，SIRTEX Medical 的钱中医师为散布在世界各地的译者之间的协调做出重要的贡献，为本书的预期出版奠定基础，在此，一并致谢！

滕皋军

中国科学院院士

东南大学附属中大医院放射学教授、主任医师

献　辞

致 Alina……

系列序言

一个世纪以来，医学成像和放射治疗科学技术的发展比以往任何时候都更加深刻和迅速。此外，随着成像方法越来越广泛地用于计划、指导、监测和评估放射治疗，这些学科之间的联系越来越紧密。如今医学成像和放射治疗技术十分复杂，并且大多由计算机驱动，以至于负责其临床使用的人员（医师和技术人员）很难准确地知道患者检查或治疗时发生的情况。最有能力了解技术及其应用的人员是医学物理学家，这些人在临床上承担着更大的责任，以确保真正安全有效地为患者提供治疗。

然而，医学物理学家在医学成像和放射治疗的临床领域中日益增加的责任也面临着挑战。大多数医学物理学家具有放射疗法或医学影像之一的知识，并且专精于其学科中一个或少数几个领域。他们通过阅读文献、参加学术会议来更新在这些领域的专业知识。并且，他们的职责越来越超出其专业知识领域。为了履行这些职责，医学物理学家必须定期拓展其在医学成像或放射治疗方面的知识，并且必须准备在这两个领域的交汇处发挥作用。如何实现这些目标是一个挑战。

在明尼阿波利斯的美国医学物理学协会2007年年会上，这一挑战是 Taylor & Francis出版社主持的午餐会上的话题，该午餐会的参与者为一群高级医学物理学家（Arthur L. Boyer、Joseph O. Deasy、C. -M. Charlie Ma、Todd A. Pawlicki、Ervin B. Podgorsak、Elke Reitzel、Anthony B. Wolbarst 和 Ellen D. Yorke）。讨论的结论是，应该在 Taylor & Francis 的支持下推出一系列丛书，丛书中的每一卷都着眼于医学成像或放射治疗中对医学物理学家有重要意义的快速发展领域。目的是为医学物理学家提供信息，以理解快速发展的技术及其如何安全有效地应用于临床。

该丛书每一卷的主编都是一至数位在本书所涵盖的技术领域具有公认专业知识的权威学者。主编负责选择各个章节的作者，并确保这些章节对没有专业知识的人来说是全面的、易于理解的。各卷主编和章节作者的热情令人欣喜，进一步验证了明尼阿波利斯午餐会的结论，即该系列丛书解决了医学物理学家的一大需求。

没有 Taylor & Francis 出版社的项目经理 Luna Han 的鼓励和支持，就没有《医学诊断和治疗成像》系列丛书。主编、作者和我都感谢她对整个项目的坚定指导。

丛书主编：William Hendee
Rochester，Minnesota

序　言

原发性肝癌和转移性肝癌在全球癌症发病率中名列第五,也是全球男性癌症的第二大死因,女性的发病率略低。不同地理位置的环境因素对原发性肝癌的发病率有深远影响。病毒性肝炎或黄曲霉毒素 B_1 是发展中国家肝癌的常见病因。肝癌的手术治疗通常受到肝癌多灶性和其他因素的限制,如肝脏基础疾病等,预后常较差。

外放疗(EBRT)联合 / 不联合化疗,通常是不可切除肝癌的首选治疗。然而多年来,由于正常肝脏组织的高放射敏感性,外放疗在治疗原发性和转移性肝癌中的应用受到限制。正如本书各章所讨论的那样,正常肝脏对 EBRT 的最大耐受剂量仅有 30~40Gy,超过这个剂量,可引起致命性并发症——放射性肝病和肝功能衰竭。基于此,临床基本不再采用传统全肝照射野 EBRT 治疗肝癌。影像引导放疗的新进展给 EBRT 治疗肝癌带来了新希望;然而,正常肝脏组织的高放射敏感性,许多患者基础肝疾病的恶化,仍然是一个挑战。

尽管 EBRT 在技术上取得了进步,但在肝癌的放射治疗中,最常见的放射治疗方式是放射栓塞术,或称为选择性内放射治疗(SIRT)。这是一种在透视引导下进行的微创介入治疗,属于近距离放射治疗的范畴。在治疗过程中,数百万个含有钇 -90(^{90}Y)或钬 -166(^{166}Ho)的微栓塞球被注入肝右动脉或肝左动脉,栓塞肿瘤组织,也同时栓塞了部分正常肝脏组织。由于肝动脉是肝癌的主要血供,与正常肝脏相比,肿瘤内的放射性微球的浓度更高。放射栓塞治疗成功后,肿瘤中的微球浓度是正常肝脏组织的 2~15 倍,与传统 EBRT 相比,放射栓塞保护了健康肝脏组织。同时还有其他的优势。正常肝脏组织接受 40Gy 的 EBRT 就可能导致肝衰竭,而放射栓塞治疗的单次治疗的毒性阈值大于 80Gy。这一优势是由于照射后的肿瘤体积、剂量率等因素的差异带来的,如放射栓塞所产生的微观剂量分布异质性。这种微观剂量的异质性,加上健康肝脏组织的再生倾向,大大降低了放射栓塞的毒性,保证了其临床实用性。

放射栓塞治疗具有明显的技术优势,在原发 / 转移性肝癌的治疗应用中进展极为迅速。尽管在过去 10 年里放射栓塞术没有太大进展,但我们相信这种治疗方法正处于快速迭代的前夕,它的疗效和临床应用的范围都将得到提升。理由如下:

^{90}Y 放射栓塞产品制造商正在美国乃至全球范围内快速寻求新的肝脏治疗适应证的批准。诸多放射栓塞临床上的超适应证应用在未来几年内都可能会正式写进说明书。

治疗后定量成像新技术将极大地推动放射栓塞涉及的"剂量 - 反应关系"相关研究。这些技术包括 ^{90}Y 正电子发射断层扫描 / 计算机断层扫描(PET/CT)、定量的单光子发射计算机断层扫描(SPECT)/CT,以及可直接

成像的 ^{166}Ho 微球的使用。目前正计划在全球范围内进行临床试验,收集必要数据,利用先进的成像技术明确剂量 - 反应关系。

^{166}Ho 放射栓塞是 ^{90}Y 放射栓塞的迭代产品,目前正在世界部分地区进行临床应用。与 ^{90}Y 相比, ^{166}Ho 可利用 MRI 和 SPECT 进行有效成像。 ^{166}Ho 在不久的将来必然会应用到放射栓塞领域。

肝脏以外肿瘤的放射栓塞的临床试验目前正在进行,包括用于治疗原发性肾细胞癌。

辅助性 ^{90}Y 放射栓塞与全身化疗、射频 / 冷冻 / 不可逆电穿孔等经皮消融技术的联合的相关临床试验正在进行中,初步结果较好。

上述内容可能并不完整,但仍然高度提示着放射栓塞领域在不久的将来会迅速发展。目前放射栓塞被认为是部分肝转移癌的三线、四线或姑息性治疗,但一些顶级的研究中心借助新的信息学和治疗计划技术,将放射栓塞术与化疗结合起来,使之成为二线治疗方法。

最近在放射栓塞方面的许多进展更多集中在放射生物学、核医学和治疗物理学,而不是血管方面。因此,考虑到该领域近期的发展和进步,我们出版这本专注于这些领域的书。我们希望,随着放射栓塞的应用范围逐渐扩大,这本书对具有医学物理学、放射肿瘤学、核放射学、介入放射学和医学物理学等不同背景的行业新手大有裨益,可以帮助他们在进行充分计划过的放射栓塞治疗中发挥重要作用。我们建议不同背景的读者都从第 1 章开始学习。第 1 章系统总结了放射栓塞治疗的全部内容。本书的其他各章将结合临床实例补充放射栓塞术的治疗细节。

Alexander S. Pasciak

J. Mark McKinney

Yong C. Bradley

主编介绍

Alexander S. Pasciak，理学博士，华盛顿大学电子工程学学士、得克萨斯农工大学健康物理学硕士、核工程学博士。2010 年，在田纳西州诺克斯维尔的田纳西医学中心作为大学的诊断医学物理师工作了 5 年。之后他在得克萨斯大学 MD 安德森癌症中心完成了两年的医学物理学诊断物理师培训。在担任田纳西大学放射学副教授的同时，他在马里兰州巴尔的摩的约翰·霍普金斯大学医学院攻读医学博士学位。Pasciak 博士积极从事介入放射学和医学物理学领域的多项研究工作，并发表了高影响力的学术论文。Pasciak 博士在同行评审的医学期刊上发表了 35 篇文章，在美国全国性会议上做了 62 次报告，撰写了 6 个章节，申请了 2 项专利。他目前主持三项外部资助的研究基金，包括放射栓塞术。Pasciak 博士是美国放射学委员会（ABR）的诊断医学物理学会员，并具有乳腺摄影质量标准（MQSA）资质。

J. Mark McKinney，医学博士，在加州洛马琳达大学医学院获得医学博士学位并完成了放射诊断的住院医师和介入放射专科培训。于 1993 年加入妙佑医疗国际（Mayo Clinic，梅奥诊所）。在佛罗里达州杰克逊维尔的妙佑医疗国际工作期间，他开创了介入放射学专科医师培训，指导住院医师，做了大量的学术报告，并撰写了 60 多篇论文、摘要和书籍章节。2008—2012 年，在田纳西大学医学中心担任放射科主任，并开展了田纳西大学肿瘤介入放射栓塞项目。2012 年，回到妙佑医疗国际担任放射科主任。McKinney 博士是妙佑医疗医学院放射学副教授，是放射住院医师培训协会（APDR）的前任主席，参与了新介入放射住院医师培训项目制订。

Yong C. Bradley，医学博士，田纳西州诺克斯维尔市田纳西大学医疗中心的核医学亚专科医师。在夏威夷檀香山的 Tripler 陆军医疗中心完成了放射学住院医师训练，随后在得克萨斯州圣安东尼奥市的 Brooke 陆军医疗中心完成了为期 2 年的核医学专科培训。曾任布鲁克陆军医疗中心、威尔福德霍尔医疗中心和圣安东尼奥军事医疗中心的放射科、核医学和分子影像科主任。对癌症成像和治疗有超过 20 年的研究经历。自 1998 年接触到 PET 和放射免疫的联合始，他就参与了正电子发射断层扫描（PET）和 PET/计算机断层扫描（CT）的成像研究。目前，他的研究聚焦于肝脏放射栓塞治疗领域。

编者名单

Oreste Bagni
National Institute of Ionizing Radiation Metrology
Rome, Italy

Guido Bonomo
European Institute of Oncology (IEO)
Milan, Italy

Francesca Botta
European Institute of Oncology (IEO)
Milan, Italy

Austin C. Bourgeois
University of Tennessee Graduate School
of Medicine
Knoxville, Tennessee

Ray Bradford
Mayo Clinic
Jacksonville, Florida

Yong C. Bradley
University of Tennessee Graduate School
of Medicine
Knoxville, Tennessee

Marta Cremonesi
European Institute of Oncology (IEO)
Milan, Italy

Marco D'Arienzo
National Institute of Ionizing Radiation Metrology
Rome, Italy

William D. Erwin
University of Texas MD Anderson Cancer Center
Houston, Texas

Mahila Ferrari
European Institute of Oncology (IEO)
Milan, Italy

Luca Filippi
Santa Maria Goretti Hospital
Latina, Italy

Gregory T. Frey
Mayo Clinic
Jacksonville, Florida

Marcelo S. Guimaraes
Medical University of South Carolina
Charleston, South Carolina

Ram Gurajala
Cleveland Clinic
Cleveland, Ohio

Christopher Hannegan
Medical University of South Carolina
Charleston, South Carolina

Yung Hsiang Kao
Royal Melbourne Hospital
Melbourne, Australia

S. Cheenu Kappadath
University of Texas MD Anderson Cancer Center
Houston, Texas

Karunakaravel Karuppasamy
Cleveland Clinic
Cleveland, Ohio

Edward Kim
Mount Sinai School of Medicine
New York, New York

Susan D. Kost
Cleveland Clinic
Cleveland, Ohio

Marnix G.E.H. Lam
University Medical Center
Utrecht, The Netherlands

Safet Lekperic
Mount Sinai School of Medicine
New York, New York

J. Mark McKinney
Mayo Clinic
Jacksonville, Florida

Roberto Orecchia
European Institute of Oncology (IEO)
Milan, Italy

Franco Orsi
European Institute of Oncology (IEO)
Milan, Italy

Alexander S. Pasciak
University of Tennessee Graduate School
of Medicine
Knoxville, Tennessee

Ricardo Paz-Fumagalli
Mayo Clinic
Jacksonville, Florida

David M. Sella
Mayo Clinic
Jacksonville, Florida

Sankaran Shrikanthan
Cleveland Clinic
Cleveland, Ohio

Shyam M. Srinivas
Cleveland Clinic
Cleveland, Ohio

Lidia Strigari
Regina Elena National Cancer Institute (IFO)
Rome, Italy

Daniel Y. Sze
Stanford University Medical Center
Stanford, California

Joseph Titano
Mount Sinai School of Medicine
New York, New York

Andor F. Van Den Hoven
University Medical Center
Utrecht, The Netherlands

Stephan Walrand
Catholic University of Louvain
Louvain, Belgium

Naichang Yu
Cleveland Clinic
Cleveland, Ohio

目　录

导 论

肝脏放射栓塞术简介

1.1 引言

1.1.1 什么是放射栓塞术?

放射栓塞是一种经置于肝动脉的微导管注射放射性微球,从内部照射肝肿瘤的治疗方法。该方法基于以下原理:肝肿瘤几乎完全由肝动脉供血,而健康肝组织大部分由门静脉供血。因此,微球经肝动脉给药后被优先运往肿瘤内和肿瘤周围的远端小动脉。微球聚集在肿瘤内和肿瘤周围,发出高能量β射线,导致细胞死亡,同时,相对保留了健康肝组织(Braat et al.,2015)。对于以肝脏为主的恶性肿瘤患者,放射栓塞术是一种微创、影像导引、可作为局部治疗的替代方案,或作为外科手术、系统化疗和外放射治疗等传统方法的辅助治疗。这种治疗方法的优势包括:①可靶向提高肿瘤辐射吸收剂量;②全身性副作用和肝毒性较小(Kennedy,2014)。

放射栓塞术治疗原发性肝肿瘤的疗效和

安全性已被证实,如肝细胞癌(hepatocellular carcinoma,HCC)(Hilgard et al.,2010)、肝内胆管癌(intrahepatic cholangiocarcinoma,ICC)(Mouli et al.,2013),同样,在转移性肝肿瘤中的疗效和安全性也被证实,如常见的原发灶来源:结直肠癌(colorectal cancer,CRC)(Kennedy et al.,2015)、乳腺癌、神经内分泌肿瘤(Devcic et al.,2014)和葡萄膜黑色素瘤(Xing et al.,2014)。放射栓塞通常作为独立的方法用于治疗肝脏疾病患者,目前有数项临床试验正在评估其在一二线治疗与系统治疗或其他局部治疗(射频消融)联合应用的作用。

"放射栓塞"是一个概括性术语,可治疗类型广泛的肝脏肿瘤:从单一肝亚段瘤至广泛弥漫性或浸润性肝肿瘤,从乏血供至富血供,可用于相对健康的、硬化的、已部分切除的、移植的或已做过多次全身性或动脉内化疗的肝脏。以上状况带来了各种挑战,需要在安全预防措施、治疗计划、剂量计算、微球类型选择以及给药时导管的位置等方面采取措施。此外,治疗技术和策略也取决于术者的经验和偏好,因此,在实践中可能会有很大差异。

科学研究为优化放射栓塞治疗持续提供新的证据,其适应证也不断扩大。最新报道的放射性肝段切除术是一种单一局灶性肝肿瘤的潜在治愈性手术(Riaz et al.,2011),可使不可切除的肿瘤降期至可接受治愈性手术切除或移植(Braat et al.,2014),对于外科手术候选患者,放射性肝叶切除可以替代门静脉栓塞诱导对侧肝叶肥大(Gaba et al.,2009;Vouche et al.,2013)。有关这些技术的详细内容参见第 6 章。另外,放射栓塞治疗肝脏以外器官的单一肿瘤也曾有过短暂探讨,但不属于本书的范畴。

1.1.2　放射栓塞术简史

一些较早期的研究和发现为放射栓塞成为一种肝肿瘤的治疗技术的临床发展提供了背景。这些研究包括:动物实验验证了经动脉内注射大量玻璃微球的安全性(Prinzmetal and Ornitz,1948),由静脉注射放射性镀金木炭颗粒或由肺动脉导管注射氧化钇颗粒可以成功地治疗肺癌患者(Muller and Rossier,1951),至于肝肿瘤,当颗粒直径超过 50μm 时,即便是经门脉循环进入肝脏的颗粒,仍会优先进入肝动脉(Bierman et al.,1951)。美国外科医生 Edgar D. Grady 和他的同事(Piedmont Hospital and Georgia Institute of Technology in Atlanta,GA,USA)于 1960 年首次报道了放射栓塞(Grady et al.,1960)。随后不久,Kim 等人(1962),Caldarola 等人(1964)、Blanchard 等人(1965a)和 Ariel(1965)相继发表了临床前和临床研究。然而,技术方面的问题,如进入肝血管的方法、给药位置、安全预防措施、颗粒的大小和材质、放射性同位素以及输注的放射活度等,仍需要在接下来的时间中不断完善。

新西兰大白兔实验证实:经肝动脉注射的放射性微球优先分布于肿瘤,而经门静脉

不能获得这种效果(Blanchard et al.,1965a),早期临床结果与之相呼应(Grady,1979)。然而,无论是动物,还是人类,肝动脉插管是具有挑战性的。入路包括:经肱动脉顺行性插管至腹腔干、经股动脉逆行性插管,同时在腹腔干下方使用球囊,以及在开腹手术中经胃网膜动脉插管至肝动脉。

经过反复试验,放射性微球在肝外分布(胃肠道或肺)以及健康肝组织过多的辐射暴露会导致危及生命的并发症(Blanchard et al.,1965b),因此,需要采取额外的安全措施。肝动脉的常规 "骨架化(skeletonization)"(一种外科术语,表示结扎所有侧支血管,仅保留血管主干),以及在治疗前注射有放射标记的白蛋白颗粒进行成像来模拟治疗性微球的分布被提倡,并已成为标准化的步骤(Grady,1979;Ariel and Padula,1982)。

最初使用的玻璃微球的直径为 50~100μm。然而不久之后,发现较小的树脂微球(15~30μm)更易于保持悬浮状态,且不会穿过毛细血管。经过与其他同位素如磷 -32(^{32}P)(Caldarola et al.,1964;Grady et al.,1975)等的对比实验,^{90}Y 逐渐确立了它的优势。^{90}Y 的优势包括:发射纯的、高能量的、可杀死肿瘤的 β 射线(最大能量为 2.28MeV),软组织穿透力弱(最大 11mm)和 64h 的半衰期,这些降低了与患者密切接触人员的安全隐患。但是,早期研究也提到治疗后微球分布的影像检查的重要性,但因 ^{90}Y 的固有特点,其成像方法有限(Grady et al.,1963;Ariel,1965)。使用 Geiger-Muller 测量仪或闪烁晶体探测器可以检测到轫致辐射(^{90}Y 衰变时产生的高能 β 射线与组织相互作用时产生的次级 γ 射线所产生的辐射)。Ariel 甚至向微球内加入了镱 -169(^{169}Yb:γ 射线 52~310keV;$T_{1/2}$ 32d)作为 γ 相机成像的辐射源(Ariel,1965)。

如何确定最佳的治疗剂量从一开始就是一个挑战(Blanchard et al.,1965b)。虽然早已

认识到治疗后微球在肝内的分布极不均匀，但当时可用的成像方法并不能评估组织接受的辐射剂量，因此无法从治疗活度推算有效肿瘤吸收剂量和健康肝脏的安全吸收剂量。而是以全肝吸收目标剂量 5 000rad（50Gy）来计算所需的治疗剂量，并经动物实验证明为安全剂量。剂量根据以下公式计算：每克肝组织需要 1mCi（37MBq）才能获取 182rad（1.82Gy）的吸收剂量（Grady，1979）。

最早的疗效报道是对原发性或转移性肝癌患者术后生存和临床情况的病例系列。这些结果总体上令人鼓舞，有些病例获得了前所未有的疾病控制，但是这些研究报道是在有计算机断层扫描（computed tomography，CT）、磁共振成像（MRI）和定量超声检查之前撰写的。当时无法手术的患者没有更好的选择，因为全身化疗和外放射治疗的疗效令人失望。1989 年，Gray 等人发表了第一篇关于放射栓塞客观治疗反应的前瞻性研究，证实 9/10 的结直肠癌肝脏转移患者接受治疗后癌胚抗原（CEA）下降（Gray et al.，1989）。在接下来的 20 年中，只有少数前瞻性研究随访了原发性肝癌和结直肠癌肝转移患者（Lau et al.，1994；Rosler et al.，1994；Gray et al.，2001）。这些研究中出现了第一个随机对照试验，证实放射栓塞联合局部肝动脉化疗（氟脲苷）可以显著改善结直肠癌肝转移患者挽救性治疗的疗效。

最终，^{90}Y 微球在欧盟获得了认证（Conformité Européenne，CE），在美国获得了美国食品药品管理局（FDA）的批准用于治疗肝细胞癌和转移性结直肠癌，从而使放射栓塞临床应用更加广泛，并成为科研热点。

在过去的 20 年中，不论是原发性肝癌，还是转移性肝癌，放射栓塞都得到了广泛的应用。大家逐渐认识到，只要肝脏病变限制了患者的生存，放射栓塞治疗通常能使各种类型肝脏肿瘤患者获益。患者的筛选、检查、治疗技术以及对治疗毒性和疗效的分析都获

得了极大的改善。现代成像技术，包括多排造影剂增强计算机断层扫描（MDCT）、磁共振成像和锥形束 CT（CBCT），可以在术前详细评估肿瘤的位置、肿瘤特征和肝动脉解剖结构。这可帮助术者制订个体化的治疗策略，以期达到足够肿瘤剂量的同时，尽量降低治疗相关并发症的发生率。核医学成像技术的出现，如单光子发射计算机断层扫描（SPECT）/CT 和正电子发射断层扫描（PET）/CT，以及非 ^{90}Y 微球的发展，例如钬 -166（^{166}Ho）微球，使得对微球分布进行成像，并对辐射吸收剂量进行量化成为可能。现在已经可以在治疗计划尚可更改时发现不适宜的剂量分布。而功能磁共振成像（fMRI）和 ^{18}F- 氟代脱氧葡萄糖 - 正电子发射断层扫描（^{18}F-FDG-PET）成像可以更客观地评估疗效。

近期的挑战是明确哪些患者将从放射栓塞术得到最大的获益，这包括改善治疗剂量的计算方法，使治疗疗效最大化，降低治疗相关的毒性，治疗技术的标准化，强化我们对颗粒流体动力学、放射生物学和全身性治疗效果的认识，探索联合治疗，以及通过大型三期随机对照试验来证明其优于传统疗法和其他新兴疗法。相关内容的详细讨论，请参见第 15 章。

1.1.3 放射栓塞的适应证

目前，放射栓塞作为一种独立的治疗方法，其适应证是无法切除，且标准全身化疗耐药的肝脏转移瘤。标准全身化疗的方法因原发肿瘤类型和发生位置而异，包括细胞毒性化疗药物、靶向小分子药物、单克隆抗体，以及免疫调节剂。通常的原则是没有任何其他可供使用的更有效的治疗方法。因存在全身化疗禁忌证或无法接受全身化疗毒性的患者也可行放射栓塞治疗。目前有大型的随机对照研究正在探讨放射栓塞联合全身化疗作为

结直肠癌肝转移的一二线治疗的作用,将来在整个治疗过程中可能需要更早实施放射栓塞。

至于肝细胞癌患者,放射栓塞通常只用于中、晚期的患者(Braat et al.,2015)。此类患者有较大的多发肿瘤(>3,≥3cm)、有或无大血管侵犯、肝功能 Child-Pugh A-B,并且临床状态尚可(WHO 体能评分 0~2),对应巴塞罗那临床肝癌分期系统(Barcelona Clinic Liver Cancer,BCLC)的 B-C 期(Forner et al.,2014)。部分患者可能已经尝试过化疗栓塞和 / 或索拉非尼的全身性治疗并失败,而在一些临床实践中,放射栓塞可以替代化疗栓塞,有时甚至会用于较早期的患者。

放射栓塞治疗应被认为是相对积极的疗法,必须在技术上可行,且在临床上患者能够耐受的情况下使用。表 1-1 总结了患者筛选的其他重要标准。应注意适应证和禁忌证会随着时间和经验的积累而改变。

表 1-1 放射栓塞的选择标准和禁忌证

选择标准	禁忌证	
	相对禁忌	绝对禁忌
良好的临床状况 预期寿命 ≥3 个月		WHO/ECOG PS>2[a] 预期寿命<3 个月
良好的生命功能	轻度实验室数据异常	严重的实验室数据异常显示严重的肝、肾或骨髓衰竭
良好的门静脉向肝血流	门静脉癌栓[b] 接受过门静脉栓塞或门静脉主干闭塞	
良好的肝脏功能储备	肝硬化(Child-Pugh>B7),总胆红素>2.0mg/dl(34.2μmol/L)	代偿性肝衰竭
肝肿瘤负荷<70%		肝肿瘤负荷 ≥70%
无胆道系统侵犯	有胆道支架置入、括约肌切开、胆总管空肠吻合或肝门空肠吻合等术史[c]	活动性胆管炎
顺畅的动脉通道	腹腔干和肠系膜上动脉闭塞	肝内动脉网闭塞
成功的术前血管造影		无法纠正的肠胃道微球沉积;预期肺部剂量>30Gy(或累计 50Gy)
距离上次全身性治疗 ≥4 周	距上次全身性治疗<4 周	正在使用抗血管生成药物(贝伐珠单抗,雷莫芦单抗)

注意:此表列出了最重要的放射栓塞选择标准和相关禁忌证。禁忌证分为相对禁忌和绝对禁忌。WHO/ECOG PS:世界卫生组织 / 美国东部肿瘤协作组评分标准

[a] 对应于 Karnofsky 得分<50

[b] 在 HCC 非禁忌证

[c] 可能需要预防性使用抗生素预防肝脓肿的发生

1.1.4　放射栓塞术与外放射治疗原理的比较

放射栓塞也称为选择性体内放射治疗（SIRT），因其与外放射治疗（EBRT）的患者区别在于它是以肿瘤为靶标的近距离放射治疗方法。两种疗法的目标均为通过辐射诱导细胞凋亡和抑制肿瘤细胞增生（Eriksson and Stigbrand，2010）。然而，两者射线到达肿瘤的技术方法的不同严重影响了两者的辐射分布、治疗剂量及剂量分割，也决定了这两种治疗方式各自的优势和局限性。

传统的全肝外放射治疗不再被视为可行的治疗选项。健康的肝组织对放射线非常敏感，超过 30Gy 的全肝吸收剂量会增加致命的放射性肝衰竭的风险（Emami et al.，1991；Fuss et al.，2004；Sharma，2014）。这种现象在有肝硬化或已接受过肝毒性的全身性治疗的患者更为明显。而现在可以利用影像引导、适形、强度调控的立体定位放射治疗（SBRT），使射线更集中于肿瘤，同时避开邻近及远隔的健康肝组织（Fuss et al.，2004；Sharma，2014）。肿瘤周围的安全距离须达到 2cm，但也会导致一定的肝毒性。模拟治疗过程需要肝脏的三维图像来协助制订详细的治疗计划。患者随即会接受多次治疗，在每次治疗过程中，线性加速器会产生光子束并释放一部分辐射剂量。外放射治疗的最大优点是释放射线的主动性和准确性，产生可预测的剂量和治疗效果。但其最大的缺点是不适合肿瘤负荷较大的患者，以及潜在肝脏毒性限制了最大放射剂量。

相反，放射栓塞依靠血流动力学机制锚定肿瘤。导管位置、颗粒流体动力学和肿瘤血管构成共同决定了最终运送至肿瘤和正常肝脏的剂量。经放射栓塞治疗的肝脏病理切片证实微球的分布极不均一。另外，微球倾向于聚集在肿瘤内周边区域，其浓度可达肿瘤核心或健康肝组织的 200 倍（Campbell et al.，2001；Kennedy et al.，2004）。因此，放射栓塞的最大优点是可以达到很高的肿瘤吸收剂量，而受肿瘤负荷的限制较小。然而，其缺点是对于乏血供的肿瘤患者，肿瘤靶向性可能不理想，使肿瘤疗效和肝毒性异质性增加，也很难准确预测治疗性微球的分布。

更多有关放射栓塞和外放射治疗的肝脏放射生物学的宏观和微观的讨论，请参见第 8 章和第 9 章。

1.2　微球和放射性核素的种类

目前，市场上有不同种类的放射微球。微球的类型可根据嵌入的放射性核素（^{90}Y 或 ^{166}Ho）或微球材料（树脂、玻璃或聚 -L- 乳酸）进行划分。这些微球均具有不同的生产方法、物理特性和使用方法。表 1-2 总结了不同微球类型的最重要特征。

1.2.1　钇 -90 微球

^{90}Y 近乎是纯（99.99%）β 发射体，半衰期为 64.1h，衰变为稳定的锆 -90（^{90}Zr）。β 粒子（$β^-$）的最高能量为 2.28MeV（释放的能量为 49.67J/GBq），并且在水或软组织中的穿透能力为 2.5mm（平均），最大为 11mm，是一种可安全用于癌症治疗的放射性核素。可以通过以下途径获得放射性 ^{90}Y：中子照射 ^{89}Y，或与铀的裂变产物——同位素锶 -90（^{90}Sr）化学分离（Walker，1964）。由于不存在 γ 辐射，对 ^{90}Y 辐射成像是一个挑战。SPECT 成像只能探测到韧致辐射——高能 β 射线与组织相互作用时产生的次级 γ 射线（图 1-1a），这种检查的空间分辨率有限。实际上，^{90}Y 在 1.76MeV（0^+-0^+ 跃迁）处有一个次要分支到 ^{90}Zn 的第一激发态。每 3 200 万（31.86×10^6）

表 1-2　微球特征

同位素	^{90}Y		^{166}Ho
半衰期	64.1h		26.8h
衰变产物	锆 -90 (^{90}Zr)		铒 -166 (^{166}Er)
辐射射线	β（最大 2.28MeV）		β（最大 1.74MeV 和 1.85MeV）γ（最大 81keV 和 1.38keV）
能量 / 活度	49.67J/GBq		15.87J/GBq
组织穿透能力	平均 2.5mm，最大 11mm		平均 2.5mm，最大 8.4mm
影像学	PET（内电子对产生）		SPECT（γ- 成像）
	SPECT（轫致辐射）		MRI（R2* 映射）
材料	玻璃（陶瓷）	树脂	聚 -L- 乳酸
产品名称	TheraSphere®	SIR-Spheres®	QuiremSpheres®
微球大小	20~30μm	(32.5 ± 5) μm	20~50μm
密度	3.3g/ml	1.6g/ml	1.4g/ml
每瓶微球数量	$(1.2~8) \times 10^6$	$(40~80) \times 10^6$	33×10^6
单颗微球活度	2 500Bq	40~70Bq	450Bq
每剂最大活度	20GBq	3GBq	15GBq
制造商建议的剂量法	基于 MIRD	BSA 方法	基于 MIRD
栓塞作用	低	中等	中等

注意：该表总结了玻璃和树脂 ^{90}Y 微球和 ^{166}Ho 微球的特性

衰减，产生一个电子 - 正电子（β⁻/β⁺）对。此过程称为内部电子对生产，可在 ^{90}Y 活度较高的情况下使用 PET 进行正电子发射检测（图 1-1a）（D'Arienzo，2013）。第 10 章和第 11 章将进一步讨论 ^{90}Y 的 SPECT 和 PET 成像。

玻璃和树脂 ^{90}Y 微球是目前世界范围内均可获得的微球。2002 年，FDA 批准树脂 ^{90}Y 微球与氟尿苷联合用于转移性结直肠癌的治疗，并获得了 CE 认证用于治疗无法手术切除的肝肿瘤。玻璃 ^{90}Y 微球于 1999 年通过申请人道主义器械豁免途径获得 FDA 的批准，用于治疗 HCC 患者，包括门静脉分支内癌栓的患者，并于 2005 年获得 CE 认证

用以治疗肝肿瘤。

1.2.1.1　玻璃微球

玻璃微球是将 ^{89}Y 氧化物加入玻璃微球中，随后在核反应堆设施中通过中子轰击进行活化来生产 ^{90}Y 玻璃微球（TheraSphere®，Nordion Inc.for BTG International，Ottawa，ON，Canada）（Wollner et al.，1988）。与其他类型的微球相比，玻璃 ^{90}Y 微球具有相对较高的密度，以及每个球的比活度较高（2 500Bq/sphere）。因此，在注射相同治疗剂量的情况下，需要的树脂微球数量是玻璃微球的 10~20 倍。因此，在注射过程中的栓塞

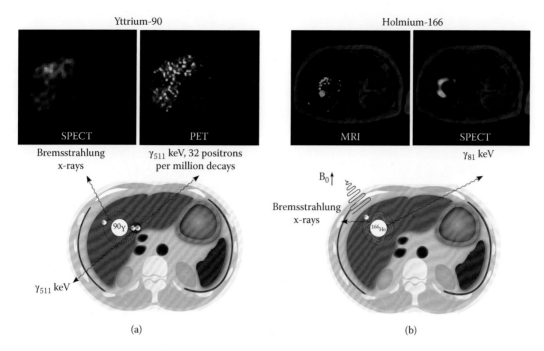

图 1-1 肝脏中 ^{90}Y（a）和 ^{166}Ho（b）的物理性质和衰变示意图。上排显示使用 ^{90}Y 轫致辐射 SPECT（a，左上），^{90}Y PET（a，右上），^{166}Ho-MRI（b，左上）和 ^{166}Ho-SPECT（b，右上）

作用要小得多，可以一次性注射整个治疗剂量，而且血管阻塞及颗粒反流的风险较低。

1.2.1.2 树脂微球

树脂 ^{90}Y 微球（SIR-Spheres$^{®}$，Sirtex Medical Limited，North Sydney，Australia）的生产方法与玻璃微球不同；在这种微球中，溶液中的 ^{90}Y 阳离子通过与丙烯酸聚合物的羧基化学结合在微球表面上（Gulec and Siegel，2007；Giammarile et al.，2011）。树脂微球的密度远低于玻璃微球，这可能使其分布于肿瘤组织更远端的末梢血管（Jernigan et al.，2015）。此外，相对低的比活度需要注射更多数量的微球，大约为 2 000 万~8 000 万颗。注射过程可致明显的栓塞效应，甚至出现血流停滞。因此，必须少量、分次、手动注射 ^{90}Y 树脂微球，期间需行血管造影对血流速度和停滞程度重新评估。玻璃和树脂微球可用于不同的或相似的肿瘤类型和疾病程度，但两种微球分布方式上的差异对疗效的影响仍存在争议。

1.2.2 钬 -166 微球

同位素 ^{166}Ho 同时发出高能 β 射线和低能 γ 射线，半衰期比 ^{90}Y 短（26.8h），并且以相对较高的衰变率至稳定元素铒 -166（^{166}Er）。^{166}Ho 以两种能级发射 β 射线，最大能级为 1.74MeV（48.7%）和 1.85MeV（50%），最大软组织穿透距离为 8.4mm。所释放的能量远低于 ^{90}Y（15.87J/GBq）。因此，需要给予更大的治疗剂量来达到相同的肝组织吸收剂量（Prince et al.，2014a）。^{166}Ho 微球的生物分布可以在 SPECT 上观察到（图 1-1b），使用低能 γ 射线（81keV，6.2%；1.38keV，0.93%），利用 ^{166}Ho 的顺磁性，可通过磁共振成像显影（Smits et al.，2013a）。

^{165}Ho 聚乙酰丙酮（L- 乳酸）粒子是通过溶剂蒸发制造的，随后在核反应堆设施中活化以产生放射性 ^{166}Ho 聚乙酰丙酮（L- 乳酸）微球（Nijsen et al.，2001；Zielhuis et al.，

2006）。^{166}Ho 微球在密度、大小、比活度、注入数量和栓塞效应与树脂 ^{90}Y 微球相当。^{166}Ho 微球已获得 CE 认证批准，但尚未获得 FDA 批准。在欧洲正在向商业可用性推进。在一期临床研究中，^{166}Ho 放射栓塞治疗无法切除且化疗耐药的各种来源的肝脏转移瘤的安全性已被证实，有效性有望在不久的二期临床试验结果中发布。

1.3 治疗前检查

治疗前完整的检查是必需的，有助于患者的筛选，以及尽可能地确保放射栓塞安全、有效地实施。标准的检查包括：实验室和临床检查、断层扫描成像、治疗前血管造影检查、模拟侦察剂量成像和治疗前剂量计算。

1.3.1 实验室和临床检查

实验室和临床检查用于评估生命功能和一般临床状况，并记录基线数据，作为毒性评估的参考。

实验室检查应包括：评估肝胆功能的参数（白蛋白、总胆红素、γ- 谷氨酰转移酶、碱性磷酸酶、天冬氨酸氨基转移酶、丙氨酸氨基转移酶），肾功能（肌酐、肾小球滤过率），凝血状态（血小板计数、凝血酶原时间、活化部分凝血活酶时间、凝血酶时间、国际标准化比率和血液功能（血红蛋白、血细胞比容、白细胞数）。需要考虑的其他参数有肿瘤指标（癌胚抗原、甲胎蛋白、嗜铬粒蛋白等，取决于肿瘤类型和生物标志物的分泌），以及急性感染指标（C 反应蛋白）或细胞组织损伤的指标（乳酸脱氢酶）。

由于大多数患者的病情较重，检查结果多有异常。但严重的异常（CTCAE 3~4 级）

应考虑存在器官功能障碍，可能会导致放射栓塞治疗不安全。

临床病史采集包括既往治疗、慢性疾病、近期的急性疾病、当前使用的药物和过敏史（尤其是造影剂）。总体临床状态可以通过 ECOG 评分进行概括：0- 无症状；1- 有症状，但完全不卧床；2- 有症状，<50% 的时间卧床；3- 有症状，>50% 的时间卧床，但没有卧床不起；4- 卧床不起；5- 死亡。ECOG 评分>2 是放射栓塞的排除标准。部分患者较差的体能状态可能是由其他治疗的毒性造成的，体能状态有望在停止相关治疗后有所改善，这类患者是潜在的可行放射栓塞治疗的患者，指南中尚未提及。

1.3.2 治疗前影像：肝脏 CT/MRI 和 ^{18}F-FDG-PET

横断面影像是用来评估肝实质、血管及是否有肝外转移及其程度的。CT、MRI 和全身 ^{18}F-FDG-PET 均发挥着重要的作用。

对于肝实质的评估（肝肿瘤的特征和位置，及其与周围血管和胆管的关系），就软组织对比度而言，MRI 优于 CT。动态造影剂增强可多时态评估肿瘤的血管充盈和廓清，而弥散加权成像和 T2 加权成像则可对肿瘤进行高灵敏度探测。CT 成像更快、更便宜、空间分辨率更高，并且受运动伪影的影响小，但是，有电离辐射且需要碘造影剂。使用 CT 时，需获取多时态图像（动脉、门静脉、平衡期），足够多的时态图像对探测不同动脉血供程度的肿瘤类型尤为重要。动脉晚期和平衡期适合用于富血管肿瘤的成像，而相对乏血供的肿瘤通常在门静脉期最容易发现（Rengo et al., 2011）。

血管评估需要动脉期和门静脉期图像。动脉期可用于评估肝动脉的可插管性（通过腹腔干和肠系膜上动脉），以显示个体化的肝动脉解剖结构，包括变异的动脉，并明确肿瘤的供血动脉。门静脉期可以评估门静脉和肝静脉的通畅性和肿瘤浸润,同时确认肝的分段。

^{18}F-FDG-PET 在肿瘤评估中的重要性逐渐得到认可。^{18}F-FDG-PET 对肝转移的检测具有很高的灵敏度,特别是 PET 摄取的肿瘤类型(胆管癌、结直肠癌肝转移、乳腺癌肝转移和葡萄膜黑色素瘤肝转移)(Tsurusaki et al.,2014)。此外,在结直肠癌患者的放射栓塞术前检查过程中,^{18}F-FDG-PET 往往能比 CT 发现更多的肝外病灶,这会导致治疗方案的较大改变(Rosenbaum et al.,2013)。在 HCC 和 NET 肝转移的患者中,由于肿瘤对 ^{18}F-FDG-PET 的摄取较差,因此,^{18}F-FDG-PET 的作用仍然有限。目前正在开发其他示踪剂,如镓-68 四氮杂环十二烷四醋酸辛酸酯(^{68}Ga-DOTATATE),以提高 PET 或闪烁显像仪在这些类型肿瘤中的敏感性。

以上三种检查均可确定肝脏的肿瘤负荷,基于对比增强或代谢活动阈值的肝脏自动分割程序正在开发中。一些肿瘤取代肝实质,一些肿瘤增加了肝脏的总体积。指南建议:不宜治疗肝肿瘤负荷>50% 或 >70% 的患者,以确保有足够的肝储备以耐受放射栓塞;肝脏组织的体积和功能评估非常重要,但至今还没有公认标准。

1.3.3 个体化评估肝动脉解剖结构

肝脏的功能解剖是以门静脉的分支划分的,门静脉的分支通常与肝动脉和胆管伴行。根据 Couinaud 解剖分段法,以血管结构和胆道系统为依据将肝脏分为八个段(在 Couinaud-Bismuth 分段法中是九个段)。解剖学上无血管的平面(门静脉裂隙)可将肝脏分为左右叶,Cantlie 线(从前面经胆囊窝中部向后往下腔静脉绘制的假想线)或肝中静脉的走行为肝左右叶的分割线。肝右静脉将肝右叶分为前叶和后叶。门静脉水平把右肝

分成上、下若干段(前叶为 5/8 段,后叶为 6/7 段)。肝左静脉把左半肝分为内叶和外叶。镰状韧带划分出第 3 段和第 4 段,而第 2 段是左外叶上段。第 4 段也可分为头侧 4a 段和尾侧 4b 段。第 1 段位于门脉分叉和下腔静脉之间。这个独立的小段接受来自左右门静脉的小分支供血(Bismuth,1982;Majno et al.,2014)。

在肝脏中,肝动脉分支、门静脉分支和胆管彼此伴行,被包绕在 Glisson 鞘内。肝动脉解剖比门静脉解剖更为复杂和多变,因为肝动脉的解剖变异可以发生在三个不同的层次上:肝动脉分支的起源、肝动脉树分支类型和肝段的肝动脉分支(van den Hoven et al.,2015)。而门静脉的解剖学变异主要是分支顺序的变异(van Leeuwen et al.,1994)。

成人肝脏的标准动脉解剖结构是源自腹腔干的肝总动脉(common hepatic artery,CHA),该肝总动脉发出胃十二指肠动脉分支(gastroduodenal artery branch,GDA)后移行为肝固有动脉(proper hepatic artery,PHA),之后分为肝左动脉(left hepatic artery,LHA)和肝右动脉(right hepatic artery,RHA),之后分别分出 2~4 段和 5~8 段的血管。然而,大约一半接受放射栓塞的患者与上述动脉解剖不一致(van den Hoven et al.,2015)。

肝动脉解剖学变异如此常见可在胚胎发育上解释。在早期发育过程中,存在三个主要动脉:源自胃左动脉(left gastric artery,LGA)的胚胎肝左动脉(embryological LHA,eLHA)、来自腹腔干的胚胎肝中动脉(embryological middle hepatic artery,eMHA)和来自肠系膜上动脉(SMA)的胚胎肝右动脉(embryological right hepatic artery,eRHA)。eLHA 和 eRHA 最终应消退,以便 eMHA 分出单独的 LHA 和 RHA,接管整个肝脏的血管供应(Wang et al.,2010)。但是,胚胎动脉中的一个(或两个)通常会持续存在,导致存在异常起源的肝动脉,即所谓的变异肝动

脉。从逻辑上讲,大多数变异的肝动脉起源于 LGA 或 SMA。变异肝动脉可分为替换肝动脉(是肝右叶或肝左叶或全肝的主要供血动脉),以及仅供应一部分肝叶的副肝动脉。在后一种情况下的患者中,肝叶的其余部分由异常的 LHA/RHA 的正常衍生分支供血。

多达 20% 的患者存在动脉分支顺序的变异。LHA/RHA 可能在 GDA 近端提早发出。另一种变异是 CHA 分为三支(或四支)。即 PHA 缺失,因此,CHA 分为 GDA、LHA、RHA(和 MHA)。

肝段血管的变异包括 1 段及 4 段的血管起源变异,或来自异常的副肝动脉。4 段的动脉可以来自 LHA、RHA,或两者都有,也可以来自独立的 CHA/PHA。1 段还可以来自 4 段的动脉分支血管供应。

所有上述的解剖学变异都可以同时存在,从而导致复杂且出乎意料的个体化肝动脉结构和肝段血管供应方式。无法识别肝动脉异常可能导致治疗不彻底,而对肝段血管供应的错误判断可能导致治疗活度不足或过量(van den Hoven et al.,2014b)。因此,评估每位患者个体肝动脉解剖结构至关重要。

在治疗前使用动脉增强 CT 或 MRI 可以识别解剖学变异,同时为术前的血管造影检查提供指导。应该系统地阅读治疗前的 CT 或 MRI 图像,扫描所有潜在来源的肝动脉分支,并跟踪它们直至其供应的肝段,并注意分支顺序。应特别注意筛查静脉韧带和门腔间隙,因为这些部位分别是大多数异常 LHA、异常或提早分出的 RHA 在进入肝脏之前的位置(van den Hoven et al.,2014b,2015)。第 3 章在治疗计划的部分更详细地讨论了肝动脉解剖。

1.3.4 术前血管造影和术中影像

术前进行血管造影了解动脉解剖,必要时可以对动脉分支进行预防性或重分布的弹簧圈栓塞,确定最佳的导管位置,并注入模拟侦察示踪剂。使用 Seldinger 技术经股或桡动脉途径穿刺。在固定进入部位之后,使用预成型导管进入肝动脉系统(通常是腹腔干)。标准端孔微导管和无创伤微导丝用于进一步选择性插管。

数字减影血管造影(DSA)和 C 臂锥形束 CT(cone beam,CBCT)在术前血管造影中发挥着重要的作用。DSA 以高空间分辨率提供了血管系统的二维图像,从而提供了高分辨率的投影图来引导插管。此外,高速注入造影剂期间可以获取动态 DSA 图像,从而描绘出动脉流速、肿瘤显影和动态变化。

CBCT 是一种相对较新的成像方式,通过旋转安装在 C 型臂上的平板探测器,可获得类似三维 CT 的图像,描绘出经造影剂显影后的血管结构及与周围结构的相对关系。通过改变造影剂注入和扫描开始之间的时间,以显示动脉树(早期动脉期),肝实质和肿瘤(延迟动脉期,图 1-2a 和 b)的图像,或两者均有(van den Hoven et al.,2015b)。通过 DSA 和 CBCT 的组合了解肝动脉解剖。为了全面显示供应肝脏所有部分的动脉,必须完成"彻底"的肝动脉造影(Liu et al.,2005;Lewandowski et al.,2007;Salem et al.,2007;van den Hoven et al.,2014b)。

为了找出寄生性的肝外动脉,需进行"彻底"的肝血管造影(图 1-3)。这些肝血管系统外的动脉(包括膈动脉、肋间动脉、网膜动脉、胸廓内动脉、肾上腺动脉、肾包膜动脉、胃和胰十二指肠动脉)通过新生血管刺激被招募到肿瘤组织并对之供血,在 17% 的放射栓塞患者中发现以上寄生性肝外动脉。这些分支通常需要栓塞,从而引导肝内动脉接管肿瘤的全部血供,以确保治疗期间肿瘤被完全覆盖(Abdelmaksoud et al.,2011a)。如果无法识别这些寄生性动脉会导致治疗不彻底。

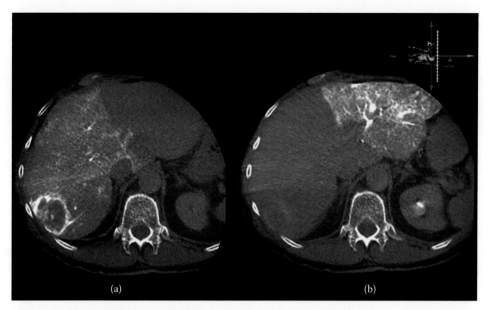

图 1-2　C 臂 CT 图像显示了肝右动脉（a）和肝左动脉（b）的动脉灌注区域。这些晚期动脉期图像是通过分别放置在肝右动脉和肝左动脉中的微导管注射造影剂获得的。健康的肝实质和肝右叶后部的肿瘤均有造影剂显影。注意两条动脉的血管区域如何互补的

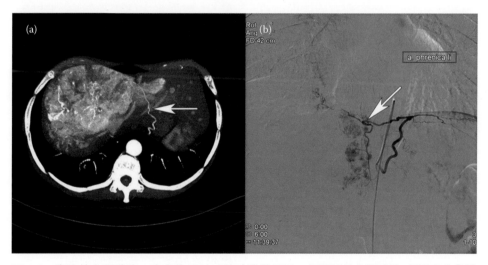

图 1-3　寄生的左膈动脉。治疗前 CT（a）的动脉期显示一根明显的左膈动脉，邻近富血供肿瘤的上部（箭头）。经血管造影证实肝外动脉供血。选择性插管左膈动脉后进行数字减影血管造影（b）显示肝内肿瘤染色（箭头）

由于放射性微球的肝外沉积可能导致严重的并发症，因此应评估肝动脉的分支是否构成风险。GDA、胃右动脉（RGA）和十二指肠上动脉（SDA）值得特别注意，而异位栓塞胆囊动脉和廉状动脉通常不会引起致命的并发症。通常可以在不影响肿瘤覆盖范围的情况下将导管放置在这些分支开口的远端，但这可能需要分割剂量。如果不可行，则可以使用弹簧圈或封堵器进行预防性栓塞。GDA 的常规栓塞曾经是治疗的标准，但现在有争议，因为栓塞 GDA 可能在术前血管造影和治疗的间隔使新生的非常小的离肝血管

变得粗大（Abdelmaksoud et al.，2010；Lam et al.，2013a；Samuelson et al.，2013）。使用抗反流导管或球囊阻塞导管来注射钇微球可能是解决方案（Ahmadzadehfar et al.，2011；Prince et al.，2014b）。

选择最佳的导管位置需要注意肝外分流的风险，方法是评估导管末端与胃肠道血管的距离，并确保将导管放置在所有肿瘤供血分支的近端，同时也需要识别血流方向来评估流动动力学。通常情况下，使用 2~3 个以上注射位置是不现实的。使用弹簧圈对肝内动脉分支（如 S4A 或副 LHA）进行栓塞可作为减少注射位置的方法，因为这会引起肝内血流通过侧支血管重新分布（Bilbao et al.，2010；Abdelmaksoud et al.，2011b）。

在术前血管造影结束时，建议从预期的治疗位置注射造影剂进行测试。轻柔地手推注射模拟给药，可能会发现有问题的血流动力学导致微球不成比例的分布在载瘤肝段上，而在 CBCT 动脉晚期可能会出现意外的胃肠道分流或目标肝段灌注不足（van den Hoven et al.，2015b）。

在确认导管位置后，注入模拟剂量的侦察粒子进行测试。30~150MBq 的锝 -99m 聚合白蛋白（technium-99m microaggregated albumin，^{99m}Tc-MAA）来作为模拟 ^{90}Y 微球的侦察粒子，而相同剂量的 ^{166}Ho 微球的侦察剂量（250MBq）可用于 ^{166}Ho 微球治疗。应储存准确的导管位置的 DSA 图像。血管穿刺部位手动压迫止血或使用血管缝合器。

1.3.5 侦察剂量分布成像

目前，侦察剂量分布的成像主要是出于安全考虑，以量化肝肺分流并排除未发现的肝外沉积。给予 ^{99m}Tc-MAA 后，平面闪烁扫描可用于计算肺分流指数。对于树脂微球，建议降低肺分流指数为 10%~20% 的患者的治疗活度，并避免对肺分流指数 >20% 的患者进行治疗。这是在普通人全肝治疗的基础上提出的方便而简单的建议，但还存严重缺陷。首先，肺分流指数不如肺吸收剂量重要，肺吸收剂量应低于 30Gy（或在接受连续治疗的患者中累计达到 50Gy）。其次，基于平面闪烁扫描得出的肺吸收剂量的估计值不如 SPECT/CT 准确，通常肝脏近脂顶处的平均活度进入右肺被视为右肺的基础活度（Yu et al.，2013）。第三，已证明使用 ^{99m}Tc-MAA 会高估真实的肝肺分流，这可能是由于颗粒特性不同，^{99m}Tc-MAA 颗粒大小的范围分布较广，以及游离的高锝酸盐导致的（Elschot et al.，2014；Smits et al.，2014）。这些要点将在第 4 章中详细讨论。

在欧洲，SPECT/CT 被认为是检测非意向性肝外活度的金标准。但是，其相对较低的空间分辨率造成 SPECT 数据集和低剂量 CT 数据集之间配准错误，难以区别肝内和肝外活性积聚。因此，现在许多中心使用 CBCT 为基准对肝外灌注进行评估。

肝内侦察剂量的分布是理想的预测治疗分布的指标，因为肿瘤组织和非肿瘤组织中的颗粒分布（T/N 比）使量身制订治疗策略成为可能。然而，事实证明用 ^{99m}Tc-MAA 的肝内分布来预测 ^{90}Y 微球的分布并不可靠，尤其是乏血供肝肿瘤的患者（Wondergem et al.，2013）。原因如下：颗粒特征的差异（包括不同的粒径、密度、形状和数量）会严重影响颗粒分布（Van de Wiele et al.，2012）。对于富血供的 HCC 患者，因为肿瘤血流比较强，受以上这些颗粒特征的差异影响较小，因此使 ^{99m}Tc-MAA 的分布预测更可靠（Garin et al.，2012；Garin，2015）。

使用侦察颗粒的剂量等同于治疗微球，如 ^{166}Ho 微球，可以更准确预测肝内治疗性微球的分布。但这需要进一步的研究来证明，因为在侦察手术和治疗手术之间导管位置的差异是非常重要的。理论上，侦察剂量引起的栓塞作用可改变血流模式，甚至在部分栓塞给药开始和结束时会有产生不同的血流动力（Prince et al., 2015；van den Hoven et al., 2015a）。

1.3.6　治疗前活度计算

有很多方法可用于计算放射活度（治疗前剂量）。经验性的方法是最简单的方法。根据经验性的方法，使用 2~3GBq（取决于肿瘤负荷）的 ^{90}Y 固定治疗活度。由于该方法会产生不可接受的临床毒性，因此已不再使用（Smits et al., 2014）。

体表面积（BSA）法基于患者的 BSA 和肿瘤负荷来计算放射活度。该方法假设 BSA 与肝脏质量之间存在相关性，但对于肝癌患者而言并不一定如此。因此，肝脏相对较大的瘦小患者将得不到充分的治疗，可能导致疾病进展，而体型较大但肝硬化造成肝体积较小的患者则将接受过多的治疗活度，这可能导致肝毒性（Lam et al., 2014）。然而在大多数情况下，这是一种安全的方法，但是对于肿瘤较大的患者来说，它可能过于保守。树脂 ^{90}Y 微球制造商建议使用此方法。

玻璃 ^{90}Y 微球制造商建议使用医用内照射放射剂量学（MIRD）的方法。该方法通过计算达到吸收剂量（通常为 80~120Gy）所需的处方活度，假设微球在被治疗的肝内均匀分布，其每千克肝组织的剂量为 50Gy/GBq ^{90}Y。尽管这种方法考虑了肝脏质量，但它忽略了 T/N 在患者间的变异性。该方法不适合一小部分或肿瘤负荷是 100% 的患者。^{166}Ho 微球的活度计算方法也是 MIRD 方法，固定目标全肝吸收剂量为 60Gy（1 期试验得出的最大耐受剂量），^{166}Ho 的每公斤肝组织的剂量为 15.87Gy/GBq。

解剖分区模型可能是最科学的治疗前活度计算方法。该方法通过合并 T/N 微球摄取比率、健康肝脏组织的质量和正常肝脏最大耐受的吸收剂量对 MIRD 计算方法进行改良。解剖分区模型目前适用于肿瘤明确、数目比较少，且可估计 T/N 比率的患者。但是将肝脏仅分为两个区域在某些情况下不够准确，尤其是在扩散性、浸润性，和 / 或乏血供的肿瘤时。正在开发生理和功能成像方法来解决这类问题。

放射栓塞治疗计划和剂量学技术将在第 5 章中详细讨论。

1.4　治疗

大多数医学中心把术前血管造影和手术治疗当作门诊手术，但是一些患者可能需要在术前或术后收入院，因为可能需要临床观察和药物治疗。通常在成功进行血管造影后 1~2 周安排手术治疗，但在某些情况下，甚至可以在血管造影的同一天进行手术治疗。

1.4.1　药物治疗和术中护理

标准的方法是监测生命体征，包括：心电监护、心电图记录、氧饱和度监测和周期性血压测量。建议在治疗前一周和治疗后一个月内使用质子泵抑制剂或 H_2 受体拮抗剂，以预防胃肠道溃疡的发生。此外，给予几天或几周的皮质激素可能有助于减轻栓塞后综合征。术中应考虑静脉使用镇痛和镇静药物以控制疼痛和焦虑（Mahnken et al., 2013）。手术开始时经动脉或静脉注射肝素（最高 50IU/kg）可以预防血栓。如果术中任何时候发生血管痉挛，可动脉内给予血管扩张剂（硝酸甘油或钙拮抗剂）。NET 患者接受治疗时可能需要强效的生长抑素类似物，预防激素突然大量释放引起的类癌危象。既往有手术引起的肠胆反流、内镜逆行胰胆管造影、括约肌切开术、胆道引流或胆道支架的患者发生肝脓肿的风险较高，应在围术期预防性使用抗生素。

1.4.2 治疗技术

在治疗过程中，除非在侦察剂量模拟中发现禁忌证，否则应在与术前血管造影术相同的导管位置注射放射性微球。对两叶均有肿瘤的患者，治疗可以一次完成，也可以按阶段分两次完成。考虑到治疗毒性，后者对肿瘤负荷较大的患者比较有利。

在给药前应进行 DSA 和 / 或 CBCT 的最后检查，以确保在之前的血管造影和本次手术之间无新生肝肠血管侧支形成，并确定将导管放置于相同的位置。

虽然不同微球的给药系统略有不同，但它们都放置于一个小瓶中，该小瓶装有放射性微球并放置于丙烯酸容器中，一条进水管可让术者将溶液注入该瓶中，一条出水管连接小瓶和微导管。安装好给药系统后，并确保管路中没有空气，微球就可以注射了。

5% 的葡萄糖溶液代替了以前推荐用于注射树脂微球的无菌水。无菌水可能会导致血液渗透压的暂时变化，导致溶血、血管内皮损伤、血管痉挛和注射过程中血流的过早淤滞。目前已证明使用等渗的 5% 葡萄糖溶液可减少淤积的发生，减轻术中疼痛，并改善输送活度的百分比（Ahmadzadehfar et al., 2015）。不能使用生理盐水和碘造影剂，以避免通过离子交换机制将 ^{90}Y 从树脂微球中置换出来。

玻璃 ^{90}Y 微球与树脂 ^{90}Y 微球或 ^{166}Ho 微球的注入技术差异很大，这是因为注入的玻璃 ^{90}Y 微球数量非常的少。玻璃微球可以一次性注入，而无须血管造影监控，因为通常不会出现血流淤滞或反流。典型的玻璃微球注射可以在 5min 内完成。而使用树脂 ^{90}Y 微球或 ^{166}Ho 微球时，应该小心地注射，使用 3~5ml 的小注射器进行脉冲式低压注射。应定期检查血流速度，在血流流动缓慢时暂停给药，在血流停滞时完全停止注射以防止颗粒反流。在给药过程中有时可以观察到优先血流方向的变化，这是因为一些血管分支已经停滞，随后血流会流向其他分支重新分配。全部活度注射完毕后手术结束，或血流停滞后停止给药，治疗时间大概需要 30min。

为了确定净使用活度，可以用剂量校准器检测小瓶、注射通路和导管的残余活度。第 7 章介绍了治疗前和治疗后活度与残留分析的过程。

1.4.3 导管类型和颗粒 - 流体动力学

有两种类型的导管常用于放射栓塞手术。对于介入放射学中的所有栓塞治疗而言，标准的尾端开口微导管仍是最常用的导管。因为这类导管成本比较低、使用方法简单、无损伤的特性，以及大量可选用的尺寸和柔韧性，容易插入细小而弯曲的血管。但缺点是导管在血管腔中没有固定的支撑。因此，在注射微球时微导管可能会偏向某一侧血管壁，导致微球优先沉积在一侧的血管分支。

已经开发了一种专门用于栓塞治疗的微导管，即 Surefire 给药系统（Surefire Medical Inc., Westminster, Colorado），以防止放射栓塞过程中出现反流。该防反流导管（antireflux catheter, ARC）的头端在给药时会动态径向膨胀并贴于血管壁，以防止颗粒反流而不会阻塞血流前进。使用这种 ARC 导管无须在给药之前栓塞近端的侧支循环（Fischman et al., 2014；Morshedi et al., 2014；van den Hoven et al., 2014a），与较早使用阻塞球囊给药的目的相似。

理论上，使用 ARC 导管可能会以两种方式影响粒子分布。首先，ARC 的位置固定可以通过防止导管头端移位来改善 ^{99m}Tc-MAA 或 ^{166}Ho 侦察剂量模拟治疗的预测价值。其次，ARC 的设计对血液流动和粒子流出动力学产生复杂的影响，最终可能会改善对肿瘤的靶向性（Pasciak et al.,2015；van den Hoven et al.,2015a）。

1.4.4 治疗性微球分布成像

治疗性微球分布的成像应用越来越多。韧致辐射 SPECT/CT 是以前唯一可用来追踪术后 ^{90}Y 分布的技术，但受空间分辨率低的限制。最近，以内电子对产生为基础的 PET/CT 因其较好的空间分辨率和较低的散射而广泛取代了韧致辐射 SPECT/CT（Padia et al.,2013；Elschot et al.,2013b）。^{166}Ho 微球的生物分布也可以用 SPECT 成像，利用其 γ 射线，类似 MRI 通过测量顺磁微球引起的 R2* 移相效应（Elschot et al.,2013a；Smits et al.,2013a；van de Maat et al.,2013）。

对于放射栓塞术后的患者，确认肝内有足够的治疗活度分布以及没有肝外活度分布似乎是必需的步骤，然而这尚未成为治疗标准。原因之一是费用问题。此外，这些 PET/CT 图像上的低信噪比可能影响视觉和定量评估 ^{90}Y 活度的准确性（Pasciak et al.,2014）。另外，术后影像发现不理想的微球分布与后续的临床发现并不确定。尽管如此，仍应将 ^{90}Y-PET/CT 和 ^{166}Ho-SPECT/CT 纳入未来放射栓塞临床试验的研究方案中，以收集有关剂量和治疗结果的数据。虽然此类数据可能会对未来的放射栓塞术产生有益影响，但必须按照第 15 章中的描述，严谨地收集这些数据。

1.4.5 剂量 - 效应关系

多项研究发现，放射栓塞后肿瘤吸收剂量与肿瘤反应和总生存期之间存在关系，因此当前目标是努力提高肿瘤吸收剂量（图 1-4），但至今尚未明确最有效的肿瘤吸收剂量。

剂 - 效关系的研究大多数在 ^{90}Y 玻璃微球治疗 HCC 的患者中进行（Strigari et al.,2010；Riaz et al.,2011；Garin et al.,2012,2015；Kao et al.,2013；Mazzaferro et al.,2013；Eaton et al.,2014；Srinivas et al.,2014）。这些剂 - 效关系可能不适用于其他细胞类型的肿瘤和其他的微球类型（Flamen et al.,2008；Lam et al.,2013b,2015；Demirelli et al.,2015）。各种肿瘤之间存在生物学差异，可能需要不同剂量的辐射才能诱导肿瘤细胞死亡，这与 EBRT 中的发现相似（Lausch et al.,2013）。此外，由于树脂和玻璃 ^{90}Y 微球之间的活度和分布差异，一般而言，玻璃微球的肿瘤吸收剂量通常较高，但两者的生物学效应并没有显著差异（Cremonesi et al.,2014）。

一些学者认为 120Gy 的吸收剂量对肝癌具有杀伤作用（Riaz et al.,2011），而结直肠癌肝转移可能至少需要 70Gy（Srinivas et al.,2014）。然而最近的文献综述表明：已报道的有效肿瘤吸收剂量值范围非常宽，树脂微球为 66~495Gy，玻璃微球为 163~1 214Gy。这些研究中的患者差异以及量化肿瘤剂量和疗效方法的差异增加了这种不确定性。即使在单个肝脏内，两项独立的研究证实个体内存在非常大的剂量分布差异，在结直肠癌肝转移的患者中，至少一个病灶治疗剂量不足的情况非常常见（Flamen et al.,2008；Smits et al.,2013a）。放射栓塞的量 - 效关系将在第 8 章中详细讨论。

如果能够构建各种微球和肿瘤的有效吸收剂量阈值，而且影像能够监测治疗剂量的实际分布，则重复的给药技术应该是可行的。对于未得到充分治疗的肿瘤，可以给予再次治疗。这种策略如果可行，则会改善预后。

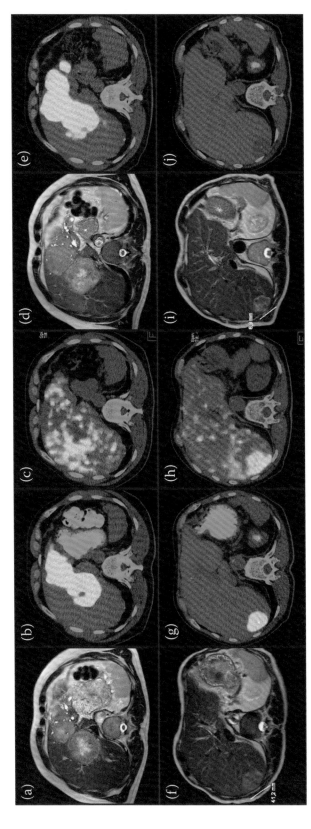

图 1-4　结直肠癌肝转移患者的临床实例：足量和不足量的肿瘤吸收剂量。上排（a-e）显示了治疗前 T2 加权的 MRI（a）和 ^{18}F-FDG-PET（b），该肿块从肝脏中央延伸至肝左叶，在 ^{90}Y-PET/CT 上显示出肿瘤吸收剂量不足（c）。治疗后 1 个月，在 MRI（d）和 ^{18}F-FDG-PET（h）上肿瘤持续增大。相反，下排（f-j）中的患者在肝右后叶（f 和 g）有转移处，在 ^{90}Y-PET/CT 上证实有足够的肿瘤吸收剂量（h）。在术后 1 个月的随访中，MRI（i）显示肿瘤体积缩小，而 ^{18}F-FDG-PET（j）显示肿瘤代谢 CR

1.5　治疗相关的实验室和临床毒性

1.5.1　术中不适

注射微球有时会引起不适,如腹部不适、疼痛、恶心和呕吐。可能伴有血管迷走反应。引起这些症状的确切原因尚不清楚,但是临床观察发现不适症状常与血流停滞同时发生,提示症状由治疗的栓塞作用引起。这些症状有自限性,可能持续数天,但通常在药物对症治疗的当天即可缓解。

1.5.2　实验室毒性

术后数周内的实验室检查会出现异常(如肝功能检查、全血细胞计数)。无临床毒性相关体征的患者中,1/3 可能发生中 - 重度(CTCAE 3~4 级)的实验室毒性(Smits et al.,2013b)。因此,实验室检查不便用于区分患者术后是否出现了正常反应。然而,肝功能检查异常(尤其是胆红素的水平)与腹水同时发生提示可能发生了放射栓塞引起的肝病(radioembolization-induced liver disease,REILD)。

1.5.2.1　栓塞后综合征

放射栓塞后最常见的症状有疲劳、腹痛、恶心、呕吐、低热和纳差 / 恶病质。这些症状构成了放射栓塞后综合征,与其他栓塞治疗副作用类似(Riaz et al.,2009)。通常认为这些症状是放射栓塞后预期的反应,它们通常是自限性的,或可以通过药物对症治疗。若无法诊断出此综合征,将延长患者不必要的住院时间。

1.5.2.2　并发症

治疗后并发症不常见,但可发生于放射性微球肝外聚集或健康肝组织过度暴露于射线时。

胆囊壁、胰腺、胃肠道等肝外放射活度可导致放射性胆囊炎、胰腺炎或胃 / 十二指肠溃疡。放射性胆囊炎和胰腺炎通常表现为亚临床症状,但在一些患者中可能是非常严重的。辐射引起的溃疡特别棘手,因为它们好发于浆膜表面而不是正常消化性溃疡的黏膜表面,从而阻碍了愈合,并使外科手术复杂化。术前诊断并纠正肝外分流可以预防这些并发症(Riaz et al.,2009)。

由于缺血和辐射的共同作用,过量累积的放射性微球会导致肺组织损伤。文献报道了很多放射性肺炎的病例,其中很多是致命的,通常与肝静脉和 / 或门静脉肿瘤的侵袭有关。为了防止这种情况,肺吸收剂量应<30Gy(或累计 50Gy)(Leung et al.,1995)。若同时暴露于有肺毒性的物质(如化学治疗)会加重肺部损伤的风险。

在放射栓塞术后的 2 个月内,健康的肝脏组织暴露于高辐射吸收剂量下可能会引起 REILD。临床上表现为黄疸、体重增加、腹水和胆红素明显升高,而转氨酶和碱性磷酸酶仅轻度升高。在病理学上,REILD 的特征是肝窦充血、坏死性内皮脱落引起的小静脉阻塞以及最终的肝纤维化。如果严重,REILD 在急性期可能致命,但是一些轻度 REILD 的患者可能会发展为慢性肝功能不全和门脉高压的并发症。肝脏组织对辐射的耐受性取决于所涉及的肝脏体积、先前是否接触过肝毒素(包括许多常见的全身化学治疗)和潜在的肝硬化(Gil-Alzugaray et al.,2013)。放射栓塞后并发症的诊断和处理将在第 14 章中详细讨论。

1.6　肿瘤疗效评价

放射栓塞治疗后可使用多种方法评估肿瘤疗效。这些方法可以分为形态学和生理性肿瘤疗效评价方法。形态学或解剖学方法是在横断面影像上评估肿瘤大小 / 体积对治疗反应的变化。生理或功能评估方法是对肿瘤生物学的治疗效果进行评估,包括动脉血管形成、水分子弥散和葡萄糖摄取(图 1-5)。以上所有方法均努力用可重复的方法提供有价值的预后信息。肿瘤形态学评估通常比较简单、标准化、相对主观、重复时有可变性、耗时。另一方面,生理性肿瘤评估比较复杂、客观、部分自动化,但其重复性在很大程度上取决于图像采集、重建和分析。至今没有太多对比研究评估哪种方法最适合放射栓塞的患者。

1.6.1　解剖学肿瘤疗效评价

WHO 在 1981 年发布了第 1 版肿瘤疗效评价标准。该标准使用肿瘤直径(横断位图像及与之相垂直的最大直径)的总和(sum of the product,SPD)来评估治疗是否使肿瘤明显缩小。肿瘤反应分为完全缓解(CR:−100%),部分缓解(PR:−50%~−99%),疾病稳定(SD:−49%~25%)和疾病进展(PD>25%)。

实体瘤疗效评价标准(RECIST)简化了评估,并与 WHO 系统高度一致,而 1.1 版现已成为实体肿瘤中最广泛使用的分类系统。它使用横截面影像中两个病变的最长直径的和来作为测量标准,与 WHO 分类标准一致(CR:−100%,PR:−99%~−30%,SD:−30%~20%,PD>20%)。结合非靶病灶直径的改变和肝外是否出现新病灶,病变治疗效果还可以扩展到肝脏和全身治疗的效果(Tirkes et al.,2013)。在随访期间,研究通常会报告最佳反应率或客观反应率(CR+PR)或疾病控制率(CR+PR+SD)。

影像学随访的间隔并没有指南,但大多数肿瘤学研究选择化疗周期后进行影像学随访(如间隔 3 周),介入放射学治疗通常在术后 1 至 3 个月进行。如果影像随治检查间隔很短(即<6 周),则可以使用诸如肿瘤进展时间(TTP)或肿瘤无进展生存期(PFS)之类的参数(Llovet et al.,2008)。

RECIST 已被研究机构和监管部门用作肿瘤疗效评价的标准。它可替代总生存期,并提供重要的预后信息(尤其是在预期肿瘤缩小的疗法中,如细胞毒性化学疗法),该方法相对简单且可重复使用,并且不需要先进的影像设备。但它的有效性有时被质疑,因为有些治疗效果的评估并不只依据肿瘤大小的变化,如放射栓塞、消融,和一些系统治疗,如免疫治疗。

1.6.2　功能性肿瘤疗效评价

现代影像技术对肿瘤疗效的评估更注重其活性。改良的 RECIST(mRECIST)用于评

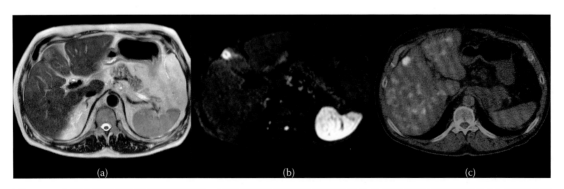

(a)　　　　　　　　　　　(b)　　　　　　　　　　　(c)

图 1-5　功能影像学早期发现肿瘤复发。该结直肠癌肝转移患者经首次放射栓塞治疗后反应良好,但在治疗后 9 个月于第 4 肝段出现肿瘤复发。在标准(T2W)MRI 序列(a)上几乎看不到转移灶,但能在 DWI(b)和 ^{18}F-FDG-PET(c)上检测到。根据这一发现,患者的第 4 肝段再次接受了治疗,且疗效良好。

估接受局部治疗的肝癌患者,因为肿瘤动脉血供的改变可能比整个肿瘤大小的改变更具代表性。与 RECIST 类似,需要测量最长的直径,但仅测量肿瘤动脉显影增强的部分。即使病变大小不变或甚至增大,但在随访影像上并没有增强,也被认为是完全缓解(Lencioni and Llovet,2010)。在其他肿瘤疗效分类的定义上与 RECIST 相似,只是测量增强的肿瘤直径。

动态对比增强磁共振成像(DCE-MRI)提供了更多的定量方法。使用 DCE-MRI 可以在注射造影剂之前、之中和之后获取系列图像,可以构建造影剂动力学的时间信号强度曲线模型(Choyke et al.,2003)。MRI 也可以利用弥散加权成像(diffusion-weighted imaging,DWI)评估功能性肿瘤的反应。这种成像技术的原理是相对于正常肝细胞水在肿瘤中的弥散受限。弥散程度可以通过表观弥散系数(ADC)来量化。治疗后 ADC 上升表明肿瘤治疗应答(Barabasch et al.,2015)。

^{18}F-FDG-PET 也越来越多地用来评估疗效。标准化摄取值(SUV)可以量化被恶性组织摄取的 ^{18}F 同位素标记的葡萄糖类似物(Larson et al.,1999)。SUV 和肿瘤代谢体积(称为肿瘤病变糖酵解或代谢产物)的组合可能特别有趣,因为这反映了肿瘤中的总葡萄糖代谢。在获取、重建和分析 PET 数据时,有很多选择,但这些方法中没有一种被证明优于其他方法,并且可能导致不同的结果(Boellaard,2011)。就标准化反应分析而言,PET 的实体肿瘤疗效标准(PERCIST)并没有像 RECIST 标准那样得到广泛的应用。

第 14 章将详细讨论放射栓塞后肿瘤疗效的解剖学和功能评估。

1.7 结论

近几十年来,放射栓塞已发展成为一种安全有效的肝癌治疗方法。尽管现代成像技术和临床经验取得了重大进步,但患者的检查、治疗技术、毒性和肿瘤反应评估仍需要持续的改进。在接下来的章节中,将进一步详细讨论这些主题。

(郑汝汾 汤禹舜 廖建彰 译

贾中芝 朱海东 校)

参考文献

Abdelmaksoud, M.H.K., Hwang G.L., Louie J.D. et al. (2010). Development of new hepaticoenteric collateral pathways after hepatic arterial skeletonization in preparation for yttrium-90 radioembolization. *J Vasc Interv Radiol* 21:1385–1395. Available at http://dx.doi.org/10.1016/j.jvir.2010.04.030.

Abdelmaksoud, M.H.K., Louie, J.D., Kothary, N. et al. (2011a). Embolization of parasitized extrahepatic arteries to reestablish intrahepatic arterial supply to tumors before yttrium-90 radioembolization. *J Vasc Interv Radiol* 22:1355–1362. Available at http://www.ncbi.nlm.nih.gov/pubmed/21961979 [Accessed August 4, 2014].

Abdelmaksoud, M.H.K., Louie, J.D., Kothary, N. et al. (2011b). Consolidation of hepatic arterial inflow by embolization of variant hepatic arteries in preparation for yttrium-90 radioembolization. *J Vasc Interv Radiol* 22:1364–1371.e1. Available at http://www.ncbi.nlm.nih.gov/pubmed/21961981 [Accessed August 5, 2014].

Ahmadzadehfar, H., Meyer, C., Pieper, C.C. et al. (2015). Evaluation of the delivered activity of yttrium-90 resin microspheres using sterile water and 5% glucose during administration. *Eur J Nucl Med Mol Imaging Res* 5:54. Available at http://www.ejnmmires.com/content/5/1/54.

Ahmadzadehfar, H., Möhlenbruch, M., Sabet, A. et al. (2011). Is prophylactic embolization of the hepatic falciform artery needed before radioembolization in patients with 99mTc-MAA accumulation in the anterior abdominal wall? *Eur J Nucl Med Mol Imaging* 38:1477–1484. Available at http://www.ncbi.nlm.nih.gov/pubmed/21494857 [Accessed August 4, 2014].

Ariel, I.M. (1965). Treatment of inoperable primary pancreatic and liver cancer by the intra-arterial administration of radioactive isotopes (Y90 radiating microspheres. *Ann Surg* 162:267–278.

Ariel, I.M., Padula, G. (1982). Treatment of asymptomatic metastatic cancer to the liver from primary colon and rectal cancer by the intraarterial administration of chemotherapy and radioactive isotopes. *J Surg Oncol* 20:151–156.

Barabasch, A., Kraemer, N.A., Ciritsis, A. et al. (2015). Diagnostic accuracy of diffusion-weighted magnetic resonance imaging versus positron emission tomography/computed tomography for early response assessment of liver metastases to Y90-radioembolization. *Invest Radiol* 50:409–415.

Bierman, H.R., Byron, R.L., Kelley, K.H., Grady, A. (1951). Studies on the blood supply of tumors in man. III. Vascular patterns of the liver by hepatic arteriography in vivo. *J Natl Cancer Inst* 12:107–131.

Bismuth, H. (1982). Surgical anatomy and anatomical surgery of the liver. *World J Surg* 6: 3–9. Available at http://www.ncbi.nlm.nih.gov/pubmed/7090393.

Blanchard, R.J., Grotenhuis, I., Lafave, J.W., Perry, J.F. (1965a). Blood supply to hepatic V2 carcinoma implants as measured by radioactive microspheres. *Proc Soc Exp Biol Med* 118:465–468.

Blanchard, R.J., Lafave, J.W., Kim, Y.S. et al. (1965b). Treatment of patients with advanced cancer utilizing Y90 microspheres. *Cancer* 18:375–380.

Boellaard, R. (2011). Need for standardization of 18F-FDG PET/CT for treatment response assessments. *J Nucl Med* 52(Suppl 2):93S–100S. Available at http://www.ncbi.nlm.nih.gov/pubmed/22144561 [Accessed July 17, 2014].

Braat, A.J.A.T., Huijbregts, J.E., Molenaar, I.Q. et al. (2014). Hepatic radioembolization as a bridge to liver surgery. *Front Oncol* 4:1–13. Available at http://journal.frontiersin.org/article/10.3389/fonc.2014.00199/abstract.

Braat, A.J.A.T., Smits, M.L.J., Braat, M.N.G.J. et al. (2015). 90Y hepatic radioembolization: An update on current practice and recent developments. *J Nucl Med* 56:1079–1087. Available at http://jnm.snmjournals.org/cgi/doi/10.2967/jnumed.115.157446.

Caldarola, L., Rosa, U., Badellino, F. et al. (1964). Preparation of 32-P labelled resin microspheres for radiation treatment of tumours by intra-arterial injection. *Minerva Nucl* 55:169–174.

Campbell, A.M., Bailey, I.H., Burton, M.A. (2001). Tumour dosimetry in human liver following hepatic yttrium-90 microsphere therapy. *Phys Med Biol* 46:487–498. Available at http://www.ncbi.nlm.nih.gov/pubmed/11229728.

Choyke, P.L., Dwyer, A.J., Knopp, M.V. (2003). Functional tumor imaging with dynamic contrast-enhanced magnetic resonance imaging. *J Magn Reson Imaging* 17:509–520. Available at http://www.ncbi.nlm.nih.gov/pubmed/12720260. [Accessed August 4, 2014].

Cremonesi, M., Chiesa, C., Strigari, L. et al. (2014). Radioembolization of hepatic lesions from a radiobiology and dosimetric perspective. *Front Oncol* 4:210. Available at http://journal.frontiersin.org/Journal/10.3389/fonc.2014.00210/. [Accessed September 10, 2014].

D'Arienzo, M. (2013). Emission of β+ particles via internal pair production in the 0+ – 0+ transition of 90Zr: Historical background and current applications in nuclear medicine imaging. *Atoms* 1:2–12. Available at http://www.mdpi.com/2218-2004/1/1/2/.

Demirelli, S., Erkilic, M., Oner, A.O. et al. (2015). Evaluation of factors affecting tumor response and survival in patients with primary and metastatic liver cancer treated with microspheres. *Eur J Gastroenterol Hepatol*: 1. Available at http://content.wkhealth.com/linkback/openurl?sid=WKPTLP:landingpage&an=00042737-900000000-98792.

Devcic, Z., Rosenberg, J., Braat, A.J. et al. (2014). The efficacy of hepatic 90Y resin radioembolization for metastatic neuroendocrine tumors: A meta-analysis. *J Nucl Med* 55:1404–1410. doi: 10.2967/jnumed.113.135855. Available at http://www.ncbi.nlm.nih.gov/pubmed/25012459 [Accessed July 18, 2014].

Eaton, B.R., Kim, H.S., Schreibmann, E. et al. (2014). Quantitative dosimetry for yttrium-90 radionuclide therapy: Tumor dose predicts fluorodeoxyglucose positron emission tomography response in hepatic metastatic melanoma. *J Vasc Interv Radiol* 25:288–295. Available at http://dx.doi.org/10.1016/j.jvir.2013.08.021.

Elschot, M., Nijsen, J.F.W., Lam, M.G.E.H. et al. (2014). (^{99}m)Tc-MAA overestimates the absorbed dose to the lungs in radioembolization: A quantitative evaluation in patients treated with ^{166}Ho-microspheres. *Eur J Nucl Med Mol Imaging* 41:1965–1975. Available at http://www.ncbi.nlm.nih.gov/pubmed/24819055 [Accessed January 8, 2015].

Elschot, M., Smits, M.L.J., Nijsen, J.F.W. et al. (2013a). Quantitative Monte Carlo-based holmium-166 SPECT reconstruction. *Med Phys* 40:112502. Available at http://www.ncbi.nlm.nih.gov/pubmed/24320461 [Accessed August 4, 2014].

Elschot, M., Vermolen, B.J., Lam, M.G.E.H. et al. (2013b). Quantitative comparison of PET and bremsstrahlung SPECT for imaging the in vivo yttrium-90 microsphere distribution after liver radioembolization. *PLoS One* 8:e55742. Available at http://www.pubmedcentral.nih.gov/articlerender.fcgi?artid=3566032&tool=pmcentrez&rendertype=abstract [Accessed July 24, 2014].

Emami, B., Lyman, J., Brown, A. et al. (1991). Tolerance of normal tissue to therapeutic irradiation. *Int J Radiat Oncol Biol Phys* 21:109–122.

Eriksson, D., Stigbrand, T. (2010). Radiationinduced cell death mechanisms. *Tumor Biol.* 31: 363–372.

Fischman, A.M., Ward, T.J., Patel, R.S. et al. (2014). Prospective, randomized study of coil embolization versus surefire infusion system during yttrium-90 radioembolization with resin microspheres. J Vasc Interv Radiol. 25:1709–1716. doi: 10.1016/j.jvir.2014.08.007.

Flamen, P., Vanderlinden, B., Delatte, P. et al. (2008). Multimodality imaging can predict the metabolic response of unresectable colorectal liver metastases to radioembolization therapy with yttrium-90 labeled resin microspheres. *Phys Med Biol* 53:6591–6603. Available at http://www.ncbi.nlm.nih.gov/pubmed/18978442 [Accessed August 5, 2014].

Forner, A., Gilabert, M., Bruix, J., Raoul, J.-L. (2014). Treatment of intermediate-stage hepatocellular carcinoma. *Nat Rev Clin Oncol* 11:525–535. Available at http://dx.doi.org/10.1038/nrclinonc.2014.122 [Accessed August 6, 2014].

Fuss, M., Salter, B.J., Herman, T.S., Thomas, C.R. (2004). External beam radiation therapy for hepatocellular carcinoma: Potential of intensity-modulated and image-guided radiation therapy. *Gastroenterology* 127:206–217.

Gaba, R.C., Lewandowski, R.J., Kulik, L.M. et al. (2009). Radiation lobectomy: Preliminary findings of hepatic volumetric response to lobar yttrium-90 radioembolization. *Ann Surg Oncol* 16:1587–1596. Available at http://www.ncbi.nlm.nih.gov/pubmed/19357924 [Accessed August 4, 2014].

Garin, E. (2015). Radioembolization with 90Y-loaded microspheres: High clinical impact of treatment simulation with MAA-based dosimetry. *Eur J Nucl Med Mol Imaging* 42:1189–1191. Available at http://link.springer.com/10.1007/s00259-015-3073-y.

Garin, E., Lenoir, L., Rolland, Y. et al. (2012). Dosimetry based on 99mTc-macroaggregated albumin SPECT/CT accurately predicts tumor response and survival in hepatocellular carcinoma patients treated with 90Y-loaded glass microspheres: Preliminary results. *J Nucl Med* 53:255–263.

Garin, E., Rolland, Y., Edeline, J. et al. (2015). Personalized dosimetry and intensification concept with 90Y-loaded glass microsphere radioembolization induce prolonged overall survival in hepatocelluar carcinoma patients with portal vein thrombosis. *J Nucl Med* 56:339–346. Available at http://www.ncbi.nlm.nih.gov/pubmed/25678490.

Giammarile, F., Bodei, L., Chiesa, C. et al. (2011). EANM procedure guideline for the treatment of liver cancer and liver metastases with intraarterial radioactive compounds. *Eur J Nucl Med Mol Imaging* 38:1393–1406. Available at http://www.ncbi.nlm.nih.gov/pubmed/ [Accessed July 17, 2014].

Gil-Alzugaray, B., Chopitea, A., Iñarrairaegui, M. et al. (2013). Prognostic factors and prevention of radioembolization-induced liver disease. *Hepatology* 57:1078–1087. Available at http://doi.wiley.com/10.1002/hep.26191.

Grady, E.D. (1979). Internal radiation therapy of hepatic cancer. *Dis Colon Rectum* 22:371–375.

Grady, E.D., Nolan, T.R., Crumbley, A.J. et al. (1975). Internal hepatic radiotherapy: II. Intra-arterial radiocolloid therapy for hepatic tumors. *Am J Roentgenol Radium Ther Nucl Med* 124:596–599.

Grady, E.D., Sale, W., Nicolson, W.P., Rollins, L.C. (1960). Intra-arterial radioisotopes to treat cancer. *Am Surg* 26:678–684.

Grady, E.D., Sale, W.T., Rollins, L.C. (1963). Localization of radioactivity by intravascular injection of large radioactive particles. *Ann Surg* 157:97–114.

Gray, B., Van Hazel, G., Hope, M. et al. (2001). Randomised trial of SIR-Spheres plus chemotherapy vs. chemotherapy alone for treating patients with liver metastases from primary large bowel cancer. *Ann Oncol* 12:1711–1720. Available at http://www.ncbi.nlm.nih.gov/pubmed/11843249 [Accessed August 2, 2014].

Gray, B.N., Burton, M.A., Kelleher, D.K. et al. (1989). Selective internal radiation (SIR) therapy for treatment of liver metastases: Measurement of response rate. *J Surg Oncol* 42:192–196.

Gulec, S.A., Siegel, J.A. (2007). Posttherapy radiation safety considerations in radiomicrosphere treatment with 90Y-microspheres. *J Nucl Med* 48:2080–2086.

Hilgard, P., Hamami, M., Fouly, A.E.L. et al. (2010). Radioembolization with yttrium-90 glass microspheres in hepatocellular carcinoma: European experience on safety and long-term survival. *Hepatology* 52:1741–1749.

Jernigan, S.R., Osborne, J.A., Mirek, C.J., Buckner, G. (2015). Selective internal radiation therapy: Quantifying distal penetration and distribution of resin and glass microspheres in a surrogate arterial model. *J Vasc Interv Radiol* 26:897–904. Available at http://www.ncbi.nlm.nih.gov/pubmed/25891507.

Kao, Y.-H., Steinberg, J.D., Tay, Y.S. et al. (2013). Post-radioembolization yttrium-90 PET/CT - part 2: Dose-response and tumor predictive dosimetry for resin microspheres. *Eur J Nucl Med Mol Imaging Res* 3:57. Available at http://www.pubmedcentral.nih.gov/articlerender.fcgi?artid=3733999&tool=pmcentrez&rendertype=abstract [Accessed August 4, 2014].

Kennedy, A. (2014). Radioembolization of hepatic tumors. *J Gastrointest Oncol* 5:178–189. Available at http://www.pubmedcentral.nih.gov/articlerender.fcgi?artid=4074949&tool=pmcentrez&rendertype=abstract [Accessed July 23, 2014].

Kennedy, A.S., Ball, D., Cohen, S.J. et al. (2015). Multicenter evaluation of the safety and efficacy of radioembolization in patients with unresectable colorectal liver metastases selected as candidates for 90 Y resin microspheres. *J Gastrointest Oncol* 90:134–142.

Kennedy, A.S., Nutting, C., Coldwell, D. et al. (2004). Pathologic response and microdosimetry of (90)Y microspheres in man: Review of four explanted whole livers. *Int J Radiat Oncol Biol Phys* 60:1552–1563. Available at http://www.ncbi.nlm.nih.gov/pubmed/15590187 [Accessed August 1, 2014].

Kim, Y.S., Lafave, J.W., Maclean, L.D. (1962). The use of radiating microspheres in the treatment of experimental and human malignancy. *Surgery* 52:220–231.

Lam, M.G.E.H., Banerjee, A., Goris, M.L. et al. (2015). Fusion dual-tracer SPECT-based hepatic dosimetry predicts outcome after radioembolization for a wide range of tumour cell types. *Eur J Nucl Med Mol Imaging* 42:1192–1201. Available at http://www.ncbi.nlm.nih.gov/pubmed/25916740.

Lam, M.G.E.H., Banerjee, S., Louie, J.D. et al. (2013a). Root cause analysis of gastroduodenal ulceration after yttrium-90 radioembolization. *Cardiovasc Intervent Radiol* 36:1536–1547. Available at http://www.ncbi.nlm.nih.gov/pubmed/23435742 [Accessed August 4, 2014].

Lam, M.G.E.H., Goris, M.L., Iagaru, A.H. et al. (2013b). Prognostic utility of 90Y radioembolization dosimetry based on fusion 99mTc-macroaggregated albumin-99mTc-sulfur colloid SPECT. *J Nucl Med* 54:2055–2061. Available at http://www.ncbi.nlm.nih.gov/pubmed/24144563 [Accessed August 4, 2014].

Lam, M.G.E.H., Louie, J.D., Abdelmaksoud, M.H.K. et al. (2014). Limitations of body surface area-based activity calculation for radioembolization of hepatic metastases in colorectal cancer. *J Vasc Interv Radiol* 25:1085–1093. Available at http://www.ncbi.nlm.nih.gov/pubmed/24457263 [Accessed August 4, 2014].

Larson, S.M., Erdi, Y., Akhurst, T. et al. (1999). Tumor treatment response based on visual and quantitative changes in global tumor glycolysis using PET-FDG imaging. The visual response score and the change in total lesion glycolysis. *Clin Positron Imaging* 2:159–171. Available at http://www.ncbi.nlm.nih.gov/pubmed/14516540.

Lau, W.Y., Leung, W.T., Ho, S. et al. (1994). Treatment of inoperable hepatocellular carcinoma with intrahepatic arterial yttrium-90 microspheres: A phase I and II study. *Br J Cancer* 70:994–999.

Lausch, A., Sinclair, K., Lock, M. et al. (2013) Determination and comparison of radiotherapy dose responses for hepatocellular carcinoma and metastatic colorectal liver tumours. *Br J Radiol* 86:20130147. Available at http://www.ncbi.nlm.nih.gov/pubmed/23690438.

Lencioni, R., Llovet, J.M. (2010). Modified RECIST (mRECIST) assessment for hepatocellular carcinoma. *Semin Liver Dis* 30:52–60. Available at http://www.ncbi.nlm.nih.gov/pubmed/20175033.

Leung, T.W., Lau, W.Y., Ho, S.K. et al. (1995). Radiation pneumonitis after selective internal radiation treatment with intraarterial 90yttrium-microspheres for inoperable hepatic tumors. *Int J Radiat Oncol Biol Phys* 33:919–924.

Lewandowski, R.J., Sato, K.T., Atassi, B. et al. (2007). Radioembolization with 90Y microspheres: Angiographic and technical considerations. *Cardiovasc Intervent Radiol* 30:571–592. Available at http://www.ncbi.nlm.nih.gov/pubmed/17516113 [Accessed August 4, 2014].

Liu, D.M., Salem, R., Bui, J.T. et al. (2005). Angiographic considerations in patients undergoing liver-directed therapy. *J Vasc Interv Radiol* 16:911–935. Available at http://www.ncbi.nlm.nih.gov/pubmed/16002500 [Accessed August 4, 2014].

Llovet, J.M., Di Bisceglie, A.M., Bruix, J. et al. (2008). Design and endpoints of clinical trials in hepatocellular carcinoma. *J Natl Cancer Inst* 100:698–711. Available at http://www.ncbi.nlm.nih.gov/pubmed/18477802 [Accessed July 11, 2014].

Mahnken, A.H., Spreafico, C., Maleux, G. et al. (2013). Standards of practice in transarterial radioembolization. *Cardiovasc Intervent Radiol* 36:613–622. Available at http://www.ncbi.nlm.nih.gov/pubmed/23511991 [Accessed August 4, 2014].

Majno, P., Mentha, G., Toso, C. et al. (2014). Anatomy of the liver: An outline with three levels of complexity–A further step toward tailored territorial liver resections. *J Hepatol* 60:654–662. Available at http://www.ncbi.nlm.nih.gov/pubmed/24211738 [Accessed October 13, 2014].

Mazzaferro, V., Sposito, C., Bhoori, S. et al. (2013). Yttrium-90 radioembolization for intermediate-advanced hepatocellular carcinoma: A phase 2 study. *Hepatology* 57:1826–1837.

Morshedi, M.M., Bauman, M., Rose, S.C., Kikolski, S.G. (2014). Yttrium-90 resin microsphere radioembolization using an antireflux catheter: An alternative to traditional coil embolization for nontarget protection. *Cardiovasc Intervent Radiol* 38:381–388. Available at http://www.ncbi.nlm.nih.gov/pubmed/24989143 [Accessed July 18, 2014].

Mouli, S., Memon, K., Baker, T. et al. (2013). Yttrium-90 radioembolization for intrahepatic cholangiocarcinoma: Safety, response, and survival analysis. *J Vasc Interv Radiol* 24:1227–1234. Available at http://www.pubmedcentral.nih.gov/articlerender.fcgi?artid=3800023&tool=pmcentrez&rendertype=abstract [Accessed August 4, 2014].

Muller, J.H., Rossier, P.H. (1951). A new method for the treatment of cancer of the lungs by means of artificial radioactivity. *Acta Radiol* 35:449–468. Available at http://www.tandfonline.com/doi/full/10.3109/00016925109136677.

Nijsen, J.F.W., Van Steenbergen, M.J., Kooijman, H. et al. (2001). Characterization of poly(L-lactic acid) microspheres loaded with holmium acetylacetonate. *Biomaterials* 22:3073–3081.

Padia, S.A., Alessio, A., Kwan, S.W. et al. (2013). Comparison of positron emission tomography and bremsstrahlung imaging to detect particle distribution in patients undergoing yttrium-90 radioembolization for large hepatocellular carcinomas or associated portal vein thrombosis. *J Vasc Interv Radiol* 24:1147–1153. Available at http://www.ncbi.nlm.nih.gov/pubmed/23792126 [Accessed August 4, 2014].

Pasciak, A.S., Bourgeois, A.C., McKinney, J.M. et al. (2014). Radioembolization and the dynamic role of (90)Y PET/CT. *Front Oncol* 4:38. Available at http://www.pubmedcentral.nih.gov/articlerender.fcgi?artid=3936249&tool=pmcentrez&rendertype=abstract [Accessed August 4, 2014].

Pasciak, A.S., Mcelmurray, J.H., Bourgeois, A.C. et al. (2015). The impact of an antireflux catheter on target volume particulate distribution in liver-directed embolotherapy: A pilot study. *J Vasc Interv Radiol* 26:660–669. Available at http://www.ncbi.nlm.nih.gov/pubmed/25801854.

Prince, J.F., Smits, M.L.J., Krijger, G.C. et al. (2014a). Radiation emission from patients treated with holmium-166 radioembolization. *J Vasc Interv Radiol* 25:1956–1963.e1. Available at http://www.ncbi.nlm.nih.gov/pubmed/25311966 [Accessed January 8, 2015].

Prince, J.F., van den Hoven, A.F., van den Bosch, M.A.A.J. et al. (2014b). Radiation-induced cholecystitis after hepatic radioembolization: Do we need to take precautionary measures? *J Vasc Interv Radiol* 25:1717–1723. Available at http://linkinghub.elsevier.com/retrieve/pii/S1051044314006447.

Prince, J.F., van Rooij, R., Bol, G.H. et al. (2015). Safety of a scout dose preceding hepatic radioembolization with 166Ho microspheres. *J Nucl Med* 56:817–823. Available at http://jnm.snmjournals.org/cgi/doi/10.2967/jnumed.115.155564.

Prinzmetal, M., Ornitz, E.M. (1948). Arteriovenous anastomoses in liver, spleen, and lungs. *Am J Physiol* 152:48–52.

Rengo, M., Bellini, D., De Cecco, C.N. et al. (2011). The optimal contrast media policy in CT of the liver. Part II: Clinical protocols. *Acta Radiol* 52:473–480.

Riaz, A., Gates, V.L., Atassi, B. et al. (2011). Radiation segmentectomy: A novel approach to increase safety and efficacy of radioembolization. *Int J Radiat Oncol Biol Phys* 79:163–171. Available at http://www.ncbi.nlm.nih.gov/pubmed/20421150 [Accessed August 4, 2014].

Riaz, A., Lewandowski, R.J., Kulik, L.M. et al. (2009). Complications following radioembolization with yttrium-90 microspheres: A comprehensive literature review. *J Vasc Interv Radiol* 20:1121–1130; quiz 1131. Available at http://www.ncbi.nlm.nih.gov/pubmed/19640737 [Accessed July 16, 2014].

Rosenbaum, C.E.N.M., van den Bosch, M.A.A.J., Veldhuis, W.B. et al. (2013). Added value of FDG-PET imaging in the diagnostic workup for yttrium-90 radioembolisation in patients with colorectal cancer liver metastases. *Eur Radiol* 23:931–937. Available at http://www.ncbi.nlm.nih.gov/pubmed/23111818 [Accessed August 4, 2014].

Rosler, H., Triller, J., Baer, H.U. et al. (1994). Superselective radioembolization of hepatocellular carcinoma: 5-year results of a prospective study. *Nuklearmedizin* 33:206–214.

Salem, R., Lewandowski, R.J., Sato, K.T. et al. (2007). Technical aspects of radioembolization with 90Y microspheres. *Tech Vasc Interv Radiol* 10:12–29. Available at http://www.ncbi.nlm.nih.gov/pubmed/17980315 [Accessed August 4, 2014].

Samuelson, S.D., Louie, J.D., Sze, D.Y. (2013). N-butyl cyanoacrylate glue embolization of arterial networks to facilitate hepatic arterial skeletonization before radioembolization. *Cardiovasc Intervent Radiol* 36:690–698. Available at http://www.ncbi.nlm.nih.gov/pubmed/23070102.

Sharma, H. (2014). Role of external beam radiation therapy in management of hepatocellular carcinoma. *J Clin Exp Hepatol* 4:S122–S125. Available at http://linkinghub.elsevier.com/retrieve/pii/S0973688314002989.

Smits, M.L.J., Elschot, M., Sze, D.Y. et al. (2014). Radioembolization dosimetry: The road ahead. *Cardiovasc Intervent Radiol.* Available at http://www.ncbi.nlm.nih.gov/pubmed/25537310 [Accessed December 30, 2014].

Smits, M.L.J., Elschot, M., van den Bosch, M.A.A.J. et al. (2013a). In vivo dosimetry based on SPECT and MR imaging of 166Ho-microspheres for treatment of liver malignancies. *J Nucl Med* 54:2093–2100. Available at http://www.ncbi.nlm.nih.gov/pubmed/24136931 [Accessed August 4, 2014].

Smits, M.L.J., van den Hoven, A.F., Rosenbaum, C.E.N.M. et al. (2013b). Clinical and laboratory toxicity after intra-arterial radioembolization with 90Y-microspheres for unresectable liver metastases. *PLoS One* 8:e69448. Available at http://journals.plos.org/plosone/article?id=10.1371/journal.pone.0069448.

Srinivas, S.M., Natarajan, N., Kuroiwa, J. et al. (2014). Determination of radiation absorbed dose to primary liver tumors and normal liver tissue using post-radioembolization 90Y PET. *Front Oncol* 4:1–12. Available at http://journal.frontiersin.org/journal/10.3389/fonc.2014.00255/full.

Strigari, L., Sciuto, R., Rea, S. et al. (2010). Efficacy and toxicity related to treatment of hepatocellular carcinoma with 90Y-SIR spheres: Radiobiologic considerations. *J Nucl Med* 51:1377–1385.

Tirkes, T., Hollar, M.A., Tann, M. et al. (2013). Response criteria in oncologic imaging: Review of traditional and new criteria. *Radiographics* 33:1323–1341 Available at http://eutils.ncbi.nlm.nih.gov/entrez/eutils/elink.fcgi?dbfrom=pubmed&id=24025927&retmode=ref&cmd=prlinks\npapers2://publication/doi/10.1148/rg.335125214.

Tsurusaki, M., Okada, M., Kuroda, H. et al. (2014). Clinical application of 18F-fluorodeoxyglucose positron emission tomography for assessment and evaluation after therapy for malignant hepatic tumor. *J Gastroenterol* 49:46–56. Available at http://link.springer.com/10.1007/s00535-013-0790-5.

van de Maat, G.H., Seevinck, P.R., Elschot, M. et al. (2013). MRI-based biodistribution assessment of holmium-166 poly(L-lactic acid) microspheres after radioembolisation. *Eur Radiol* 23:827–835. Available at http://www.pubmedcentral.nih.gov/articlerender.fcgi?artid=3563959&tool=pmcentrez&rendertype=abstract [Accessed August 4, 2014].

Van de Wiele, C., Maes, A., Brugman, E. et al. (2012). SIRT of liver metastases: Physiological and pathophysiological considerations. *Eur J Nucl Med Mol Imaging* 39:1646–1655. Available at http://www.ncbi.nlm.nih.gov/pubmed/22801733 [Accessed July 16, 2014].

van den Hoven, A.F., Lam, M.G.E.H., Jernigan, S. et al. (2015a). Innovation in catheter design for intra-arterial liver cancer treatments results in favorable particle-fluid dynamics. *J Exp Clin Cancer Res* 34:74. Available at http://www.jeccr.com/content/34/1/74.

van den Hoven, A.F., Prince, J.F., de Keizer, B. et al. (2015b). Use of C-Arm Cone beam CT during hepatic radioembolization: Protocol optimization for extrahepatic shunting and parenchymal enhancement. *Cardiovasc Intervent Radiol*. Available at http://link.springer.com/10.1007/s00270-015-1146–1148.

van den Hoven, A.F., Prince, J.F., Samim, M. et al. (2014a). Posttreatment PET-CT-confirmed intrahepatic radioembolization performed without coil embolization, by using the antireflux surefire infusion system. *Cardiovasc Intervent Radiol* 37:523–528. Available at http://www.ncbi.nlm.nih.gov/pubmed/23756882 [Accessed August 5, 2014].

van den Hoven, A.F., Smits, M.L.J., de Keizer, B. et al. (2014b). Identifying aberrant hepatic arteries prior to intra-arterial radioembolization. *Cardiovasc Intervent Radiol*. Available at http://www.ncbi.nlm.nih.gov/pubmed/24469409 [Accessed August 5, 2014].

van den Hoven, A.F., van Leeuwen, M.S., Lam, M.G.E.H., van den Bosch, M.A.A.J. (2015). Hepatic arterial configuration in relation to the segmental anatomy of the liver; observations on MDCT and DSA relevant to radioembolization treatment. *Cardiovasc Intervent Radiol*: 38:100–111. Available at http://www.ncbi.nlm.nih.gov/pubmed/24603968.

van Leeuwen, M.S., Fernandez, M.A., van, Es.H.W. et al. (1994). Variations in venous and segmental anatomy of the liver: Two- and three-dimensional MR imaging in healthy volunteers. *AJR Am J Roentgenol* 162:1337–1345. Available at http://www.ncbi.nlm.nih.gov/pubmed/8191995 [Accessed August 5, 2014].

Vouche, M., Lewandowski, R.J., Atassi, R. et al. (2013). Radiation lobectomy: Time-dependent analysis of future liver remnant volume in unresectable liver cancer as a bridge to resection. *J Hepatol* 59:1029–1036. Available at http://www.ncbi.nlm.nih.gov/pubmed/23811303. Accessed August 4, 2014.

Walker, L.A. (1964). Radioactive yttrium 90: A review of its properties, biological behavior, and xlinical uses. *Acta Radiol Ther Phys Biol* 2:302–314.

Wang, S., He, X., Li, Z. et al. (2010). Characterization of the middle hepatic artery and its relevance to living donor liver transplantation. *Liver Transplant* 16:736–741. Available at http://onlinelibrary.wiley.com/doi/10.1002/lt.22082/abstract.

Wollner, I., Knutsen, C., Smith, P. et al. (1988). Effects of hepatic arterial yttrium 90 glass microspheres in dogs. *Cancer* 61:1336–1344.

Wondergem, M., Smits, M.L.J., Elschot, M. et al. (2013). 99mTc-macroaggregated albumin poorly predicts the intrahepatic distribution of 90Y resin microspheres in hepatic radioembolization. *J Nucl Med* 54:1294–1301. Available at http://www.ncbi.nlm.nih.gov/pubmed/23749996 [Accessed July 10, 2014].

Xing, M., Prajapati, H.J., Dhanasekaran, R. et al. (2014). Selective internal yttrium-90 radio-embolization therapy (90Y-SIRT) versus best supportive care in patients with unresectable metastatic melanoma to the liver refractory to systemic therapy. *Am J Clin Oncol* 00:1. Available at http://www.ncbi.nlm.nih.gov/pubmed/25089529.

Yu, N., Srinivas, S.M., Difilippo, F.P. et al. (2013). Lung dose calculation with SPECT/CT for ^{90}yittrium radioembolization of liver cancer. *Int J Radiat Oncol Biol Phys* 85:834–839. Available at http://www.ncbi.nlm.nih.gov/pubmed/22871239.

Zielhuis, S.W., Nijsen, J.F.W., de Roos, R. et al. (2006). Production of GMP-grade radioactive holmium loaded poly(L-lactic acid) micro-spheres for clinical application. *Int J Pharm* 311:69–74. Available at http://www.ncbi.nlm.nih.gov/pubmed/16439073 [Accessed August 4, 2014].

第二篇

患者选择与治疗计划

2

肝癌患者的治疗选择：微创技术概述

2.1 引言

当肝脏中的细胞增殖逃脱出正常的控制机制，表现出侵略性行为并到达或侵袭身体的其他部位，就会导致肝癌，导致患者健康状况恶化及生存时间缩短。它可能始于肝脏（原发性），也可能始于其他来源（继发性或转移性）。肝癌的症状和体征通常取决于肿瘤的大小、数量、位置、与易损结构的接近程度、生长速率、物质产生、扩散方式以及患者器官系统的基本状况。肿瘤学家研究癌症群体而不是个体，并以统计学名词表达结果，以反映肿瘤进展控制或肿瘤痊愈，例如总体生存期、中位生存期、肿瘤特异生存期、无疾病生存期、无进展生存期、进展时间等，或反映出生活质量的改善、维持或下降。

癌症治疗旨在维持或改善患者生活质量和生存，由于肿瘤种类繁多，患者可伴有潜在肝脏疾病，可用的治疗方法多，因此癌症治疗可能极其复杂。治疗可以是系统性（全身）的或局部性的（器官或体积特异性的）治疗，可以是根治性的，也可以是为了减轻疾病影响（姑息治疗）。治疗目的也可能会交叉，比如采用姑息治疗后使后续的根除治疗成为可能。

本书专门针对一种形式的肝癌治疗：^{90}Y放射栓塞术。但是，由于放射栓塞是具有多种学科特性的综合治疗方式，许多参与放射栓塞计划的人可能对肝脏恶性肿瘤的其他治疗方法不太熟悉。那些直接或间接参与^{90}Y放射栓塞治疗的人，应该对患者已经接受或将来可能接受的疗法有基本的了解。为了更好地了解放射栓塞作用的背景，本章概述了原发性和继发性肝癌的标准治疗方法，并讨论了按肿瘤类型分层的治疗选择之优缺点和禁忌证。

2.2 肝恶性肿瘤患者的治疗方法

当评估患有肝癌的患者时，必须首先确

定该肿瘤是原发性还是转移性。肝细胞癌(hepatocellular carcinoma,HCC)是最常见的原发性肝肿瘤(Ferlay et al.,2010)。结直肠癌(colorectal cancer,CRC)是肝脏常见的继发性肿瘤来源。其他常采用局部治疗的肝恶性肿瘤包括神经内分泌肿瘤(neuroendocrine tumors,NET)转移、乳腺癌(breast cancer,BrC)转移和肝内胆管癌(intrahepatic cholangiocarcinoma,ICC)。其次,应考虑患者肝脏的合成功能。保留肝功能很重要,因为各种治疗方法的抗肿瘤作用可能被治疗引起的肝衰竭抵消(Lewandowski and Davenport,2015)。各种模型和分期系统可以被使用来预测总体体能状况、疾病负荷、肝脏储备和预后。终末期肝病(model for end-stage liver disease,MELD)和 Child-Pugh 评分系统考虑了各种化学和临床因素,包括肌酐、总胆红素、血清白蛋白、凝血酶原时间、腹水和肝性脑病,用以评估慢性肝病/肝硬化的预后。美国东部肿瘤协作组(Eastern Cooperative Oncology Group,ECOG)行为状态评分用于评估疾病对于患者日常生活能力的影响。它根据日常活动、身体能力和自我护理能力来确定患者的功能水平。最后,必须考虑治疗的目标。在设计治疗计划时,必须考虑各种因素,例如肝内和肝外疾病的程度以及先前的治疗方法。肝恶性肿瘤的治疗可能很复杂,并且需要一个多学科小组,可能包括肿瘤科、肝胆科、外科、放射科和肿瘤放疗科。

2.3　系统性治疗

系统性治疗经由全身作用,最重要的类别包括细胞毒性化学疗法、激素疗法和靶向治疗。

细胞毒性化学疗法会干扰细胞周期的不同阶段,直接抑制并杀死癌细胞,但对正常细胞也有害。目前已发现许多细胞毒性药理作用机制和药剂,如烷化剂与 DNA 相互作用(环磷酰胺、顺铂、奥沙利铂),抗代谢物干扰 DNA 前体和细胞代谢(氟尿嘧啶、吉西他滨),抗肿瘤抗生素干扰 DNA 活性(丝裂霉素、多柔比星)。拓扑异构酶抑制剂(伊立替康)和有丝分裂抑制剂(长春新碱、紫杉醇、多西他赛)则代表了其他机制。细胞毒性化学疗法因其非特异性而受到限制,因为它对肿瘤和正常细胞均具有毒性,导致在治疗过程中有不良反应和毒性。

激素疗法是一大类激素药物疗法的总称,包括激素合成抑制剂、激素受体拮抗剂(他莫昔芬)和激素补充剂(雌激素、孕激素、雄激素和生长抑素类似物,例如奥曲肽)。激素疗法具有抗癌作用,但也可用于减轻肿瘤分泌激素和肽产生的症状。

靶向治疗有望降低细胞毒性化疗引起的问题,因为它会干扰参与癌症和肿瘤生长起源的特定分子,而不是非特异性地干扰肿瘤及正常组织的细胞增殖。这些药物通常被称为生物制剂,在肝癌中最常用的药物包括酪氨酸激酶抑制剂(索拉非尼、舒尼替尼、厄洛替尼、伊马替尼),丝氨酸/苏氨酸激酶抑制剂(依维莫司)和单克隆抗体[贝伐单抗具有阻断血管内皮生长因子 A(VEGF-A)抗血管生成的作用,西妥昔单抗抑制表皮生长因子受体(EGFR)]。免疫疗法是靶向治疗的一种变体,其目的是激活免疫系统以识别和清除癌细胞。单克隆抗体疗法是最常见和成功的癌症免疫疗法。细胞因子(白介素、干扰素)和细胞疗法(肿瘤疫苗)是免疫疗法的其他形式。

2.4　局部治疗

肝癌的局部治疗是针对一个明确的区

域,并且在治疗计划所定义的范围之外没有任何治疗干预。该治疗可以是外科手术,通过影像学引导的微创治疗,也可以是体外放射治疗等非侵入性治疗。手术选择包括肿瘤切除、术中热消融和肝移植。影像导引治疗通常是由计算机断层扫描(CT)、超声(US)、磁共振成像(MRI)或 X 线透视引导经皮穿刺进行的,也可以将其用于血管介入的肝动脉插管。肝肿瘤的放射治疗最常见的是使用立体定位放疗,或在肝动脉插管后进行选择性内放射治疗(selective internal radiation therapy,SIRT)。

2.4.1 手术

肝外科手术的目的是去除肿瘤及周围肝脏(肝切除术)或整个肝脏(肝移植术)。成功率和安全性取决于患者的健康状况、肿瘤特征、与恶性肿瘤相关的肝脏解剖结构、切除完成后残肝质量和体积。

在确定术后的残肝体积够大(通常大于肝总体积的 30%),肝储备充足并且有可能达到切缘阴性之后,再选择切除手术类型。手术可以遵循肝脏的局部解剖结构,其范围从节段切除到肝叶切除再到扩大肝切除不等。切除也可以是非解剖的,通常称为楔形切除(Kishi et al.,2009)。

如果预期的残肝体积太小,则可能会以阻断要切除的肝脏的门静脉灌注的方式,来诱发残余肝的生长。术前门静脉栓塞术(PVE)和所谓的“联合肝实质离断及门静脉结扎的分期肝切除术(ALPPS)”是为了达到这种效果而设计的两种术式(Shindoh et al.,2013a,2013b)。残余肝脏中的生理反应被称为萎缩 - 肥大复合征(Kim et al.,2008)。放射介入科医生使用多种技术进行 PVE,以完全阻塞预期要切除的门静脉分支(Guiu et al.,2013)。PVE 安全且并发症发生率低(Abulkhir et al.,2008；Ratti et al.,2010)。 然

而,栓塞后血流模式改变和局部生长因子增加相关的肿瘤生长的可能性尚未可知(Simoneau et al.,2012)。诱导残余肝增大的另一种方法是用 ^{90}Y 微球进行肝叶放射栓塞(Fernandez-Ros et al.,2014；Garlipp et al.,2014；Teo and Goh,2015)。

肝移植已被公认是肝癌的首选治疗方法,肝癌在恶性肿瘤所导致的移植中占绝大多数,但是转移性 NET、上皮样血管内皮瘤和胆管癌偶尔也可以通过移植治疗。肝移植对肝癌特别有价值,因为它可以同时治疗肝肿瘤和潜在的肝硬化和 / 或肝功能不全(Eghtesad and Aucejo,2014)。

2.4.2 肿瘤消融

肿瘤消融目的在破坏而非去除组织,留下一个坏死区域并逐渐愈合成瘢痕(图2-1)。通过加热或冷冻(射频消融(RFA)、激光消融、微波消融(MWA)、高强度聚焦超声(HIFU)、冷冻消融),或注入化学药品(如酒精和浓醋酸),通过电场破坏分子的细胞膜[不可逆电穿孔(IRE)](Ahmed,2014)可以达到极高的组织破坏效果。经皮消融由影像导引(通常为 CT 或超声,但也可以使用其他成像方法),将探针(热消融、IRE)或针头(化学注射)通过皮肤穿刺插入至治疗区域。肿瘤消融也可以通过腹腔镜或开腹手术进行导引。探针或针的数量和分布决定了组织破坏区域。肿瘤消融可以单独进行,也可以与其他疗法(包括化学疗法、手术或栓塞术)结合使用(Wells et al.,2015)。肥胖、潜在的肝脏疾病以及肿瘤的大小和位置都可能影响肿瘤消融效果及并发症发生率(Komorizono et al.,2003；Livraghi et al.,2003；Teratani et al.,2006)。

2.4.2.1 射频消融

与电凝术类似,射频消融将高频交流电

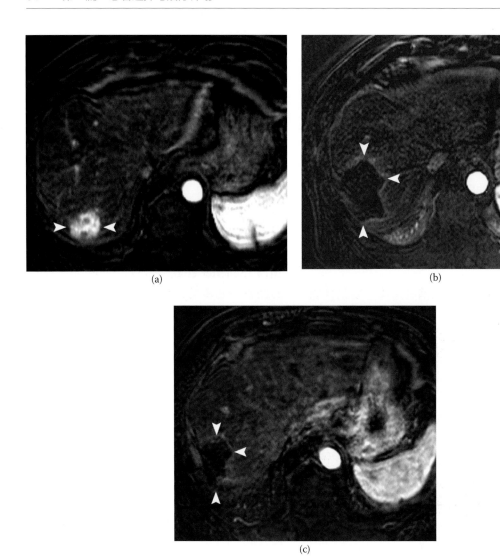

图 2-1　67 岁肝细胞癌患者的增强 MR 图像。(a)肝脏 S7 段(箭头)单个显著强化的肝细胞癌。(b)RFA 术后一个月,消融区域边界清晰,没有提示肿瘤残留异常强化的(箭头)。(c)消融后 9 年治疗区域缩小(箭头),没有显示肿瘤复发的异常强化。

作用于目标组织。射频一词具有误导性,因为该方法并未以无线电波的形式施加电磁能。准确来说,它指的是交流电的频率,通常为 460~500kHz,该频率落在无线电的频率范围内。随着电流的交变,偶极分子和离子(如钠和钾)会快速移动以与电流对齐,从而产生摩擦热。温度可能会高于水的沸点。温度>50℃会使细胞迅速死亡。

探针在穿过目标组织的电路中充当电极。消融体积的大小和细胞死亡的程度受组织的电导率、热对流和传导以及热沉效应限制。在 RFA 期间,大中型血管中的血液流动会冷却附近的组织,并防止达到致命温度。对于直径>5cm 的肿瘤 RFA 并不可靠;但是,对于 ≤3cm 的肿瘤,RFA 效果较好(Hong and Georgiades,2010)。在所有热消融方法中,RFA 是医学文献中研究最多,报告最广泛的方法。

2.4.2.2　微波消融

MWA 探头是一种天线,可以发射 900~

2 450MHz 频率的电磁波。该探头已调至水
的自然频率，与 RFA 机制相似，在施加微波
的过程中，分子水平发生了剧烈运动，产生了
摩擦热。与 RFA 相比，MWA 具有多个优势，
它更快，且可以达到更高的温度，更不易受热
沉效应的影响，并且不依赖于电导率，因此不
会受到传导不良的组织（如骨骼或充满空气
的肺）的限制。MWA 可以多探针同时工作，
与 RFA 相比，可以更可靠地实现 ≥5cm 的大
体积消融（Simon et al.，2005）。

2.4.2.3　冷冻消融

临床上可用的冷冻消融探头主要是使氩
气等气体循环进入探头尖端的膨胀室，这会
导致大幅度冷却（焦耳 - 汤姆孙效应）。相邻
的组织会被冻结，并且冻结的体积随时间而
增长。由于细胞会同时受到冻结和解冻的伤
害，因此通常使用的顺序是冻结 10min，融化
8min 并重新冻结 10min。在 −20℃ 以下的温
度下，使用该种步骤可以使组织完全失活。
因此，如术中 CT 所示，冰球边缘的冰冻组织
得以存活，并且杀伤区小于冰球。

X 线束在冰中的衰减小于水，使用 CT
可以非常清晰地看到冰冻边界。因此，当需
要清晰可见的消融边缘以监测和保护附近的
易损结构免受伤害时，冷冻消融是有利的。
与热消融相比，同时使用多个探针可以使消
融范围更大。冷冻消融引起的疼痛比 RFA
或 MWA 少，并且对结缔组织结构的破坏也
较小。由于这些原因，它更适用于可能会引
起严重的术后疼痛以及试图保持相邻结构完
整性的位置。

由于冷冻疗法不像 RFA 或 MWA 那样
具有烧灼作用，并且探头直径也更大，因此
术后出血的可能性更大，这限制了经皮冷冻
疗法在肝肿瘤中的应用。由于冷休克的威
胁（可能致命的并发症）以及组织出血和破裂
的威胁，在制造较大的冰球时必须格外小心
（Erinjeri and Clark，2010）。

2.4.2.4　不可逆电穿孔术

不可逆电穿孔术在细胞膜上施加高压
电流，从而形成小孔，破坏细胞膜的稳定性，
并导致细胞死亡（Gehl，2003）。IRE 需要全
身麻醉并完全放松肌肉。由于它对结缔组
织没有显著影响，因此在消融方法中损害血
管、胆管、胆囊或肠的可能性最小（Silk et al.，
2014）。最能从 IRE 中获益的患者通常为
肝脏中央区域局限性病灶因为无法安全地
进行切除和其他消融方式（Lencioni et al.，
2015；Scheffer et al.，2015）。目前，有关 IRE
的经验是初步的，并且仅有很少的临床结局
数据。

2.4.3　经动脉治疗

肝动脉为局部治疗提供了另一条途径。
原发性和转移性肝癌血供都几乎完全来自肝
动脉。相反，功能性肝组织血供的 60%~75%
从门静脉接收。经动脉疗法利用了这种差
异性。因此，肿瘤接受了高治疗剂量，而在
功能性肝组织剂量则很低。最常见的经
动脉治疗包括微球栓塞、化学栓塞和放射
栓塞。

2.4.3.1　微球栓塞

把微球（通常为 45~750μm）注射入肝动
脉会引起微血管阻塞并中断血液供应。使恶
性肿瘤迅速大面积缺血和凝固坏死（图 2-2）。
微球栓塞对于治疗 HCC 和转移性 NET 可能
非常有效，但对胆管癌和其他类型的转移性
肿瘤效果不佳（Brown et al.，1999；Maluccio
et al.，2008）。

2.4.3.2　化学栓塞

经导管动脉化疗栓塞术（transcatheter
arterial chemoembolization，TACE）通过局部
高浓度肿瘤毒性化疗剂来治疗肝癌，同时诱

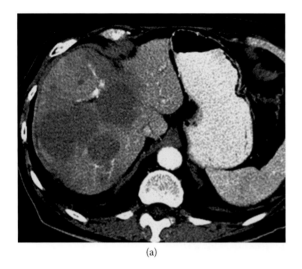

(a)

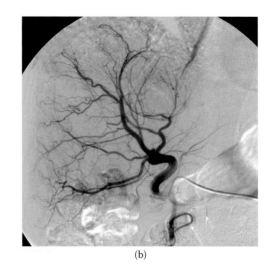

(b)

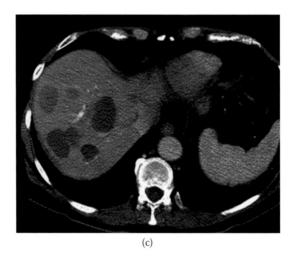

(c)

图 2-2　一名 70 岁男性,患有小肠类癌 20 年并发肝转移,存在潮红和腹泻症状,经奥曲肽治疗部分控制。(a)增强 CT 静脉期图像显示,肝脏中多发转移灶,仅中度强化。(b)肝动脉血管造影显示肝动脉分支变形,仅轻微肿瘤染色。(c)6 个月后 CT 扫描证实,大多数病灶完全不显影,肿瘤明显缩小

导肿瘤缺血并维持全身化疗药的极低浓度。传统的 TACE(conventional TACE,cTACE)应用乙碘油,该油既可以单独使用,也可以与化疗药剂形成乳化剂一起使用,还可以与无水酒精结合使用(图 2-3)。多柔比星是美国最常用的化疗药物。也可使用表柔比星、顺铂和丝裂霉素 C。动脉导管尽可能选择性地置于供应肿瘤的动脉中,化疗混合物通过动脉导管递送,最后再打入较大栓塞颗粒以引起肿瘤缺血性坏死并防止药物流失。

载药微球 TACE(Drug-eluting bead TACE,DEB-TACE)指输注载有化学药物的微球,并在动脉内给药后达到药物的持续释放和肿瘤血管闭塞(图 2-4)。最常使用的两种类型是用于 HCC 等肿瘤类型的载多柔比星微球(DEB-DOX)或用于转移性结肠癌的载伊立替康微球(DEB-IRI)。DEB-TACE 的导管给药的技术与 cTACE 相似。

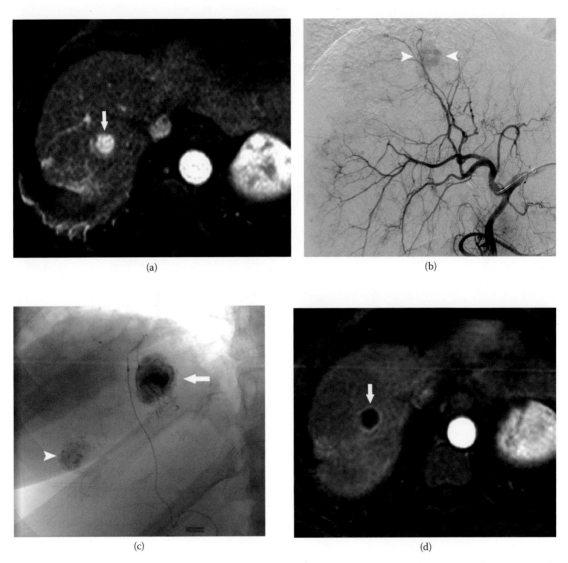

图 2-3　一名 56 岁肝硬化伴肝细胞癌的妇女，接受了 cTACE 治疗，准备进行肝移植。（a）肝脏增强 MR 图像显示肿瘤明显强化（箭头）。（b）肝动脉造影显示富血供肿瘤（箭头）。（c）超选择性插管至肿瘤供血动脉行化学栓塞术，治疗乳剂在肿瘤沉积致密（箭头）。另一肿瘤（箭头）可见先前治疗后碘油沉积，这是 cTACE 后常见的长期影像表现。（d）术后 3 个月增强 MR 图像显示肿瘤完全不强化，这提示肿瘤失活（箭头）。肝移植后病理检查显示肿瘤完全坏死

　　化学栓塞后，大多数患者会在几天内出现右上腹疼痛、恶心、发热和食欲缺乏的栓塞后并发症。疲劳经常发生，有可能非常严重，并可能持续数周。文献报告的并发症包括胆管损伤、肝脓肿（特别是在胆道介入治疗后）、肿瘤破裂以及肠、胆囊和膈肌的血管异位栓塞引起的坏死。一些研究表明，与 cTACE 相比，DEB-TACE 的副作用更少，且药物动力学改善（Liapi and Geschwind，2010；Molvar and Lewandowski，2015）。

2.4.3.3　放射栓塞

　　放射栓塞程序将在本文其他地方详细介绍。简而言之，放射栓塞是指通过导管将载

有 ^{90}Y 放射性核素的玻璃或树脂微球递送到肝循环中。像 TACE 一样,它利用肿瘤与正常组织之间的动脉分流差,将高剂量放射线释放至恶性肿瘤中,而正常肝脏则仅受到最小剂量的放射线(Lencioni,2010)。因为肝动脉的栓塞不一定是放射栓塞术的目标,所以通常可以避免或降低栓塞后综合征的发生。放射栓塞治疗的适应证与化学栓塞治疗相似。禁忌证包括肝功能不全、不适当的解剖结构,使患者处于胃肠道暴露于放射线的风险中,肝肺分流评估超过了最大允许肺放射剂量。

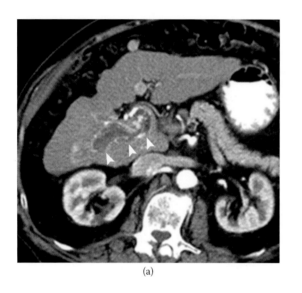

(a)

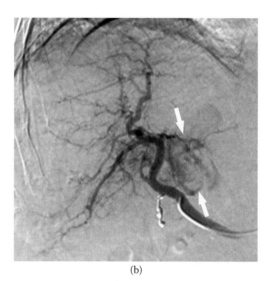

(b)

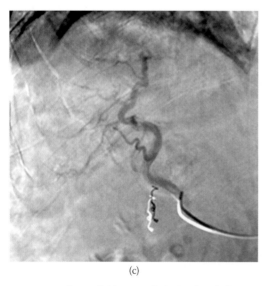

(c)

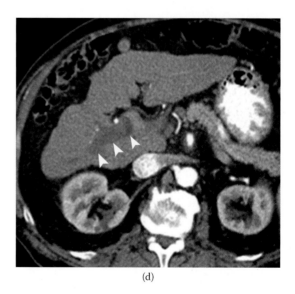

(d)

图 2-4 一名 63 岁的 HCC 患者,甲胎蛋白(AFP)为 397ng/ml。(a)肝硬化肝脏的 CT 扫描显示肿瘤侵犯门静脉显著强化(箭头)。(b)肝动脉造影显示门静脉肿瘤染色,与 CT 扫描结果相符(箭头)。(c)用多柔比星载药微球化学栓塞后,肿瘤染色和肝动脉血流量减少。(d)术后两个月,门静脉肿瘤变小,未见强化(箭头),AFP 降至 35ng/ml。术后七个月,AFP 为 13ng/ml

放射栓塞和化学栓塞的术后不良反应不同。对于放射栓塞，疲劳是常见的，栓塞后综合症状并不常见。如果符合适应证，则放射栓塞引起的肝病（REILD）并不常见。非靶辐射引起的严重并发症包括胃肠道溃疡、胆囊炎、胰腺炎和放射性肺炎（Riaz et al.，2009；Molvar and Lewandowski，2015）。

2.4.3.4　体外放射治疗

传统上，体外放疗在肝肿瘤治疗中的作用有限，但是最近的技术发展扩大了其应用范围。常规放射疗法通常在小的肿瘤中仍需要大的照射野。因此，过多的肝脏会接受辐射，并可能导致放射性肝病（RILD），这种并发症可能是致命的。三维适形放射治疗（3D-CRT）和立体定向放射治疗（SBRT）更安全。两种方法都可以进行大剂量治疗，同时将对周围组织的伤害降至最低（图 2-5）。SBRT 的一个优势是可以在一个或几个疗程中进行高剂量治疗（Tanguturi et al.，2014）。

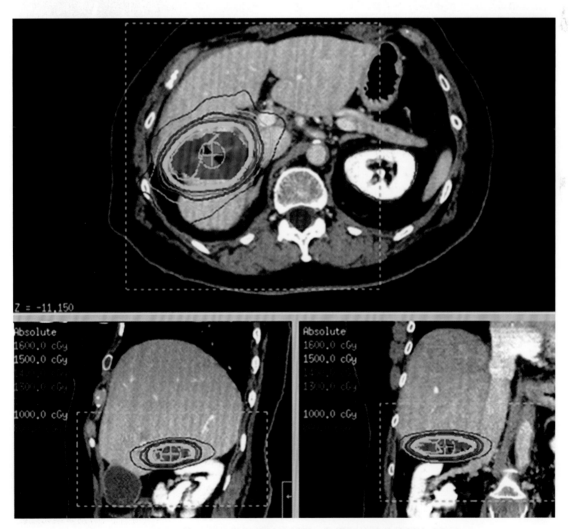

图 2-5　mCRC 的 SBRT 计划放射线剂量。与常规的体外放射治疗相比，严格定义的照射野允许更高的剂量和更高的安全性

2.5　肝细胞癌

肝细胞癌是最常见的原发性肝肿瘤,通常与肝硬化同时发生(Ferlay et al.,2010)。随着丙型肝炎病毒的传播,美国的发病率也在上升(Davis et al.,2010)。因为可以靠多期对比增强的高质量影像做出确诊 HCC 的影像学诊断,所以通常经皮活检的组织切片仅用于具有非典型影像学特征的病灶(Marrero et al.,2005;Forner et al.,2008;Bruix and Sherman,2011)。由于发展中国家和发达国家存在的风险因素不同,肝癌的流行病学差异很大,包括乙型和丙型肝炎、酒精性肝硬化、非酒精性脂肪性肝病和非酒精性脂肪性肝炎。巴塞罗那临床肝癌分期(BCLC)是西方 HCC 中最常用的分期系统,它整合了肿瘤负荷、肝功能(Child-Pugh 分级)和 ECOG 评分,以将预后与治疗方式联系起来。这提供了一个框架,可以让患者选择接受治愈性治疗还是姑息性治疗(Llovet et al.,1999)。肝移植、手术切除和消融被认为对于非常早(0 期)和早期肝癌(A 期)是治愈性的。姑息治疗的选择包括用于中期肝癌(B 期)的 TACE,和用于晚期肝癌(C 期)的索拉非尼和放射性栓塞。在终末期疾病(D期)中使用支持性治疗(Reig et al.,2014)。

2.5.1　肝细胞癌的手术切除和肝移植

手术切除仍是肝癌的根除性治疗选择,但其广泛应用受到了限制,因为在大多数肝硬化肝中发现的残余肝不足。肝移植是肝硬化中肝癌的最佳治疗方法。但是,大多数患者由于不符合移植标准,无法进入移植中心或无捐赠器官来源而未接受移植(Kim et al.,2005)。

2.5.2　肝细胞癌的肿瘤消融

对于极早期和早期 HCC 且基于 BCLC 标准不适合手术切除的患者,建议采用影像导引的肿瘤消融术。小肝癌的推荐消融方式是 RFA。研究表明,RFA 在极早期和早期的 HCC 治疗中都与手术切除一样有效(Cho et al.,2010)。现有证据表明,在极早期和早期的肝癌治疗中,MWA 与 RFA 等效(Groeschl et al.,2014;Ziemlewicz et al.,2015;Vogl et al.,2015)。对于肝功能不全的,肿瘤位置好的极早期和早期 HCC 患者,RFA 和 MWA 可考虑作为一线治疗(Wells et al.,2015)。

组合疗法可利用不同治疗方式之间的协同作用。对于 HCC,最常见的情况是将微球栓塞/TACE 与热消融一起使用。使用组合疗法时,治疗的顺序或时间节点尚无共识。在某些情况下,栓塞和消融联合治疗可改善技术成功率和降低局部肿瘤进展(Takaki et al.,2009;Peng et al.,2010)。

2.5.3　肝细胞癌的化学栓塞

BCLC 分期系统建议将 cTACE 用于中期 HCC。cTACE 可以用作移植的桥接治疗或用于无法切除的 HCC 作为姑息疗法。化学栓塞已在两项众所周知的随机对照试验(RCT)中显示出优于保守治疗或最佳支持治疗的生存率(Lo et al.,2002;Llovet et al.,2002)。此外,对 18 个 RCT 的荟萃分析显示,cTACE 较保守治疗具有 2 年生存获益(Camma et al.,2002)。PRECISION V 试验是一项前瞻性 RCT,将 cTACE 与 DEB-TACE 的疗效进行了比较。在 6 个月时,DEB-TACE 未能显示出比 cTACE 更好的反应,但是肝毒性有统计学意义的降低。对晚期患者进行的亚组分析显示,使用 DEB-TACE 可以提高肿瘤客观反应率(Lammer et al.,2010)。

2.5.4　肝细胞癌的放射栓塞术

放射栓塞术在肝癌的治疗中有重要作用。多项回顾性研究和队列研究证明了放射栓塞的安全性和有效性。目前有无 RCT 研究比较放射栓塞和其他肝癌局部治疗方法。现有数据表明 TACE 和放射栓塞治疗的优缺点，但两种疗法均未显示出明显优势（Moreno-Luna et al.，2013；Minocha et al.，2014）。

2.5.5　肝细胞癌的全身治疗

HCC 对化疗具有耐药性，并且对于伴有严重肝功能不全的肝硬化患者，通常无法耐受全身化疗的副作用。由于晚期肝癌患者的生存期通常取决于肝功能受损的程度而非肿瘤的进展，因此很难确定患者以化疗中的获益。索拉非尼是一种作用于血管内皮细胞生长因子受体（VEGFR）的口服多靶点激酶抑制剂。Ⅲ期 SHARP 试验的结果表明，与支持治疗相比，索拉非尼可提高患者生存获益。多中心 SHARP 试验将 602 例不可切除的 HCC 和 Child-Pugh A 肝硬化患者随机分配入索拉非尼组和安慰剂组。接受索拉非尼治疗的患者总体生存期显著延长（10.7 个月 vs 7.9 个月）、影像进展时间较长（5.5 个月 vs 2.8 个月）。主要不良反应包括腹泻和手足皮肤反应。这项研究确立了索拉非尼单药治疗作为晚期肝癌的标准系统治疗方法（Llovet et al.，2008）。

2.6　结直肠癌肝转移

CRC 是造成美国癌症患者死亡的第二大原因（Siegel et al.，2013）。在 CRC 患者中，约有半数发生转移，而肝脏是最常见的转移部位（Yoo et al.，2006）。大多数转移性患者无法接受手术切除治疗（Muratore et al.，2007）。因此最好由多专科包含外科、肿瘤科、放射介入科、肝胆科和放射肿瘤科所组成的团队来治疗转移性结直肠癌（mCRC）。

2.6.1　结直肠癌的药物治疗

全身性化疗是药物治疗的主要手段。主要目标是尽可能将无法切除的肝肿瘤转变为可切除的状态。目前多种化疗方案被推荐作为一线治疗，包括 FOLFOX（亚叶酸、氟尿嘧啶、奥沙利铂），FOLFIRI（亚叶酸、氟尿嘧啶、伊立替康），CapeOx（卡培他滨、奥沙利铂），氟尿嘧啶 /LV（氟尿嘧啶、亚叶酸钙）或卡培他滨或 FOLFOXIRI（亚叶酸、氟尿嘧啶、奥沙利铂、伊立替康）（Benson et al.，2014）。贝伐单抗是一种阻断 VEGF 的单克隆抗体，与氟尿嘧啶 /LV 化疗方案联合使用，并显示出中位生存期的显著改善（Kabbinavar et al.，2005）。由于贝伐单抗对血管系统有影响，因此有许多文献报道了服用贝伐单抗的患者围术期并发症的可能性（Scappaticci et al.，2005；Gordon et al.，2009）。动脉夹层是一种众所周知的并发症，它可以自发性产生，并增加需要经动脉插管疗法的肝转移瘤患者的手术风险和难度（Aragon-Ching et al.，2008；Brown，2011；Mantia-Smaldone et al.，2013）。

2.6.2　结直肠癌的手术治疗

所有原发性或转移性肿瘤患者均应考虑手术切除并尽可能执行，因为与非手术患者相比，手术切除可提高 5 年生存率（Van Cutsem et al.，2006）。手术通常与全身化疗联合进行，手术治疗和化疗的时间点可能会有所不同(Benson et al.,2014)。可针对计划切除的肝组织进行 PVE 和放射栓塞增加功能性残肝体积来增加符合手术条件的患者数量(Kabbinavar et al.,2005;Abulkhir et al.,2008;Ratti et al.,2010)。

2.6.3　结直肠癌的化学栓塞术

化学栓塞治疗目前不被认为是 mCRC 的一线治疗。2006 年一项使用 DEB-IRI 治疗 mCRC(Aliberti et al.,2006)的研究表明,在一线药物治疗失败后,接受 DEB-IRI 治疗的患者比采用 FOLFIRI 治疗的患者的中位生存期有更明显的改善(Fiorentini et al.,2012)。局部治疗的时间安排最好与患者的其他治疗相关医师进行讨论。

2.6.4　放射栓塞术

使用 ^{90}Y 树脂微球进行放射栓塞术已获得美国 FDA 批准用于 mCRC 的治疗。最近完成的 SIRFLOX 试验数据仅以摘要形式提供。这项研究比较了 ^{90}Y 放射栓塞联合 FOLFOX 化疗与单独使用 FOLFOX 化疗作为无法切除的 mCRC 的一线治疗,在接受放射栓塞术的组别中,中位无进展生存期和肿瘤反应率在统计学上有显著改善(Gibbs et al.,2014)。

2.6.5　结直肠癌的肿瘤消融

选择 RFA 治疗的患者长期生存率与手术切除的患者相当(Raut et al.,2005;Amersi et al.,2006)。但是,其局部复发率仍然较高(Solbiati et al.,1997)。当无法行完全切除术时,也经常将消融术与切除术联合使用(Ito et al.,2010)。

通常,对于因大小、位置或并发症而无法手术切除的结直肠癌肝转移患者,消融

是最佳治疗方式。RFA 的 3 年生存率达到 46%,5 年生存率不到 20%。消融还与较高的复发率相关(1 年:12%;5 年:50%~70%)。病灶大小是复发和整体生存率的预测指标。如果病灶小于 2.5cm,则 5 年生存率为 56%。病灶大于 2.5cm 的生存率仅为 13%(Boutros et al.,2010)。位置也会影响接受消融治疗患者的并发症发生率(Raman et al.,2004)。一项研究表明,MWA 和切除术之间的生存率在统计学上没有显著差异(Shibata et al.,2000)。IRE 已用于 mCRC 治疗,但目前临床数据尚不足以进行结局分析(Scheffer et al.,2015)。

2.7　转移性神经内分泌肿瘤

神经内分泌肿瘤(NET)是一组起源于前肠结构(肺和胰腺)、中肠(小肠和部分结肠)和后肠(远端结肠)的异质性肿瘤。根据是否存在激素/肽(胰岛素、高血糖素、促胃液素、血管活性肠肽、5-羟色胺)分泌导致的临床症状,NET 可分为功能性或无功能性两类。腹部类癌通常源自肠道,表现典型的症状如潮红、腹泻、哮喘或心内膜和心脏瓣膜性疾病。胰腺和肠道的神经内分泌肿瘤常有发生肝转移的趋势,而肝转移除了是导致大多数症状的原因也是造成死亡的主要原因。胰腺和胃肠道神经内分泌肿瘤可能具有不同程度的恶性表现。肿瘤分级的病理学标准基于细胞分裂的标志物,例如每 10 个高倍视野(HPF)的核分裂象计数和细胞增殖标志物 Ki-67 指数。低级别肿瘤核分裂象计数<2/10HPF 并且 Ki-67<3%,中级别肿瘤核分裂象计数:2~20/10HPF 或 Ki-67 3%~20%,高级别肿瘤或大细胞 NET 的核分裂象计数通常>20/10HPF 或 Ki-67>20%(Kunz,2015)。

许多因素决定了治疗方式。原发性NET、转移性 NET 或者原发性不可切除的肿瘤处理方式都会有所不同。最主要的因素包括以肝脏为主的转移、实质性肝外疾病、肿瘤体积、肿瘤生长速度、起源（胰腺或胃肠道）、肿瘤病理分级以及肿瘤是否具有临床分泌功能。胰腺 NET 有较强的侵略性，其中位生存期为 24 个月，而胃肠 NET 的中位生存期为56 个月（Yao et al.，2008）。

2.7.1 神经内分泌肿瘤的手术

当 NET 局限于其起源器官时，若肿瘤可切除，则首选手术治疗。当肿瘤转移时，如果至少 90% 的肿瘤可被切除并且肿瘤为低度或中度恶性，或肿瘤本身位置造成问题，或切除可减轻激素症状，则仍需接受手术治疗（Alagusundaramoorthy and Gedaly，2014）。

手术不能根治转移性肿瘤，但可以使其获得最佳控制。一项回顾性国际研究将手术与经动脉治疗进行比较。这不是一项随机研究，因此存在严重的患者选择偏倚（手术组的激素分泌性肿瘤较少，而经动脉治疗组的肝脏负担更大）。研究发现，接受手术治疗的患者的中位生存期和 5 年生存率分别为 123 个月和 74%，而经动脉治疗的患者的中位生存期和 5 年生存率则分别为 34 个月和 30%，差异显著。对于肿瘤较大有症状的患者，手术显示出最大的生存获益，但是当患者无症状时，手术和经动脉治疗之间的长期结果没有差异（Mayo et al.，2011）。

在另一项肝切除术研究中，5 年和 10 年总体生存率分别为 63% 和 40%，但是大多数患者在追踪过程中疾病进展。作者认为，积极手术对分化良好的转移性肿瘤有益。分化良好、中等和分化差的肿瘤之间的总体生存率存在巨大差异，中位总生存期分别约为120、60 和 20 个月。肝外病灶的存在也是预后不良的预测因素（Saxena et al.，2011）。

对于某些患有 NET 肝转移的患者，肝移植是一种选择。当采用严格的选择标准时，结果是非常好的，5 年生存率接近 90%，无复发生存率接近 80%，但大多数患者不符合移植标准（de Herder et al.，2010）。对欧洲肝移植登记表的实际的分析表明，5 年总生存率和无病生存率分别为 52% 和 30%（Le Treut et al.，2013）。

2.7.2 神经内分泌肿瘤的肿瘤消融

肿瘤消融可以作为独立的治疗方法，或是手术切除时的辅助疗法，可用于消融后复发或因并发症和其他危险因素而无法进行手术的患者。当转移性很少，直径小于 5cm（理想情况下小于 3cm）并且病灶位于不会损害邻近组织的位置时，消融是最有价值的。外科术中消融可解决超出切缘的病灶，并可以扩大患者的手术适应范围并提供额外的疾病控制（Taner et al.，2013）。

经皮消融转移性 NET 的结局数据受到以下限制：缺乏随机试验、手术与经皮消融组之间存在选择偏倚，以及术中消融与经皮消融相结合的研究的混杂性。最近对在 301 例患者身上的 978 个病灶的荟萃分析证实了消融的安全性，死亡率为 0.7%，发病率为 10%，5 年生存率在 57%~80% 之间。90% 以上的病例可达到部分或完全缓解（Mohan et al.，2015）。

2.7.3 神经内分泌肿瘤的全身治疗

转移性 NET 的全身治疗可以针对肿瘤产生激素 / 多肽的特性或肿瘤生长。由于大多数 NET 过度表达生长抑素体并产生激素 / 多肽症状，因此大多数患者使用了合成的生长抑素类似物（synthetic somatostatin analogs，SSA）。即使在没有激素作用的肿瘤中，SSA 也常具有抗肿瘤作用，可减缓疾病的进展甚至减小肿瘤的体积。奥曲肽是使用最广泛的 SSA。长效奥曲肽的 PROMID 试验显示出抗肿瘤作用,实验组平均疾病进展时间为 14.3 个月,而安慰剂组为 6 个月(Rinke et al.,2009)。

为了控制肿瘤的生长,可使用多种化疗药物,包括链霉素、达卡巴嗪、氟尿嘧啶、多柔比星、依托泊苷、顺铂、卡铂和紫杉烷类。靶向治疗很有价值,其中最有用的包括酪氨酸激酶抑制剂舒尼替尼和索拉非尼,VEGF 单克隆抗体贝伐单抗和哺乳动物雷帕霉素(mTOR)靶点抑制剂依维莫司。β 放射性核素标记的生长抑素类似物 ^{90}Y-DOTATOC 和 ^{177}Lu-DOTATATE 的开发提供了具有高度组织特异性的靶向放射治疗。

通常,舒尼替尼或依维莫司是胰腺有症状、大体积或侵袭性 NET 的一线治疗方案。对于有症状、大体积或侵袭性胃肠道类癌,SSA 是一线选择。如有条件,放射性核素标记的 SSA 也可作为第一线疗法(Castellano et al.,2015)。

2.7.4　神经内分泌肿瘤的经动脉治疗

经动脉疗法通常用于以肝脏病灶为主的不可切除患者,用以控制肿瘤的生长和症状。实际上,任何栓塞剂都可以通过导致局部缺血,进行大剂量化学疗法或输送动脉内放射性微球而有效。这些数据不足以证明栓塞颗粒、载药微球或 cTACE 之间的优势和特点(Brown et al.,1999;Orgera et al.,2015)。对 100 例转移性 NET 患者进行的研究显示,中位总生存期约为两年(Pitt et al.,2008)。

现有的试验并未显示出哪一技术更优,但是多柔比星 DEB-TACE 与胆道损伤和并发症的风险增加相关(Bhagat et al.,2013)。在回顾性研究中,用 ^{90}Y 微球治疗的转移性 NET 的中位生存期为 70 个月(Kennedy et al.,2008)。目前不存在放射栓塞与其他经动脉疗法之间的直接比较结果,并且可使用的数据受到选择偏倚的严重影响。

2.8　肝内胆管癌

ICC 是仅次于 HCC 的第二常见的原发性肝恶性肿瘤,起源于肝脏内较小的胆管。大多数 ICC 是无法治愈的,对治疗的反应较差并且经常复发。ICC 主要为肝内播散,但常见远处的血行性转移(Lafaro et al.,2015)。

手术是根治性治疗但仅限于完整切除时,即使术前影像检查显示可以进行完整切除,在术中许多肿瘤也无法做到,而且复发率很高。约有 30% 的病例适合手术,切除通常是广泛而复杂的,涉及肝外胆管和血管结构(Endo et al.,2008)。即使患者接受手术,5 年总生存率仍很低,介于 14% 至 40% 之间,中位无病生存期约为 1 年(Lafaro et al.,2015)。

不能切除的患者接受全身化疗且预后较差,平均中位生存期约为 6 个月。吉西他滨与氟尿嘧啶和顺铂是最常用的药物。目前无法确定靶向治疗是否会影响 ICC 的治疗结局(Lafaro et al.,2015)。

体外放射治疗可以在手术后使用或作为主要治疗手段,但研究样本量小,且并非对照试验。作为主要疗法,中位总生存期可能高达 13.3 个月(Ben-Josef et al.,2005)。SBRT 可能更有效,但符合治疗条件的患者更少。Mayo Clinic 的一项研究显示,在 6 个月和 12 个月时的总生存率分别为 83% 和 73%,但这是针对极少数,高度选择的患者群体(Barney et al.,2012)。使用 SBRT 治疗 ICC 已经变得越来越广泛(Tanguturi et al.,2014)。

^{90}Y 微球的放射栓塞治疗已显示出与全身化疗疗效相当。对 12 项研究和 298 例患

者进行的系统回顾荟萃分析得出中位生存期为 15.5 个月。放射栓塞的另一个优点是能够将无法切除的肿瘤转化为可手术切除的肿瘤（Al-Adra et al.，2015）。

接受 TACE 治疗的 ICC 患者中有 25% 达到完全或部分缓解，并与生存改善相关（Hyder et al.，2013）。TACE 术后中位总生存期为 9.1 个月，但是吉西他滨联合顺铂的 TACE 术后中位生存期为 18.8 个月，比单药 TACE 的更为有效（Gusani et al.，2008）。

由于肿瘤消融适应证与手术重叠，因此仅适用于少数 ICC。经皮消融仅限于病变大小、数目和位置合适，不适合接受手术者。小病灶 ICC 对肿瘤消融的应答良好，平均总生存期为 33 个月（Fu et al.，2012）。

（余俊彦　董又诚　郑汝汾　译
陈　蓉　朱海东　校）

参考文献

Abulkhir, A., Limongelli, P., Healey A.J. et al. (2008). Preoperative portal vein embolization for major liver resection: A meta-analysis. *Ann Surg* 247:49–57.

Ahmed, M. (2014). Image-guided tumor ablation: Standardization of terminology and reporting criteria—A 10-year update. *Radiology* 273:241–260.

Al-Adra, D.P., Gill, R.S., Axford, S.J. et al. (2015). Treatment of unresectable intrahepatic cholangiocarcinoma with yttrium-90 radioembolization: A systematic review and pooled analysis. *Eur J Surg Oncol* 41:120–127.

Alagusundaramoorthy, S.S., Gedaly, R. (2014). Role of surgery and transplantation in the treatment of hepatic metastases from neuroendocrine tumor. *World J Gastroenterol* 20:14348–14358.

Aliberti, C., Tilli, M., Benea, G., Fiorentini, G. (2006). Trans-arterial chemoembolization (TACE) of liver metastases from colorectal cancer using irinotecan-eluting beads: Preliminary results. *Anticancer Res* 26:3793–3795.

Amersi, F.F., McElrath-Garza, A., Ahmad, A. et al. (2006). Long-term survival after radiofrequency ablation of complex unresectable liver tumors. *Arch Surg* 141:581–587; discussion 587–588.

Aragon-Ching, J.B., Ning, Y.M., Dahut, W.L. (2008). Acute aortic dissection in a hypertensive patient with prostate cancer undergoing chemotherapy containing bevacizumab. *Acta Oncol* 47:1600–1601.

Barney, B.M., Olivier, K.R., Miller, R.C., Haddock, M.G. (2012). Clinical outcomes and toxicity using stereotactic body radiotherapy (SBRT) for advanced cholangiocarcinoma. *Radiat Oncol* 7:67.

Ben-Josef, E., Normolle, D., Ensminger, W.D. et al. (2005). Phase II trial of high-dose conformal radiation therapy with concurrent hepatic artery floxuridine for unresectable intrahepatic malignancies. *J Clin Oncol* 23:8739–8747.

Benson AB, 3rd et al. (2014). Colon cancer, version 3.2014. *J Natl Compr Canc Netw* 12:1028–1059.

Bhagat, N., Reyes, D.K., Lin, M. et al. (2013). Phase II study of chemoembolization with drug-eluting beads in patients with hepatic neuroendocrine metastases: High incidence of biliary injury. *Cardiovasc Intervent Radiol* 36:449–459.

Boutros, C., Somasundar, P., Garrean S. et al. (2010). Microwave coagulation therapy for hepatic tumors: Review of the literature and critical analysis. *Surg Oncol* 19:e22–e32.

Brown, D.B. (2011). Hepatic artery dissection in a patient on bevacizumab resulting in pseudoaneurysm formation. *Semin Intervent Radiol* 28:142–146.

Brown, K.T., Koh, B.Y., Brody, L.A. et al. (1999). Particle embolization of hepatic neuroendocrine metastases for control of pain and hormonal symptoms. *J Vasc Interv Radiol* 10:397–403.

Bruix, J., Sherman, M. (2011). Management of hepatocellular carcinoma: An update. *Hepatology* 53:1020–1022.

Camma, C., Schepis, F., Orlando, A. et al. (2002). Transarterial chemoembolization for unresectable hepatocellular carcinoma: Meta-analysis of randomized controlled trials. *Radiology* 224:47–54.

Castellano, D., Grande, E., Valle, J. et al. (2015). Expert consensus for the management of advanced or metastatic pancreatic neuroendocrine and carcinoid tumors. *Cancer Chemother Pharmacol* 75:1099–1114.

Cho, Y.K., Kim, J.K., Kim, W.T., Chung, J.W. (2010). Hepatic resection versus radiofrequency ablation for very early stage hepatocellular carcinoma: A Markov model analysis. *Hepatology* 51:1284–1290.

Davis, G.L., Alter, M.J., El-Serag, H. et al. (2010). Aging of hepatitis C virus (HCV)-infected persons in the United States: A multiple cohort model of HCV prevalence and disease progression. *Gastroenterology* 138:513–521, 521 e511–516.

de Herder, W.W., Mazzaferro, V., Tavecchio, L. et al. (2010) Multidisciplinary approach for the treatment of neuroendocrine tumors. *Tumori* 96:833–846.

Eghtesad, B., Aucejo, F. (2014) Liver transplantation for malignancies. *J Gastrointest Cancer* 45:353–362.

Endo, I., Gonen, M., Yopp, A.C. et al. (2008). Intrahepatic cholangiocarcinoma: Rising frequency, improved survival, and determinants of outcome after resection. *Ann Surg* 248:84–96.

Erinjeri, J.P., Clark, T.W. (2010). Cryoablation: Mechanism of action and devices. *J Vasc Interv Radiol* 21:S187–S191.

Ferlay, J., Shin, H.R., Bray, F. et al. (2010). Estimates of worldwide burden of cancer in 2008: GLOBOCAN 2008. *Int J Cancer* 127:2893–2917.

Fernandez-Ros, N., Silva, N., Bilbao, J.I. et al. (2014). Partial liver volume radioembolization induces hypertrophy in the spared hemiliver and no major signs of portal hypertension. *HPB (Oxford)* 16:243–249.

Fiorentini, G., Aliberti, C., Tilli, M. et al. (2012). Intra-arterial infusion of irinotecan-loaded drug-eluting beads (DEBIRI) versus intravenous therapy (FOLFIRI) for hepatic metastases from colorectal cancer: Final results of a phase III study. *Anticancer Res* 32:1387–1395.

Forner, A., Vilana, R., Ayuso, C. et al. (2008). Diagnosis of hepatic nodules 20 mm or smaller in cirrhosis: Prospective validation of the noninvasive diagnostic criteria for hepatocellular carcinoma. *Hepatology* 47:97–104.

Fu, Y., Yang, W., Wu, W. et al. (2012). Radiofrequency ablation in the management of unresectable intrahepatic cholangiocarcinoma. *J Vasc Interv Radiol* 23:642–649.

Garlipp, B., de Baere, T., Damm, R. et al. (2014). Left-liver hypertrophy after therapeutic right-liver radioembolization is substantial but less than after portal vein embolization. *Hepatology* 59:1864–1873.

Gehl, J. (2003). Electroporation: Theory and methods, perspectives for drug delivery, gene therapy and research. *Acta Physiol Scand* 177:437–447.

Gibbs, P., Gebski, V., Van Buskirk, M. et al. (2014). Selective internal radiation therapy (SIRT) with yttrium-90 resin microspheres plus standard systemic chemotherapy regimen of FOLFOX versus FOLFOX alone as first-line treatment of non-resectable liver metastases from colorectal cancer: The SIRFLOX study. *BMC Cancer* 14:897.

Gordon, C.R., Rojavin, Y., Patel, M. et al. (2009). A review on bevacizumab and surgical wound healing: An important warning to all surgeons. *Ann Plast Surg* 62:707–709.

Groeschl, R.T., Pilgrim, C.H., Hanna, E.M. et al. (2014). Microwave ablation for hepatic malignancies: a multiinstitutional analysis. *Ann Surg* 259:1195–1200.

Guiu, B., Bize, P., Gunthern, D. et al. (2013). Portal vein embolization before right hepatectomy: Improved results using n-butyl-cyanoacrylate compared to microparticles plus coils. *Cardiovasc Intervent Radiol* 36:1306–1312.

Gusani, N.J., Balaa, F.K., Steel, J.L. et al. (2008). Treatment of unresectable cholangiocarcinoma with gemcitabine-based transcatheter arterial chemoembolization (TACE): A single-institution experience. *J Gastrointest Surg* 12:129–137.

Hong, K., Georgiades, C. (2010) Radiofrequency ablation: Mechanism of action and devices. *J Vasc Interv Radiol* 21:S179–S186.

Hyder, O., Marsh, J.W., Salem, R. et al. (2013). Intra-arterial therapy for advanced intrahepatic cholangiocarcinoma: A multi-institutional analysis. *Ann Surg Oncol* 20:3779–3786.

Ito, K., Govindarajan, A., Ito, H., Fong, Y. (2010). Surgical treatment of hepatic colorectal metastasis: Evolving role in the setting of improving systemic therapies and ablative treatments in the 21st century. *Cancer J* 16:103–110.

Kabbinavar, F.F., Hambleton, J., Mass, R.D. et al. (2005). Combined analysis of efficacy: The addition of bevacizumab to fluorouracil/leucovorin improves survival for patients with metastatic colorectal cancer. *J Clin Oncol* 23:3706–3712.

Kennedy, A.S., Dezarn, W.A., McNeillie, P. et al. (2008). Radioembolization for unresectable neuroendocrine hepatic metastases using resin 90Y-microspheres: Early results in 148 patients. *Am J Clin Oncol* 31:271–279.

Kim, R.D., Kim, J.S., Watanabe, G. et al. (2008). Liver regeneration and the atrophy-hypertrophy complex. *Semin Intervent Radiol* 25:92–103.

Kim, W.R., Gores, G.J., Benson, J.T. et al. (2005). Mortality and hospital utilization for hepatocellular carcinoma in the United States. *Gastroenterology* 129:486–493.

Kishi, Y., Abdalla, E.K., Chun, Y.S. et al. (2009). Three hundred and one consecutive extended right hepatectomies: Evaluation of outcome based on systematic liver volumetry. *Ann Surg* 250:540–548.

Komorizono, Y., Oketani, M., Sako, K. et al. (2003). Risk factors for local recurrence of small hepatocellular carcinoma tumors after a single session, single application of percutaneous radiofrequency ablation. *Cancer* 97:1253–1262.

Kunz, P.L. (2015). Carcinoid and neuroendocrine tumors: Building on success. *J Clin Oncol* 33:1855–1863.

Lafaro, K.J., Cosgrove, D., Geschwind, J.F. et al. (2015). Multidisciplinary care of patients with intrahepatic cholangiocarcinoma: Updates in management. *Gastroenterol Res Pract* 2015:860861.

Lammer, J., Malagari, K., Vogl, T. et al. (2010). Prospective randomized study of doxorubicin-eluting-bead embolization in the treatment of hepatocellular carcinoma: Results of the PRECISION V study. *Cardiovasc Intervent Radiol* 33:41–52.

Le Treut, Y.P., Grégoire, E., Klempnauer, J. et al. (2013) Liver transplantation for neuroendocrine tumors in Europe-results and trends in patient selection: A 213-case European liver transplant registry study. *Ann Surg* 257:807–815.

Lencioni, R. (2010). Loco-regional treatment of hepatocellular carcinoma. *Hepatology* 52:762–773.

Lencioni, R., Crocetti, L., Narayanan, G. (2015). Irreversible electroporation in the treatment of Hepatocellular carcinoma. *Tech Vasc Interv Radiol* 18:135–139.

Lewandowski, R.J., Davenport, M.S. (2015). Imaging and image-guided intervention are irrevocably linked. *Radiol Clin North Am* 53:xi.

Liapi, E., Geschwind, J.F. (2010). Intra-arterial therapies for hepatocellular carcinoma: Where do we stand? *Ann Surg Oncol* 17:1234–1246.

Livraghi, T., Solbiati, L., Meloni, M.F. et al. (2003). Treatment of focal liver tumors with percutaneous radio-frequency ablation: Complications encountered in a multicenter study. *Radiology* 226:441–451.

Llovet, J.M., Bru, C., Bruix, J. (1999). Prognosis of hepatocellular carcinoma: The BCLC staging classification. *Semin Liver Dis* 19:329–338.

Llovet, J.M., Real, M.I., Montana, X. et al. (2002). Arterial embolisation or chemoembolisation versus symptomatic treatment in patients with unresectable hepatocellular carcinoma: A randomised controlled trial. *Lancet* 359:1734–1739.

Llovet, J.M., Ricci, S., Mazzaferro, V. et al. (2008). Sorafenib in advanced hepatocellular carcinoma. *N Engl J Med* 359:378–390.

Lo, C.M., Ngan, H., Tso, W.K. et al. (2002). Randomized controlled trial of transarterial lipiodol chemoembolization for unresectable hepatocellular carcinoma. *Hepatology* 35:1164–1171.

Maluccio, M.A., Covey, A.M., Porat, L.B. et al. (2008). Transcatheter arterial embolization with only particles for the treatment of unresectable hepatocellular carcinoma. *J Vasc Interv Radiol* 19:862–869.

Mantia-Smaldone, G.M., Bagley, L.J., Kasner, S.E., Chu, C.S. (2013). Vertebral artery dissection and cerebral infarction in a patient with recurrent ovarian cancer receiving bevacizumab. *Gynecol Oncol Case Rep* 5:37–39.

Marrero, J.A., Hussain, H.K., Nghiem, H.V. et al. (2005). Improving the prediction of hepatocellular carcinoma in cirrhotic patients with an arterially-enhancing liver mass. *Liver Transpl* 11:281–289.

Mayo, S.C. et al. (2011) Surgery versus intra-arterial therapy for neuroendocrine liver metastasis: A multicenter international analysis. *Ann Surg Oncol* 18:3657–3665.

Minocha, J., Salem, R., Lewandowski, R.J. (2014). Transarterial chemoembolization and yittrium-90 for liver cancer and other lesions. *Clin Liver Dis* 18:877–890.

Mohan, H., Nicholson, P., Winter, D.C. et al. (2015). Radiofrequency ablation for neuroendocrine liver metastases: A systematic review. *J Vasc Interv Radiol* 26:935–942.

Molvar, C., Lewandowski, R.J. (2015). Intra-arterial therapies for liver masses: Data distilled. *Radiol Clin North Am* 53:973–984.

Moreno-Luna, L.E., Yang, J.D., Sanchez, W. et al. (2013). Efficacy and safety of transarterial radioembolization versus chemoembolization in patients with hepatocellular carcinoma. *Cardiovasc Intervent Radiol* 36:714–723.

Muratore, A., Zorzi, D., Bouzari, H. et al. (2007). Asymptomatic colorectal cancer with unresectable liver metastases: Immediate colorectal resection or up-front systemic chemotherapy? *Ann Surg Oncol* 14:766–770.

Orgera G, Krokidis M, Cappucci M. et al. (2015). Current status of interventional radiology in the management of gastro-entero-pancreatic neuroendocrine tumours (GEP-NETs). *Cardiovasc Intervent Radiol* 38:13–24.

Peng, Z.W., Chen, M.S., Liang, H.H. et al. (2010). A case-control study comparing percutaneous radiofrequency ablation alone or combined with transcatheter arterial chemoembolization for hepatocellular carcinoma. *Eur J Surg Oncol* 36:257–263.

Pitt, S.C., Knuth, J., Keily, J.M. et al. (2008). Hepatic neuroendocrine metastases: Chemo- or bland embolization? *J Gastrointest Surg* 12:1951–1960.

Raman, S.S., Aziz, D., Chang, X. et al. (2004). Minimizing central bile duct injury during radiofrequency ablation: Use of intraductal chilled saline perfusion–Initial observations from a study in pigs. *Radiology* 232:154–159.

Ratti, F., Soldati, C., Catena, M. et al. (2010). Role of portal vein embolization in liver surgery: Single centre experience in sixty-two patients. *Updates Surg* 62:153–159.

Raut, C.P., Izzo, F., Marra, P. et al. (2005). Significant long-term survival after radiofrequency ablation of unresectable hepatocellular carcinoma in patients with cirrhosis. *Ann Surg Oncol* 12:616–628.

Reig, M., Darnell, A., Forner, A. et al. (2014). Systemic therapy for hepatocellular carcinoma: The issue of treatment stage migration and registration of progression using the BCLC-refined RECIST. *Semin Liver Dis* 34:444–455.

Riaz, A., Lewandowski, R.J., Kulik, L.M. et al. (2009). Complications following radioembolization with yttrium-90 microspheres: A comprehensive literature review. *J Vasc Interv Radiol* 20:1121–1130; quiz 1131.

Rinke, A., Muller, H.H., Schade-Brittinger, C. et al. (2009). Placebo-controlled, double-blind, prospective, randomized study on the effect of octreotide LAR in the control of tumor growth in patients with metastatic neuroendocrine midgut tumors: A report from the PROMID Study Group. *J Clin Oncol* 27:4656–4663.

Saxena, A., Chua, T.C., Sarkar, A. et al. (2011). Progression and survival results after radical hepatic metastasectomy of indolent advanced neuroendocrine neoplasms (NENs) supports an aggressive surgical approach. *Surgery* 149:209–220.

Scappaticci, F.A., Fehrenbacher, L., Cartwright, T. et al. (2005). Surgical wound healing complications in metastatic colorectal cancer patients treated with bevacizumab. *J Surg Oncol* 91:173–180.

Scheffer, H.J., Vroomen, L.G., Nielsen, K. et al. (2015). Colorectal liver metastatic disease: Efficacy of irreversible electroporation—A single-arm phase II clinical trial (COLDFIRE-2 trial). *BMC Cancer* 15:772.

Shibata, T., Niinobu, T., Ogata, N., Takami, M. (2000). Microwave coagulation therapy for multiple hepatic metastases from colorectal carcinoma. *Cancer* 89:276–284.

Shindoh, J., Tzeng, C.W., Aloia, T.A. et al. (2013b). Portal vein embolization improves rate of resection of extensive colorectal liver metastases without worsening survival. *Br J Surg* 100:1777–1783.

Shindoh, J., Vauthey, J.N., Zimmitti, G. et al. (2013a). Analysis of the efficacy of portal vein embolization for patients with extensive liver malignancy and very low future liver remnant volume, including a comparison with the associating liver partition with portal vein ligation for staged hepatectomy approach. *J Am Coll Surg* 217:126–133; discussion 133–124.

Siegel, R., Naishadham, D., Jemal, A. (2013). Cancer statistics, 2013. *CA Cancer J Clin* 63:11–30.

Silk, M., Tahour, D., Srimathveeravalli, G. et al. (2014). The state of irreversible electroporation in interventional oncology. *Semin Intervent Radiol* 31:111–117.

Simon, C.J., Dupuy, D.E., Mayo-Smith, W.W. (2005) Microwave ablation: Principles and applications. *Radiographics* 25(Suppl 1):S69–S83.

Simoneau, E., Aljiffry, M., Salman, A. et al. (2012). Portal vein embolization stimulates tumour growth in patients with colorectal cancer liver metastases. *HPB (Oxford)* 14:461–468.

Solbiati, L., Ierace, T., Goldberg, S.N. et al. (1997). Percutaneous US-guided radio-frequency tissue ablation of liver metastases: Treatment and follow-up in 16 patients. *Radiology* 202:195–203.

Takaki, H., Yamakado, K., Uraki, J. et al. (2009). Radiofrequency ablation combined with chemoembolization for the treatment of hepatocellular carcinomas larger than 5 cm. *J Vasc Interv Radiol* 20:217–224.

Taner, T., Atwell, T.D., Zhang, L. et al. (2013). Adjunctive radiofrequency ablation of metastatic neuroendocrine cancer to the liver complements surgical resection. *HPB (Oxford)* 15:190–195.

Tanguturi, S.K., Wo, J.Y., Zhu, A.X. et al. (2014) Radiation therapy for liver tumors: Ready for inclusion in guidelines? *Oncologist* 19:868–879.

Teo, J.Y., Goh, B.K. (2015). Contra-lateral liver lobe hypertrophy after unilobar Y90 radioembolization: An alternative to portal vein embolization? *World J Gastroenterol* 21:3170–3173.

Teratani, T., Yoshida, H., Shiina, S. et al. (2006). Radiofrequency ablation for hepatocellular carcinoma in so-called high-risk locations. *Hepatology* 43:1101–1108.

Van Cutsem, E., Nordlinger, B., Adam, R. et al. (2006). Towards a pan-European consensus on the treatment of patients with colorectal liver metastases. *Eur J Cancer* 42:2212–2221.

Vogl, T.J., Farshid, P., Naguib, N.N. et al. (2015). Ablation therapy of hepatocellular carcinoma: a comparative study between radiofrequency and microwave ablation. *Abdom Imaging* 40:1829–1837.

Wells, S.A., Hinshaw, J.L., Lubner, M.G. et al. (2015). Liver ablation: Best practice. *Radiol Clin North Am* 53:933–971.

Yao, J.C., Hassan, M., Phan, A. et al. (2008). One hundred years after "carcinoid": Epidemiology of and prognostic factors for neuroendocrine tumors in 35,825 cases in the United States. *J Clin Oncol* 26:3063–3072.

Yoo, P.S., Lopez-Soler, R.I., Longo, W.E., Cha, C.H. (2006). Liver resection for metastatic colorectal cancer in the age of neoadjuvant chemotherapy and bevacizumab. *Clin Colorectal Cancer* 6:202–207.

Ziemlewicz, T.J., Hinshaw, J.L., Lubner, M.G. et al. (2015). Percutaneous microwave ablation of hepatocellular carcinoma with a gas-cooled system: initial clinical results with 107 tumors. *J Vasc Interv Radiol* 26:62–68.

3

治疗计划第一部分：与安全性及疗效相关的血管考量

3.1 引言

^{90}Y 放射栓塞通过动脉来输送至肝脏。肝肿瘤 80% 以上的灌注来自肝动脉，而正常肝实质的血液供应则主要来自门静脉。这种血供的差异，使得肿瘤接受的辐射剂量相对大于正常肝实质（Weh et al., 2006）。针对原发性或继发性肝肿瘤的 ^{90}Y 栓塞治疗必须对于肝脏动脉解剖学有完整的了解，以确保其安全性与疗效。术者必须注意肝脏动脉供血的变异性十分常见，而这些解剖学上的变异同时也影响肝叶的分布。

灌注给肝脏的动脉同时也供应其他重要的内脏结构，包含了胃、十二指肠、食管、胰腺、胆囊、腹壁，因此必须留意这些非放射栓塞靶部位器官并提供保护，可以通过调整导管尖端位置、采用防回流导管和／或使用保护性栓塞以重新分配动脉血流等方式来对这些器官做保护。

除了典型与变异型的肝动脉血管供应之外，介入治疗者还必须考虑肝外的寄生性（parasitization）血管，其多发生在体积较大或位于肝脏周边的富血供肿瘤。靠近肝脏的诸多肝外动脉血管分支可能被寄生，若要进行有效的 ^{90}Y 治疗，对这些非肝内动脉供血需在导管引导下治疗。

动脉输送 ^{90}Y 放射栓塞术需有良好训练与经验，因其在解剖学上的治疗决策通常较复杂，且会因解剖变异、疾病程度、既往治疗而使其更加复杂化。本章无法涵盖放射栓塞在所有血管方面的相关细节，但旨在提供易理解的概述给放射栓塞团队的成员们。

3.2 动脉途径

介入医师可选择从股动脉或桡动脉路来进入肝动脉。股动脉入路是动脉的介入诊断或治疗中最为常见的手法。然而随着技术的提升，导管口径逐渐变小，以及为求提升患者术后活动的满意度与舒适度，由桡动脉进入的方式变得较受青睐。在桡动脉穿刺之前，会通过 Barbeau 试验来确认尺动脉、掌弓侧支供血的通畅（Barbeau et al.，2004）。动脉内输注肝素、维拉帕米及硝酸甘油可减轻桡动脉痉挛和血栓风险（Bishay et al.，2014）。GLIDESHEATH ™，一种亲水涂层导管鞘也被用于桡动脉损伤的最小化。经由桡动脉进入腹腔干的方式在腹腔干与肝动脉导管放置期间可能具有解剖学上的优势，然而这需要采用较长的导管输送系统，且在人体工程学上的挑战对于操作人员来说是潜在的缺点。

3.3 肝动脉解剖

典型的肝动脉血供来自腹腔干，肝固有动脉（proper hepatic artery，PHA）分支分出肝左右动脉分支（图 3-1）。根据统计，此种典型模式存在于 60% 以上的患者中（Covey et al.，2002；Lee et al.，2012）。肝右动脉供血的变异包含：替代肝右动脉（replaced right hepatic artery，replaced RHA，12%）以及来自肠系膜上动脉（superior mesenteric artery，SMA）的副肝右动脉（accessory RHA，6%）（Covey et al.，2002；Lee et al.，2012）。肝左动脉（LHA）供血的变异则包含：替代肝左动脉（5%）及来自胃左动脉（left gastric artery，

LGA）的副肝左动脉（accessory LHA，15%）（Covey et al.，2002；Lee et al.，2012）（图 3-2）。此外，肝中动脉（middle hepatic artery）可能作为肝右动脉的附属分支或肝固有动脉的第三分支出现（Kerlan and LaBerge，2006）。

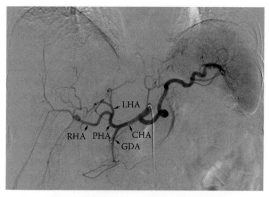

图 3-1　腹腔干造影显示了经典的肝动脉解剖。肝总动脉（CHA）发出肝固有动脉（PHA）和胃十二指肠动脉（GDA）。肝固有动脉分成肝右动脉（RHA）和肝左动脉（LHA）

肝外动脉对于当使用 ^{90}Y 作为局部治疗时十分重要。肝外动脉是 ^{90}Y 可能从目标肝实质转移到非目标相邻内脏或肌肉骨骼结构的潜在途径。可能发生非靶向放射栓塞的特定肝外动脉通常包含：胃右、十二指肠、胰十二指肠、胆囊、食管和镰状动脉。^{90}Y 放射栓塞术前计划动脉造影可用于定位并发现可能使患者在治疗期间发生非靶向栓塞的肝周边动脉途径。

胃右动脉（RGA）通常来自肝左动脉、肝固有动脉、胃十二指肠动脉（GDA）或肝总动脉（VanDamme and Bonte，1990；Liu et al.，2005）。由于胃右动脉和 LGA 为胃小弯供血动脉，因此确定胃右动脉的起源相当重要。胃右动脉的特征是口径较小，并且可能成锐角，这使选择性导管插入变得困难。当无法确定胃右动脉起源时，通常会通过胃左动脉造影来对其进行评估（图 3-3）。

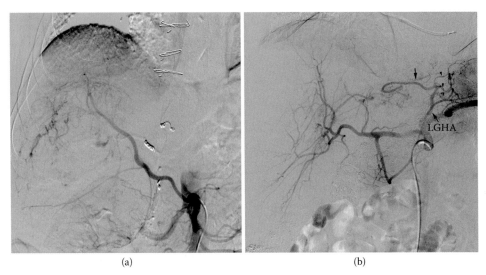

图 3-2　肝动脉解剖变异。(a)SMA 发出的异位肝右动脉。
(b)左胃肝动脉(LGHA)分支位于胃底(箭头)和肝左叶(黑箭)

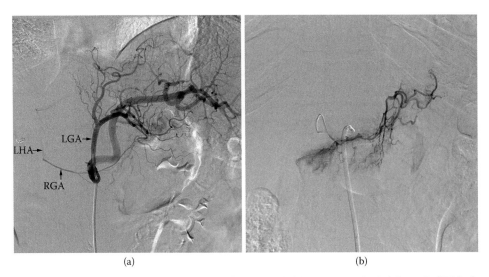

图 3-3　胃左、胃右动脉。(a)胃左动脉造影显示胃左动脉(LGA)及肝左动脉(LHA)对胃右动
脉(RGA)交叉供血(b)另一位患者的直接选择性胃右动脉造影示意图

胃十二指肠动脉是源于肝总动脉相对
较大的动脉，并通过胰十二指肠弓和胃网
膜动脉供血给胰腺、十二指肠和胃大弯(图
3-1)。因为胃十二指肠动脉与肝固有动脉
之间的延续性，且肝固有动脉随后分为肝
右动脉及肝左动脉，我们需评估胃十二指
肠动脉的非靶部位放射栓塞风险。但由于

^{90}Y 放射栓塞的治疗意图和导管尖端位置
的不同，胃十二指肠动脉有可能不会有显著
风险。

胆囊动脉供血给胆囊，通常起源于近端
肝右动脉。放射栓塞性胆囊炎可能因此发
生，但通常是自限性的(self-limiting)。

需特别注意肝内动脉分布，其对于评

估几种肝外动脉灌注途径相当重要。肝内至肝外动脉途径之一是镰状动脉，此动脉起源于肝左或肝中动脉并灌注前腹壁（图3-4）（Baba et al., 2000；Liu et al., 2005）。其他可能使放射栓塞复杂化的肝外动脉途径包括源于LHA的食管和胃分支（图3-5），以及源自中央肝动脉（central hepatic arteries）的十二指肠分支。经过审慎分析，可以识别这些肝外动脉途径，并制订策略来预防非靶部位 ^{90}Y 放射栓塞。

第13章显示了 ^{90}Y 通过肝外动脉途径造成非靶部位栓塞的一些实例，与第14章讨论的临床后遗症有关。

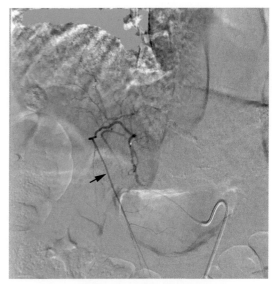

图3-4 镰状动脉（箭头）发源于肝左动脉

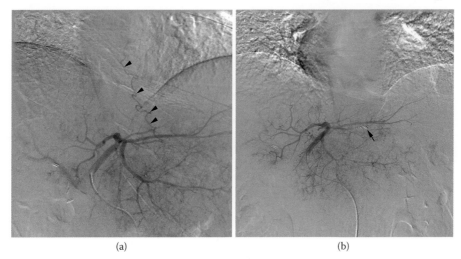

(a)　　　　　　　　　　　　(b)

图3-5 食管动脉。（a）一支食管动脉（三角箭头）起源于肝左动脉（箭头）。（b）食管分支弹簧圈栓塞（箭头）以防止非靶向放射栓塞

3.4　复杂的肝动脉入路

不论介入医师采用股动脉或桡动脉通路，弥漫性或局灶性血管疾病可能成为复杂因素。伴有主动脉或髂动脉的动脉粥样硬化狭窄的严重外周血管疾病可能需要采用对侧股动脉或桡动脉通路。在选择动脉通路之前，介入医师还应了解患者的既往手术史，其中可能包括主动脉、髂动脉、大腿或上肢的血管支架。

因为正中弓状韧带压迫综合征（median arcuate ligament syndrome）或动脉粥样硬化导致的腹腔干动脉狭窄（图3-6）可能会成为复杂的通路问题。正中弓状韧带压迫综合征引起的血管狭窄通常是不完全的，并且仍能允许同轴的微导管从位于狭窄腹腔干动脉中

的导管推进。正中弓状韧带压迫综合征的根治方式是手术。对于动脉粥样硬化性的腹腔干动脉狭窄或闭塞,可以通过放置腹腔干动脉支架来实现用于放射栓塞的腹腔干通路(Columbo et al.,2015)。

在腹腔干动脉完全闭塞而无法推进导管的情况下,可从扩张的肠系膜上动脉胰十二指肠动脉侧支逆行进入肝动脉行 ^{90}Y 放射栓塞(图 3-7)。为了通过胰腺十二指肠侧支以进入肝动脉,须将一根导管置于肠系膜上动脉中,并利用同轴微导管依次通过肠系膜上动脉、胰十二指肠下干、胰十二指肠动脉弓、胃十二指肠动脉,并进入适当的肝外动脉分支。当采取迂回逆行路径时,超选进入肝动脉难度较大。

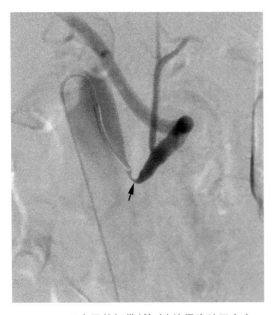

图 3-6　正中弓状韧带(箭头)使得腹腔干变窄

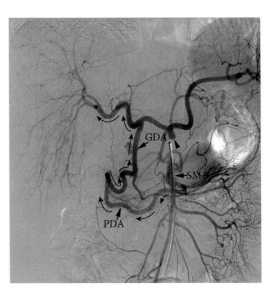

图 3-7　腹腔干闭塞(三角箭头)。逆行微导管通路(弯曲箭头)可以通过肠系膜动脉上动脉(SMA)到达肝动脉,胰十二指肠颈动脉(PDA)、胃十二指肠动脉(GDA)

3.5　寄生动脉灌注

必须考虑肝外动脉路径可能会被招募并被寄生(parasitization)以灌注肝内肿瘤。增加寄生性可能性的特征包含:周边与大型肿瘤以及先前的肝脏动脉栓塞(Abdelmaksoud et al.,2011)。

若要完全治疗目标肿瘤血管床,就必须留意并甄别出寄生性的肝外动脉。接受寄生性的肝外动脉补充性血流供应的肿瘤有治疗不完全的风险(Abdelmaksoud et al.,2011)。单纯、传统化学栓塞或载药微球化学栓塞为供血给周围肝肿瘤的寄生性肝外动脉提供了治疗目的,并通过肝内动脉重建了原发性肝动脉灌注。最常被招募做为肿瘤灌注的肝外动脉包括右膈下动脉(right inferior phrenic)、内乳动脉(internal mammary)、肋间动脉(intercostal)、右肾上腺动脉、右肾和大网膜动脉(greater omental arteries)(图 3-8)(Abdelmaksoud et al.,2011)。

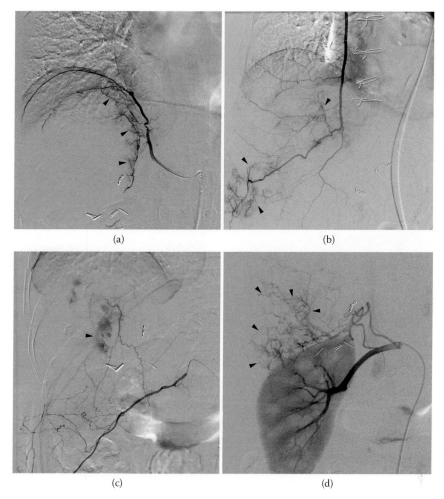

图 3-8　寄生肝外动脉灌注的肝内肿瘤（三角箭头）。(a)右膈下动脉。
(b)右乳内动脉。(c)肋间动脉。(d)右肾上腺和右肾动脉

3.6　预防非靶向放射栓塞的技术

　　弹簧圈栓塞是一种成熟的技术，被用以阻塞并重新定向动脉灌注。历史上，在计划性动脉造影过程中，弹簧圈栓塞最常用于胃十二指肠动脉和胃右动脉中，以防止非靶向栓塞的发生。

　　在放射栓塞的早期实施中，通常将十二指肠动脉在其源头处进行弹簧圈栓塞，以防止非靶向栓塞发生。胃十二指肠动脉弹簧圈栓塞术排除了 GDA 作为非靶栓塞潜在途径

的可能性。然而，有关 ^{90}Y 放射栓塞的其他经验显示，胃十二指肠弹簧圈栓塞常常是不必要的，并且实际上可能增加肝内十二指肠动脉和胰腺动脉侧支招募的风险（Hamoui et al.，2013a，2013b）。已证明不进行胃十二指肠弹簧圈栓塞术可减少手术时间、造影剂剂量和患者的辐射暴露（Fischman et al.，2014）。

　　由于胃右动脉开口靠近常用的放射栓塞放置导管的尖端位置，因此存在非靶放射栓塞的特殊风险。胃右动脉可源自 LHA、PHA、GDA 或 CHA（Covey et al.，2002；Lee et al.，2012）。胃右动脉的口径通常很小，且其成角很陡。在技术上可行的情况下，可以

通过同轴微导管直接抵达胃右动脉,并对其近端做弹簧圈栓塞。当无法识别或直接进入胃右动脉时,可以通过胃左动脉逆行进入。将推进导管放置在胃左动脉起点,同轴微导管沿交通动脉从胃左向胃右动脉起始处推进,在此处小心放置弹簧圈。若导管 ^{90}Y 输注不会对胃右动脉构成风险,则无须弹簧圈栓塞(Hamoui et al.,2013a,2013b)。

弹簧圈栓塞术还用于保护其他肝外动脉床,例如镰状动脉。如果造影可见镰状动脉(图 3-4),则在技术上可行时应对镰状动脉进行弹簧圈栓塞,因为对镰状动脉的 ^{90}Y 放射栓塞可导致几天至几周的腹部局部烧灼感(Liu et al.,2005)。当镰状动脉无法进入时,研究表明,在前腹壁放置冰袋可以起到血管收缩作用,减少末端镰状动脉分支的非靶栓塞作用(Wang et al.,2013)。

当确定食管或胃分支源于肝内动脉供血时,也适用弹簧圈栓塞术。食管和胃的分支动脉可能起源于 LHA,应行栓塞以防止非靶部位栓塞(图 3-5)。

防反流导管的设计最大限度地减少放射栓塞过程中的非靶部位栓塞(图 15-2)。导管经设计可在直径 2~6mm 的目标肝动脉中递送 ^{90}Y 微球。研究已证明其在多种肿瘤类型的放射栓塞术中可增加肿瘤摄取和减少非靶部位栓塞(Pasciak et al.,2015)。一项关于保护性栓塞弹簧圈与抗反流导管输送比较的前瞻性随机研究表明,由于消除或减少了对弹簧圈栓塞治疗的需要,因此在计划阶段的动脉造影阶段减少了透视检查的时间,操作时间和造影剂剂量(Fischman et al.,2014)。

3.7　尽量减少肝 - 肺分流的技术

肝肺分流(hepatopulmonary shunting)可能导致非靶性肺栓塞,因此在计划和 ^{90}Y 放射栓塞治疗的过程中必须予以重视。肝肺分流率通常在 ^{90}Y 治疗的计划阶段用锝 -99m-聚合白蛋白(^{99m}Tc-MAA)的测试剂量进行评估,如第 4 章所述。动静脉分流进入肝静脉和门静脉是肝肿瘤的常见现象(图 3-9)(Sugano et al.,1994;Chan et al.,2010)。 ^{90}Y 微球可通过肝静脉和门静脉到达肺动脉床。在极少数情况下, ^{90}Y 微球使用时,过多的肝肺分流可能会导致放射性肺炎。放射性肺炎在临床非特异性症状上为发热,无痰干咳和呼吸困难。

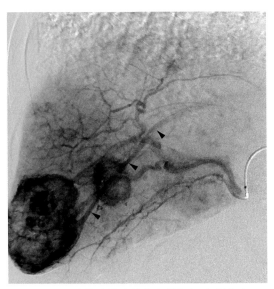

图 3-9　动静脉分流的富血供肝细胞癌导致引流肝静脉早期显影(箭头)

在放射学影像表现上,放射性肺炎的胸部影像为支气管周围的袖套征(Graves et al.,2010),且在肺功能检查表现为限制性通气功能障碍。治疗方式是吸入和 / 或全身性糖皮质激素(Leung et al.,1995)。最终,放射性肺炎可转变为消耗性疾病。

升高的肺分流率为放射性肺炎的潜在危险因素,制造商已经发布了 ^{90}Y 微球的指南。Sirtex Medical(澳大利亚北悉尼)的树脂 ^{90}Y 微球培训手册指南建议,单次疗程的肺辐射剂量上限为 25Gy,总累积剂量不得超过

50Gy。对于 ^{90}Y 玻璃微球，BTG International 的包装说明书建议输送到肺部的上限为 16.5mCi。Ho 等人（1997）也建议将肺部辐射吸收剂量限制在 <30Gy。降低肝肺分流率可降低 ^{90}Y 放射栓塞治疗的疗效（Garin et al.，2015；Lam et al.，2015）。但也有研究表明，肝肺分流率升高所产生的风险非常低。在一个系列研究中，在肺累积剂量超过 30Gy 的患者中，未发现有放射性肺炎的产生（Salem et al.，2008）。与肝肺分流相关的其他注意事项将在第 4 章中讨论。

几种非降低剂量的技术已被用于应对高肝肺分流率。索拉非尼系统治疗已显示可将肝肺分流率降低 62%~87%（ysohn et al.，2012）。经动脉化疗栓塞术（transarterial chemoembolization，TACE）使肝肺分流率降低 25%~57%（Rose and Hoh，2009；Gaba and Vanmiddlesworth，2012）。使用索拉非尼或 TACE 治疗可能会推迟 ^{90}Y 放射栓塞。因此，一些基于导管的技术被开发出来，用来在 ^{90}Y 放射栓塞中在不减少治疗剂量的情况下减少分流。基于导管的技术包括肝静脉或门静脉的暂时性球囊阻塞（Bester and Salem，2007；Murata et al.，2009），静脉曲张栓塞术或在 ^{90}Y 放射栓塞术之前或之后立即对肝肿瘤进行的单纯栓塞术（Ward et al.，2015）。

Ward 等人（2015）建议，如果预期的肺部剂量 <30Gy 不需要采取减少分流的措施。对于预期 >30Gy 的肺部剂量，可以立即使用基于导管的技术，以最大限度地减少对肺动脉床的非靶放射栓塞（Ward et al.，2015）。

3.8 并发症

多项研究报道了 ^{90}Y 放射栓塞的并发症。早期并发症包括疲劳、疼痛、恶心、呕吐和低热。这种早期症状通常被称为栓塞后综合征（Riaz et al.，2009）。栓塞后综合征通常是自限性的，并在治疗后的第 1~2 周逐渐缓解。

^{90}Y 放射栓塞的晚期并发症包括胃肠道溃疡、胆囊炎、胰腺炎、胆道损伤和放射性肝病（Hamoui and Ryu，2011）以及放射性肺炎。胃肠道溃疡通常在放射栓塞后数周产生，临床表现为难治性腹痛、恶心和呕吐。胃肠道症状可用质子泵抑制剂和硫糖铝治疗。内视镜检查可用于确认溃疡的诊断。溃疡的活检通常会在标本中发现微球。

放射性肝病通常在放射栓塞术后 4~8 周发生，并伴有碱性磷酸酶和胆红素升高。放射性肝病是一个临床诊断，与腹水和黄疸相关（Sangro et al.，2008；Hamoui and Ryu，2011）。放射栓塞前接受多种化疗是引发放射性肝病的危险因素。与辐射诱发的肝病相关的剂量学阈值在第 5 章中讨论。

^{90}Y 放射栓塞的胆道后遗症通常临床意义有限。与其他针对肝脏的治疗一样，继发性肿瘤比原发性肝细胞癌更常见到胆道并发症。潜在的胆道并发症包括胆管狭窄、阻塞、胆汁瘤、胆囊炎、肝脓肿和血清胆红素升高。即使有胆道并发症的影像学证据，患者也通常无症状。胆道后遗症的治疗基于临床表现，可能包括使用抗生素、经皮引流积液、胆道减压和胆囊切除术（Atassi et al.，2008）。有关放射栓塞晚期并发症的更多讨论，包括使用先进的成像技术进行识别，请参见第 13 章和第 14 章。

3.9 血管生成

已知肿瘤的生长和扩散是由促血管生成和抗血管生成细胞因子之间复杂的相互作用所驱动（Bergers and Benjamin，2003）。由于某些患者在 ^{90}Y 放射栓塞后出现早期肿瘤复发,因此考虑细胞因子可能发挥的作用非常重要。已知血管内皮生长因子(vascular endothelial growth factor,VEGF)的水平与原发性和继发性肝肿瘤的临床结局不佳相关。此外,VEGF 与肝细胞癌的疾病分期,转移,血管的侵犯,治疗反应和整体存活率有关(Xiong et al.,2004；Sergio et al.,2008)。Carpizo 等人(2014)发现 VEGF,血管生成素 2(Ang-2),血小板衍生的生长因子亚基 BB(platelet-derived growth factor subunit BB,PDGF-BB)和其他非典型细胞因子在时间上与 ⁹⁰Y 放射栓塞有关。他们观察到第一阶段和第二阶段 ⁹⁰Y 放射栓塞治疗后,采样的细胞因子基线值出现峰值。该证据表明 ⁹⁰Y 放射栓塞具有上调血管生成细胞因子的潜力。当评估总生存期(overall survival,OS)与细胞因子释放相关性时,缩短的 OS 与 VEGF,Ang-2 和 PDGF-BB 的瞬时峰值间存在相关性。这些细胞因子似乎通过促进血管生成而影响 OS。有些患者可能会从 ⁹⁰Y 放射栓塞之前的抗血管生成治疗中获益(Carpizo et al.,2014)。

3.10　结论

血管评估是 ⁹⁰Y 放射栓塞计划和治疗的重要部分。从选择动脉通路到了解和规划正常肝动脉解剖变异,必须对每个特定患者的情况进行深思熟虑。经常会遇到意想不到的复杂因素,例如狭窄或闭塞的腹腔干通路,肝外动脉交通,肝外寄生动脉和肝肺分流。弹簧圈栓塞,抗反流导管和剂量调整等技术可将 ⁹⁰Y 安全有效地输送至原发性和继发性肝肿瘤。

(李润川　柳健安　译

滕皋军　吕　逍　校)

参考文献

Abdelmaksoud, M.H., Louie, J.D., Kothary, N. et al. (2011). Embolization of parasitized extrahepatic arteries to reestablish intrahepatic arterial supply to tumors before yttrium-90 radioembolization. *J Vasc Interv Radiol* 22:1355–1362.

Atassi, B., Bangash, A.K., Lewandowski, R.J. et al. (2008). Biliary sequelae following radioembolization with yttrium-90 microspheres. *J Vasc Interv Radiol* 19:691–697.

Baba, Y., Miyazono, N., Ueno, K. et al. (2000). Hepatic falciform artery. Angiographic findings in 25 patients. *Acta Radiol* 41:329–333.

Barbeau, G.R., Arsenault, F., Dugas, L. et al. (2004). Evaluation of the ulnopalmar arterial arches with pulse oximetry and plethysmography: Comparison with the Allen's test in 1010 patients. *Am Heart J* 147:489–493.

Bergers, G., Benjamin, L.E. (2003). Tumorigenesis and the angiogenic switch. *Nat Rev Cancer* 3:401–410.

Bester, L., Salem, R. (2007). Reduction of arteriohepatovenous shunting by temporary balloon occlusion in patients undergoing radioembolization. *J Vasc Interv Radiol* 18:1310–1314.

Bishay, V., Patel, R.S., Kim, E. et al. (2014). Transradial approach for hepatic radioembolization: Initial result and technique. *J Vasc Interv Radiol* 25:S88.

Carpizo, D.R., Gensure, R.H., Yu, X. et al. (2014). Pilot study of angiogenic response to yttrium-90 radioembolization with resin microspheres. *J Vasc Interv Radiol* 25:297–306.

Chan, W.S., Poon, W.L., Cho, D.H. et al. (2010). Transcatheter embolisation of intrahepatic arteriovenous shunts in patients with hepatocellular carcinoma. *Hong Kong Med J* 16:48–55.

Columbo, J.A., Trus, T., Nolan, B. et al. (2015). Contemporary management of median arcuate ligament syndrome provides early symptom improvement. *J Vasc Surg* 62:151–156.

Covey, A.M., Brody, L.A., Maluccio, M.A. et al. (2002). Variant hepatic arterial anatomy revisited: Digital subtraction angiography performed in 600 patients. *Radiology* 224:542–547.

Fischman, A.M., Ward, T.J., Patel, R.S. et al. (2014).

Prospective, randomized study of coil embolization versus surefire infusion system during yttrium-90 radioembolization with resin microspheres. *J Vasc Interv Radiol* 25:1709–1716.

Gaba, R.C., Vanmiddlesworth, K.A. (2012). Chemoembolic hepatopulmonary shunt reduction to allow safe yttrium-90 radioembolization lobectomy of hepatocellular carcinoma. *Cardiovasc Interv Radiol* 35:1505–1511.

Garin, E., Rolland, Y., Edeline, J. et al. (2015). Personalized dosimetry with intensification using 90Y-loaded glass microsphere radioembolization induces prolonged overall survival in hepatocellular carcinoma patients with portal vein thrombosis. *J Nuclear Med* 56:339–346.

Graves, P.R., Siddiqui, F., Anscher, M.S. et al. (2010). Radiation pulmonary toxicity: From mechanisms to management. *Semin Radiat Oncol* 20:201–207.

Hamoui, N., Minocha, J., Memon, K. et al. (2013b). Prophylactic embolization of the gastroduodenal and right gastric arteries is not routinely necessary before radioembolization with glass microspheres. *J Vasc Interv Radiol* 24:1743–1745.

Hamoui, N., Ryu, R.K. (2011). Hepatic radioembolization complicated by fulminant hepatic failure. *Semin Radiat Oncol* 28:246–251.

Hamoui, N., Salem, R., Lewandowski, R.J. (2013a). Embolization of the gastroduodenal and right gastric arteries prior to radioembolization with glass microspheres: Is it always necessary? Abstract # 413. In *SIR 2013 38th Annual Scientific Meeting*, April 13–18, 2013, New Orleans, LA.

Ho, S., Lau, W.Y., Leung, T.W. et al. (1997). Clinical evaluation of the partition model for estimating radiation doses from yttrium-90 microspheres in the treatment of hepatic cancer. *Eur J Nucl Med* 24:293–298.

Kerlan, R.K.J., LaBerge, J.M. (2006). Liver transplantation: Associated interventions. In Abrams, H.L., Baum, S.B., Pentecost, M.J., (eds.), *Abrams' Angiography: Interventional Radiology*, 2nd Edition. Baltimore, MD: Lippincott Williams & Williams, p. 565.

Lam, M.G., Banerjee, A., Goris, M.L. et al. (2015). Fusion dual-tracer SPECT-based hepatic dosimetry predicts outcome after radioembolization for a wide range of tumour cell types. *Eur J Nucl Med Mol Imaging* 42:1192–1201.

Lee, A.J., Gomes, A.S., Liu, D.M. et al. (2012). The road less traveled: Importance of the lesser branches of the celiac axis in liver embolotherapy. *Radiographics* 32:1121–1132.

Leung, T.W., Lau, W.Y., Ho, S.K. et al. (1995). Radiation pneumonitis after selective internal radiation treatment with intraarterial 90yttrium-microspheres for inoperable hepatic tumors. *Int J Radiat Oncol Biol Phys* 33:919–924.

Liu, D.M., Salem, R., Bui, J.T. et al. (2005). Angiographic considerations in patients undergoing liver-directed therapy. *J Vasc Interv Radiol* 16:911–935.

Murata, S., Tajima, H., Nakazawa, K. et al. (2009). Initial experience of transcatheter arterial chemoembolization during portal vein occlusion for unresectable hepatocellular carcinoma with marked arterioportal shunts. *Eur Radiol* 19:2016–2023.

Pasciak, A.S., McElmurray, J.H., Bourgeois, A.C. et al. (2015). The impact of an antireflux catheter on target volume particulate distribution in liver-directed embolotherapy: A pilot study. *J Vasc Interv Radiol* 26:660–669.

Riaz, A., Lewandowski, R.J., Kulik, L.M. et al. (2009). Complications following radioembolization with yttrium-90 microspheres: A comprehensive literature review. *J Vasc Interv Radiol* 20:1121–1130; quiz 1131.

Rose, S.C., Hoh, C.K. (2009). Hepatopulmonary shunt reduction using chemoembolization to permit yttrium-90 radioembolization. *J Vasc Interv Radiol* 20:849–851.

Salem, R., Parikh, P., Atassi, B. et al. (2008). Incidence of radiation pneumonitis after hepatic intra-arterial radiotherapy with yttrium-90 microspheres assuming uniform lung distribution. *Am J Clin Oncol* 31:431–438.

Sangro, B., Gil-Alzugaray, B., Rodriguez, J. et al. (2008). Liver disease induced by radioembolization of liver tumors: Description and possible risk factors. *Cancer* 112:1538–1546.

Sergio, A., Cristofori, C., Cardin, R. et al. (2008). Transcatheter arterial chemoembolization (TACE) in hepatocellular carcinoma (HCC): The role of angiogenesis and invasiveness.

Am J Gastroenterol 103:914–921.

Sugano, S., Miyoshi, K., Suzuki, T. et al. (1994). Intrahepatic arteriovenous shunting due to hepatocellular carcinoma and cirrhosis, and its change by transcatheter arterial embolization. *Am J Gastroenterol* 89:184–188.

Theysohn, J.M., Schlaak, J.F., Muller, S. et al. (2012). Selective internal radiation therapy of hepatocellular carcinoma: Potential hepatopulmonary shunt reduction after sorafenib administration. *J Vasc Interv Radiol* 23:949–952.

VanDamme, J.P., Bonte, J. (1990). *Vascular Anatomy in Abdominal Surgery*. New York, NY: Thieme.

Wang, D.S., Louie, J.D., Kothary, N. et al. (2013). Prophylactic topically applied ice to prevent cutaneous complications of nontarget chemoembolization and radioembolization. *J Vasc Interv Radiol* 24:596–600.

Ward, T.J., Tamrazi, A., Lam, M.G. et al. (2015). Management of high hepatopulmonary shunting in patients undergoing hepatic radioembolization. *J Vasc Interv Radiol* 26:1751–1760.

Welsh, J.S., Kennedy, A.S., Thomadsen, B. (2006). Selective internal radiation therapy (SIRT) for liver metastases secondary to colorectal adenocarcinoma. *Int J Radiat Oncol Biol Phys* 66:S62–S73.

Xiong, Z.P., Yang, S.R., Liang, Z.Y. et al. (2004). Association between vascular endothelial growth factor and metastasis after transcatheter arterial chemoembolization in patients with hepatocellular carcinoma. *Hepatobiliary Pancreat Dis Int* 3:386–390.

治疗计划第二部分：程序模拟和预测

4.1 背景介绍，^{99m}Tc-MAA 的特性，定量化趋势

4.1.1 背景介绍—模拟成像

放射肿瘤学的整个领域都是以程序模拟为基础，进行外部放射治疗（external beam radiotherapy）前，会先针对治疗部位进行模拟定位（现多用 CT 扫描定位肿瘤位置），接着描绘肿瘤与周围正常组织，并用电脑进行剂量运算得出治疗计划后，才开始进行治疗（使用密封性放射源）。目前已有许多应用的范例，包括 3D 顺形放射治疗（3DCRT，3D conformal radiotherapy）、强度调控放射治疗（IMRT，intensity-modulated radiotherapy）、立体定位放射治疗（SBRT，stereotactic body radiotherapy）、伽马刀（Gamma Knife）和质子治疗（proton therapy）等。剂量计算有助于提高治疗指数（即在治疗病灶的同时避开正常组织）。随着新兴成像技术的进步与普及，术前模拟可在 CT、MRI、PET 或超声影像的基础上进行（Pereira et al.，2014）。

在核医学中，非密封源治疗是最主要的治疗方式。目前有相当精准的模拟示例，如在甲状腺癌 ^{131}I 消融治疗之前先进行根据 ^{123}I 分布进行模拟成像，或在前列腺癌中给予 ^{153}Sm 或 ^{223}Ra 之前先进行模拟 ^{99m}Tc- 亚甲基二磷酸盐（methylene diphosphonate，MDP）分布成像（Silberstein et al.，2003）。随着半定量 ^{68}Ga PET 成像技术的出现，DOTATOC（DOTA-d-Phe（1）-Tyr（3）-octreotide）现可应用于神经内分泌肿瘤治疗前的模拟成像，然后使用如 ^{90}Y 或 ^{177}Lu DOTATOC 等 β 发射体进行治疗（Baum and Kulkarni，2012）。与密封源内、外放射治疗相比，核医学使用非密封内发射器的放射治疗缺乏量化。大多数肿瘤放疗前会根据术前成像上等剂量曲线，准确地计算目标器官的辐射吸收剂量（Gy）。然而，在核

医学中,剂量测定是模糊的,因为许多放射性物质具有多变量的系统分布。过去,由于缺乏定量成像技术导致我们忽略了这个非常重要的问题,即我们要给予多少的细胞毒性药物。

^{90}Y 放射治疗组成团队是非常特别的,其中需包括放射肿瘤科医师、核医学科医师和经过相应培训的介入放射科医师,有的人相信精确的量化和模拟,有的人则用经验法治疗。^{90}Y 治疗本身虽然是未密封放射治疗,但并不是全身性注射,因此可以更好地掌握治疗过程。它是一种通过肝动脉血管输注的局部治疗,有可能发生肝外分流,本章稍后会进一步解释。尽管 ^{90}Y 微球像放射性药物一样处理,但它缺乏传统放射性药物的许多特性,例如,由于它是一种惰性的永久性植入物,类似于近距离放射治疗点源,因此 ^{90}Y 微球放射性微球并不需要被代谢。

2000 年初玻璃微球(TheraSphere)和树脂微球(SIR-Spheres)被引入临床使用时,临床还没有完善的模拟技术,无法进行定量和剂量测定,制造商的指导只是要求使用放射性药物 ^{99m}Tc- 聚合白蛋白(MAA)的平面成像记录肺分流。之所以使用 ^{99m}Tc-MAA,是因为它的粒径与 ^{90}Y 微球的粒径大小相似,并且是 ^{90}Y 放射治疗相对较简单便宜的模拟方式。我们在本章的后面部分关于 MAA 检查和 ^{90}Y 微球的物理特性时,将会清楚地解释其实 MAA 并不是完美的 ^{90}Y 微球替代物。

2005 年混合 SPECT/CT 成像技术的问世。出现了新的具有量化潜力的断层成像(Beauregard et al.,2011)。经过近 10 年的研究,放射肿瘤学中利用影像模拟来定量逐渐成熟并证明了其重要性,^{99m}Tc-MAA SPECT/CT 即 是 其 中 之 一(Willowson et al.,2009,2011),尽管此类模拟目前尚不完善,但也不能否认 ^{99m}Tc-MAA 的潜在价值。虽然关于MAA SPECT/CT 是否能预测 ^{90}Y 微球的分布

仍存在争议,这一点将在本章后面讨论。目前应该澄清的是,MAA 和 ^{90}Y 微球之间的相关性尚未在文献中达成共识,有些文章已达成近乎一致的共识(Talanow et al.,2010),但另一些则存在分歧(Wondergem et al.,2013)。

4.1.2　^{99m}Tc-MAA 的物理和生物特性

目前,^{99m}Tc-MAA 由 Jubilant DraxImage Inc.(Kirkland,Quebec,Canada) 提供。产品名称为 "DRAXIMAGE MAA",它是一种非放射性人体血清白蛋白(human serum albumin,HSA)的试剂,可以使用 ^{99m}Tc 高锝酸盐标记(MSDS for Draximage®,2011)。该试剂盒由反应瓶组成,其中有制备 ^{99m}Tc-MAA 所虚的无菌非放射性成分,以静脉注射进行诊断使用。每个 10ml 反应瓶中包含 2.5mg 聚合白蛋白,5.0mg 人血清白蛋白,0.06mg 氯化亚锡和 1.2mg 氯化钠。内容物在氮气充填下以冻干形式存在。

聚合白蛋白是在加热和聚集过程中人白蛋白变性而形成的。每个小瓶包含 400 万~800 万个颗粒。通过光学显微镜观察,超过90% 的颗粒在 10~70μm,而典型的平均粒径为 20~40μm。没有一个大于 150μm。在制备过程中,不少于 90% 的高锝酸盐在制备时 ^{99m}Tc 会聚集,并且在整个制备过程的 6h 内 ^{99m}Tc 仍然保持结合。

^{99m}Tc 通过异构体转变(isomeric transition)而衰变,物理半衰期为 6.02h。所有崩解中有将近 90% 产生的主要光子发射(principal photon emission)可用于检测和成像研究,其平均能量为 140.5keV。

美国 FDA 目前批准的 ^{99m}Tc-MAA 的适应证和用途有两个:第一种最常见的适应证是作为肺部成像剂,用于评估 "V/Q 扫描" 或通气灌注扫描,通常用于诊断肺栓塞(Neumann et al.,1980)。第二个适应证是帮

助评估腹腔—静脉分流通畅性（LeVeen），这是一种罕见的情况，用于腹腔液可进入全身循环时。而利用导管于肝动脉内注射 ^{99m}Tc-MAA 来评估肺分流分数和肝肿瘤灌注并非适应证，但是此技术已被广泛接受并被两个微球制造商推荐用于计算肺分流。这种超适应证（off-label）用法被广泛接受，也可被 CMS 和美国的保险公司认可。

聚合白蛋白相对不牢固，因此肝脏肿瘤毛细血管微阻塞是暂时的。侵蚀和破碎使颗粒尺寸减小，使聚集物通过肝毛细血管床。然后，这些碎片积聚于网状内皮系统。在肺部影像学检查中，^{99m}Tc-MAA 的消除半衰期为 2~3h（Prescribing information for Draximage®，2010）。

肝脏肿瘤，特别是肝细胞癌常发生肝内动静脉分流，这种分流的最终结果是，^{99m}Tc-MAA 颗粒不会停留在肿瘤血管内，相反，它们将绕过肿瘤并停留在下一个毛细血管床，即肺部毛细血管系统。此外，还有在其他侧枝动脉通路可能将 MAA 颗粒导向非靶标的毛细血管床，这就是为什么 ^{99m}Tc-MAA 在评估放射栓塞之前有其存在价值，它能帮助评估导管位置是否会造成非靶栓塞（nontarget embolization，NTE）或过量的肺部辐射暴露。^{99m}Tc-MAA 亦是放射性示踪剂，特别是用于断层 SPECT/CT 时，不仅可以量化肺部分流，还可以识别肝外胃肠道组织中 MAA 沉积物，这在第 4.4 节中将讨论利用 MAA 模拟结果来减轻潜在并发症的发生。

对于肝脏成像，单次注射的 ^{99m}Tc-MAA 颗粒数量为 20 万~70 万颗，建议数量约为 35 万颗，与肺灌注研究中使用的相似。由于 MAA 颗粒的分解和随后的解离，注射后游离的 ^{99m}Tc-高锝酸盐立即开始积累。因此，输注后应尽快进行成像。由于移动较少，MAA 颗粒在肝脏中的物理分解时间应长于肺部，导致随着注射和成像时间间隔的增加，相对测得的摄取量可能发生变化。此外，等待时间越长，游离锝量在其他部位的沉积量就越多（唾液腺和甲状腺，胃和肾脏）。由于通过检测胃中 MAA 的活性来识别非目标栓塞是 MAA 模拟的一个主要效用，当等待时间越长越容易混淆胃中游离的 ^{99m}Tc 而影响判断。

表 4-1 对比了 ^{99m}Tc-MAA 和两种现有 ^{90}Y 放射性微球产品的性能。从表 4-1 中可以很明显地看出，MAA 与 ^{90}Y 玻璃和 ^{90}Y 树脂产品的尺寸都非常接近。但是，MAA 的数量与 ^{90}Y 玻璃微球的数量之间存在十倍以上的差异，MAA 的数量与 ^{90}Y 树脂微球的数量之间甚至存在百倍以上的差异。这引起了很大的争议，因此，有些人认为 MAA 并不是 ^{90}Y 的良好替代品。理论虽如此，仍然有些人认为 MAA 在 ^{90}Y 治疗模拟上有存在的价值。

表 4-1　^{99m}Tc-MAA，不完善的替代物

	^{99m}Tc-MAA	^{90}Y 玻璃微球	^{90}Y 树脂微球
颗粒大小 /μm	20~40 (10~70)	20~30 (15~35)	30~35 (20~60)
颗粒数 / 10^5	3.5(2~7)	40(12~80) (10GBq 剂量瓶中)	300~600 (100~800)

通常，将一个 MAA 试剂盒与 100mCi（3.7GBq）的 ^{99m}Tc-高锝酸盐结合使用，以便从每个试剂盒中获得可供多次使用的剂量。单次剂量的范围可以从 2 到 4mCi（74~148MBq）（Package Insert for TheraSphere®，2014），但最常用的剂量为 4mCi（148MBq）。有时依据肝动脉解剖位置可能需要通过两个不同的导管位置来注射 ^{99m}Tc-MAA，以评估整个肝脏的潜在分流。而需要 MAA 分管注射最常见的状况是介入放射科医师计划进行双叶肝脏 ^{90}Y 放射栓塞治疗，可能需要在两个不同的导管位置（如肝左动脉及肝右动脉）

进行输注。如果要获得最佳的模拟状况,在随后的治疗中所需相同导管位置灌注 MAA 是必要的。在这种情况下,需要分别在两个单独的注射器中准备各 2mCi(74MBq)^{99m}Tc-MAA 剂量,以便介入放射科医师可以从两个所需的导管位置注入。

^{99m}Tc-MAA 的有效半衰期可以由下式计算:

$$\frac{1}{t_{effective}} = (1/t_{physical}) + (1/t_{biological})$$

$t=$ 半衰期。

^{99m}Tc 的物理半衰期为 6h,肺部的生物半衰期约为 2.5h,上述公式表明肺部的有效半衰期为 1.76h。然而,这个参数仅有学术价值。由于缺乏机械性分解,^{99m}Tc-MAA 在肝脏的有效半衰期应该更大,因为其生物半衰期应更长。实际上,肝脏中的生物学半衰期可能接近 8h,所以肝脏的有效半衰期约为 3.4h(Grosser et al.,2016)。在注入 MAA 之后,随着时间的推移图像品质会下降,并且因 ^{99m}Tc-MAA 分解而造成图像判读困扰。即使是少量的游离 ^{99m}Tc 的存在也可能干扰图像判读,建议造影时间不要等待太长,超过数小时是不可取的,因为很大一部分 ^{99m}Tc 会游离,使得 MAA 成像效果不理想。

最近一篇文章(Grosser et al.,2016)评估了 ^{99m}Tc-MAA 与 ^{99m}Tc-HSA 的生物降解情况。作者分析了 MAA 和 HSA 在注射后 1h、5h 和 24h 三个时间点的残留活性,以评估肺分流比例(lung shunt fraction,LSF)。正如预期的那样,使用 MAA 计算的 LSF 在三个时间点分别变化了 3.9%、7.7% 和 9.9%,表现为双指数衰减。Grosser 等人(2016)建议不要对注射 MAA 后超过 4h 的影像进行 MAA 分流计算,理想上要获得最佳分流指数必须用 1h 内的图像来计算最为准确。

4.1.3　定量化趋势

^{99m}Tc-MAA 并不是唯一可用于放射栓塞模拟的示踪剂。虽然 ^{99m}Tc-MAA 采用平面成像、SPECT 或 SPECT/CT 进行成像,但 PET/CT 在术前模拟中的应用已经引发了一些兴趣。与 SPECT 相比,PET 能够获得更好的图像质量和更准确的定量。在一些研究机构,由于 ^{68}Ge/^{68}Ga 发生器的使用,允许将 V/Q 扫描从平面/SPECT 检查改为 PET 检查。Ament 等人已经描述了利用 ^{68}Ga 标记的气溶胶(Galligas)和 ^{68}Ga 标记的 MAA 进行 V/Q 扫描的目的(Ament et al.,2013)。早在 1989 年,就有各种文献引用描述了将 ^{68}Ga 标记到 MAA 化合物所需的放射化学(Even and Green,1989;Mathias and Green,2008)。最近的一项研究描述了使用专门用于创建 PET 灌注剂 ^{68}Ga-MAA 的冻干试剂盒,并讨论了其在放射栓塞规划中的潜在益处(Amor-Coarasa et al.,2014)。如果可以为 ^{68}Ga-MAA 制备创建定制试剂盒,甚至能增加 MAA 颗粒的数量,使其更接近 ^{90}Y 玻璃或树脂放射栓塞中使用的数量。这可能会减少由于传统 MAA 的有限栓塞效应而导致的分布差异的可能性。^{68}Ga-MAA PET/CT 的潜力是异常令人兴奋的,因为这使输注碘造影剂后行 PET/CT 肝脏三期扫描,同时得到肝肿瘤的结构轮廓与 MAA 分布成为可能。另外,PET/MR 甚至可能更有用,因为可以在不使用造影剂下看到肝脏肿瘤,尽管运动伪影会降低融合度,弥散加权序列也可以提供肿瘤信息。目前 MRI 还有较新的肝脏特异性造影剂,例如 Eovist®/Primavist®,它们在肝脏病灶,例如肝癌的成像表现上具有优势(Campos et al.,2012)。尤其是当 MAA 分布可以量化的时候,将 MAA 的分布叠加在详细的肿瘤图像上便能成为一种非常有说服力的模拟计划工具。

4.2　成像程序

4.2.1　成像程序概论

^{99m}Tc-MAA 平面成像与血管造影评估血管及肿瘤之相关解剖构造，用于放射栓塞治疗计划和检测 ^{90}Y 微球肝外沉积的潜在并发症。在输注 ^{99m}Tc-MAA 剂量后，立即获得腹部和肺部前后投影的平面图像，以评估 LSF。使用平面伽马相机，使用 20% 的能量窗口（energy window）收集 140keV 辐射 2min 以获取理想的影像。平面双头相机，同时利用前后两头，以满足几何平均（geometric mean，GM）计算的需要。通常此采集用于低能量高分辨率（low-energy high resolution，LEHR）或同等准直仪情况下。

肺分流百分数是使用前、后投影的 GM 计算。在前后投影中围绕整个肺部和整个肝脏绘制感兴趣区域（ROI），并获得各自相应的计数。然后使用以下公式确定肺分流百分数。

$$GM = \sqrt{ROI_{Anterior} \times ROI_{Posterior}} \quad (4\text{-}1)$$

$$Lung\ shunt\ fraction\ (LSF) = \frac{GM_{Lung}}{GM_{Liver} + GM_{Lung}} \quad (4\text{-}2)$$

图 4-1a 和 b 为一患者的轮廓示例，该患者有一个巨大的（约 18cm）肝细胞癌和 18% 的肺分流百分数。图 4-1c 显示了该患者的冠状位肝脏 CT 扫描影像。从肺野或肝野前后视野图的总计数值用于计算 GM 和 LSF（公式 4-1 和公式 4-2）。

4.2.2　MAA 注射和成像的技术方法

在转移性肝肿瘤中，由于高肺分流的发生率与 HCC 患者相比相对较低，因此可以直接在肝固有动脉（proper hepatic artery）中进

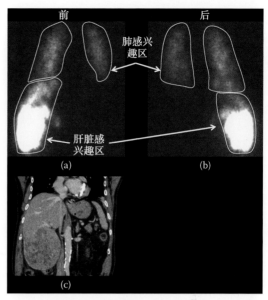

图 4-1　在肝右动脉注射 4.0mCi 的 ^{99m}Tc-MAA 后，计算患者的肺分流百分数。绘制轮廓以识别前（a）和后（b）投影上的肺和肝脏指数。（c）中显示了患者肿瘤的治疗前肝脏冠状位断层扫描影像

行 MAA 的注射。有些 HCC 会伴随门静脉栓塞，形成的动静脉分流造成绕过毛细血管床的概率增加，增加了放射性肺炎（radiation pneumonitis，RP）的风险。根据学者们的经验，仅有少数的 HCC 病例会出现明显的 LSF（>20%）。在笔者所在机构过去一年中接受放射前栓塞 MAA 输注和影像学检查的 109 例患者中，LSF>20% 的有 6 例，且均为 HCC 患者，其中五个伴随有门静脉血栓形成。这些数据代表了现阶段范围内放射栓塞的经验。

在双叶肝细胞癌患者中，如果没有严重的血管分流到肝脏或门静脉，则可以直接于肝固有动脉内注入 ^{99m}Tc-MAA。但是如果发现有分流情形，最好以单叶肝脏注射 MAA，以一次评估一边肝叶为佳。于下次治疗其他肝叶之前，可以再进行另一叶的 MAA 扫描。在某些动脉解剖变异的情况下，例如替代肝右动脉，最好分次注射 ^{99m}Tc-MAA 才能完整涵盖整个肝脏，在替代肝右动脉中注入 2~3mCi 的 MAA，剩余的 2~3mCi 进入肝左

动脉。

如前所述，MAA 注射后最好尽快评估肺分流比例和成像。^{99m}Tc-MAA 可能混淆对胃肠道组织 NTE 的判读，也会导致肺分流百分数的高估。另外，康普顿散射也会增加肺分流百分数，从而增加计算的肺部剂量。肺部剂量很重要，因为在一次治疗中给予肺部的辐射剂量>30 Gray（Gy）或在多次治疗中累积剂量>50Gy 被认为是相对禁忌证（Salem and Thurston，2006a）。

通常采用平面成像来计算肺分流百分数。Yu 等人（2013）描述了一种基于 ^{99m}Tc-MAA SPECT/CT 计算肝癌放射栓塞术的平均肺剂量（mean lung dose，MLD）的新方法，可以更准确地估计肺部的辐射风险。此外，与平面成像相比，SPECT 和 SPECT/CT 检测肝外非靶器官放射栓塞的敏感性也有所提高。Ahmadzadehfar（2010）报道，检测肝外沉积的敏感度从平面成像的 32% 和单纯 SPECT 的 41% 提高到 SPECT/CT 的 100%。平面和 SPECT 成像对非靶器官放射栓塞检测的特异性为 98%，SPECT/CT 为 93%。SPECT/CT 影像能够侦测出肝外活性预测可能发生非靶器官放射栓塞的风险部位，其中大约有 29% 的病例会改变治疗计划。MAA 模拟后某些病例需要采取修正措施，包括弹簧圈栓塞特定的血管，重新摆放导管位置，有些情况甚至需要取消手术（Ahmadzadehfar et al.，2010）。范例在第 4.4 节。

除了术前识别可能的非靶器官放射栓塞和肺分流百分数外，SPECT/CT 中 MAA 活性的分布模式还有助于预测治疗后反应（Garin et al.，2012）。图 4-2a 为一位肝右后叶肿瘤患者的 ^{18}F-FDG-PET/CT 图像，相应的 MAA 扫描（图 4-2b）显示了相符合的肝脏分布。治疗后约 3 个月的随访 ^{18}F-FDG-PET/CT 扫描（图 4-2c）显示治疗完全缓解（complete response），先前存在肿瘤的局灶性 ^{18}F-FDG 吸收已不复见。

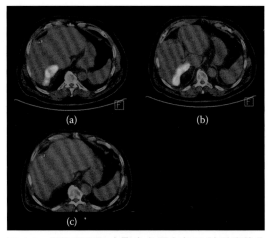

图 4-2　SPECT/CT 中聚合白蛋白（MAA）活度的分布模式有助于预测疗效。(a) ^{18}F-FDG-PET/CT 显示肝右后叶的局灶性肿瘤 FDG 摄取，和相应的 MAA 活度扫描(b)影像表现一致。(c)治疗后 3 个月随访 ^{18}F-FDG-PET/CT 扫描显示，基线 PET 上局灶性 FDG 摄取已完全消失

4.3　肺部剂量测定

4.3.1　常规技术

肝癌的放射栓塞治疗主要是针对肿瘤注入高浓度的 ^{90}Y 微球。选择性动脉造影是 ^{90}Y 微球治疗前的常规显像技术，主要目的是评估肝动脉解剖构造，使得可以向肿瘤输注高剂量 ^{90}Y，同时控制保留正常肝细胞的功能，以降低非靶器官放射性损伤的发生率。由于肿瘤血管的病理性质，注射的微球可能会发生明显的动静脉分流，导致分流的微球沉积到肺部，有发生放射性肺炎的风险。术前应对患者肝内存在的分流常规进行评估来控制这种风险。如前所述，单次治疗的分流 MLD 大于 30Gy 或累计分流 MLD 大于 50Gy 是放射栓塞术的禁忌证（Riaz et al.，2014）。

通过 ^{99m}Tc-MAA 成像可以计算出 ^{99m}Tc-

MAA 在肺和肝脏各自相对放射性强度，如前述公式 4-1 和公式 4-2（LSF= 肺总量 / 总量（肺 + 肝）），即可计算 LSF。常规上，LSF 是使用分区模型（partition model）（Ho et al.，1996）从指定的二维图像区域上的肺计数（MAA$_\text{lung}$）和肝计数（MAA$_\text{liver}$）确定。我们使用 ^{99m}Tc-MAA 活性分布替代放射性微球活性分布，并假设所有微球都停留在毛细血管中，并且以物理半衰期的速率衰减（即没有生物清除），医学内部辐射剂量（medical internal radiation dose，MIRD）公式可用于估计肺部的吸收剂量（Loevinger and Berman，1976）。MIRD 公式是用质量 M 及 ^{90}Y 活性 A 来推测出存在的局部能量沉积，公式如下（Ho et al.，1996）：

$$D_\text{avg}(\text{Gy}) = \frac{A(\text{GBq}) \times 49.98(\text{J·s})}{M(\text{kg})} \quad (4\text{-}3)$$

肺部剂量 A_lung 的定义是由总注射活性 A_total 乘以 LSF，$A_\text{lung}=A_\text{total} \times$ LSF（假定质量为 1kg）［International Commission on Radiological Protection（ICRP），1975］。由于缺乏平面成像提供的体积信息，临床放射栓塞流程中通常不对患者的肺部质量进行具体评估。公式 4-4 是肺部吸收剂量的推算，可以将其应用于常规放射栓塞治疗评估：

$$D_\text{avg}(\text{Gy}) = \frac{A_\text{total}(\text{GBq}) \times \text{LSF} \times 49.98(\text{J·s})}{1(\text{kg})}$$
$$(4\text{-}4)$$

虽然此方法非常简便，但从二维投影图像估计肺部剂量有几个局限性。如果没有解剖图像，平面显像上的肺和肝轮廓可能是主观的。由于肝脏对活性的吸收率较高，因此肝脏和肺之间边界定义上的细微变化可能导致所测得的肺活性发生较大差异。此外，平面成像不容易校正光子的衰减和散射，导致肺和肝 MAA 活性潜在不确定性较大。使用前和后平面图像的共轭对确定的 LSF 的几何平均数（GM）技术可以减轻光子衰减的差异；然而，由于肝脏和肺部表现出不同的组织密度，几何平均数技术无法校正散射，也无法补偿光子衰减差异。

4.3.2 进阶方法

使用 ^{99m}Tc-MAA SPECT 可以改善动静脉分流的肺部剂量估计。三维（3D）图像重建与衰减和散射校正相结合，使用从相应解剖 CT 图像中获得的组织密度，可提高肝脏和肺活度摄取量的定量分析，并加以计算 LSF。CT 解剖学图像可测量关于肺部容积以及个体化肺密度体积测量。然而，要获得 3D SPECT 重建平面投影所需的时间很长，并且在图像采集过程中，自由呼吸可能会导致膈肌周围的影像重叠失调。肝脏活动可能因此模糊到 CT 所定义的肺部区域，这是呼吸周期特定阶段的几秒钟内采集的从而导致对肺的活性被高估。

Yu 等人（2013）提出了一种基于 ^{99m}Tc-MAA SPECT/CT 计算 MLD 的方法。MLD 的预估是以各肺部子区域（Lung$_\text{sub}$）的平均剂量近似值计算，并且排除肺部距离膈肌 2cm 内的区域，以避免受到肝脏呼吸移动影响。肺部子区域分流百分数（LSF）是由 CT 扫描区域内肺部子区域活性和体外活性所决定。MLD 是通过公式 4-3 对 71 名患者进行回顾性测定的，利用肺部子区域的体积计算出肺的质量，且假设肺密度为 0.3g/cm（Van Dyk et al.，1982）。假设肺部总质量为 1 000g，将 SPECT 计算出的肺部剂量与平面成像上从肺部和肝脏区域估算出的肺分流百分数进行比较发现，几乎所有的患者，平面显像仪的肺部剂量均超过了 SPECT 预估的剂量，平均平面显像仪与 SPECT 肺部剂量的平均比值为 3.8 ± 4.0。对于根据平面成像估计肺部剂量大于 15Gy 的治疗中辐射诱发肺炎风险最高的患者，比值为 2.7 ± 1.1。作者进一步研究了在重建 SPECT 图像时忽略由于呼吸而导致的配准失误以及无法进行衰减和散射校正的影响,得出的结论是两者都将导致大约50%的肺部剂量高估。考虑到使用平面成像法估计肺分流百分数的主观性和潜在的不准确性,作者建议使用SPECT进行更准确的平均肺部剂量估计。

Kao等人(2014)的最新研究进一步证明了使用平面图像估计平均肺部剂量的不确定性,以及使用SPECT/CT个体化(individualized)估计平均肺部剂量的重要性。他们比较了30名东南亚患者使用[99m]Tc-MAA SPECT/CT与常规平面成像方法计算出的肺部剂量,从3D SPECT/CT估算肺部剂量的技术与Yu等人(2013)使用的技术相似,将CT上肺和肝脏体积分区计算得到肺分流百分数。其选择比膈肌的圆顶高1.5cm的距离,以排除图像采集过程中由于自由呼吸导致的肝脏移动而使肺脏计数失准。使用公式4-3确定平均肺部剂量,并根据患者的特定肺实质质量(通过CT密度测定以确定排除膈肌上方区域的肺体积)。另外通过传统的平面成像测量肺部和肝脏活动度,发现平面成像平均肺分流百分数(5.96% ± 4.59%)和SPECT平均肺分流百分数(7.36% ± 4.96%)之间有统计上差异显著。但是,两种方法的平均肺吸收剂量并无统计学意义。患者的平均肺质量为830g,与标准肺质量1 000g相差无几。但对于肺质量特别小的患者(如肺叶切除术后的患者),平面成像法可能会低估平均肺吸收剂量。

动静脉分流引起的放射性肺炎是使用[90]Y放射栓塞治疗肝癌的罕见并发症,发生率低于1%(Chan et al.,1995;Salem et al.,2008),仅当肺部辐射剂量于单次治疗剂量大于30Gy或累积剂量大于50Gy时,才会视为治疗禁忌证(Riaz et al.,2014)。根据传统[99m]Tc-MAA平面成像所测定肺和肝的活性可能会造成高估平均肺吸收剂量,这是由于肺

和肝体积的区域划分不准确,并且无法对二维图像应用衰减和散射校正。同样地,根据平面成像进行剂量计算时,必须使用1 000g的假设标准肺质量,这可能会高估或低估患者的肺部剂量,这些取决于患者的体型和肺部生理状况。三维[99m]Tc-MAA SPECT/CT使用患者特定的肺部质量进行肺部剂量估计,能改善分流造成的影响并更精准计算剂量。然而,即便是使用SPECT/CT判读[99m]Tc-MAA平面成像以模拟[90]Y微球活性,肺部辐射剂量的估计仍然存在着误差。因聚白蛋白的侵蚀和破碎会减小粒径,导致大量的[99m]Tc-MAA流向肺部,会在肺部呈现更多的活性,但是,[90]Y则是相对具有刚性结构的微球,流向肺部的机会较少。

4.4 非靶器官放射性损伤,放射性肺炎及其影响

平面[99m]Tc-MAA成像可用来计算肺分流百分数并排除胃肠道分流发生的可能性。特别是[99m]Tc-MAA SPECT/CT成像可提供融合的功能和解剖学数据,增加肝外血流识别的清晰度和信心,并指引定位肝外非靶血管栓塞。然而,SPECT/CT不应仅用于绝对排除胃肠分流,而应将其视为胃肠道的辅助成像方式。要精准识别胃肠道分流应利用肝动脉造影,三维CT血管造影和SPECT成像获得的综合信息来完成。

4.4.1 肝外吸收和临床治疗策略

如第3章所讨论的,计划性血管造影在[90]Y放射栓塞术前是必要的,因为它提供了正常和变异解剖的概况。选择性动脉造影是[90]Y微球治疗前的常规显像技术,主要目的是对肝动脉解剖、肿瘤供血动脉、危险动

脉、危险吻合进行全面评估以及采取必要的预防性处理，随着 C 臂 CT 技术和新型导管的使用，为防止肝肠分流而进行的预防性弹簧圈栓塞的频率已经降低。^{90}Y 放射栓塞的潜在风险是在灌注微球过程中意外发生非靶血管栓塞，可能会造成严重后果，^{90}Y 微球颗粒沉积最常见的部位是胆囊，胃肠道系统和肺。

放射性胆囊炎是由于胆囊吸收放射性微球所致。通过预先识别胆囊动脉并将导管尖端放置在胆囊动脉开口远端，可以预防这种情况的发生。因 ^{90}Y 微球反流进入胆囊动脉的概率低，此种情况下无须预防性栓塞胆囊动脉。如果血流量显著，并且不可能在胆囊动脉开口远端注射，大量 ^{90}Y 微球进入胆囊动脉的概率增加，那么建议进行预防性栓塞（Salem and Thurston，2006b）。放射性胆囊炎可以先用支持治疗来解决，如果情况恶化，则可进行胆囊切除术（Atassi，2008）。^{99m}Tc-MAA 模拟为放射性胆囊炎提供了一个敏感的预测指标，图 4-3 显示 ^{99m}Tc-MAA SPECT/CT 中胆囊的摄取情况以及肝脏和肿瘤的摄取情况，这个例子说明了 ^{99m}Tc-MAA 模拟对于预防如放射性胆囊炎等并发症的重要性。

经由术前仔细评估，消化道溃疡的发生概率低于 5%（Mallach et al.，2008；Szyszko et al.，2007）。虽然治疗前的肝血管造影术应有助于减少这些并发症，但若血流方向出现错误，微球仍可能经由肝血管进入肠道血管内，这些患者在手术过程中或手术后可能会出现强烈的栓塞性疼痛。如第 13 章所示，如果怀疑是胃肠道非靶器官放射性损伤，能在微球输注后通过 ^{90}Y PET/CT 进行影像确认，帮助进行后续医疗处置。内镜检查可以做出明确诊断。这些毒性可归因于无法识别的变异血管、侧支循环以及输注过程中血流动力学的变化（Murthy et al.，2007）。这些患者应

积极用质子泵抑制剂（proton pump inhibitor，PPI）治疗，以防止更严重的并发症，如溃疡及穿孔，最终可能需要手术治疗。

图 4-4 ^{99m}Tc-MAA SPECT/CT 显示了明确的胃幽门处 MAA 摄取，此情形如未处置可能会导致胃溃疡，预防措施可采取胃动脉预防性弹簧圈栓塞。图 4-5a 显示了常规胃十二指肠动脉使用弹簧圈栓塞后的血管造影图。图 4-4 明确显示 MAA 的摄取位置，因此将胃右动脉进行预防性栓塞如图 4-5b 所示，该预防措施可确保 ^{90}Y 放射栓塞术安全。

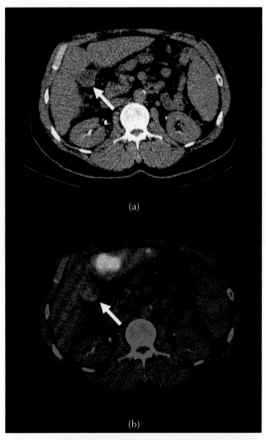

图 4-3　显示胆囊中的摄取（箭头）源自胆囊动脉分流，与造成放射性胆囊炎的风险有关。(a)肝脏 CT 成像和(b)^{99m}Tc-MAA SPECT/CT 后输注 4.0mCi 的 ^{99m}Tc-MAA 图像

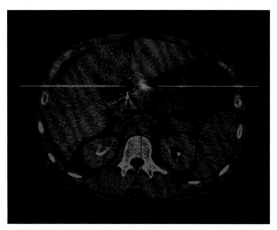

图 4-4　^{99m}Tc-MAA SPECT/CT 图像显示胃幽门的放射活度。在治疗前必须采取额外的预防措施，以避免胃肠道（GI）并发症

微球的误输注也可能导致 ⁹⁰Y 微球通过镰状动脉进入供应前腹壁的血管中（Liu et al.，2005），导致放射性皮肤炎的发生（Leong et al.，2009）。术前肝血管造影术中进行预防性栓塞可以避免（Meyer et al.，2014）。除了预防栓塞方式，亦可选择于 ⁹⁰Y 术中使用冰袋/冰盐水袋放置在患者腹壁上，冰袋被认为能引起血管痉挛并将血流重新引导流向肝内循环（Wang，2013）。图 4-6 为某 HCC 患者的 ^{99m}Tc-MAA SPECT/CT，除了肝脏右叶与肿瘤相对应的 MAA 摄取外，还有一个线性的活度显影向下延伸至前腹壁肚脐区域，这代表 ⁹⁰Y 治疗中可能发生微球通过镰状动

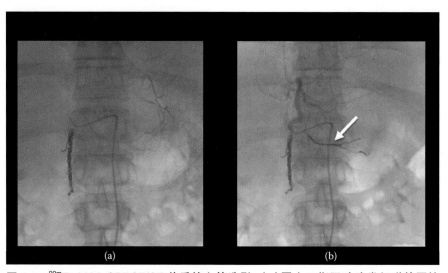

图 4-5　^{99m}Tc-MAA SPECT/CT 前后的血管造影。（a）胃十二指肠动脉常规弹簧圈栓塞后的血管造影图像。（b）在 MAA SPECT/CT 上识别造成胃幽门的非靶器官放射栓塞（NTE）的可能性后，针对胃右动脉进行弹簧圈栓塞

脉造成潜在肝外非靶器官放射性损伤。由于使用 MAA 进行预处理识别，便可在该患者 ⁹⁰Y 治疗过程采用上述冰袋措施，预防副作用发生。

4.4.2　大量的肺分流及其临床处理策略

　　肝实质或肿瘤中的动静脉吻合或异常交通会导致肺部分流，可能在 ⁹⁰Y 治疗后导致放射性肺炎（Wright et al.，2012；Leung et al.，1995）。Elschot（2011）文献中描述了用于处理过量肺分流百分数的各种方法。这些措施包括取消任何肝肺分流明显升高患者的治疗（LSF＞20%）（Leung et al.，1995），减少 ⁹⁰Y 治疗剂量（10%＜LSF＜20%）（Elschot et al.，2011），针对分流处进行一般性栓塞或化疗栓塞（Gaba and Vanmiddlesworth，2012），以及在输注微球时利用球囊阻断肝静脉，这样便可

以使 ^{90}Y 安全输注（Ward et al., 2015）。本书的其他章节将讨论更多技术方法。

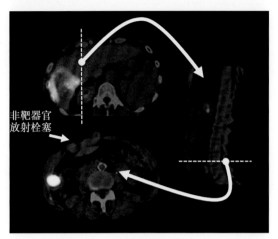

图 4-6　腹壁分流：一例肝癌患者 ^{99m}Tc-MAA SPECT/CT 图像。肝右叶存在与肿瘤相对应的 MAA 摄取。矢状位重建显示线性活度延伸至脐部区域的前腹壁下部，代表经镰状动脉的肝外分流

4.4.3　放射性肺炎

放射性肺炎（radiation pneumoitis，RP）是辐射引起的肺部疾病的一种急性表现，由肝肺分流增加引起，和肺的估计放射剂量增加有关。放射性肺炎在文献中的大多数病例是肺癌和乳腺癌（Leung et al., 1995）、淋巴瘤和干细胞移植的全身外放射照射治疗后的结果（Camus, 2004）。平均肺剂量（MLD）、接受指定剂量的肺体积和正常组织的并发症概率（normal tissue complication probability，NTCP）是三个广泛研究放射性肺炎风险的参数（Graves et al., 2010）。Rodrigues 等人（2004）强调，鉴于结局变量的异质性，无法实现研究之间的直接比较。然而，大多数研究确实显示剂量 - 体积直方图参数与放射性肺炎之间存在关联性。值得注意的是，在预测肺毒性方面，患者本身的特质比剂量学参数更重要（Dehing-Oberije et al., 2009）。Ramella（2010）发现放射性肺炎与标准化肺

部剂量因素有关，在标准肺部剂量参数因素中加入同侧约束（即限制肺接受 30Gy 的量），如此在非小细胞肺癌接受三维适形放射治疗（3D conformal RT）及同步化疗的患者肺炎发生率从 14.4% 降低到 6.8%。Riaz 等人（2009）的研究认为放射性肺炎的发生尚未得到理想结论。在 Salem（2008）研究 58 名患者的报告中，在累计肺部剂量超过 50Gy 的情况下未出现放射性肺炎。然而，Wright（2012）发表一病例报告，该患者其肺部剂量仅为（31.0 ± 13.0）Gy 却出现放射性肺炎。由此可知，使用目前 ^{90}Y 剂量测定模型并无法有效预测放射性肺炎，主要因为剂量学模型是假设 ^{90}Y 在肺部分布均匀（Salem et al., 2008），这可以解释 Wright 的病例所发生之情形。

放射性肺炎患者通常表现为呼吸困难、发热、支气管肺泡淋巴细胞增多和嗜酸性粒细胞增多。初期肺功能异常表现为轻微的限制性通气障碍。随着疾病进展，可出现少量胸腔积液和肺实变，治疗后 1~2 个月影像检查可见双侧肺门对称性磨玻璃结节或模糊密度影且相对外围 / 肺门保留，表现为"蝶翼征"状（"bat-wing"sign），这些特征也可以类似于组织性或慢性嗜酸性肺炎。之后可能会缓解或进一步发展为肺纤维化、牵拉性支气管扩张和局灶性蜂窝肺。晚期甚至出现自发性气胸及肺部严重感染（Leung et al., 1995；Camus, 2004；Riaz et al., 2009）。

放射性肺炎的一线治疗是糖皮质激素，它可以减轻炎症（Leung et al., 1995）。Rubin 和 Casarett（1968）证实，在临床肺炎发生后给予糖皮质激素时，可以看到有效反应。然而，当作预防性给药时，糖皮质激素并无法防止放射性肺炎发生。己酮可可碱（pentoxifylline）（一种通过白介素 -1/ 肿瘤坏死因子介导的具有免疫调节 / 抗炎特性的血小板抑制剂）被认为通过抑制血小板聚集和肿瘤坏死因子而有助于预防放射毒性（Ozturk et al., 2004）。

综上所述,再次强调放射性肺炎的发生率很低,当肝肺分流分数会导致肺部剂量超过 30Gy 时,谨慎的处理及预防至关重要(Murthy et al.,2005)。

4.5 ^{99m}Tc-MAA 与 ^{90}Y 放射栓塞之间的相关性

目前的 ^{90}Y 放射栓塞操作中,预估肺分流百分数在预防放射性肺炎是非常重要的。如前所述,肺分流百分数的预测是在计划模拟中以 ^{99m}Tc-MAA 作为放射栓塞的替代物。然而,这些颗粒在肝脏内的分布情形在目前常规临床实践中大部分被忽略。尽管 ^{99m}Tc-MAA 被认为能在测量肺分流百分数中作为 ^{90}Y 微球的代用品,但其是否能精确模拟 ^{90}Y 放射栓塞术中的肝脏分布尚未得到明确的证明。本节将回顾有关 ^{99m}Tc-MAA 作为放射栓塞替代品准确性的文献,首先要从使用 MAA 评估肺分流百分数开始。

4.5.1 使用 ^{99m}Tc-MAA 评估肺分流百分数

常规做法是在 ^{90}Y 治疗前 2~4 周进行选择性动脉造影,并于肝动脉分支内注射 ^{99m}Tc-MAA,进行平面成像,并在肺部和肝脏上的各自相对放射性强度测量出肺分流百分数。通常还会再利用上腹部的 SPECT/CT 成像,评估肝和肝外区域中的颗粒分布情形,以确保未来可以安全地输注 ^{90}Y 放射性微球。

已知肝细胞癌(HCC)的肺分流百分数高于其他肿瘤(8.0% vs 6.3%;P=0.048)(Olorunsola et al.,2015)。在 Gaba 的研究中,高肺分流百分数(LSF>20%)发生在 HCC 中高达 14%,但其他肿瘤仅有 3% 发生率(P=0.004)(Gaba et al.,2014)。Powerski 的

研究提到结直肠癌(CRC)肝转移病灶(肺分流百分数中位数为 10.6%)和 HCC 的肺分流百分数(11.7%)明显大于乳腺癌肝转移灶的肺分流百分数(7.4%;P<0.005)(Powerski et al.,2015)。许多文献报道了类似的结果,我们的研究也发现相似情形,在克利夫兰医学中心对 39 名在 HCC 放射栓塞术前接受右叶 ^{99m}Tc-MAA 注射(37 个肝叶,2 个肝段)的患者进行回顾性审查。在这些患者中,平均肺分流百分数为 5.9%(SD:0.03%,范围:0.5%~12.1%),且在有(n=7)或无(n=32)^{99m}Tc-MAA 肝外分流(extrahepatic distribution)患者之间肺分流百分数统计学上无显著差异。

在 Lambert 等人(2010)的研究中,低质量的全身成像(定义为当对全身成像评估肝脏时,可见肾脏显影)与较高的肺分流百分数相关。作者发现,在评估的 90 项研究中,有 14% 的研究被认为是低质量的,并认为这组研究高估了肺分流百分数。

在绝大多数原发性或继发性肝肿瘤患者中,通过 ^{99m}Tc-MAA 测量的肺分流百分数小于 20%,有一小部分的 HCC 肿瘤会有较高的 LSF(Refaat and Hassan,2014)。此外,平面图像的质量对肺分流百分数的测量有重要影响,低质量的图像可能会导致肺分流百分数的高估。

4.5.2 血流动力学和颗粒大小的影响

人类肝转移病灶的小动脉平均直径为 30~40μm。当流经动脉时,颗粒聚集在动脉周围。因此,进入侧支或分支的颗粒浓度将低于主干中的浓度。另外,较小的颗粒倾向于到达肝脏的外围,而较大的颗粒则不会。在一项对大鼠的研究中,15μm 和 32.5μm 微球的平均肿瘤与肝脏动脉灌注比(T:N)为 3:1,但 50μm 的微球则为 1:1(Van de Wiele et al.,2012)。显然,颗粒的大小在肝脏中的

分布以及随后从肝脏分流的过程中起着关键作用。

目前有两种类型的微球可以进行^{90}Y放射栓塞治疗肝细胞癌：玻璃微球和树脂微球。树脂^{90}Y微球尺寸约为$(32.5 \pm 2.5)\mu m$，而玻璃^{90}Y微球尺寸约为$(25 \pm 5)\mu m$。此外，^{90}Y树脂微球每GBq的球体总数约为2 000万个，而玻璃微球的总数仅约为40万个（Cremonesi et al.，2014）。因此，玻璃微球的每微球的活度明显更高，而树脂微球因数量多于玻璃微球，相同活度下，树脂微球比玻璃微球更具有栓塞效果；然而这还取决治疗计划中制订的放射剂量和肝脏中血管床的大小。

与^{90}Y微球相比，在模拟阶段注入的^{99m}Tc-MAA颗粒具有更宽的尺寸范围（5~100μm），其中80%~90%的颗粒粒径范围为10~70μm（表 4-1，Zophel et al.，2009）。^{99m}Tc-MAA颗粒会经过酶水解后，被网状内皮细胞吞噬。与^{90}Y微球不同，^{99m}Tc-MAA的放射性剂量不一定随颗粒数量线性变化。例如，将粒径增加一倍会使每个粒子的平均放射性增加4倍。因此，直径为40μm的颗粒比直径为10μm的颗粒增加16倍的放射性（Van de Wiele et al.，2012）。

^{99m}Tc-MAA是同时包含小颗粒（<20μm）和大颗粒（>60μm）的异质组成，每次给药时每个颗粒的辐射剂量明显不同，很可能会影响肝内和肝外的成像分布，因为小颗粒更可能通过肝毛细血管床，并对分流定量成像产生影响。这种影响可能与之前讨论的平面成像由于散射和衰减而高估肺分流百分数的倾向相结合。在一项以23名原发性和继发性肝恶性肿瘤患者的研究中，^{99m}Tc-MAA扫描与标准化^{90}Y放射栓塞术后PET/CT扫描相比，发现显著高估了肺分流百分数（6% vs 1.8%；$P<0.01$）（Song et al.，2015）。尽管每瓶中的成分不均质，^{99m}Tc-MAA仍被普遍用作^{90}Y放射栓塞术的模拟替代品。

4.5.3 ^{99m}Tc-MAA 的分布与吸收剂量之间的相关性

在临床实验中，假设^{99m}Tc-MAA颗粒的分布与^{90}Y微球的分布相似，因而使该颗粒可作为微球的替代物。但在一些研究中，^{99m}Tc-MAA作为替代物的可靠性受到质疑。在制订治疗的辐射剂量时，应先了解^{99m}Tc-MAA与^{90}Y树脂或玻璃微球在特性上的显著差异，包括颗粒/微球的尺寸范围以及所输送的颗粒/微球的总数。假设^{99m}Tc-MAA和^{90}Y微球在肝脏中的输注部位相同，由于流体动力学的差异，它们的分布仍会有所不同。注射剂的物理性质和在输注时来自导管尖端的血流模式将决定输注颗粒的分布动力学。因为了解两者间存在差异，这可以解释为什么即使模拟中^{99m}Tc-MAA在肝脏分布不理想，^{90}Y的治疗也很少需要被取消。

一项针对66位患者的研究（共435个结直肠肝转移病灶）显示，^{99m}Tc-MAA在肿瘤中的摄取程度与^{90}Y树脂微球的治疗效果无关，因此，不能根据^{99m}Tc-MAA分布状况不佳而排除患者进行放射栓塞治疗（Ulrich et al.，2013）。更进一步探讨有关导管位置是否为影响此结果的重要因素，作者也报告了亚组分析的结果，即使注射^{99m}Tc-MAA时的导管头端的位置与实际灌注^{90}Y放射性微球时的位置相同（原66位患者中的41位），同样缺乏统计上的相关性（$P>0.05$）（Amthauer et al.，2014）。

然而 Ho 等人（1996）在对17例患者（14例HCC，3例CRC）的研究中，在肿瘤（$r=0.862$）和背景肝（$r=0.804$）中，发现使用基于T：N的分区模型估计的剂量与术中剂量测定之间存在良好的相关性。Ho 等人用^{99m}Tc-MAA模拟将肿瘤的平均计数率除以正常肝脏的平均计数率来确定T：N。该比值可用于估计在肿瘤和正常肝分区^{90}Y微球的活度。如果可以估计输送到肿瘤的活度，则可以利用公式 4-3 计算出能达到一定的肿瘤细胞致死量或保持在正常肝组织的耐受限度以下所需的 ^{90}Y 微球数量。第 5 章提供了使用分区模型进行肝脏剂量测定的其他细节。遗憾的是，这种方式在常规临床治疗上并不常用。

关于 ^{99m}Tc-MAA 作为放射栓塞术替代物的有效性的争议及临床证据，将在下面章节详细讨论，但切记 T∶N 的临床测量可能因患者而异。在大型患者研究已经表明这些差异不一定代表测量不准确或错误（Ilhan et al.，2015a）。通常在神经内分泌肿瘤，HCC 和胆管细胞癌的病例中出现较高的 T∶N 值，而在乳腺癌、CRC 和肉瘤的病例中通常出现较低的 T∶N 值。

4.5.3.1 支持 ^{99m}Tc-MAA 为放射栓塞术替代物的证据

Ilhan 等人（2015b）比较不同肝肿瘤在 ^{99m}Tc-MAA SPECT 与 ^{90}Y 树脂微球放射栓塞后韧致辐射 SPECT 的图像。在 502 名患者中，有 20% 患有原发性肝肿瘤（HCC 占 12%；胆管细胞癌占 8%），其余患者则为几种不同原发性肿瘤的肝转移。将 ^{99m}Tc-MAA 和 ^{90}Y 韧致辐射图像与增强 CT 或 MR 图像进行核对，分析发现 ^{99m}Tc-MAA SPECT 上高摄取的病灶也有高摄取的 ^{90}Y 微球，虽然 ^{99m}Tc-MAA SPECT 与 ^{90}Y 微球摄取之间具统计学上相关性，但偏弱（$r=0.26$；$P<0.001$）（Ilhan et al.，2015b）。其他作者进行了类似的分析，将 ^{99m}Tc-MAA SPECT 与治疗后的 ^{90}Y 韧致辐射 SPECT 进行比较，结果表明两者有合理的一致性（Knesaurek et al.，2010）。

在第 4.5.3.2 节中，将回顾一些认为 ^{99m}Tc-MAA 与放射栓塞术之间的颗粒分布一致性较差的研究，这稍后将进行更多探讨。重要的是，颗粒在空间上分布的一致性可能不是 ^{99m}Tc-MAA 作为使用分区模型预测肝脏剂量的有效工具的必要条件。例如，Kao 等人（2013）使用树脂微球治疗的 23 例患者，比较其治疗后 ^{90}Y PET/CT 与治疗前 ^{99m}Tc-MAA SPECT/CT，发现以治疗后 ^{90}Y PET/CT 作为金标准，基于 MAA SPECT 的剂量预测显示出良好的一致性，中位相对误差仅为 3.8%（最大值 =13.2%）。

4.5.3.2 不支持 ^{99m}Tc-MAA 为放射栓塞术替代物的证据

有文献报告了 ^{99m}Tc-MAA 和 ^{90}Y 放射性微球在肝内的分布缺乏相关性。在一项纳入 39 位使用 ^{90}Y 树脂微球治疗患者的研究中，评估 ^{99m}Tc-MAA 预测 ^{90}Y 分布的能力，将基于 ^{99m}Tc-MAA SPECT 的 Couinaud 肝脏分段中 ^{90}Y 活性的预测量与基韧制辐射 SPECT ^{90}Y 的实际剂量进行比较，估计和实际 ^{90}Y 吸收剂量的绝对平均差异约为 30Gy，在分析的 225 个肝段中，有 32% 的肝段每毫升平均活度的差异超过 30%（Wondergem et al.，2013）。

虽然 Kao 等人（2013）提出的数据支持 ^{99m}Tc-MAA SPECT 的预测剂量及 ^{90}Y PET/CT 肿瘤实际剂量间的准确性。但 Song 等人（2015）的研究提出反对意见，在 30 名患者中发现使用 ^{99m}Tc-MAA SPECT/CT 估计的肿瘤吸收剂显著低于使用 ^{90}Y PET/CT 的肿瘤吸收剂量（（135.4 ± 64.2）Gy 与（185.0 ± 87.8）Gy；$P<0.01$）。然而，两者对于非靶区（non-target liver）吸收剂量差异无统计学差异。

一些研究提出输注 ^{99m}Tc-MAA 颗粒和 ^{90}Y 微球时导管头端位置的差异可能会造成影响。Jiang 等人（2012）通过对 81 个患者的回顾性配对研究，评估了 ^{99m}Tc-MAA SPECT 与 ^{90}Y 治疗后韧致辐射 SPECT 之间的灌注差异，验证了这一假设。同时评估了相应的血管造影，发现当导管头端放置在肝动脉分叉处或小分支附近时，似乎会改变微球的灌注区域或流动轨迹，造成剂量预测的误差（Jiang et al.，2012）。

4.5.3.3　^{99m}Tc-MAA 模拟的其他缺点

虽然 ^{99m}Tc-MAA 颗粒在解剖分布被认为是 ^{90}Y 微球分布的替代物，但该技术无法量化肝功能。Lam 等人（2015）研究了动脉内注射 ^{99m}Tc 标记的硫胶体（sulfur colloid，SC）的作用，在 ^{99m}Tc-MAA SPECT 后注射硫胶体作为肝功能相关生物性标志物。作者对 ^{90}Y 放射栓塞的病患（98 例树脂微球及 24 例玻璃微球）的基于体素分配（voxel-based partitioning）和剂量测定进行了综合研究，通过 ^{99m}Tc-MAA SPECT 和 ^{99m}Tc-SC 图像融合，根据每种示踪剂的摄取（+）和缺乏摄取（−），将肝脏分为四个区室：肿瘤（^{99m}Tc-MAA+，SC−）；辐照功能肝（^{99m}Tc-MAA+，SC+）；非辐照功能肝（^{99m}Tc-MAA−，SC+）；以及肿瘤坏死、囊肿和大血管（^{99m}Tc-MAA−，SC−）。与所用微球的类型无关，HCC 比其他肿瘤类型具有更高的肿瘤及功能肝吸收剂量中位数比（中位 1.8；$P=0.02$）。在单变量和多变量分析中，肿瘤吸收剂量中位数与治疗反应相关，且放射栓塞术后毒性等级从基线的最大变化与功能肝组织的吸收剂量相关（$P<0.05$）。根据这些结果，Lam 等人（2015）证明了 ^{99m}Tc-SC 作为示踪剂的潜在用途，^{99m}Tc-SC 可个体化每个患者背景肝脏的耐受性，进而帮助临床医师调整放射栓塞剂量，使肿瘤治疗能发挥最大效果，同时也将放射栓塞诱发的肝病风险降到最低。

4.5.4　^{99m}Tc-MAA 作为放射栓塞有效性替代物之总结

示踪剂分布之间的差异可能与 ^{99m}Tc-MAA 颗粒和 ^{90}Y 微球之间的差异有关，通常输注 ^{90}Y 微球的数量比输注 ^{99m}Tc-MAA 颗粒的数量高出好几个数量级（很大比例的不同），这可能导致栓塞效应，并造成血流重新向肝脏实质中分布，因而使预测 T:N 的相关性降低。树脂微球的这种差异可能比玻璃微球高，这是因为在制订相似的辐射剂量范围内，两者微球的数量存在巨大差异（表 4-1）。此外，血管造影计划和治疗之间的差异，包括导管尖端摆放位置和肿瘤血管的改变（由于肿瘤生长或组织学变化）也可能是 ^{99m}Tc-MAA 颗粒和 ^{90}Y 微球分布差异的关键。

根据几项研究的结果，我们可以有把握地得出结论，目前将 ^{99m}Tc-MAA 作为预测 ^{90}Y 分布和肿瘤吸收的替代物并不能证明与实际放射栓塞 ^{90}Y 微球的分布和吸收相符合。^{99m}Tc-MAA 所测得的肺分流百分数在某些患者中可能会被高估，因此并不需要将这类患者排除在放射栓塞治疗之外。总而言之，目前 ^{99m}Tc-MAA 的形式并不是 ^{90}Y 放射栓塞的理想替代品。

为了减少这种不一致性，可以考虑将 ^{99m}Tc-MAA 颗粒更严格地过滤，使其尺寸与 ^{90}Y 微球大小更接近的范围。另外，增加 ^{99m}Tc-MAA 的栓塞效果使其更接近 ^{90}Y 微球放射栓塞，也是达到更一致性的潜在方法。然而，采取这种做法可能导致治疗期间由于 MAA 的预栓塞效应而降低 T:N，必须注意要在完全清除 MAA 后才能进行治疗。遗憾的是，目前尚不清楚完全清除所需的时间，特别是肿瘤在没有库普弗细胞（Kupffer cell）的情况下。唯一确定的是当库普弗细胞数量减少时，MAA 的滞留时间会延长（Tanaka et al.，1996；Rimola et al.，1984；Bilzer et al.，2006）。

4.6　MAA 模拟及预测的替代方法

4.6.1　术前 CT/MRI 预测肺分流百分数的实用性

先前的研究指出,术前肝脏 CT(hepatic protocol CT)在肝细胞癌患者对放射栓塞反应的预后发挥一定作用。高血行性肿瘤对比肝脏背景以及 CT 上估计肿瘤内血流量,两者与疾病预后均呈现相关。在对 23 例不可切除的 HCC 患者在 ^{90}Y 玻璃微球放射栓塞术前后进行的 CT 扫描分析中,较低的肺分流百分数、较高的肿瘤中心高血管性及明确的肿瘤边缘能延长疾病无进展生存期(prolonged progression free survival),而肿瘤与门静脉的邻近则会缩短疾病无进展生存期(Salem et al.,2013)。

Morsbach 等人(2013)前瞻性地评估以 CT 灌注预测 38 例肝转移患者的形态学疗效和生存的能力,这些患者随后接受了 ^{90}Y 树脂微球放射栓塞治疗,并使用 BSA 方法计算剂量。CT 灌注扫描是以注射造影剂(50ml 碘普罗胺)5 秒后,以 4D 螺旋模式获得 12 个覆盖肝脏的螺旋采集。有疗效者的肝靶病灶(target liver lesions)中动脉灌注(AP)显著高于无疗效者(37.5 vs 11.8ml/min;$P<0.001$)。每 100ml/min 的 AP 阈值为 16ml,对于预测疗效的敏感性为 100%,特异性为 89%。

在一项针对 70 例 HCC 患者的单中心回顾性研究中,在多变量分析中,发现浸润性肿瘤形态结构、肿瘤体积大于 50%、门静脉侵犯和动静脉分流与高(>20%)肺分流百分数显著相关(Gaba et al.,2014)。同样,在一项使用术前多相 CT 的研究中,发现与不明显强化的肿瘤相比,肿瘤明显强化与更高的肺分流百分数相关(8.3% 对 11.7%;$P<0.001$)。此外,门静脉主要分支受压迫(LSF=13.9%)或肿瘤血栓形成(15.8%)的患者其肺分流百分数明显高于门静脉正常的患者(8.1%)(P 均<0.001)(Powerski et al.,2015)。

最后,在原发性和继发性肝肿瘤患者接受 CT(n=134)或 MRI(n=18)进行的多变量分析中,肝静脉早期显像和肝静脉癌栓或闭塞与肺分流百分数显著升高有关。源于肿瘤所造成肝静脉早期显像的敏感性和特异性分别为 78% 和 93%(阳性似然比为 10.5),可用来预测高肺分流百分数(>20%)(Olorunsola et al.,2015)。

4.6.2　使用 C 臂 CBCT 增加安全性

随着血管造影设备的日益先进增强了 C 臂锥形束 CT(C-arm cone beam CT)获取图像的能力,现在可以利用术前血管造影时对肿瘤、背景肝脏和肝外强化进行多平面评估(Pellerin et al.,2013)。在一个小规模队列研究中发现,与 ^{99m}Tc-MAA 成像及数字减像血管造影(digital subtraction angiography,DSA)相比,CBCT 已证明在检测肝外强化方面具有更高的灵敏度(Louie et al.,2009)。一项较大规模的研究评估了治疗前的 CBCT 对正确识别肝外非靶器官放射栓塞的有效性,得到放射栓塞之前的 CBCT 对肝外分流的阴性预测值为 95%(van den Hoven et al.,2016)。尽管有这些阳性结果,但并没有任何 C 臂 CBCT 标准使用方法。为了优化识别放射栓塞中肝外分流和肝实质强化的方法,van den Hoven 等人(2016)进行了一项前瞻性研究:DSA 中根据计算肝实质强化时间来个体化确定输注造影剂和扫描延迟的时间,会比使用固定 6 秒延迟 +10 秒扫描或不同延迟时间 +5 秒减少呼吸伪影的低剂量扫描更加有效(van den Hoven et al.,2016)。

将来,使用多排螺旋 / 多期相 CBCT 可在治疗计划过程中识别与安全和有利的临床结果相关的特征，并有助于修改所需的 ^{90}Y 剂量活度。CBCT 还可以用于预测不太可能产生预期结果的高肺分流百分数和肿瘤强化特征，从而允许在同一疗程中修改治疗计划，采用其他形式的栓塞。

4.6.3 没有 ^{99m}Tc-MAA 模拟的情况下是否可进行放射栓塞？

在大部分接受放射栓塞的患者中，肺分流百分数预测值显著低于 20%。如第 4.6.1 和 4.6.2 节所述，在 CT/MRI 以及治疗前的血管造影上可发现一些与高肺分流相关的讯息。此外，CBCT 在计划血管造影过程中的应用越来越多，这提高了我们预防在腹腔内肝外放射摄取的能力，从而减少了我们对 ^{99m}Tc-MAA SPECT 成像的依赖。因此，在注射 ^{99m}Tc-MAA 之前获得此类信息可能有助于临床医生预测哪些患者可能具有较高的肺分流百分数。

在克利夫兰医学中心的最新 39 例患者中，使用 ^{99m}Tc-MAA 对右叶 HCC 进行治疗计划时，对肺分流百分数的最高预测值为 12.1%。在这种最大的肺分流下，针对典型的肝右叶（体积为 1 000ml）进行放射栓塞吸收剂量为 120Gy，将导致 17.1Gy 的肺部剂量，在之前讲述的安全范围内。因此使用预定的靶肝脏体积，单次规划血管造影后立即进行 ^{90}Y 微球输注而不输注 ^{99m}Tc-MAA 可能是可行的。但是这样的做法需要进一步验证不使用 ^{99m}Tc-MAA 模拟方式而预测肺分流百分数的方法。

目前已经有些将放射栓塞治疗浓缩为单次治疗的积极尝试。例如，在最近的一项研究中，通过将 ^{99m}Tc-MAA 输注、肺分流百分数的评估和 ^{90}Y 微球注射在同一天结合起来，对 14 名患者进行了玻璃微球放射栓塞治疗（Gates et al.，2014）。这样的例子有可能是

迈出了第一步，引发更积极探讨在某些没有接受平面扫描评估肺分流百分数的特定患者进行放射栓塞治疗的可能性。

4.6.4 钬 -166 微球：^{99m}Tc-MAA 和 ^{90}Y 放射栓塞的可能替代物

如第 1 章所述，放射性钬 -166 微球（^{166}Ho）被视为是 ^{90}Y 微球的可能替代物。^{166}Ho 微球发出的高能 β 射线辐射可用于治疗目的，以及发射 γ 射线可用于直接平面显像。此外，^{166}Ho 是一种高顺磁性元素，可以在 MRI 上有效地显示出来。可以利用诊断性平面成像测量放射性，然后精确地测定治疗剂量，也可基于其 MRI 的高分辨率成像展现示踪剂的生物分布。

在一项对 14 名接受 ^{166}Ho 微球放射栓塞治疗的不可切除的肝转移患者进行的前瞻性临床研究中，比较基于 ^{99m}Tc-MAA 成像预测肺吸收剂量与放射栓塞后使用 ^{166}Ho SPECT/CT 直接测量剂量的准确性，^{99m}Tc-MAA 预测剂量显著高估了肺测量的吸收剂量（Smits et al.，2012）。此外，正如预期的，比起 ^{166}Ho 微球平面成像（中位数 10.4Gy；$P<0.001$），^{99m}Tc-MAA SPECT/CT 成像（中位数 2.5Gy；$P<0.001$）和 ^{99m}Tc-MAA 平面成像术（中位数 5.5Gy；$P<0.001$），^{166}Ho 微球 SPECT/CT 诊断性成像更准确地预测了肺部的实际吸收剂量（中位数 0.02Gy）（Elschot et al.，2014）。这些结果使我们对长期依赖 ^{99m}Tc-MAA 预测放射性肺炎风险的有效性提出质疑。

这些数据不仅解释使用 ^{99m}Tc-MAA 进行相关模拟的潜在缺陷，另外还说明 ^{166}Ho 放射栓塞的潜在优势。本章的大部分内容都用于分析 ^{90}Y 放射栓塞和 ^{99m}Tc-MAA 的物理特性之差异。然而，由于 ^{166}Ho 放射栓塞治疗计划是基于注入侦察剂量的 ^{166}Ho 微球，除了输注的 ^{166}Ho 微球数量不同外，用于模拟和治疗

的药剂是相同的（Prince et al.，2013）。因此，使用 ^{166}Ho 放射栓塞，有可能最大限度地减少目前所认为的诊断示踪剂（^{99m}Tc-MAA）和治疗示踪剂（^{90}Y 玻璃或树脂微球）的分布和活度之间的不匹配。

4.7　结论

^{99m}Tc-MAA 是目前放射栓塞模拟的标准方法，用于评估肺分流百分数及预防放射性肺炎。^{99m}Tc-MAA SPECT/CT 还能辅助预测肝外非靶器官放射栓塞，从而避免相关的副作用并提供适当治疗。此外，治疗前的 ^{99m}Tc-MAA SPECT/CT 可以作为治疗计划工具，提供肿瘤和正常肝脏的预测剂量。遗憾的是，由于 ^{99m}Tc-MAA 和 ^{90}Y 微球之间的物理差异，MAA 被认为是放射栓塞的不完善替代品，因此上述功能的准确性还是有限的。虽然 ^{99m}Tc-MAA 的替代品可以提供更高的准确性，例如 ^{166}Ho 微球，但在目前全球临床使用的既定有效治疗方案改变之前，还有许多其他问题需要慎重考虑。在此情形下，仔细了解并考虑 MAA 在患者医疗处置中的局限性，将能为放射栓塞治疗团队提供更良好的服务。

（张碧倚　译
朱海东　吕　逍　校）

参考文献

ACR–SIR practice parameter for radioembolization with microsphere brachytherapy device (RMBD) for treatment of liver malignancies: Revised 2014 (resolution 17).

Ahmadzadehfar, H. et al. (2010). The significance of ^{99m}Tc-MAA SPECT/CT liver perfusion imaging in treatment planning for ^{90}Y-microsphere selective internal radiation treatment. *J Nucl Med* 51:1206–1212.

Ament, S. et al. (2013). PET lung ventilation/perfusion imaging using (68)Ga aerosol (Galligas) and (68)Ga-labeled macroaggregated albumin. *Recent Results Cancer Res* 194:395–423.

Amor-Coarasa, A. et al. (2014). Lyophilized kit for the preparation of the PET perfusion agent [68Ga]-MAA. *Int J Mol Imaging* 2014:1–7.

Amthauer, H., Ulrich, G., Grosser, O., Ricke, J. (2014). Reply: Pretreatment dosimetry in HCC radioembolization with (90)Y glass microspheres cannot be invalidated with a bare visual evaluation of (99m)Tc-MAA uptake of colorectal metastases treated with resin microspheres. *J Nucl Med* 55(7):1216–1218.

Atassi, B. et al. (2008). Biliary sequelae following radioembolization with Yttrium-90 microspheres. *J Vasc Interv Radiol* 19(5):691–697.

Baum, R., Kulkarni, H. (2012). THERANOSTICS: From molecular imaging using Ga-68 labeled tracers and PET/CT to personalized radionuclide therapy—The Bad Berka Experience. *Theranostics* 2(5):4375–447.

Beauregard, J. et al. (2011). Quantitative 177Lu SPECT (QSPECT) imaging using a commercially available SPECT/CT system. *Cancer Imaging* 11(1):56–66.

Bilzer, M., Roggel, F., Gerbes, A. (2006). Role of Kupffer cells in host defense and liver disease. *Liver Int* 26(10):1175–1186.

Campos, J., Sirlin, C., Choi, J. (2012). Focal hepatic lesions in Gd-EOB-DTPA enhanced MRI: The atlas. *Insights Imaging* 3(5):451–474.

Camus, P., Kudoh, S., Ebina, M. (2004) Interstitial lung disease associated with drug therapy. *Br J Cancer* 91(suppl 2):S18–S23.

Chan, A. et al. (1995). A prospective randomized study of chemotherapy adjunctive to definitive radiotherapy in advanced nasopharyngeal carcinoma. *Int J Radiat Oncol Biol Phys* 33(3):569–577.

Cremonesi, M. et al. (2014). Radioembolization of hepatic lesions from a radiobiology and dosimetric perspective. *Front Oncol* 4:210.

Dehing-Oberije, C. et al. (2009). The importance of patient characteristics for the prediction of radiation-induced lung toxicity. *Radiother Oncol* 91:421–426.

Elschot, M. et al. (2011). Quantitative evaluation of scintillation camera imaging characteristics of isotopes used in liver radioembolization. *PLoS One* 6(11):e26174.

Elschot, M. et al. (2014). (99m)Tc-MAA overestimates the absorbed dose to the lungs in radioembolization: A quantitative evaluation in patients treated with [166]Ho-microspheres. *Eur J Nucl Med Mol Imaging* 41(10):1965–1975.

Even, G., Green, M. (1989). Gallium-68-labeled macroaggregated human serum albumin, 68Ga-MAA. *Int J Rad Appl Instrum B* 16(3):319–121.

Gaba, R., Vanmiddlesworth, K. (2012). Chemoembolic hepatopulmonary shunt reduction to allow safe yttrium-90 radioembolization lobectomy of hepatocellular carcinoma. *Cardiovasc Intervent Radiol* 35 (6):1505–1511.

Gaba, R. et al. (2012). Characteristics of primary and secondary hepatic malignancies associated with hepatopulmonary shunting. *Radiology* 271(2):602–612.

Garin, E. et al. (2012). Dosimetry based on 99mTc-macroaggregated albumin SPECT/CT accurately predicts tumor response and survival in hepatocellular carcinoma patients treated with 90Y-loaded glass microspheres: Preliminary results. J Nucl Med 53(2):255–263.

Gates, V. et al. (2014). Outpatient single-session yttrium-90 glass microsphere radioembolization. *J Vasc Interv Radiol* 25(2):266–270.

Graves, P., Siddiqui, F., Anscher, M., Movsas, B. (2010). Radiation pulmonary toxicity: From mechanisms to management. *Semin Radiat Oncol* 20:201–207.

Grosser, O. et al. (2016). Pharmacokinetics of [99mTc]-MAA and [99mTc]-HSA microspheres used in pre-radioembolization dosimetry: Influence on the liver-lung shunt. *J Nucl Med* 57(2). Published February 9, 2016 as doi:10.2967/jnumed.115.169987

Ho, S. et al. (1996). Partition model for estimating radiation doses from yttrium-90 microspheres in treating hepatic tumours. *Eur J Nucl Med* 23(8):947–952.

Ilhan, H. et al. (2015a). Systematic evaluation of tumoral [99mTc]-MAA uptake using SPECT and SPECT/CT in 502 patients before 90Y radioembolization. *J Nucl Med* 56(3):333–338.

Ilhan, H. et al. (2015b). Predictive value of [99mTc]-MAA SPECT for 90Y-labeled resin micro-

sphere distribution in radioembolization of primary and secondary hepatic tumors. *J Nucl Med* 56(11):1654–1660.

International Commission on Radiological Protection. (1975). *Reference Man: Anatomical Physiological and Metabolic Characteristics. ICRP Publication 23.* Oxford: Pergamon Press.

Jiang, M. et al. (2012). Segmental perfusion differences on paired Tc-99m macroaggregated albumin (MAA) hepatic perfusion imaging and yttrium-90 (Y-90) Bremsstrahlung imaging studies in SIR-sphere radioembolization: Associations with angiography. *J Nucl Med Radiat Ther* 3:122.

Kao, Y. et al. (2014). Personalized predictive lung dosimetry by technetium-99m macroaggregated albumin SPECT/CT for yttrium-90 radioembolization. *EJNMMI Res* 4(1):33.

Kao, Y. et al. (2013). Post-radioembolization yttrium-90 PET/CT—part 2: Dose–response and tumor predictive dosimetry for resin microspheres. *EJNMMI Res* 3(57):1–12.

Kennedy, A. et al. (2007). Recommendations for radioembolization of hepatic malignancies using yttrium-90 microsphere brachytherapy: A consensus panel report from The Radioembolization Brachytherapy Oncology Consortium. *Int J Radiat Oncol Biol Phys* 68:13–23.

Knesaurek, K. et al. (2010). Quantitative comparison of yttrium-90 (90Y)-microspheres and technetium-99m (99mTc)-macroaggregated albumin SPECT images for planning 90Y therapy of liver cancer. *Tech Cancer Res Treatm* 9(3):253–261.

Lam, M. et al. (2015). Fusion dual-tracer SPECT-based hepatic dosimetry predicts outcome after radioembolization for a wide range of tumour cell types. *Eur J Nucl Med Mol Imaging* 42(8):1192–1201.

Lambert, B. et al. (2010). 99mTc-labelled macroaggregated albumin (MAA) scintigraphy for planning treatment with 90Y microspheres. *Eur J Nucl Med Mol Imaging* 37(12):2328–2333.

Leong, Q. et al. (2009). Radiation dermatitis following radioembolization for hepatocellular carcinoma: A case for prophylactic embolization of a patent falciform artery. *J Vasc Interv*

Radiol 20:833–836.

Leung, T., Lau, W., Ho, S. (1995). Radiation pneumonitis after selective internal radiation treatment with intraarterial 90yttrium-microspheres for inoperable hepatic tumors. *Int J Radiat Oncol Biol Phys* 33:919–924.

Liu, D. et al. (2005). Angiographic considerations in patients undergoing liver-directed therapy. *J Vasc Interv Radiol* 16:911–935.

Loevinger, R., Berman, M. (1976). *A Revised Schema for Absorbed-Dose Calculations for Biologically Distributed Radionuclides. MIRD Pamphlet 1 Biologic.* New York, NY: Society of Nuclear Medicine.

Louie, J. et al. (2009). Incorporating cone-beam CT into the treatment planning for yttrium-90 radioembolization. *J Vasc Interv Radiol* 20(5):606–613.

Mallach, S. et al. (2008). An uncommon cause of gastro-duodenal ulceration. *World J Gastroenterol* 14:2593–2595.

Material Safety Data Sheet for DRAXIMAGE®-MAA. (2011). Available from: http://www.draximage.com/data/PDF/51_en.pdf. Jubilant DraxImage Inc., revised July 2011, revision no. 4. Accessed 15 December 2015.

Mathias, C., Green, M. (2008). A convenient route to [Ga-68]Ga-MAA for use as a particulate PET perfusion tracer. *Appl Radiat Isotopes* 66(12):1910–1912.

Meyer, C. et al. (2014). Feasibility of temporary protective embolization of normal liver tissue using degradable starch microspheres during radioembolization of liver tumours. *Eur J Nucl Med Mol Imaging* 41:231–237.

Morsbach, F. et al. (2013). Computed tomographic perfusion imaging for the prediction of response and survival to transarterial radioembolization of liver metastases. *Invest Radiol* 48(11):787–794.

Murthy, R. et al. (2005). Yttrium-90 microsphere therapy for hepatic malignancy: Devices, indications, technical considerations, and potential complications. *Radiographics* 25(Suppl 1):S41–S55.

Murthy, R. et al. (2007). Gastrointestinal complications associated with hepatic arterial yttrium-90 microsphere therapy. *J Vasc Interv Radiol.* 18:553–561.

Neumann, R., Sostman, H., Gottschalk, A. (1980). Current status of ventilation-perfusion imaging. *Semin Nucl Med* 10(3):198–217.

NRC Device Registry for Glass Microspheres. (2015). NR-0220-D-131-S, Amended August 10, 2015.

Olorunsola, O. et al. (2015). Imaging predictors of elevated lung shunt fraction in patients being considered for yttrium-90 radioembolization. *J Vasc Interv Radiol* 26(10):1472–1478.

Ozturk, B., Egehan, I., Atavci, S., Kitapci, M. (2004). Pentoxifylline in prevention of radiation-induced lung toxicity in patients with breast and lung cancer: A double-blind randomized trial. *Int J Radiat Oncol Biol Phys* 58:213–219.

Package Insert for TheraSphere® Yttrium-90 Glass Microspheres. (2014). Available from: http://www.therasphere.com/physicians-package-insert/TS_PackageInsert_USA_v12.pdf. Revised August 21, 2014, version 12. Accessed 15 December 2015.

Package Insert for SIR-Sphere® Yttrium-90 Microspheres. (2014). Available from: http://www.sirtex.com/media/29845/ssl-us-10.pdf. Revised Nov 2014, version 10. Accessed 15 December 2015.

Pellerin, O. et al. (2013). Can C-arm cone-beam CT detect a micro-embolic effect after TheraSphere radioembolization of neuroendocrine and carcinoid liver metastasis? *Cancer Biother Radiopharm* 28(6):459–465.

Pereira, G., Traughber, M., Muzic, R. (2014). The role of imaging in radiation therapy planning: Past, present, and future. *BioMed Res Int* 2014:1–9.

Powerski, M. et al. (2015). Hepatopulmonary shunting in patients with primary and secondary liver tumors scheduled for radioembolization. *Eur J Radiol* 84(2):201–207.

Prince, J. et al. (2013). Holmium-166 microspheres for image-guided radioembolization: No need for patient isolation after treatment [abstract]. *J Vasc Interv Radiol* 24(4):S157–S158.

Ramella, S. et al. (2010) Adding ipsilateral V20 and V30 to conventional dosimetric constraints predicts radiation pneumonitis in stage IIIA-B NSCLC treated with combined-modality therapy. *Int J Radiat Oncol Biol Phys* 76:110–115.

Refaat, R., Hassan, M. (2014). The relationship

between the percentage of lung shunting on Tc-99m macroaggregated albumin (Tc-99m MAA) scan and the grade of hepatocellular carcinoma vascularity. *Egypt J Radiol Nucl Med* 45(2):333–342.

Riaz, A. et al. (2009). Complications following radioembolization with yttrium-90 microspheres: A comprehensive literature review. *J Vasc Interv Radiol* 20:1121–1130.

Riaz, A., Rafia, A., Riad, S. (2014). Side effects of yttrium-90 radioembolization. *Frontiers Oncol.* 4. (198):1–11

Rimola, A. et al. (1984). Reticuloendothelial system phagocytic activity in cirrhosis and its relation to bacterial infections and prognosis. *Hepatology* 4(1):53–58.

Rodrigues, G. et al. (2004). Prediction of radiation pneumonitis by dose–volume histogram parameters in lung cancer—A systematic review. *Radiother Oncol* 71:127–138.

Rubin, P., Casarett, G. (1968). *Clinical Radiation Pathology*. Philadelphia, PA: W.B. Saunders.

Salem, M. et al. (2013). Radiographic parameters in predicting outcome of patients with hepatocellular carcinoma treated with yttrium-90 microsphere radioembolization. *ISRN Oncol* 2013:538376.

Salem, R. et al. (2008). Incidence of radiation pneumonitis after hepatic intra-arterial radiotherapy with yttrium-90 microspheres assuming uniform lung distribution. *Am J Clin Oncol* 31(5):431–438.

Salem, R., Thurston, K. (2006a). Radioembolization with 90-yttrium microspheres: A state-of-the-art brachytherapy treatment for primary and secondary liver malignancies: Part 1—Technical and methodologic considerations. *J Vasc Interv Radiol* 17:1251–1278.

Salem, R., Thurston, K. (2006b). Radioembolization with 90-yttrium microspheres: A state-of-the-art brachytherapy treatment for primary and secondary liver malignancies: Part 2: Special topics. *J Vasc Interv Radiol* 17:1425–1439.

Silberstein, E. et al. (2003). Society of nuclear medicine procedure guideline for palliative treatment of painful bone metastases version 3.0. Approved January 25, 2003. Available from: http://interactive.snm.org/docs/pg_ch25_0403.pdf. Accessed 31 January 2016.

Smits, M. et al. (2012). Holmium-166 radioembolisation in patients with unresectable, chemo-refractory liver metastases (HEPAR trial): A phase 1, dose-escalation study. *Lancet Oncol* 13(10):1025–1034.

Song, Y. et al. (2015). PET/CT-based dosimetry in 90Y-microsphere selective internal radiation therapy: Single cohort comparison with pre-treatment planning on (99m)Tc-MAA imaging and correlation with treatment efficacy. *Medicine (Baltimore)* 94(23):e945.

Szyszko, T. et al. (2007). Management and prevention of adverse effects related to treatment of liver tumours with 90Y microspheres. *Nucl Med Commun* 28:21–24.

Talanow, R. et al. (1996). Ability of pre-therapy Tc99m MAA SPECT/CT to predict the distribution of Y90 radiomicrosphere therapy as defined by Bremsstrahlung SPECT/CT. *Abstract and poster presented at RSNA annual meeting in 2010.*

Tanaka, M. et al. (1996). Pathomorphological study of Kupffer cells in hepatocellular carcinoma and hyperplastic nodular lesions in the liver. *Hepatology* 24(4):807–812.

Ulrich, G. et al. (2013). Predictive value of intratumoral 99mTc-macroaggregated albumin uptake in patients with colorectal liver metastases scheduled for radioembolization with 90Y-microspheres. *J Nucl Med* 54(4):516–522.

Van de Wiele, C. et al. (2012). SIRT of liver metastases: Physiological and pathophysiological considerations. *Eur J Nucl Med Mol Imaging* 39(10):1646–1655.

Van den Hoven, A. et al. (2016). Use of C-arm cone beam CT during hepatic radioembolization: Protocol optimization for extrahepatic shunting and parenchymal enhancement. *Cardiovasc Intervent Radiol* 39(1):64–73.

Van Dyk, J., Keane, T., Rider, W. (1982). Lung density as measured by computerized tomography: Implications for radiotherapy. *Int J Radiat Oncol Biol Phys* 8:1363–1372.

Wang, D. et al. (2013). Prophylactic topically applied ice to prevent cutaneous complications of nontarget chemoembolization and radioembolization. *J Vasc Interv Radiol* 24(4):596–600.

Ward, T. et al. (2015). Management of high hepatopulmonary shunting in patients undergoing hepatic radioembolization. *J Vasc Interv Radiol* 26(12):1751–1760.

Willowson, K., Bailey, D., Baldock, C. (2009). Quantitative analysis of [Tc-99m]-MAA lung uptake in the clinical work-up for the treatment of liver tumours with [Y-90]-SirSpheres. *J Nucl Med* 50 (suppl 2):1438.

Willowson, K., Bailey, D., Baldock, C. (2011). Quantifying lung shunting during planning for radio-embolization. *Phys Med Biol* 56(13):N145.

Wondergem, M. et al. (2013). 99mTc-macroaggregated albumin poorly predicts the intrahepatic distribution of 90Y resin microspheres in hepatic radioembolization. *J Nucl Med* 54(8):1294–1301.

Wright, C. et al. (2012). Radiation pneumonitis following yttrium-90 radioembolization: Case report and literature review. *J Vasc Interv Radiol.* 23:669–674.

Yu, N. et al. (2013). Lung dose calculation with SPECT/CT for 90Yttrium radioembolization of liver cancer. *Int J Radiat Oncol Biol Phys* 85(3):834–859.

Zophel, K., Bacher-Stier, C., Pinkert, J., Kropp, J. (2009). Ventilation/perfusion lung scintigraphy: What is still needed? A review considering technetium-99m-labeled macroaggregates of albumin. *Ann Nucl Med* 23(1):1–16.

治疗计划第三部分：玻璃及树脂微球的剂量学考量

5.1 引言

　　如第 1 章所述，全球使用最广泛的放射栓塞术产品是 SIRTeX SIR-Spheres（SIRTeX Technology Pty，Lane Cove，Australia）和 BTG Theraspheres（BTG International Ltd.，London，United Kingdom）参照其材料组成，分别称为树脂和玻璃微球。但是，两种产品之间的差异不仅是微球的组成，还包括将 ^{90}Y 结合到每个微球的方法，其他放射性污染物的存在以及最重要的每个 ^{90}Y 微球的活度。两种产品的治疗计划在某些方面有所不同，这是每个微球的活度所致，如第 9 章中的微剂量学所讨论的。但是，本章将讨论的治疗计划方法学的主要差异可能与传统计划模型（legacy planning models）的使用有关，传统计划模型已在数以

万计的治疗中显示出效用。

　　第 1 章介绍了两种主要的放射栓塞术产品之间的区别，在表 5-1 中再次做了说明。

　　应该注意的是，对于树脂微球，表 5-1 中列出的每个微球的预计活度下限微球基于制造商确定的产品保存期。在玻璃产品的 15d 保存期结束时（Giammarile et al.，2011），每个微球的最低活度约为 50Bq，而不是通常所说的下限 300Bq。15d 后，玻璃微球小瓶中的最大总活度为 20GBq，远远小于 1GBq，不足以进行有效的治疗。因此，在许多情况下使用接近失效日期的玻璃微球是不切实际的。

　　本章的重点是使用这两种放射栓塞产品对肝癌进行剂量学治疗计划，强调它们的异同。该内容将为参与和协助放射栓塞术治疗计划的核医学医师，医学物理学家和放射肿瘤学家提供指南。

表 5-1   SIRTex SIR-Spheres 和 BTG TheraSphere：^{90}Y 放射栓塞产品性能概述

	SIRTex SIR-Spheres	BTG TheraSphere
组成	表面附着有 ^{90}Y 的树脂	永久注入 ^{90}Y 的玻璃
尺寸（μm）	32.5 ± 5	20~30
密度（g/ml）	1.6	3.3
每瓶微球数	$(40~80) \times 10^{6}$	$(1.2~8) \times 10^{6}$
校准时单个微球活度	40~70Bq	2 500Bq
长期污染物?	无	有
输注后 90% 吸收剂量的时间	约 9d	约 9d
校准后的保质期	24h	15d
治疗时每个球的活度	50~38.6Bq	2 500~300Bq
校准时每个样品瓶的活度	3GBq	3、5、7、10、15、20GBq

5.2   吸收剂量、有效剂量、剂量

Ariel 和 Padula（1978a，1978b）报告了临床使用 ^{90}Y 微球在肝内结直肠转移的动脉内治疗中的首例病例。Ariel 在动脉内灌注时，联合使用了 ^{90}Y 树脂微球与 5- 氟尿嘧啶（5-fluorouracil）化疗。Ariel 研究中的患者接受了相对较大的 ^{90}Y 剂量，范围从 100 到 150mCi（3.7~5.5GBq），65 名患者有良好的治疗应答。通过经手术放置的肝动脉导管使用经皮注射和动脉内途径进行的 ^{90}Y 微球输注。从此最初经验之后，动脉内 ^{90}Y 微球疗法在治疗和操作过程中都得到显著发展。尽管放射栓塞术目前已广泛用于治疗越来越多的恶性肿瘤，但参与这项操作的人员在"剂量"主题上常常存在很多困惑。这至少部分归因于参与这项操作的人员的可变训练和背景。术语"剂量"是一个含混不清的术语，通常用于描述放射栓塞术中的许多不同概念，包括吸收剂量，对患者或医护人员的有效剂量以及向患者输注的剂量。为避免混淆，在放射栓塞术的文章内容中，需要对这些术语进行明确的定义。

5.2.1   吸收剂量

吸收剂量是物理剂量（D），代表通过电离辐射赋予单位质量物质的平均能量。吸收剂量的国际单位制（International System of Units，SI）是戈瑞（Gy，gray）。在放射栓塞术中，如同在放射治疗中一样，对于肿瘤和未受累的正常肝组织，吸收剂量是主要考虑的问题。放射栓塞治疗的目的是获得足够高的肿瘤吸收剂量，以产生治疗效果，同时限制在正常肝组织的吸收剂量，从而防止临床上出现明显的毒性。当然，限制肝外组织吸收剂量也是重要的考虑因素。这在肺和胃肠道特别重要，因为据报道有放射性肺炎和胃肠道溃疡病例（Carretero et al.，2007；South et al.，2008a，2008b；Naymagon et al.，2010）。在对肿瘤和非标靶组织的剂量计算中，术语"吸收剂量"应使用于放射栓塞术中。

5.2.2 剂量

与"dose"或"absorbed dose"不同，术语剂量（dosage）用于量化药物或药物剂量的大小或频率。Ariel 的首批放射栓塞患者（Ariel and Padula，1978a，1978b）接受了 100~150mCi（3.7~5.5GBq）的大剂量治疗。根据两家主要微球制造商建议的治疗计划模型，这些剂量大于目前单叶治疗（lobar therapies）中使用的剂量。由于放射性核素是根据活度，而不是重量或国际单位（IU）来进行量化的，因此 ^{90}Y 放射栓塞的治疗剂量以 mCi 或 GBq 进行量化。^{90}Y 放射栓塞的剂量与患者肿瘤，正常肝实质或肝外组织所吸收剂量之间存在着弱相关性。诸如肝脏和肿瘤的体积，灌注技术，肺分流分数（SF），肠胃侧支的存在，导管的位置以及肿瘤与正常肝组织吸收率（T：N）等因素形成了特定组织中剂量与吸收剂量之间的复杂关系。

5.2.3 有效剂量

有效剂量是在放射栓塞治疗计划中使用的术语。遗憾的是，该术语有时令人困惑，因为术语"有效"并不表示对患者的治疗有效性。然而，该术语对医护人员很重要，因为它的主要用途是辐射防护而不是放射疗法。有效剂量（E）考虑了每个被照射器官的肿瘤放射敏感性，并将它们组合为一个术语，用来估计癌症风险，即随机效应（stochastic effects）的风险。例如，当患者接受诊断电脑断层扫描（CT）时，有效剂量（E）通常用于量化后期癌症风险的增加。通常此术语不适用于接受放射治疗的患者。但是，有效剂量可用于量化参与 ^{90}Y 放射栓塞程序的医护人员所接收的放射线剂量，例如准备剂量的核医学技术人员以及进行剂量输注的介入放射科医师。

第 7 章将详细讨论该概念。

5.3　一个微球或数百万个微球？

按照惯例，吸收剂量用于放射栓塞术，以量化特定组织体积内电离辐射（ionizing radiation）的平均作用。而微剂量测定法（microdosimetry）是在微观水平上分析与紧邻单一来源的组织的可变吸收剂量。计算平均吸收剂量假定微球均匀分布，其中一些方法将在本章稍后讨论。实际上，^{90}Y 微球的分布永远不会均匀，并且吸收剂量在微观术上会急剧变化。微量剂量测定揭示了放射栓塞中复杂的剂量应答关系，并有助于解释放射栓塞和外照射治疗（EBRT，external beam radiation therapy）之间的主要剂量应答差异。

为了说明放射栓塞术中的微剂量学，我们可以考虑 ^{90}Y 单个微球周围区域中组织中的辐射剂量如何变化。图 5-1 是围绕单个 ^{90}Y 微球的剂量分布的三维模型，随着它在亚毫米级下进行的分析而衰减。可以注意到微球周围组织中剂量分布的极端异质性。邻近组织和细胞将接受大剂量的辐射（>100Gy），而仅几毫米远的组织将接受非致命剂量。图 5-1 是使用蒙特卡罗辐射传输码（MCNPX；McKinney et al.，2006）产生的，其分辨率为 50μm。类似的数据可在已发表的文献中获得，例如，基于已建立的代码，如 MCNPX（McKinney et al.，2006）和 FLUKA（Ballarini et al.，2007）算出的根据各种体素大小的剂量点核（DPK，dose-point kernels）（Strigari et al.，2006；Lanconelli et al.，2012）。

重要的是，要记住，放射栓塞治疗涉及数以百万计的单个放射源的沉积，每个放射源都可以在不同剂量下直接沉积到紧邻的组织中。因此，当以微观尺度观察时，吸收剂

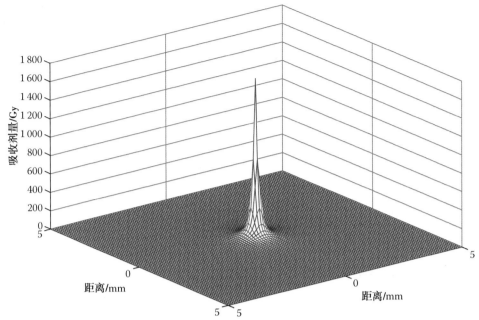

图 5-1　围绕单个 ^{90}Y 微球的剂量分布的三维模型,该亚微球在亚毫米级下进行分解衰减。注意该微球周围组织中剂量分布的极度异质性。邻近的组织和细胞将接受大剂量的辐射(数百Gy),而仅几毫米远的组织将接受非致命剂量

量非常不均匀。换句话说,在肿瘤内的不同部位可能存在可变的局部剂量沉积。但是,如假设 ^{90}Y 微球将以相等的概率随机沉积在肿瘤的所有部位,则可以从许多微球的灌注中,量化微观剂量的分布。图 5-2 磁共振成像(MRI)上显示的一个 4cm 长的肿瘤,直线为肿瘤的短径。假设 ^{90}Y 微球的随机且均匀地填充于肿瘤内,则沿图 5-2 中的直线得到的吸收剂量分布将如图 5-3 所示。值得注意的是,剂量分布会随着单位体积肿瘤中微球的数量而有所变化。使用具有更高活度的微球,即每个微球 2 500Bq 相较于每个微球50Bq(表 5-1),将导致单位体积组织中微球的数量大大减少,因此,在微观水平上,局部吸收剂量会有较大的变化。第 9 章将详细讨论放射栓塞的微剂量学。

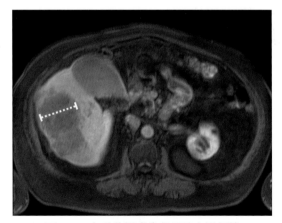

图 5-2　在磁共振成像(MRI)上显示的一个 4cm 长的肿瘤,直线为肿瘤的短径

5.4　组织分布

图 5-3 中的模拟吸收剂量分布图基于以下假设:微球以相等的概率随机沉积在肿瘤

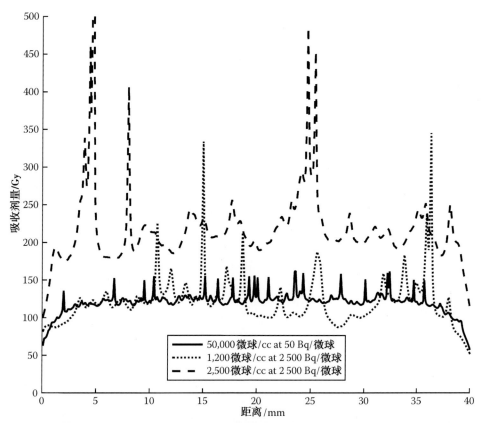

图 5-3　剂量分布图显示了三种不同的平均微球浓度下沿图 5-2 分布图的微剂量与吸收剂量。确定剂量的前提是假定肿瘤具有 ^{90}Y 微球的随机均匀沉积模式。以 0.05mm 的分辨率进行剂量测定

中，也就是说，微球沉积在肿瘤中心和外周的机会相同。但这很少是真实的（Fox et al.，1991；Campbell et al.，2000，2001；Kennedy et al.，2004）。在坎贝尔等人的论文中（2000，2001），直接对患者放射栓塞术后的组织样本显微镜分析中，使用光学显微镜直接评估 ^{90}Y 微球的分布。该患者被输注了 3GBq 的 32μm 树脂微球，治疗 8cm 的转移性肝肿瘤。坎贝尔的分析指出，微球在肿瘤的周围高度集中，产生了 200~600Gy 的极高吸收剂量。但是，在肿瘤中心的平均吸收剂量仅为 6.8Gy。在肿瘤未侵犯的正常肝组织中，剂量分布同样不均匀，平均剂量为 8.9Gy，约 1% 的正常肝脏组织内剂量超过 30Gy。

通过对坎贝尔的活检样本进行显微镜

分析，所确定的放射栓塞术后剂量异质性，已在对全肝进行更大范围的类似分析中得到了证实（Kennedy et al.，2004）。在分别用玻璃微球和树脂微球治疗的原发性和转移性肝癌的患者中，其剂量异质性为 100~3 000Gy（Kennedy et al.，2004）。由于玻璃和树脂产品中特定的微球活度不同，经树脂微球放射栓塞术治疗的肝脏在血管内每簇的微球数量更多（Kennedy et al.，2004）。

肿瘤内剂量异质性的评估也已经使用各种非侵入性成像方式和方法。肯尼迪等人也证明了可以从 ^{99m}Tc-MAA SPECT/CT 推断三维剂量分布（2011）。另外，剂量分布可以直接从治疗后的 ^{90}Y 轫致辐射 SPECT 或 ^{90}Y PET/CT 中确定，如第 10 章和第 11 章中所

述。图 5-4a 显示了胆管癌患者治疗前增强 CT 影像。图 5-4b 证实同一患者的 ^{18}F FDG-PET/CT，肿瘤外周边缘高代谢活度。坏死的、低密度的肿瘤成分对 FDG 亲和力较低。图 5-4c 显示了用 821MBq(22.2mCi) 树脂

微球栓塞患者的肝左叶后的 ^{90}Y PET/CT 成像。在 ^{90}Y PET/CT 后处理图像中可以清楚地看到坏死区域中心的低吸收剂量。使用第 11 章和第 12 章中描述的方法对图 5-4c 中的 PET 数据进行定量，得出最大肿瘤剂量为

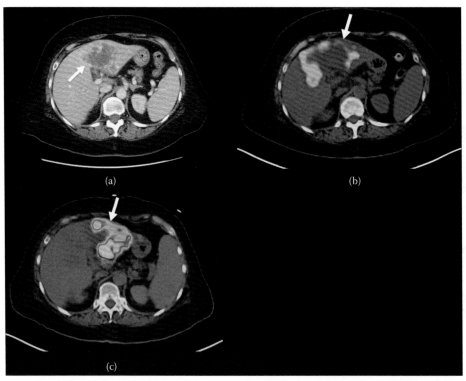

图 5-4 （a）胆管癌患者的术前增强 CT。肝左叶肿瘤表现出低密度的中心坏死区，活性灶周围区域强化（b）相应术前 ^{18}F-FDG-PET/CT 显示沿肿瘤周边的高摄取区。肿瘤坏死的低密度区表现出较低的 FDG 摄取。(c)用 821MBq(22.2mCi) 树脂微球栓塞患者肝左叶后，行 ^{90}Y PET/CT 成像。在术后 ^{90}YPET/CT 图像中可以清楚地看到坏死区域中心的低吸收剂量

440Gy，而在肿瘤中心坏死区的最小剂量仅为 4.6Gy。

5.5 计算吸收剂量

^{90}Y 是少数被认为是发射纯 β 射线的放射性核素之一，在衰减后不会发射可观的 γ 射线。尽管在以下各章中讨论了 ^{90}Y 的几

种罕见衰变路径，但对于所有与剂量学相关的实际目的，^{90}Y 均被视为纯 β 射线发射体。^{90}Y 比内部放射性核素治疗中使用的其他纯 β 发射体释放更高的能量电子，最大和平均能量分别为 2.28MeV 和 0.935MeV。在组织中，^{90}Y β 粒子的最大能量范围为 11mm，而 β 粒子其平均能量的范围略小于 4mm。高能 ^{90}Y β 粒子的穿透深度是这种放射性核素成功进行放射栓塞术的关键因素，可以使高剂量沉积在栓塞的毛细血管之间的组织中。但

是，当考虑将 ^{90}Y 疗法的吸收剂量用于肿瘤或非目标部位时，可以做出重要的简化假设：给定器官内微球释放的 β 射线将被该器官完全吸收。根据组织中的平均 $4mm$ ^{90}Y β 粒子能量范围，可以很容易地证明这一假设。但是，这并未考虑次级辐射，次级辐射可能会超出 ^{90}Y β 粒子的 $11mm$ 能量范围。如第 1 章所述，高能 ^{90}Y β 辐射将以韧致辐射和特征发射的形式产生二次 X 线。这些光子将穿透肝脏，并造成肝外组织甚至是患者附近个体的剂量。但是，正如 Stabin 等人所述（1994），这只会对放射栓塞治疗的器官吸收剂量产生轻微的影响。第二个重要的假设是 ^{90}Y 放射栓塞术的永久性 - 玻璃和树脂微球均不可生物降解，一旦注入，均会形成永久性植入物。结合这两个假设，可以简单地从宏观上计算目标靶器官的平均吸收剂量。

此计算公式为公式 5-1～ 公式 5-3 ：

$$E_{avg} = \int_0^\infty E\varphi(E)\,dE = 0.935 MeV$$
$$= 1.498 \cdot 10^{-13} J \qquad (5\text{-}1)$$

$$E_{tot}(J) = A_0 E_{avg} \int_0^\infty e^{-\lambda t}\,dt = \frac{A_0}{\lambda} \cdot (1.498 \cdot 10^{-13})$$
$$= A_0(GBq) \cdot 49.86(J \cdot s) \qquad (5\text{-}2)$$

$$D_{avg}(Gy) = \frac{A_0(GBq) \cdot 49.98(J \cdot s)}{M_{liver}(kg)} \qquad (5\text{-}3)$$

其中，E_{avg} 是基于发射的概率密度函数（E）的 ^{90}Y 每次衰减释放的平均能量（Eckerman et al., 1994），而 λ 是基于 64.24h 半衰期的 ^{90}Y 衰减常数。A_0 是 GBq 中靶器官或靶区域中存在的 ^{90}Y 活性，E_{tot} 是从 A_0 注入到完全衰变中 A_0 释放的总能量。吸收剂量（D）以 Gy 表示，可以通过将 E_{tot} 除以治疗肝脏的质量来获得。另外，组织的体积可以通过电脑断层成像获得，并乘以确定的组织密度 ［ International Commission on Radiation Units and Measurements（ICRU），1992 ］。 在此必须重申，在公式 5-3 中吸收剂量计算，仅

限于 ^{90}Y 放射栓塞术，也只能代表一个器官的平均吸收剂量。公式 5-3 不适用于 ^{90}Y 以外的放射性核素（如 ^{166}Ho）所进行的放射栓塞的剂量计算，^{166}Ho 该放射性核素的衰变伴随瞬发的 γ 射线和 β 粒子发射，因此违反了在衰变过程中发射的所有能量均被靶器官吸收的假设。

5.6 肿瘤和正常肝脏剂量学终点

仔细考虑肿瘤和非靶区组织的治疗终点对于放射栓塞术的治疗计划至关重要。除了非靶肝组织的剂量沉积外，肝外组织（包括肺和胃肠道中的组织）的辐射也值得关注。考虑到患者的肺部剂量，从动静脉分流以及肝外非靶区栓塞的处理，在本书的其他章节都有详细介绍。因此，本节将重点介绍肿瘤和未受累正常肝组织中的剂量学终点。

5.6.1 正常肝脏治疗终点

^{90}Y 放射栓塞术已成为治疗原发性和转移性肝癌的标准治疗方法，放射诱发性肝病（RILD）是一个文献中普遍提及的术语，也受到了广泛的关注。但是，RILD 的含义和背景通常是模糊、不一致的。我们将放射栓塞后患者的 RILD 定义为在治疗 90d 之内肝功能不全的显著临床表现，例如体重增加，腹水，无黄疸性肝大和 / 或右上腹疼痛（Guha and Kavanagh，2011）。在不存在潜在肝硬化的患者中，这些症状可能伴有肝毒性的血清学证据，表现为碱性磷酸酶和谷氨酰转氨酶升高（Sangro et al.，2008）。值得注意的是，RILD 具有急性肝损伤的临床和血清学表现。RILD 通常是自限性的，尽管其最严重的情况可能导致肝血管内皮损伤，从而导致类似于静脉闭塞性疾病（VOD）的致命疾病。另

一方面,放射栓塞术后 1 级和 2 级轻度肝毒性非常普遍(Goin et al.,2005;Gulec et al.,2007;Kennedy et al.,2009),但不符合 RILD 的通用定义。

正常肝组织对放射线的耐受性相对较低(Dawson and Guha,2008)。EBRT 的数据表明,全肝照射后 RILD 的阈值为 30~40Gy(Emami et al.,1991;Lau et al.,1994;Cremonesi et al.,2008)。具体案例表明,在低至 35Gy 的剂量的 EBRT 中,VOD 可能导致肝衰竭(Sempoux et al.,1997)。重要的是要考虑到,EBRT 的毒性阈值只能以非常有限的方式应用于放射栓塞。实际上,与分级 EBRT 相比,肝脏对放射栓塞术的耐受剂量更高。EBRT 分级剂量与放射栓塞的剂量率,肝脏非靶区的范围以及放射栓塞中毛细血管闭塞引起的缺氧程度之间的差异可以解释这种现象。另外,与 EBRT 相比,由于正常组织的微观保留,在微观尺度上吸收剂量的异质性有助于降低放射栓塞每 Gy 的肝毒性。微观剂量学的重要性在第 9 章中进行了详细讨论。

肝毒性的剂量阈值在患者之间是不同的,并且反映了肝功能储备,肝体积,伴随的疾病和药物,肿瘤体积和其他患者特异性因素。正常肝组织对放射栓塞术的最大吸收剂量上限是 70~80Gy(Fox et al.,1991;Lau et al.,1994;Campbell et al.,2001;Salem and Thurston,2006)。由于潜在的肝硬化会降低肝组织对放射线的耐受性(Dawson and Guha,2008),因此,肝硬化患者应将 70Gy 视为最大剂量。但是,已经有一些案例表明正常肝脏的耐受吸收剂量已超过了这些阈值,接近 100Gy(Gulec et al.,2007)。此外,玻璃微球放射栓塞术的治疗计划模型显示,在治疗组织中的平均剂量高达 150Gy(Lewandowski et al.,2005;Salem and Thurston,2006)。

肝硬化及其他潜在的慢性肝脏疾病(如病毒性肝炎)并不是唯一能降低肝脏对放射线耐受性的疾病。文献显示,化学疗法可通过造成肝内血管内皮损伤而增加放射栓塞后 VOD 的发生(Sangro et al.,2008)。研究说明,在使用相同剂量的放射栓塞时,转移性疾病患者接受的非靶区肝组织平均剂量也较高(Sangro et al.,2008)。因此,正如肝硬化的严重程度会影响肝细胞癌(HCC)患者的治疗计划一样,在规划放射栓塞术治疗的转移性肿瘤患者的治疗计划过程中,既往化学治疗也需仔细考虑。

5.6.2   肿瘤终点

理论上,肿瘤治疗的终点取决于许多放射生物学因素,包括肿瘤类型,吸收剂量,吸收剂量的异质性以及放射学或化学疗法。由于玻璃和树脂微球的输注微球数和每个微球的活度也相差很大,因此一种产品的剂量反应数据不一定适用于另一种产品。

已发表数据中描述肿瘤治疗终点的最大的群体是肝细胞癌。当治疗肝细胞癌时,应考虑将 120Gy 作为合理的最小肿瘤靶区标剂量(Yoo et al.,1989;Lau et al.,1994;Ho et al.,1997;Kennedy et al.,2004;Strigari et al.,2010)。如果不超过对正常肝组织和肝外组织的最大耐受剂量,则可以使用以下各节中描述的方法来努力达到在肿瘤中吸收的剂量。

由于转移性肝肿瘤在组织学和生物学的差异,在剂量-应答数据上较不确定。目前正在进行全球临床试验,以使用先进的定量成像来确定转移性疾病的剂量应答阈值。尽管文献中发表的数据差异很大,但可能发生的神经内分泌肿瘤转移到肝脏或神经内分泌肿瘤(NET)在比肝细胞癌吸收剂量低的情况下对放射栓塞有很强的应答。另一方面,转移性结直肠癌(mCRC),可能需要等于或高于 HCC 的吸收剂量(Gulec et al.,2007)才能达到所需的治疗效果。

5.7 肿瘤与正常组织摄取率

在玻璃和树脂 ^{90}Y 微球以及 ^{166}Ho 的放射栓塞中，肿瘤 - 正常组织摄取率（T∶N）是一个重要的量化数据，在治疗计划中有着重要作用，会影响肿瘤吸收剂量，肝脏剂量以

及治疗的毒性或疗效。T∶N 在公式 5-4 中定义：

$$T\colon N = \frac{A_{90Y,\,Tumor}/V_{tumor}}{A_{90Y,\,Normal}/V_{normal}} \tag{5-4}$$

其中 $A_{90Y,\,Tumor}$ 是沉积在肿瘤中的 ^{90}Y 活度（MBq），$A_{90Y,\,Normal}$ 是沉积在未受累肝组织中的活度。V_{normal} 和 V_{tumor} 是其相应体积。表 5-2 列出了文献中对不同肿瘤类型测得的 T∶N 值范围。

表 5-2　公开发表的 T∶N

肿瘤	T∶N 中位数／均值	T∶N 范围	患者或肿瘤数量	测量方式	参考文献
HCC	11.5∶1	7∶1~16∶1	2	病理	Kennedy 等（2004）
HCC	7.0∶1	3.9∶1~9.2∶1	5	^{99m}Tc-MAA	Gulec 等（2007）
HCC	3.5∶1	1∶10~13.5∶1	27	^{99m}Tc-MAA	Lau 等（1994）
mCrC	6.8∶1	2.9∶1~15.4∶1	15	^{99m}Tc-MAA	Gulec 等（2007）
mCrC	—	2∶5~2∶1	2	病理	Kennedy 等（2004）
NEt	5.9∶1	3.5∶1~11.1∶1	20	^{99m}Tc-MAA	Gulec 等（2007）

虽然表 5-2 仅展示了文献中的几个例子，但很明显的一点是：即使在相同肿瘤类型中，T∶N 值也有很大差异。肿瘤大小，浸润程度，中心性坏死的存在以及用于测量 T∶N 值的技术都会导致其变化。

5.7.1　使用 MAA 作为一种估算工具

在回顾如何在放射栓塞治疗计划中应用 T∶N 之前，了解可用于量化的方法很重要。在治疗前估算 T∶N 使用最广泛的方法是 MAA SPECT/CT。该技术很方便，因为它只是用治疗前肺分流检查中所得数据来推断。该方法假设 ^{99m}Tc-MAA 可作为 ^{90}Y 微球有效替代品。但有许多原因可能导致这种方法不正确，表 5-3 概述了其中的几个原因。

许多学者对 MAA 作为放射栓塞替代品的有效性进行了评估，但没有达成明确共识（Knesaurek et al.，2010；Kao et al.，2012；Lam and Smits，2013；Lam et al.，2013；

Wondergem et al.，2013；Garin et al.，2014；Lam and Sze，2014）。在进行 MAA 输注和放射栓塞时，导管尖端的位置是用 ^{99m}Tc-MAA SPECT/CT 进行 T∶N 测量以及影响预后的最关键因素之一。当导管尖端靠近分叉处或位于曲折血管中时，其定位变得尤为重要（Jiang et al.，2012；Wondergem et al.，2013）。然而，尽管文献中 MAA 和 ^{90}Y 微球之间存有可变的相关性，但大多数作者都认为 MAA 是拟定治疗计划和预测剂量的极佳选择。第 4 章对使用 MAA 作为放射栓塞替代品进行了实质性的补充讨论。

5.7.2　其他工具？

锥形束 CT（Cone-beam CT，CBCT）是一种有前景的方法，用于定义三维血管解剖结构并阐明非靶栓塞（nontarget embolization，NTE）的来源。Louie 等人（2009）评估了 CBCT 作为增强 ^{99m}Tc-MAA 的效用的工具，用

表 5-3　使用 MAA 作为微球替代物时的潜在误差来源

问题	评价	影响	改进措施
MAA 与微球之间的比重差异	与玻璃微球有显著差异	中等	N/A
粒径和形状	与树脂或玻璃微球相比，MAA 颗粒的粒径范围通常更大	中等	N/A
游离的 ^{99m}Tc	可能不会显著影响 T : N 的测量，但可能会掩盖胃部非靶栓塞（NTE）的检测	中等	预防性口服 500mg 高氯酸盐（Ahmadzadehfar et al.，2010）；MAA 制备后立即使用
栓塞差异	某些肿瘤可用树脂微球达到栓塞效果而 MAA 不能	高	根据肿瘤类型和大小，了解 MAA 可能作为良好替代物的条件
导管位置	MAA 和 ^{90}Y 输注之间的导管位置差异会严重影响沉积	高	确认导管位置

以鉴定肝外 NTE 和不良 T : N。在这项研究中，CBCT 识别出 42 例患者中有 22 例存在肝外靶区。更重要的是，CBCT 在 42 例患者中发现 8 例肿瘤不完全显影，这表明该肿瘤存在其他血供（Louie et al.，2009）。此类情况通常是所谓的血管"寄生化"（parasitization）的结果，在这种情况下，由富血供肿瘤产生的血管生成因子会从其他小血管中招募血供。这种现象在经过一次或多次化学栓塞治疗后很常见，需优先依靠小血管栓塞来达到治疗效果。如果在治疗前的血管造影过程中被发现，则侧支血管可被预防性地栓塞，从而将更多的血流重新定向到术中血管，增加治疗成功的可能性。在极端情况下，肝外侧支血管提供肿瘤的大部分血流，而常规通过肝动脉输送 ^{90}Y 微球可能导致 T : N 小于 1。在此类情况下，CBCT 可能是一个有力的工具。

CBCT 也已被作为量化 T : N 的潜在工具。Jones 和 Mahvash（2012）的一项研究使用注射了不同浓度的碘造影剂的明胶体模，表明 CBCT 能够量化造影剂的相对强化程度。由于 T : N 是一个比值，因此绝对定量对于其计算不是必需的。换句话说，增强前后 CBCT 中肿瘤和正常肝脏的相对密度可以有效地用于估算 T : N。以这种方式，CBCT 可以作为在分区模型治疗计划中辅助 ^{99m}Tc-MAA 成像来估计 T : N 的一种较优的方法。必须仔细区分此方法与可绝对定量的方法，例如 ^{90}Y PET/CT。在 ^{90}Y PET/CT 获取图像后，在肿瘤中所绘制的感兴趣区将产生一个值，该值直接代表该区域中 ^{90}Y 的活度（Pasciak et al.，2014）。这些区别将在第 11 章中详细说明。

5.8　治疗计划策略

5.8.1　树脂微球治疗计划的经验模型

树脂微球放射栓塞术治疗计划的最简单模型是经验模型。经验模型可以完全基于肝肿瘤占据百分比来确定全肝放射栓塞的治疗剂量。该模型已不常用，临床上已被首选方法（如体表面积（body surface area，BSA）方法和分区模型）替代，下面将对此进行讨论。但是，应该注意的是，经验模型仍包含在 SIRTeX SIR-Sphere 产品说明书中（SIRTeX

Technology Pty，Lane Cove，NSW，Australia）。此外，经验模型是在最初的 SIRTeX SIR-Sphere 临床试验中使用的治疗策略。

在使用树脂微球进行放射栓塞的最大回顾性研究中，有 28 位患者因肝毒性相关的并发症而死亡。死亡患者中有 21 人来自同一中心，该中心在治疗计划中只使用经验模型（Kennedy et al.，2009）。这并不意味着经验模型是不安全的，然而我们必须正确地使用该模型。

使用经验模型时，最重要的是要理解表 5-4 中的定义仅适用于全肝放射栓塞。对于肝叶或分肝段疗法，必须根据公式 5-5 修改表 5-4 中的推荐剂量（A_{emp}）：

表 5-4 树脂微球 ^{90}Y 放射栓塞的经验模型说明

肝内肿瘤占比	推荐剂量
超过 50%	3.0GBq
25%~50%	2.5GBq
低于 25%	2.0GBq

$$A(\text{GBq})=A_{emp}(\text{GBq})\cdot\left[\frac{V_{treated}}{V_{wholeliver}}\right] \quad (5\text{-}5)$$

其中 A_{emp} 是表 5-4 中定义的经验模型中的推荐剂量。$V_{treated}$ 和 $V_{whole\ liver}$ 分别是要治疗的部分肝脏的体积和全肝体积。

5.8.2 用于树脂微球治疗计划的 BSA 模型

树脂微球放射栓塞术的最常用的治疗计划方法是 BSA 方法。由于许多基于 BSA 的计算已在医学中广泛用于确定药物的剂量（如化学疗法），因此许多临床医生可能对该方法有所了解。BSA 模型的治疗剂量在很大程度上取决于患者的身高和体重，在一定程度上取决于肿瘤的浸润百分比。公式 5-6 和公式 5-7 描述了 BSA 治疗计划方法：

$$\text{BSA}(\text{m}^2)=0.202\,5\cdot\text{height}^{0.725}(\text{m})\cdot\text{weight}^{0.425}(\text{kg}) \quad (5\text{-}6)$$

$$A_{BSA}(\text{GBq})=\text{BSA}-0.2+\left[\frac{V_{tumor}}{V_{tumor}+V_{normal}}\right] \quad (5\text{-}7)$$

V_{tumor} 和 V_{normal} 是靶肝体积中肿瘤和未受累肝组织的体积。BSA 模型假定患者的身体大小与剂量耐受能力之间存在关系。文献中已经表明了体形较大的患者（不一定具有较大的肝脏）能耐受更大的 ^{90}Y 剂量的观点（Sangro et al.，2008）。在上述队列中使用树脂微球治疗的 680 名患者中，也发现 BSA 模型的肝毒性风险低于经验模型（Kennedy et al.，2009）。

使用 BSA 模型时，至关重要的是要理解公式 5-6 和公式 5-7 中的定义是针对整个肝脏的放射栓塞。对于肝叶或肝段疗法，必须根据公式 5-8 修改公式 5-7 中的推荐剂量 A_{BSA}：

$$A(\text{GBq})=A_{BSA}(\text{GBq})\cdot\left[\frac{V_{treated}}{V_{whole\ liver}}\right] \quad (5\text{-}8)$$

其中，A_{BSA} 是 BSA 模型中的推荐剂量，如公式 5-6 和公式 5-7 所定义。$V_{treated}$ 和 $V_{whole\ liver}$ 分别是要治疗的肝脏部分的体积和整个肝脏的体积。

5.8.3 玻璃微球处理计划

使用玻璃微球进行放射栓塞的标准治疗计划是一个相对简单的过程，让治疗医生有很大的自由度来考虑患者的特定因素。基本原理基于公式 5-3，该公式将组织中的体积平均剂量描述为 ^{90}Y 剂量的函数。可以重写公式 5-3 来得出治疗剂量 A0，如公式 5-9 所示：

$$A_o(\text{GBq})=\frac{D_{avg}(\text{Gy})\cdot M_{liver}(\text{kg})}{49.98(\text{J}\cdot\text{s})} \quad (5\text{-}9)$$

其中 D_{avg} 是欲治疗肝脏部分的目标吸收剂量，而 M_{liver} 是要治疗的肝脏组织的质量。从对治疗前 CT 数据进行的体积分析推断肝脏质量，以计划肝叶治疗。在放射性肝段切除术中,可通过术前横断位成像或 CBCT 计算肝段体积,这将在第 6 章中详细讨论。获得肝脏体积后,使用换算系数 1.05kg/L 将肝组织体积转换为质量(ICRU,1992)。

建议在治疗计划中使用的平均剂量终点(D_{avg})在 Therasphere 包装说明书(BTG International Ltd.,London,UK)中规定的 80~150Gy。应根据肿瘤负荷,未受累肝组织的健康状况,先前的治疗方法以及可能影响毒性和 / 或反应的其他临床因素选择使用的终点。

最后,应该提到的是,公式 5-9 并未考虑到肺分流或输注系统中的残留活度,这两者都会降低肝脏中沉积的放射性剂量,A_0 以及 D_{avg}。

5.8.4　分区模型

放射栓塞的分区模型(Ho et al.,1996,1997),也称为医学内照射剂量(medical internal radiation dose,MIRD)模型(Gulec et al.,2006),是一种三室模型(three-compartment model),考虑了患者的特定数据,以调整肿瘤,正常肝脏和肺部所需的剂量学终点。与先前讨论的特定于树脂或玻璃微球的模型不同,分区模型有潜力可以用于任何一种产品。然而,必须谨记,树脂和玻璃产品之间,由于活度,微球数量 / 密度和其组成的变化,肿瘤和正常肝的剂量 - 反应关系可能会发生变化。

肺分流分数(shunt fraction,SF)是分区模型的重要输入因子,与 T∶N,肿瘤体积(V_{tumor})和非目标肝脏体积(V_{normal})一起使用,以确定进入该区的分数摄取(fraction uptake,FU)。公式 5-10 和公式 5-11 是用于在未受累的肝脏和肿瘤中计算 FU 的公式:

$$U_{normal} = (1-SF)\left[\frac{V_{normal}}{T∶N \cdot V_{tumor}+V_{normal}}\right] \quad (5-10)$$

$$U_{tumor} = (1-SF)\left[\frac{T∶N \cdot V_{tumor}}{T∶N \cdot V_{tumor}+V_{normal}}\right] \quad (5-11)$$

FU 可根据公式 5-12 和公式 5-13 确定肿瘤和正常肝区室的平均吸收剂量:

$$D_{normal}(Gy) = \frac{A_0(GBq) \cdot 49.98 \cdot FU_{normal}}{M_{normal}(kg)} \quad (5-12)$$

$$D_{tumor}(Gy) = \frac{A_0(GBq) \cdot 49.98 \cdot FU_{tumor}}{M_{tumor}(kg)} \quad (5-13)$$

其中 A_0 是要注入肝脏的 ^{90}Y 活度。因此,可以重新排列公式 5-13,以得出公式 5-14 中规定的 ^{90}Y 剂量:

$$A_0(GBq) = \frac{D_{tumor}(Gy) \cdot M_{tumor}(kg)}{49.98 \cdot FU_{tumor}} \quad (5-14)$$

分区模型公式使用患者个体化肿瘤和肝脏体积,以及来自术前 ^{99m}Tc-MAA SPECT/CT 和 / 或 CBCT 的预定 T∶N。因此,该方法代表了最精确的治疗计划算法,可以准确估计肿瘤,非靶区肝组织和肺的吸收剂量。先前的研究表明,使用基于 ^{99m}Tc-MAA SPECT/CT 的分区模型进行治疗计划可以改善临床效果(Gulec et al.,2006)。

如上一节所述,当用放射栓塞治疗 HCC 患者时,可能希望将 D_{tumor} 设置为最低 120Gy。但是,计算 A_0 并不是治疗计划中唯一必要的步骤。必须将 A_0 重新代入公式 5-11,以确保正常肝组织的吸收剂量低于建议的限值。此外,还需应用第 4 章中描述的剂量学技术以确保肺部剂量可耐受。

要注意的是,分区模型可以有效地运用于任何放射栓塞产品,包括树脂或玻璃 ^{90}Y 微球和 ^{166}Ho 放射栓塞。然而,对于肿瘤和未累及的肝组织,^{90}Y 治疗的疗效和安全性终点在不同的放射栓塞产品之间可能会有所差异。

5.8.5　治疗计划模型的比较

在前面的部分中,介绍了使用树脂微球和 / 或玻璃微球进行放射栓塞的四个治疗计划模型。但是,仅通过公式很难理解使用这些模型规定的治疗活度在不同的肿瘤大小，肿瘤负荷和 T∶N 的患者中的差异。图 5-5a 比较了根据经验、BSA 和分区模型代入患者体形，肿瘤负荷和 T∶N 决定的树脂微球的推荐剂量。可以看到，经验模型产生的剂量高于大多数其他模型，并且不管情况如何（即患者体形或肝脏体积不同），它都可以这样做。另一方面，患者体形（身高＋体重）对 BSA 治疗计划模型有很大影响。身高和体重第 10 百分位的女性的剂量，大约是身高和体重第 90 百分位的男性的一半。T∶N 为 5∶1 的分区模型在低肿瘤浸润率下出现最低剂量，但剂量随着肿瘤负荷的增加而急剧上升。低 T∶N（2∶1 或更小）的分区模型可导致大剂量，并可能导致未受累肝脏的高吸收剂量。图 5-5b 描述了以 80、120 和 150Gy 为吸收剂量终点进行玻璃微球治疗的推荐剂量。将图 5-5a 与图 5-5b 进行比较，可以很明显地看出，与树脂微球相比，玻璃微球放射栓塞术的剂量更大。但是，这并不意味着一种产品比另一种产品具有更低的毒性或更高的疗效，因为两种产品的毒性和疗效终点不同。第 9 章将在微观层面上解释这种现象。

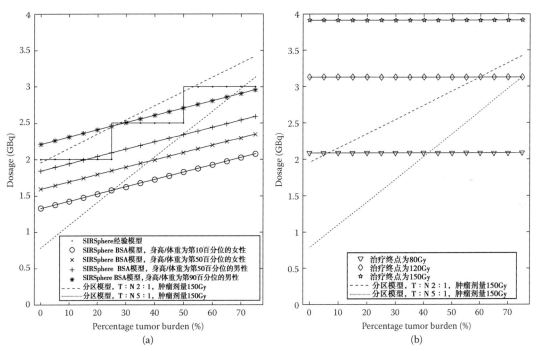

图 5-5　树脂微球（a）和玻璃微球（b）的推荐处方剂量，取决于患者体形、肿瘤负荷和 T∶N。肝脏体积为 1 300ml。患者体形来自已发布的 2007—2008 年美国人口统计信息

5.9　测量肝脏和肿瘤体积

上一节中介绍的每种治疗计划方法均需要根据 CT，MR 或混合（如 PET/CT）断层成像技术通过某种形式的容积法测量组织体积。经验模型和 BSA 模型取决于肿瘤浸润百分比以及相对于总肝脏体积的拟治疗肝脏组织百分比。玻璃微球的治疗计划在很大程度上取决于拟治疗肝组织的总体积，而分区模型既取决于肿瘤的体积，又取决于未受累的肝组织。这些体积可以使用自动、半自动或手动技术确定，如第 5.9.1 节和第 5.9.2 节

所述。

5.9.1　自动和半自动分割

　　多年来，自动和半自动器官和肿瘤分割已广泛用于医学物理学、放射治疗、放射学、外科手术和其他医学领域，其准确性和要求的人工输入水平不同（van Ginneken and Haar Romeny，2000；Ghanei et al.，2001；Marroquín et al.，2002；Caon，2004；François et al.，2004；Buie et al.，2007；Fripp et al.，2007；Klein et al.，2008；Metzger et al.，2013；Kockelkorn et al.，2014）。阈值化和区域生长等技术（El-Baz et al.，2011）在边界清楚明显强化的解剖区域中可能非常有效。这些技术甚至已经成功地用于基于 CT 成像的肝脏半自动分割中（Foruzan et al.，2009）。

　　在放射栓塞治疗计划的背景下，可用的分割工具将影响临床工作中实现的自动化程度。但是，有些自动化在几乎没有专用工具的情况下，也可以在临床环境中实现。例如，对于术前已接受 ^{18}F-FDG-PET/CT 检查的转移性肝癌患者。在此类患者中，手动绘制多个肝脏病灶轮廓来确定肿瘤受累百分比可能是一项耗时的工作。但是，确定肿瘤负荷是使用树脂微球进行放射栓塞治疗计划的必要组成部分。放射科工作站上可用的自动 3D 阈值处理工具可以与 ^{18}F-FDG-PET/CT 结合使用，以描绘高代谢的肿瘤边界。该阈值可以根据每个患者进行调整，也可以根据最大标准化摄取值（SUV_{max}）进行定量设置。这项技术可用于许多接受放射栓塞治疗的 FDG 摄取的转移性肝肿瘤患者。在图 5-8b 中显示了肝 SUV_{max} 的 40% 阈值的示例。

　　如果可以使用自动分割工具，则可以使用基于图集的分割（atlas-based segmentation）（Ghanei et al.，2001；Bondiau et al.，2005；Zhang et al.，2006；Reed et al.，2009；Linguraru et al.，2010；El-Baz et al.，2011；Park et al.，2014）。

它具有进行更精确的器官分割的潜力，并且与诸如阈值化和区域生长等替代方法相比，用户可能只需要更少的输入。基于图集的分割的自动化程度更高，部分是因为它依赖于参考分割器官轮廓的标准图集。这些轮廓是预定义的，并由放射科医生或解剖学家验证。然后使用可变形配准将图集与感兴趣的数据集匹配。为了提高过程的准确性并解释不同的解剖结构，经常采用基于多图谱的分割。在这项技术中，许多可变形的配准都使用具有不同解剖结构的图集进行，并且将产生最佳匹配的图集组合或融合在一起以产生最终的最佳分割。通过几种融合方法，从最简单的最大投票融合算法，到更复杂的技术，将统计模型纳入了融合过程（Warfield et al.，2004）。

　　在放射栓塞治疗计划的背景下，自动划定肝叶或肝段体积可显著地加快计划过程。虽然基于图集的分割通常需要进行分割后的手动校正（图 5-6），但是与单独进行手动分割相比，可以更快完成任务。应根据第 5.8.5 节（图 5-5）中讨论的治疗计划模型对体积变化的敏感性来考虑所测肝叶体积、肝段体积或肿瘤体积的微小误差。

5.9.2　手动分割

　　在没有放射肿瘤科协助进行放射栓塞治疗计划的机构中，可能无法使用复杂的阈值确定和分割工具。在这些情况下，手动分段可能是唯一的选择。本章的作者发现，具有基于样条（spline-based）的兴趣区域（ROI）和内插体积法的 DICOM 查看器可以显著减少手动描绘肝脏和肿瘤所需的时间，因为不需要在每个层面上都绘制 ROI。使用免费的 DICOM 查看器 OsiriX 5.8.2（Osirix Foundation，Geneva，Switzerland），仅在六个轴向 CT 层面上生成轮廓，生成了图 5-7 中的三维肝脏体积。

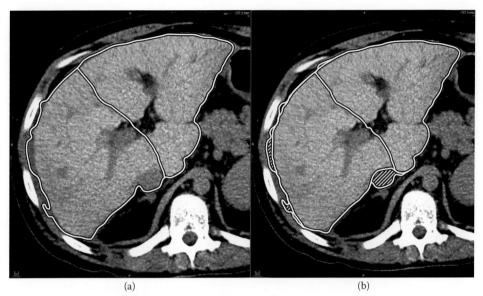

图 5-6 （a）使用 MIM 6 软件包对肝左右叶进行全自动图谱分割的结果。
（b）基于图谱的分割，然后进行手动校正（阴影区域）

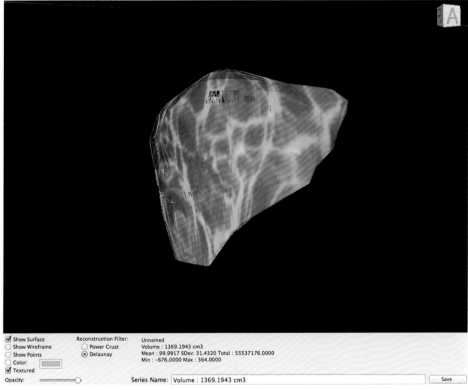

图 5-7 使用免费的 DICOM 查看器 OsiriX 5.8.2，仅在六个横断位
CT 层面上生成的三维肝脏体积的轮廓

再次,应根据第 5.8.5 节(图 5-5)中讨论的治疗计划模型的敏感性,权衡由手动轮廓绘制(带有或不带有层间插值)导致的肿瘤或肝叶轮廓错误。

5.10　治疗计划示例

本节作为指南,将提供在肝叶和肝段疗法中进行放射栓塞治疗计划的指导性实例。对于树脂和玻璃微球都考虑了不同的治疗计划模型。

5.10.1　肝叶治疗

如同外科医生追求切缘阴性一样,放射栓塞通常是具有目的性的非选择性治疗,以便治疗微卫星灶。肝转移患者通常没有肝硬化,且具有更多的肝功能储备,因此通常整个肝叶接受微球输注治疗。由于多发性病灶的倾向,这使得超选择性输注变得不切实际,而肝叶疗法在肝转移的治疗中也是合理的。所应指出的是,这种方法适用于患有多灶性疾病的 HCC 患者,且没有临床和血清学证据证明有严重的基础肝病。但是,在潜在的肝功能不全的情况下,最好是尽量减少对非肿瘤肝组织的非目标栓塞,以保持肝功能(Salem and Thurston,2006)。

5.10.1.1　病例

一名 61 岁的女性肺癌伴肝左叶四个转移灶,无肝硬化或胆道梗阻的血清学或放射学证据。图 5-8a 显示了肝左叶中一个中央坏死转移灶的肝脏序列 CT,与 ^{18}F-FDG-PET/CT 的高代谢区相符(图 5-8b)。在所有治疗计划方案中(以下 1~4),均采用传统的解剖边界进行左叶治疗。每叶都按三个维度绘制轮廓,以确定左叶、右叶和整个肝脏的相对体积(图 5-8c)。

左叶肿瘤的体积可以根据增强的 CT 或 ^{18}F-FDG-PET/CT 进行轮廓绘制(图 5-8a 和 b)。在这种特殊情况下(转移瘤),肿瘤在门静脉期 CT 上并未明显增强,因此 CT 图像的手动分割将仅限于图 5-8a 中的相应低密度区。^{18}F-FDG-PET/CT 将肿瘤识别为中央坏死,并沿其边缘有 FDG 高摄取。由于这些差异,通过增强 CT 进行的手动分割和基于 PET/CT 的半自动基于阈值的分割分别产生了 67ml 和 122ml 的左叶肿瘤体积。这些体积包括图 5-8 中未显示的病变。

5.10.1.2　方案 1:树脂微球的经验模型

根据这些测量,根据公式 5-15 和公式 5-16,分别在 CT 和 PET/CT 上进行肿瘤的体积测定,肿瘤在肝脏中的浸润百分比如下所示:

$$I_{tumor,CT} = \frac{V_{tumor}}{V_{tumor}+V_{normal}} = \frac{67mL}{424mL} \times 100\%$$
$$= 15.8\% \tag{5-15}$$

$$I_{tumor,PET} = \frac{V_{tumor}}{V_{tumor}+V_{normal}} = \frac{122mL}{424mL} \times 100\%$$
$$= 28.7\% \tag{5-16}$$

要注意的是,在公式 5-15 和公式 5-16 中,仅针对等待治疗的肝叶计算浸润百分比,仅使用肿瘤体积和左叶内正常肝脏的体积进行计算。如表 5-4 所示,对于浸润水平分别为 15.8% 和 28.7% 的情况,建议的全肝治疗剂量(A_{emp})为 2.0 和 2.5GBq。回想一下,经验模型是为全肝治疗定义的,必须根据所治疗的肝叶按比例调整剂量。公式 5-17 给出了 2.5GBq 处方的计算结果:

$$A(GBq) = A_{emp}(GBq) \cdot \left[\frac{V_{treated}}{V_{wholeliver}}\right] = 2.5$$

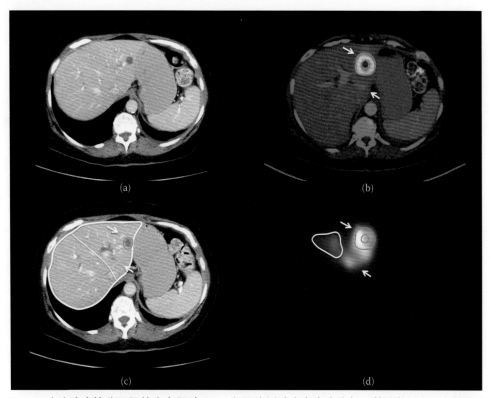

图 5-8 （a）肺癌转移至肝的患者肝脏 CT。左肝外侧叶中存在中央坏死转移灶（a），（b）中显示了 ^{18}F-FDG-PET/CT 引起的相应浓聚异常。在（b）中基于 SUV$_{max}$ 40% 的阈值（蓝线）对病变进行自动轮廓绘制。（c）肝脏 CT 用于在解剖学边界上绘制左右叶体积（白线）以及肿瘤轮廓（蓝线）。（d）带有肿瘤边界（蓝线）和正常左叶组织区域（白线）的术前 ^{99m}Tc-MAA SPECT

$$\text{GBq} \cdot \left[\frac{424\text{mL}}{986\text{mL}+424\text{mL}} \right] = 0.75\text{GBq} \quad (5\text{-}17)$$

公式 5-17 的最后一步是关键所在。如果不执行公式 5-17 中的步骤，则可以使用公式 5-3 计算左肝叶的平均吸收剂量。对该患者的 424ml 肝左叶乘上 1.05kg/L 的密度，我们得到的质量为 0.445kg。根据公式 5-3，2.5GBq 的剂量将对左肝叶产生 280Gy 的平均吸收剂量。这种吸收剂量水平可能会在该叶的非病变组织中产生严重的毒性。

5.10.1.3 方案 2：使用 BSA 模型的树脂微球

现在让我们改变方向，考虑这种情况下的 BSA 治疗计划模型。该女性患者的体重为 64kg（141 磅），身高为 1.62m（5 英尺 4 英寸）。因此，可以根据公式 5-6 计算她的体表面积：

$$\begin{aligned} \text{BSA}\,(\text{m}^2) &= 0.202\,5 \times \text{height}^{0.725}\,(\text{m}) \cdot \\ &\quad \text{weight}^{0.425}\,(\text{kg}) \\ &= 0.202\,5 \times 1.62^{0.725}\,(\text{m}) \cdot 64^{0.425}\,(\text{kg}) \\ &= 1.68\text{m}^2 \qquad\qquad (5\text{-}18) \end{aligned}$$

必须记住，身高（m）和体重（kg）的单位至关重要，如公式 5-18 所示：

$$A_{\text{bsa}}\,(\text{GBq}) = \text{BSA} - 0.2 + \left[\frac{V_{\text{tumor}}}{V_{\text{tumor}}+V_{\text{normal}}} \right]$$

$$=1.68-0.2+\frac{122\text{mL}}{424\text{mL}}$$

$$=1.767\text{GBq} \tag{5-19}$$

在公式 5-19 中，已根据使用 ^{18}F-FDG-PET/CT 确定的肿瘤体积计算了 BSA 剂量（A_{BSA}）。如果使用增强 CT 的肿瘤体积，则 A_{BSA} 会略低。

全肝治疗中的 BSA 模型必须针对治疗的肝叶确定剂量（A_{BSA}）。公式 5-20 给出了该过程。请注意，使用 BSA 方法的最终建议治疗活度（0.53GBq）小于使用经验方法时的建议治疗活度（0.75GBq）：

$$A(\text{GBq})=A_{\text{BSA}}(\text{GBq})\cdot\left[\frac{V_{\text{treated}}}{V_{\text{wholeliver}}}\right]$$

$$=1.767\text{GBq}\cdot\left[\frac{424\text{mL}}{986\text{mL}+424\text{mL}}\right]$$

$$=0.53\text{GBq} \tag{5-20}$$

5.10.1.4　方案 3：使用推荐的治疗计划方法的玻璃微球

使用玻璃微球对同一患者进行肝左叶治疗的治疗计划更为直接。肿瘤负荷的百分比不是必需的，解决方案仅取决于肝左叶组织的总质量：0.445kg。实际上，最困难的部分是在建议的 80~150Gy 范围内选择吸收剂量终点。

出于本示例的目的，选择保守的 100Gy 吸收剂量治疗终点，我们获得：

$$A_0(\text{GBq})=\frac{D_{\text{avg}}(\text{Gy})\cdot M_{\text{liver}}(\text{kg})}{49.98(\text{J}\cdot\text{s})}$$

$$=\frac{100\text{Gy}\cdot0.445\text{kg}}{49.98}$$

$$=0.89\text{GBq} \tag{5-21}$$

需注意的是，应根据病例介绍中讨论的许多临床和血清学因素来选择吸收剂量的终

点。但是，对于没有慢性肝病或胆道梗阻的患者，介于 100~120Gy 间的任何终点可能都是合适的。

5.10.1.5　方案 4：使用分区模型的树脂微球

肝叶疗法将导致肿瘤中和正常肝实质中的微球沉积按 T∶N 分布。分区模型考虑了测量的 T∶N 以及正常的肝脏和肿瘤体积，来针对患者设计治疗计划。图 5-8d 描述了 $^{99\text{m}}$Tc-MAA SPECT/CT 成像后 T∶N 的测量过程。在治疗前 2 周，将导管末端小心地放置在预期的治疗位置，进行 150MBq $^{99\text{m}}$Tc-MAA 的肝左叶输注。来自 ^{18}F-FDG-PET/CT 上高代谢区的肿瘤轮廓（图 5-8b）已复制到 $^{99\text{m}}$Tc-MAA SPECT 图像集（图 5-8d）上。还显示了肝脏未受累的区域。在这种情况下，根据公式 5-4 计算出 T∶N 为 2.8∶1。根据治疗前 MAA 测绘程序，该患者的肺分流率为 5%。有了这些信息，我们就可以计算出肿瘤和未受累肝脏中的 FU。

要计算 FU，我们必须确定肝左叶中未累及的肝实质体积（V_{normal}），这并未包括在表 5-5 中。如果我们基于 ^{18}F-FDG-PET/CT 来假设肿瘤体积，则 V_{normal}=424ml–122ml=302ml。未受累的肝左叶实质的相应质量为 0.317kg：

$$FU_{\text{normal}}=(1-SF)\left[\frac{V_{\text{normal}}}{T\colon N\cdot V_{\text{tumor}}+V_{\text{normal}}}\right]$$

$$=(1-0.05)\left[\frac{302\text{mL}}{2.8\cdot122\text{mL}+302\text{mL}}\right]$$

$$=0.45 \tag{5-22}$$

$$FU_{\text{tumor}}=(1-SF)\left[\frac{\frac{T}{N}\cdot V_{\text{tumor}}}{T\colon N\cdot V_{\text{tumor}}+V_{\text{normal}}}\right]$$

$$=(1-0.05)\left[\frac{2.8\cdot122\text{mL}}{2.8\cdot122\text{mL}+302\text{mL}}\right]$$

$$=0.50 \tag{5-23}$$

我们现在可以确定达到肿瘤吸收剂量终

表 5-5　图 5-8 中显示的患者的体积测量

组织结构	体积 /ml	质量 /kg
全肝	1,410	1.480
肝右叶	986	1.035
肝左叶	424	0.445
通过 CT 手动绘制轮廓的左叶肿瘤	67	0.070
通过 ^{18}F-FDG-PET/CT 以 $0.4 \cdot SUV_{max}$ 作为阈值自动绘制的左叶肿瘤	122	0.128
右叶肿瘤	0	0

该患者的体重为 64kg（141 磅），身高为 1.62m（5 英尺 4 英寸）

点所需的活性，如公式 5-24 所示。鉴于该患者患有转移性肝癌，而没有潜在的慢性肝病，因此使用树脂微球进行放射栓塞的肿瘤吸收剂量为 150Gy 是合适的：

$$A_0(GBq) = \frac{D_{tumor}(Gy) \cdot M_{tumor}(kg)}{49.98 \cdot FU_{tumor}}$$

$$= \frac{150(Gy) \cdot 0.128(kg)}{49.98 \cdot 0.50}$$

$$= 0.77 GBq \qquad (5\text{-}24)$$

假设 T：N 测量是准确的，0.77GBq 的剂量将导致 150Gy 的平均肿瘤剂量。但是，该剂量仍必须重新代入公式 5-12，以确保不超过正常的肝毒性阈值。如图所示：

$$D_{normal}(Gy) = \frac{A_0(GBq) \cdot 49.98 \cdot FU_{normal}}{M_{normal}(kg)}$$

$$= \frac{0.77(GBq) \cdot 49.98 \cdot 0.45}{0.317(kg)}$$

$$= 55 Gy \qquad (5\text{-}25)$$

如前所述，正常、非肝硬化肝组织的最大放射栓塞耐受剂量约为 80Gy。在这种情况下，因为肝脏组织接受的辐射剂量很小，特别是在肝左叶治疗的情况下，0.77GBq 的治疗剂量可能是安全的。在第 8 章中将详细说明这一点。

5.10.1.6　其他注意事项

上面的每个案例代表了单一疗程治疗计划的示例。可推荐进行分次放射栓塞治疗，这可能会降低对正常肝脏的毒性（Salem and Thurston, 2006；Cremonesi, 2008）。第 8 章将详细讨论多周期疗法。

5.10.2　选择性疗法

肝段和选择性疗法将导致微球按 T：N 沉积于肿瘤和正常组织中，除非出现反流，肝段以外很少或没有沉积，尽管不在本章范围内，但在其他地方（Salem and Thurston, 2006；Riaz, 2011）和第 3 章中讨论了肝段治疗的计划。相反，本节将主要关注选择性治疗的剂量学方面。在上一节中回顾的所有肝叶治疗案例中，治疗计划始终取决于被治疗肝叶的体积。在选择性和肝段疗法中，治疗计划取决于该治疗所灌注的组织体积，该组织可能仅由一个或多个肝段内的肿瘤组织与正常肝组织组成。

如图 5-9 所示，该患者因腮腺腺样囊性癌（ACC）发生直径 22cm 的单发肝转移。

患者的肝脏总体积为 3 500ml，其中 2 200ml 属于肿瘤体积。增强 CT 和治疗前

血管造影显示,肿瘤灌注良好且为实性,也没有明显坏死区域。该患者使用树脂微球进行放射栓塞治疗。遗憾的是,由于肿瘤大,临

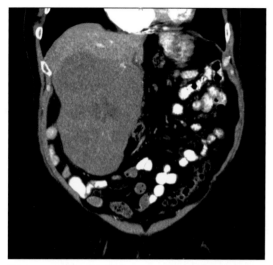

图 5-9　腮腺 ACC 发生 22cm 孤立肝转移的患者的增强 CT 扫描。对比增强 CT 和术前血管造影表明,该肿瘤灌注良好且为实性,没有明显坏死区域

床和技术上相当具有挑战。即使已递送全部 3GBq 树脂微球剂量,针对该患者整个肿瘤只导致亚肿瘤杀灭反应。因此,对该肿瘤进行了多疗程的治疗。图 5-10a 显示了治疗前的血管造影图像,导管位于肝右动脉中,并且有两个主要的血管分支来为肿瘤供血。图 5-10b 显示了在注射 ^{99m}Tc-MAA 之前的选择性肝段的肝右动脉造影。图 5-11 中的 ^{99m}Tc-MAA SPECT/CT 显示灌注的肿瘤体积为总肿瘤体积的 48%。由于 MAA 几乎完全沉积在肿瘤中,因此公式 5-3 可直接用于确定在 48% 的肿瘤体积中达到 120Gy 终点所需的剂量:

$$
\begin{aligned}
A_0(\mathrm{GBq}) &= \frac{D_{\mathrm{tumor}}(\mathrm{Gy}) \cdot M_{\mathrm{tumor}}(\mathrm{kg})}{49.98} \\
&= \frac{120(\mathrm{Gy}) \cdot 0.48 \cdot 2.2(\mathrm{L}) \cdot 1.05(\mathrm{kg/L})}{49.98} \\
&= 2.66\mathrm{GBq}
\end{aligned}
\tag{5-26}
$$

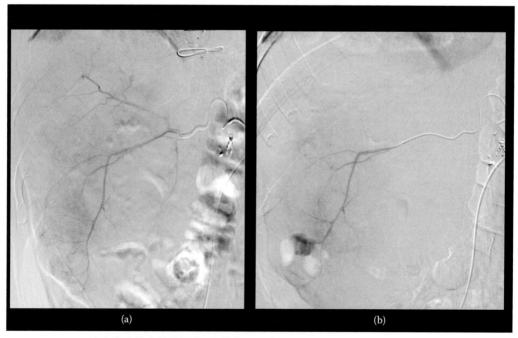

图 5-10　(a)治疗前血管造影术,导管位于肝右动脉中,并有两个主要分支为肿瘤供血。(b)注射 ^{99m}Tc-MAA 之前的选择性节段性肝右动脉造影

肿瘤体积大不是多疗程治疗的唯一原因。分肝段来治疗多病灶性疾病也是一个很好的选择，它可以降低对正常肝脏的毒性（Riaz et al.，2011）。图 5-12a 和图 5-12b 显示了 NET 转移患者的肝脏 MRI 和 [111]In 奥曲肽（Octreotide）SPECT。多个转移性病灶遍布肝右叶。由于不存在有潜在性的慢性肝病，并且放射栓塞治疗对于 NET 通常具有很高的疗效，因此采用了选择性的多步骤治疗方法。基于治疗前的 ^{99m}Tc-MAA SPECT，选择了肝右动脉的外侧分支（图 5-12c 和 d），灌注了约 50% 的右叶体积。使用树脂微球进行放射栓塞并依照 BSA 模型进行治疗计划设计。根据治疗区域估计的灌注量，BSA 模型推荐的

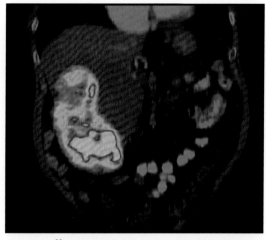

图 5-11   ^{99m}Tc-MAA SPECT/CT 显示了在图 5-10b 中所示的导管位置处灌注的肿瘤体积。经测量，MAA 的灌注体积为肿瘤总体积的 48%

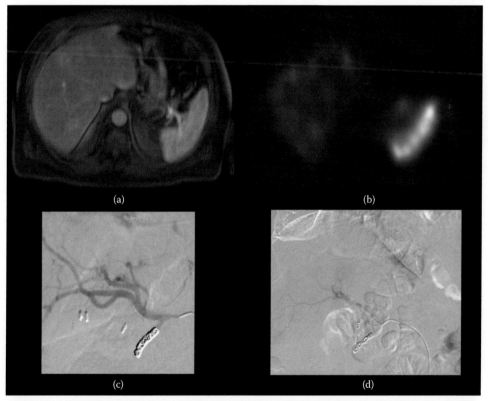

图 5-12 （a）肝脏 MRI 和（b）对患有神经内分泌癌肝转移的患者进行的 [111]In 奥曲肽 SPECT。多个转移性病变遍布肝右叶。（c）显示肝右动脉脉管系统的血管造影。（d）在治疗前 ^{99m}Tc-MAA SPECT 的基础上，在肝右动脉外侧分支中经微导管选择性插管，灌注右叶体积的后半部分

剂量减少了 50%。递送 0.81GBq 的 ^{90}Y 后，进行 ^{90}Y PET/CT 扫描，以验证微球在治疗区以外的沉积情况(图 5-13)。一个月后，对该患者右前叶中其余未治疗的病变进行了选择性放射栓塞。

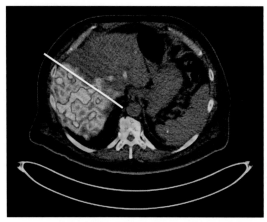

图 5-13　治疗后 ^{90}Y PET/CT 验证了放射栓塞剂量已递送至肝右叶的后半部

5.11　结论

　　放射栓塞的治疗计划制定不仅是需要来自不同医学专家的多学科合作，还需要丰富经验。患者之间的差异，甚至是相同疾病类型的患者之间的差异，都可能极大地影响治疗决策和计划过程。这些差异使得必须针对患者制订治疗计划。本章只是介入放射医师，医学物理学家，核医学医师和/或放射肿瘤医师必须考虑的因素的简要概述。除了本章提供的说明外，作者希望传达的最重要建议是基于团队的方法对治疗计划的重要性。由介入放射科医生，医学物理学家，核医学医师和/或放射肿瘤科医生组成的定期会议讨论，将有助于通过多学科讨论来阐明最佳治疗方案。尽管在繁忙的临床环境中很难安排这样的会议，但它们的重要性仍需强调，并且无疑地会改善患者的预后。

（柳健安　李润川　译
朱海东　吕　逍　校）

参考文献

Ahmadzadehfar, H., Sabet, A., Biermann, K. et al. (2010). The significance of 99mTc-MAA SPECT/CT liver perfusion imaging in treatment planning for 90Y-microsphere selective internal radiation treatment. *J Nucl Med* 51:1206–1212.

Ariel, I.M., Padula, G. (1978a). Treatment of symptomatic metastatic cancer to the liver from primary colon and rectal cancer by the intra-arterial administration of chemotherapy and radioactive isotopes. *Prog Clin Cancer* 7:247–254.

Ariel, I.M., Padula, G. (1978b). Treatment of symptomatic metastatic cancer to the liver from primary colon and rectal cancer by the intra-arterial administration of chemotherapy and radioactive isotopes. *J Surg Oncol* 10:327–336.

Ballarini et al. (2007). The physics of the FLUKA code: Recent developments. *Adv Space Res* 40:1–11.

Bondiau, P.Y., Malandain, G., Chanalet, S. (2005). Atlas-based automatic segmentation of MR images: Validation study on the brainstem in radiotherapy context. *Int J Radiat Oncol Biol Phys* 61:289–298.

Buie, H.R., Campbell, G.M., Klinck, R.J., MacNeil, J.A. (2007). Automatic segmentation of cortical and trabecular compartments based on a dual threshold technique for in vivo micro-CT bone analysis. *Bone* 41:505–515. Epub 2007 Jul 18.

Campbell, A.M., Bailey, I.H., Burton, M.A. (2000). Analysis of the distribution of intra-arterial microspheres in human liver following hepatic yttrium-90 microsphere therapy. *Phys Med Biol* 45:1023–1033.

Campbell, A.M., Bailey, I.H., Burton, M.A. (2001). Tumour dosimetry in human liver following hepatic yttrium-90 microsphere therapy. *Phys Med Biol* 46:487–498.

Caon, M. (2004). Voxel-based computational models of real human anatomy: A review. *Radiat Environ Biophys* 42:229–235. Epub 2004 Jan 17.

Carretero, C., Munoz-Navas, M., Betes, M. et al. (2007). Gastroduodenal injury after radioembolization of hepatic tumors. *Am J Gastroenterol* 102:1216–1220.

Cremonesi, M., Ferrari, M., Bartolomei, M. et al. (2008). Radioembolisation with 90Y-microspheres: Dosimetric and radiobiological investigation for multi-cycle treatment. *Eur J Nucl Med Mol Imaging* 35:2088–2096.

Dawson, L.A., Guha, C. (2008). Hepatocellular carcinoma: Radiation therapy. *Cancer J* 14:111–116. doi: 10.1097/PPO.0b013e31816a0e80.

Eckerman, K.F., Westfall, R.J., Ryman, J.C., Cristy, M. (1994). Availability of nuclear decay data in electronic form, including beta spectra not previously published. *Health Phys* 67:338–345.

El-Baz, A.S., U, R.A., Mirmehdi, M., Suri, J.S. (2011). *Multi-Modality State-of-the-Art Medical Image Segmentation and Registration Methodologies*. New York, NY: Springer Science and Business Media.

Emami, B., Lyman, J., Brown, A. et al. (1991). Tolerance of normal tissue to therapeutic irradiation. *Int J Radiat Oncol Biol Phys* 21:109–122.

Foruzan, A.H., Zoroofi, R.A., Hori, M., Sato, Y. (2009). Liver segmentation by intensity analysis and anatomical information in multi-slice CT images. *Int J Comput Assist Radiol Surg* 4:287–297.

Fox, R.A., Klemp, P.F., Egan, G. et al. (1991). Dose distribution following selective internal radiation therapy. *Int J Radiat Oncol Biol Phys* 21:463–467.

François, C.J., Fieno, D.S., Shors, S.M., Finn, J.P. (2004). Left ventricular mass: Manual and automatic segmentation of true FISP and FLASH cine MR images in dogs and pigs. *Radiology* 230:389–395. Epub 2003 Dec 29.

Fripp, J., Crozier, S., Warfield, S.K., Ourselin, S. (2007). Automatic segmentation of articular cartilage in magnetic resonance images of the knee. *Med Image Comput Comput Assist Interv* 10:186–194.

Garin, E., Boucher, E., Rolland, Y. (2014). 99mTc-MAA-Based dosimetry for liver cancer treated using 90Y-loaded microspheres: Known proof of effectiveness. *J Nucl Med* 55:1391–1392.

Ghanei, A., Soltanian-Zadeh, H., Ratkewicz, A. (2001). A three-dimensional deformable model for segmentation of human prostate from ultrasound images. *Med Phys* 28:2147–2153.

Giammarile, F., Bodei, L., Chiesa, C. et al. (2011). EANM procedure guideline for the treatment of liver cancer and liver metastases with intra-arterial radioactive compounds. *Eur J Nucl Med Mol Imaging* 38:1393–1406.

Goin, J.E., Salem, R., Carr, B.I. et al. (2005). Treatment of unresectable hepatocellular carcinoma with intrahepatic yttrium 90 microspheres: Factors associated with liver toxicities. *J Vasc Intervent Radiol* 16:205–213.

Guha, C., Kavanagh, B.D. (2011). Hepatic radiation toxicity: Avoidance and amelioration. *Semin Radiat Oncol* 21:256–263.

Gulec, S.A., Mesoloras, G., Dezarn, W.A. et al. (2007). Safety and efficacy of Y-90 microsphere treatment in patients with primary and metastatic liver cancer: The tumor selectivity of the treatment as a function of tumor to liver flow ratio. *J Transl Med* 5:15.

Gulec, S.A.S., Mesoloras, G.G., Stabin, M.M. (2006). Dosimetric techniques in 90Y-microsphere therapy of liver cancer: The MIRD equations for dose calculations. *J Nucl Med* 47:1209–1211.

Ho, S., Lau, W.Y., Leung, T.W. et al. (1996). Partition model for estimating radiation doses from yttrium-90 microspheres in treating hepatic tumours. *Eur J Nucl Med* 23:947–952.

Ho, S.S., Lau, W.Y.W., Leung, T.W.T. et al. (1997). Clinical evaluation of the partition model for estimating radiation doses from yttrium-90 microspheres in the treatment of hepatic cancer. *Eur J Nucl Med* 24:293–298.

ICRU. (1992). *Photon, Electron, Proton and Neutron Interaction Data for Body Tissues*. Bethesda, MD: International Commission on Radiological Units and Measurements.

Jiang, M., Fischman, A., Nowakowski, F.S. et al. (2012). Segmental perfusion differences on paired Tc-99m macroaggregated albumin (MAA) hepatic perfusion imaging and yttrium-90 (Y-90) bremsstrahlung imaging studies in SIR-sphere radioembolization: Associations with angiography. *J Nucl Med Radiat Ther* 3 :122. doi:10.4172/2155–9619.1000122.

Jones, A.K., Mahvash, A. (2012). Evaluation of the potential utility of flat panel CT for quantifying relative contrast enhancement. *Med Phys* 39:4149–4154.

Kao, Y.H., Hock Tan, A.E., Burgmans, M.C. et al. (2012). Image-guided personalized predictive dosimetry by artery-specific SPECT/CT partition modeling for safe and effective 90Y radioembolization. *J Nucl Med* 53:559–566.

Kennedy, A., Dezarn, W., Weiss, A. (2011). Patient specific 3D image-based radiation dose estimates for 90Y microsphere hepatic radioembolization in metastatic tumors. *J Nucl Med Radiat Ther* 2:1–8.

Kennedy, A.S. et al. (2009). Treatment parameters and outcome in 680 treatments of internal radiation with resin 90Y-microspheres for unresectable hepatic tumors. *Int J Radiat Oncol Biol Phys* 74:1494–1500.

Kennedy, A.S.A., Nutting, C.C., Coldwell, D.D. et al. (2004). Pathologic response and microdosimetry of 90Y microspheres in man: Review of four explanted whole livers. *Int J Radiat Oncol Biol Phys* 60:12.

Klein, S., van der Heide, U.A., Lips, I.M., van Vulpen, M. (2008). Automatic segmentation of the prostate in 3D MR images by atlas matching using localized mutual information. *Med Phys* 35:1407–1417.

Knesaurek, K., Machac, J., Muzinic, M. et al. (2010). Quantitative comparison of yttrium-90 (90Y)-microspheres and technetium-99m (99mTc)-macroaggregated albumin SPECT images for planning 90Y therapy of liver cancer. *Technol Cancer Res Treatm* 9:253–261.

Kockelkorn, T.T.J.P., Schaefer-Prokop, C.M., Bozovic, G. et al. (2014). Interactive lung segmentation in abnormal human and animal chest CT scans. *Med Phys* 41:081915–081915.

Kritzinger, J., Klass, D., Ho, S. et al. (2013). Hepatic embolotherapy in interventional oncology: Technology, techniques, and applications. *Clin Radiol* 68:1–15.

Lam, M.G.E.H., Goris, M.L., Iagaru, A.H. et al. (2013). Prognostic utility of 90Y radioembolization dosimetry based on fusion 99mTc-macroaggregated albumin-99mTc-sulfur colloid SPECT. *J Nucl Med* 54:2055–2061.

Lam, M.G.E.H., Smits, M.L.J. (2013). Value of 99mTc-macroaggregated albumin SPECT for radioembolization treatment planning. *J Nucl Med* 54:1681–1682.

Lam, M.G.E.H., Sze, D.Y. (2014). Reply: 99mTc-MAA-based dosimetry for liver cancer treated using 90y-loaded microspheres: Known proof of effectiveness. *J Nucl Med* 55:1392–1393.

Lanconelli, N., Pacilio, M., Meo Lo, S. et al. (2012). A free database of radionuclide voxel S values for the dosimetry of nonuniform activity distributions. *Phys Med Biol* 57:517–533.

Lau, W.Y., Leung, W.T., Ho, S. et al. (1994). Treatment of inoperable hepatocellular carcinoma with intrahepatic arterial yttrium-90 microspheres: A phase I and II study. *Br J Cancer* 70:994–999.

Lewandowski, R.J., Thurston, K.G., Goin, J.E. et al. (2005). 90Y microsphere (TheraSphere) treatment for unresectable colorectal cancer metastases of the liver: Response to treatment at targeted doses of 135–150 Gy as measured by [18F]fluorodeoxyglucose positron emission tomography and computed tomographic imaging. *J Vasc Interv Radiol* 16:1641–1651.

Linguraru, M.G., Sandberg, J.K., Li, Z. et al. (2010). Automated segmentation and quantification of liver and spleen from CT images using normalized probabilistic atlases and enhancement estimation. *Med Phys* 37:771–783.

Louie, J.D., Kothary, N., Kuo, W.T. et al. (2009). Incorporating cone-beam CT into the treatment planning for yttrium-90 radioembolization. *J Vasc Interv Radiol* 20:606–613.

Marroquín, J.L., Vemuri, B.C., Botello, S. et al. (2002). An accurate and efficient Bayesian method for automatic segmentation of brain MRI. *IEEE Trans Med Imaging* 21:934–945.

McKinney, G.W., Durkee, J.W., Hendricks, J.S. (2006). *MCNPX overview*. Los Alamos, NM: Los Alamos National Laboratory.

Metzger, M.C., Bittermann, G., Dannenberg, L. et al. (2013). Design and development of a virtual anatomic atlas of the human skull for automatic segmentation in computer-assisted surgery, preoperative planning, and navigation. *Int J Comput Assist Radiol Surg* 8:691–702.

Naymagon, S., Warner, R.R.P., Patel, K. et al. (2010). Gastroduodenal ulceration associated with radioembolization for the treatment of hepatic tumors: An institutional experience and review of the literature. *Dig Dis Sci* 55:2450–2458.

Park, S.H., Gao, Y., Shi, Y., Shen, D. (2014). Interactive prostate segmentation using atlas-guided semi-supervised learning and adaptive feature selection. *Med Phys* 41:111715.

Pasciak, A.S., Bourgeois, A.C., McKinney, J.M. et al. (2014). Radioembolization and the dynamic role of (90)Y PET/CT. *Front Oncol* 4:38.

Reed, V.K., Woodward, W.A., Zhang, L. et al. (2009). Automatic segmentation of whole breast using atlas approach and deformable image registration. *Int J Radiat Oncol Biol Phys* 73:1493–1500.

Riaz, A., Gates, V.L., Atassi, B. et al. (2011). Radiation segmentectomy: A novel approach to increase safety and efficacy of radioembolization. *Int J Radiat Oncol Biol Phys* 79:163–171.

Salem, R., Thurston, K.G. (2006). Radioembolization with 90Yttrium microspheres: A state-of-the-art brachytherapy treatment for primary and secondary liver malignancies. Part 1: Technical and methodologic considerations. *J Vasc Interv Radiol* 17:1251–1278.

Sangro, B., Gil-Alzugaray, B., Rodriguez, J. et al. (2008). Liver disease induced by radioembolization of liver tumors: Description and possible risk factors. *Cancer* 112:1538–1546.

Sempoux, C., Horsmans, Y., Geubel, A. et al. (1997). Severe radiation-induced liver disease following localized radiation therapy for biliopancreatic carcinoma: Activation of hepatic stellate cells as an early event. *Hepatology* 26:128–134.

South, C.D., Meyer, M.M., Meis, G. et al. (2008a). W1672 yttrium-90 microsphere Induced gastrointestinal tract ulceration. *Gastroenterology* 134:A-904.

South, C.D., Meyer, M.M., Meis, G. et al. (2008b). Yttrium-90 microsphere induced gastrointestinal tract ulceration. *World J Surg Oncol* 6:93.

Stabin, M.G., Eckerman, K.F., Ryman, J.C. et al. (1994). Bremsstrahlung radiation dose in yttrium-90 therapy applications. *J Nucl Med* 35:1377–1380.

Strigari, L., Menghi, E., D'Andrea, M., Benassi, M. (2006). Monte Carlo dose voxel kernel calculations of beta-emitting and Auger-emitting radionuclides for internal dosimetry: A comparison between EGSnrcMP and EGS4. *Med Phys* 33:3383.

Strigari, L., Sciuto, R., Rea, S. et al. (2010). Efficacy and toxicity related to treatment of hepatocellular carcinoma with 90Y-SIR spheres: Radiobiologic considerations. Journal of nuclear medicine: Official publication. *Soc Nucl Med* 51:1377–1385.

van Ginneken, B., Haar Romeny ter, B.M. (2000). Automatic segmentation of lung fields in chest radiographs. *Med Phys* 27:2445.

Warfield, S.K., Zou, K.H., Wells, W.M. (2004). Simultaneous truth and performance level estimation (STAPLE): An algorithm for the validation of image segmentation. *IEEE Trans Med Imaging* 23:903–921.

Wondergem, M., Smits, M.L.J., Elschot, M. et al. (2013). 99mTc-macroaggregated albumin poorly predicts the intrahepatic distribution of 90Y resin microspheres in hepatic radioembolization. *J Nucl Med* 54:1294–1301.

Yoo, H.S., Park, C.H., Suh, J.H. et al. (1989). Radioiodinated fatty acid esters in the management of hepatocellular carcinoma: Preliminary findings. *Cancer Chemother Pharmacol* 23(Suppl):S54–S58.

Zhang, L.Z.L., Hoffman, E.A., Reinhardt, J.M. (2006). Atlas-driven lung lobe segmentation in volumetric X-ray CT images. *IEEE Trans Med Imaging* 25:1–16.

6

放射性肝叶肝段切除术和远期残余肝肥大

6.1 引言

随着 ^{90}Y 经动脉放射栓塞的发展,在某些病例中放射栓塞术已发展出类似于外科手术中肝脏切除。第一个这样的应用是"放射性肝叶切除术",用于治疗无法切除的右肝叶病变,其具有三重目的:①首先,可在一定时间内利用生物学检查筛选侵袭性较小的病变;②其次,使肝左叶肥大;③进而实现右肝叶手术切除。第二个类似的概念是"放射性肝段切除术",其中将大剂量的放射线输送到小部分肝脏,从而使灌注的目标区域具有较高的杀伤剂量,同时避开邻近的和非目标肝实质。这些概念增加了介入医生可用于治疗肝肿瘤的手段,使具有复杂解剖位置的病变得以治疗,扩大可接受治疗的患者群体。本章讨论了与这些治疗实体有关的放射生物学,物理学,核医学和介入放射学概念。

6.2 治疗计划和输注

如第 4 章所述,一旦决定对患者进行放射栓塞治疗,就应从完成 ^{99m}Tc-MAA 的检查开始进行治疗计划。这项检查的目的是多方面的。首先,可显示肝脏和目标病变的血管供应。从而可对可能造成玻璃或树脂 ^{99}Y 微球从靶血管分流的血管进行预栓塞,以避免相关并发症的发生。此外,它还可以计算肺分流分数(Uliel et al., 2012)。

为安全及有效地进行放射栓塞治疗,无论是肝叶还是肝段放射栓塞,都需要对介入手术室以及患者中进行仔细评估。辐射安全的详细讨论将在第 7 章中进行。简要地说,介入手术室应配备辐射检测设备,比如能够检测 0.1mR/h 以下辐射水平的薄窗口盖格 - 米勒计数器从而可对人员,垃圾和介入手术室设备的污染进行检测。此外,应该有一个能够检测 1mrem/h 辐射剂量的电离室，以定位剂量输送部位并测量剂量瓶中剩余的放射性活度。应在手术台周围铺设较大巾单，以防止潜在的泄漏。为了容纳放射线栓塞后的剂量罐、管道和导管，还需要使用丙烯酸干燥剂（Salem and Thurston，2006c）。

在标准术前准备和铺巾单之后，通常经由股总动脉入路。使用 4-French 或 5-French 导管系统进入主动脉并选入腹腔干或肠系膜上动脉。然后通过靶血管内的同轴 0.082 6cm（0.032 5 英寸）系统进行放射栓塞。在输注过程中，必须注意避免 ^{90}Y 微球的淤滞和返流，以免发生非靶栓塞，进而导致胃肠道溃疡，肺损伤或胰腺炎等其他并发症（Salem and Thurston，2006c）。

放射栓塞完成并拔除导管后，可进行单光子发射计算机断层扫描（SPECT）/ 计算机断层扫描（CT）或正电子发射断层扫描（PET）/ CT/ 磁共振成像（MRI）的术后成像，以评估非靶病灶 ^{90}Y 微球沉积或分别评估微球在肝脏和肿瘤内的分布。最近，由于 ^{90}Y PET/CT 的剂量测定精确度更高，因此与 ^{90}Y 轫致辐射 SPECT/CT 相比，其越来越受到欢迎（Braat et al.，2015）。尽管仍需要进一步研究，但术后影像计算肿瘤剂量可预测疗效，使得早期再次介入手术成为可能（Braat et al.，2015）。这些成像方式将在第 10 章和第 11 章中进一步讨论。

6.3　放射性肝叶切除术和远期残余肝肥大

6.3.1　定义和治疗原理

放射性肝叶切除术，顾名思义，即向肝叶注入 ^{90}Y 微球。未来残余肝（future liver remnant，FLR）肥大，特指 ^{90}Y 微球肝右叶很高的情况，因为如果 FLR 足够的话，肝右叶肿瘤患者可进一步行肝切除术。足够的 FLR 量指 FLR 占肝脏总体积的 20%~40%；对于肝硬化患者，则建议保有更大的残肝体积（Kubota et al.，1997；Zorzi et al.，2007；Shindoh et al.，2013；Vouche et al.，2013）。放射肝叶切除术的目的有三方面：①治疗肝右叶肿瘤；②同时诱发肝左叶肥大，从而获得足够的 FLR，使患者能够进一步接受治愈性手术，例如手术切除；③进行随访以筛选侵袭性较小的肿瘤，以期降低切除后的复发率（Gaba et al.，2009；Inarrairaegui et al.，2012；Salem et al.，2013）。

门静脉栓塞术（PVE）是放射性肝叶切除术的替代方法，也可用于诱发肝叶肥大，以产生足够的 FLR。虽然 PVE 可能比放射栓塞术更有效（Azoulay et al.，2000；Pamecha et al.，2009；Garlipp et al.，2014），但在增加 FLR 容积方面，放射性肝叶切除术具有许多优势。首先，PVE 不能直接治疗肝脏肿瘤。尽管它中断了进入病变的门脉血流，但肿瘤供血大部分来自肝动脉。这意味着在等待 PVE 后的 FLR 肥大时，病变仍未受到控制。放射性肝叶切除术也是一种微栓塞疗法，可引起目标肝叶产生放射诱导性萎缩，从而使门静脉血流从右叶转移到左叶，这可能允许更大程度地适应因 FLR 而增加的血流（Jakobs et al.，2008；Gaba et al.，2009；Vouche et al.，2013）。采用这种方法可在随访中评估肿瘤疗效，然后可以选择那些肿瘤生物学反应阳性的患者进行进一步的治愈性手术（Vouche et al.，2013）。最后，放射性肝叶切除术的微栓塞特性允许将治疗人群扩展至门静脉血栓（PVT）患者。尽管在美国很少切除与 PVT 相关的肿瘤，但这些切除术在亚洲医院中心频繁进行（Vouche et al.，2013）。

经动脉化学栓塞（TACE）和 PVE 的组合，可解决仅行 PVE 导致的肿瘤控制不足的问题。尽管将供应肝实质相同区域的门脉和动脉血管进行栓塞可能造成肝损伤，但毒性增加只是暂时性的(Aoki et al.,2004)。除安全性外,TACE 和 PVE 的序贯治疗已证明可以增加肝癌(HCC)患者的 FLR 肥大率,改善无复发生存率并提高整体生存率(Ogata et al.,2006；Yoo et al.,2011)。然而,TACE 和 PVE 的组合达到的 FLR 肥大并不优于单独 PVE(Teo et al.,2015)。

6.3.2   放射生物学和放射性肝叶切除术

在检查放射性肝叶切除术后肝实质改变细节之前,有必要对肝组织对损伤(特别是辐射引起的损伤)的反应进行全面性的讨论。关于放射生物学的更详尽的讨论可以在第 8 章和第 9 章中找到。实质损伤后,肝星状细胞迁移到受损区域,并产生导致纤维化的细胞外基质(Clement et al.,1986；Jakobs et al.,2008)。就如针对体外放射治疗的研究所示,一旦应用于肝组织的辐射剂量超过30~40Gy,就会出现与静脉闭塞性疾病(veno-occlusive disease,VOD)相一致的其他病理和形态变化,包括肝窦淤血、出血、萎缩和坏死(Fajardo and Colby,1980；Jakobs et al.,2008)。这意味着放射栓塞可能诱发一定程度的门脉高压(Jakobs et al.,2008；Gaba et al.,2009)。放射性肝栓塞治疗后与肝实质损伤相关的修复机制也被启动。肝细胞增殖是由细胞因子、生长因子、信号通路串联和转录因子激活等,多种因素引发的最终结果(Gaba et al.,2009)。

尽管局部栓塞改变发生在放射栓塞之后,但放射性肝叶切除术并不一定会引起全面性的门静脉高压。Jakobs 等人(2008)的研究探讨了放射栓塞后的肝体积变化,并对接受单侧(肝右叶)治疗的患者进行了亚组分析,结果显示肝左叶体积显著增加,肝右叶体积显著减少,左门静脉直径增大,脾脏体积无变化。接受双叶放射栓塞术的患者脾脏体积明显增加(Jakobs et al.,2008)。总之,这些发

现显示门静脉血流会分流到左侧门静脉系统中,就如左门静脉直径会增加,且没有门静脉高压继发症状的产生,就如右肝叶放射栓塞后脾脏体积没有增加。

最近,Fernandez-Ros 等人(2015)详细描述了放射栓塞引起的生物学反应的机制。他们将氧化压力描述为内皮细胞损伤,以及凝血和促炎途径激活的驱动因素。虽然尚不清楚促炎指标的升高是放射栓塞的主要作用还是继发于 VOD,但凝血功能在 VOD 中的作用(如骨髓移植后在病理学上类似的 VOD中所示)已得到广泛认同(Fernandez-Ros et al.,2015)。

在细胞水平上,门静脉结扎和部分肝切除后的变化表明,最初是肝细胞增殖,随后是非实质细胞增殖(Michalopoulos and DeFrances,1997；Fernandez-Ros et al.,2015)。除了门静脉血流的重分布外,肝细胞生长因子(HGF),成纤维细胞生长因子 19(FGF-19),白介素 6(IL-6)和胰岛素等也会增加。特别是在放射栓塞后,HGF 和 FGF-19 明显增加(Fernandez-Ros et al.,2015)。这两个因素都驱动转录因子激活并启动肝细胞再生。此外,IL-6 和肿瘤坏死因子 -α(TNF-α)还通过启动这些细胞从 G_0 到 G_1 的转变来驱动肝细胞复制(Fernandez-Ros et al.,2015)。治疗后,观察到 TNF-α 和 IL-6 持续增加,这可能引起 FLR 肥大(Fernandez-Ros et al.,2015)。与 TACE 之后记录到 IL-6 和 HGH 瞬时升高不同,这些因素在放射栓塞后数月都是升高的 - 其时间轴与 FLR 肥大相符(Yamazaki et al.,1996；Kim et al.,2013；Fernandez-Ros et al.,2015)。与 TACE 的这种对比也暗示 IL-6 和 HGH 持续升高更有可能是放射效应而非栓塞作用的结果(Fernandez-Ros et al.,2015)。

放射性肝叶切除术利用产生萎缩和肥大的多种机制来达到 FLR 体积增加的治疗目标。被治疗的右叶发生肝窦充血,萎缩和坏死,而肿瘤本身也被治疗。放射栓塞后的静

脉闭塞变化导致门静脉血流缓慢重新分配至未经治疗的左肝叶。与此同时,信号通路被启动,增殖介质也被招募(Gaba et al.,2009；Vouche et al.,2013)。

6.3.3　患者筛选

通常,放射栓塞术适用于无法手术切除的 HCC,胆管癌或转移性肝病的患者。1999年,美国 FDA 颁布了一项针对玻璃微球的人道主义设备豁免规定,作为对无法手术切除的 HCC 患者进行手术或移植之前的新辅助疗法。同样,在 2002 年,FDA 批准了 ^{90}Y 树脂微球用于不可切除的原发性结肠癌肝转移的辅助肝内动脉化疗。

在这种背景下,放射性肝叶切除术是在肝肿瘤病变患者(如果剩余的 FLR 足够,则该患者有资格接受根活性肝叶切除术)中进行放射栓塞的一种特殊应用(Gaba et al.,2009；Siddiqi and Devlin,2009；Vouche et al.,2013)。放射性肝叶切除术可治疗肝右叶肿瘤负荷,同时通过门脉血流的重分配以及生长因子和细胞因子来诱导 FLR 肥大。此外,等待 FLR 增大以便外科手术时间间隔得以让侵袭性肿瘤在影像学随访中被发现(Vouche et al.,2013)。

6.3.4　肝叶切除剂量学

一般而言,放射性肝叶切除术和 FLR 肥大的剂量计算是通过第 5 章中讨论的计算方式来进行的。简言之,在上一章中阐述的剂量分布均匀且 ^{90}Y 衰变完全的假设下,使用公式 5-9 计算给药活度,其中 A_0 是治疗活度,D_{avg} 是所需的平均吸收剂量,M_{liver} 是要治疗的肝脏的质量:

$$A_0(GBq) = \frac{D_{avg}(Gy) \cdot M_{liver}(kg)}{49.98(J \cdot s)}$$

同样,在此剂量计算范例中,将肝叶质量

用作打算接受治疗的肝脏的质量。通过测量目标肝脏体积并将体积乘以密度 1.05kg/L,可以得出待治疗肝脏的肝脏质量 M_{liver}。治疗后,可使用公式 6-1 确定实际递送的剂量:

$$D_{delivered}(Gy) = \frac{A_0(GBq)(1-SF)(1-R) \cdot 49.98(J \cdot s)}{M_{liver}(kg)} \quad (6-1)$$

其中 SF 是肺分流分数,R 是完成治疗后小瓶内剩余剂量的百分比。目前,没有用于放射性肝叶切除术和 FLR 肥大的通用剂量计算公式。表 6-1 提供了放射性肝叶切除术主要研究中的剂量信息。Fernandez-Ros 等人在针对用于放射性肝叶切除术和 FLR 肥大的树脂微球的最大型研究中(2014)发现剂量和体积变化之间没有相关性,并得出结论—尽管目前尚不知道增加剂量是否可增强 FLR 肥大,但治疗剂量下确实发生了 FLR 增大。同样地,在用于放射性肝叶切除术和 FLR 肥大的玻璃微球的最大型研究中,Vouche 等人(2013)报道了治疗的中位剂量为 112Gy(范围:74~215Gy),并以 ≤100Gy 剂量和 >120Gy 剂量作为他们对 FLR 肥大的多因素分析(定义如下)的变量,但这两个变量均未达到统计意义。

6.3.5　放射性肝叶切除术和未来残余肝肥大的结局数据

6.3.5.1　影像学反应

在评估 FLR 肥大中,肝实质的体积测量是必不可少的。在最大型的玻璃微球放射性肝叶切除病例队列中,Vouche 等人(2013)完成了在钆增强的磁共振成像(SHARP 或 VIBE 序列)或计算机断层扫描上的计算机辅助肝脏体积评估。右肝叶和左肝叶的边界由上叶中的肝左静脉和下叶中镰状韧带处下腔静脉的连线作为肝左叶及右叶的分界。体积分析排除了门三联体、胆囊和下腔静脉。根

表 6-1　放射性肝叶切除术和 FLR 肥大相关研究

研究	患者人数	患者年龄/岁	肿瘤分型	微球	单次或多次治疗	活度/剂量信息	残肝体积测量的时间间隔	FLR肥大	影像学应答汇总	总体生存时间	未来切除或移植
Ahmadzadehfar 等 (2013)	24	中位数63 (44~78)	结直肠癌15,乳腺癌5,胰腺癌2,胃癌1,未知1	树脂	17例双叶患者的分期治疗,间隔4~6周;单例治疗7例单叶	平均活度1.67GBq,活度中位数1.75GBq; (0.40~3.90GBq)剂量无	平均44d,中位数36d	平均47% 中位数34%	RECIT标准复发右叶CR2,PR13,PD1;胆道疾病左叶PR1,SD4,PD12;单侧右叶PR4,SD2,PD1	NR	一位患有单叶CRC转移的患者接受了右肝切除术
Edeline 等 (2013)	34	NR	肝细胞癌	玻璃30,树脂4	单次	治疗段的中位剂量122.1Gy (90.4~210.5Gy)	3个月	3个月平均29%,所有可测时间点平均42%	mRECIST标准CR 29.6%,PR 33.3%,SD 29.6%,PD 7.4%	中位数13.5个月	NR
Femandez-Ros 等 (2014)	83	中位数66 (四分位数53~79)	肝细胞癌52,结直肠癌13,肝内胆管癌4,其他14	树脂	单次	NR	4~26+周	NR	NR	NR	NR
Garlipp 等 (2014)	26	平均59.2 (标准差11.1)	结直肠癌18,乳腺癌8,其他6	树脂	单次	活度中位数1.2GBq (0.8~1.7GBq)剂量无	中位数46d (27~79d)	NR	RECIST标准CR 1,PR 19,SD 5,PD 1	NR	NR

续表

研究	患者人数	患者年龄/岁	肿瘤分型	微球	单次或多次治疗	活度/剂量信息	残肝体积测量的时间间隔	FLR肥大	影像学应答汇总	总体生存时间	未来切除或移植
Teo 等 (2014)	17	中位数 72 (42~78)	肝细胞癌	树脂	单次	NR	中位数 5 个月 (2~12 个月) 平均 5.7 个月		RECIST 标准 CR 2,PR 5,SD 6,PD 4	NR	一名患者接受了右肝叶切除手术
Theysohn 等 (2014)	45	平均 71.9 (55~90)	肝细胞癌	玻璃	单次	右叶平均剂量 112Gy (100~160Gy)	1~12 个月		NR	NR	NR
Vouche 等 (2013)	83	中位数 68 (36~89)	肝细胞癌 67,肝内胆管癌 8,结直肠癌 8	玻璃	单次	治疗中位剂量 112Gy (范围 74~215Gy)	1~9+ 个月		NR	BCLC B 和 C 患者的中位生存期分别为 344 和 96 个月	5 例患者接受了右肺叶切除手术;6 例患者接受了 OLT

CR,完全缓解;CRC,结肠癌;IQR,四分位间距;NR,未报告;PD 疾病进展;PR,部分缓解;SD,疾病稳定

据此系统,肝右叶体积由段 1、4、5、6、7 和 8 组成,而肝左叶体积由段 2 和 3 组成。

虽然 FLR 有几种定义,但我们选择将其定义为 FLR 体积占肝脏总体积的比例(Vouche et al.,2013)。下面的公式是放射性肝叶切除术后肝脏体积变化讨论不可或缺的部分:

$$FLR\% = \frac{LLPV}{TLPV} \cdot 100\% \qquad (6\text{-}2)$$

$$\%FLR \text{ 肥大} = \frac{FLR_{post\text{-}Y90} - FLR_{pre\text{-}Y90}}{FLR_{pre\text{-}Y90}} \cdot 100\% \qquad (6\text{-}3)$$

其中 LLPV 定义为第 2 和第 3 肝段的体积减去左叶内肿瘤的体积,而 TLPV 定义为总肝脏体积减去肝脏内总肿瘤负荷的体积(Vouche et al.,2013)。

6.3.5.2　肝脏体积改变、后续治疗、生存结局

几项研究评估了放射性肝叶切除术在诱导 FLR 肥大中的功效。表 6-1 提供了这些研究的结果。Jakobs 等人(2008)评估了以结直肠癌转移病例为主要研究群体的 ^{90}Y 肝叶治疗后肝脏的体积变化。对接受单侧(肝右叶)治疗的那些患者进行的次分析显示,右肝叶体积显著减少,随后出现了肝左叶肥大,而脾脏体积没有显著增加(Jakobs et al.,2008)。这些发现促使人们认为,放射性肝叶切除术可以使门静脉血流从右叶逐渐转移到 FLR,而不会引起整体门静脉高压。

Gaba 等人进行的一组肝细胞癌和胆管癌病例的研究(2009)提供了相似的结果,在治疗后平均 18 个月时,左叶和右叶体积分别具有统计学意义上的显著增加和减少(Gaba et al.,2009)。同样,Vouche 等人(2013)证明了统计意义上显著的肝叶体积变化,并显示了 FLR 线性肥大具有时间依赖性。在他们的 83 例患者中,有 5 例接受了肝叶切除术,其中 6 例接受了肝移植。Vouche 等人的研究(2013)还显示,体积变化最早在治疗后 1 个月出现,

在治疗后约 9 个月 FLR 达到最大。有趣的是,门静脉血栓形成是 FLR 肥大>40% 的重要预测指标,提示现有门静脉血栓可以视作是自然发生的门静脉栓塞术,可更早将门静脉血转移至 FLR(Vouche et al.,2013)。

除了门静脉血栓可预测 FLR 肥大,Teo 等人(2014)最近的一项研究表明,患有乙型肝炎的 HCC 患者可能比患有丙型肝炎或酒精性肝病的 HCC 患者获得更明显的 FLR 肥大。这一发现与 Fernandez-Ros 等人观察到的趋势相吻合(2014),意味着肝硬化可能在某种程度上限制了肝叶切除术对 FLR 肥大后的益处。

据专门针对放射性肝叶切除术和 FLR 肥大的研究的生存数据显示,中位数生存时间最长可达 36.6 个月,与同时间发表的前瞻性和回顾性群体研究一致(Gaba et al.,2009;Vouche et al.,2013)。

6.4　放射性肝段切除术

6.4.1　定义和治疗原理

放射性肝段切除术被定义为在一次治疗期间对两个或更少的肝段(如 Couinaud 系统所描述)进行放射栓塞(Rhee et al.,2005;Riaz et al.,2011)。放射性肝段切除术指的是在随访影像学上所见的治疗肝段的萎缩,这类似于肝段性肝切除术。

几个因素导致了对放射性肝段切除术的临床需求。首先,小肿瘤(≤3cm 的小肿瘤)通常会考虑根治性治疗,包括移植,手术切除和消融(Llovet et al.,1999)。但是,如果由于解剖学原因(如毗邻肝脏和膈顶或紧邻大血管),并发症或功能性肝储备不足,而使病灶不适合进行根治性治疗,放射性切除术仍是这些患者的可行的治疗选择。其次,一些学

者表明,增加放射剂量与改善肿瘤反应有关 (Ben-Josef et al.,2005;Riaz et al.,2011;Vouche et al.,2014),而放射性肝段切除术可直接针对目标病灶提供更大的剂量。此外,理论上,对正常肝实质施加较低的辐射剂量可使对正常组织的伤害最小化,从而使正常实质具有更强的生理再生能力(Riaz et al.,2011)。

与消融手术直接比较,放射性肝段切除术有很多优点和缺点。放射性肝段切除术的优点包括避免经皮穿刺和探针放置带来的理论上的肿瘤沿针道转移风险,并且能够在消融高危区进行治疗(Riaz et al.,2011;Vouche et al.,2014)。当然,与消融手术相比,放射性肝段切除术也有相对缺点。放射性肝段切除术预期花费及放射线暴露会更高,而消融只需CT引导(Vouche et al.,2014)。除了能与其他消融疗法相辅相成外,放射性肝段切除术与体外放射治疗相比还具有许多优势。这些优势主要与解剖及与治疗计划、微球递送相关的临床实践有关。尾状叶和肝近膈顶处的病变使诸如肺实质和肝门胆管和血管等相邻结构的风险增加(Riaz et al.,2011)。此外虽然剂量分割已显示出对放射敏感和放射耐药恶性细胞的优势,但这种治疗方法需要多次治疗(Riaz et al.,2011)。除此之外,在临床实践中,呼吸运动可能使肺实质在体外辐射过程中处于危险之中,而通过 ^{90}Y 这种方式可以避免,因其经动脉辐射递送的最大组织穿透量为11mm (Salem and Thurston,2006a;Riaz et al.,2011)。

6.4.2 患者筛选

根据放射性肝段切除术的定义,病灶必须局限于两个相邻肝段内,且其肝动脉血管可被选择递送 ^{90}Y 微球体。如上所述,放射性肝段切除术与消融术是互补的,因为可以通过放射性肝段切除术治疗不适合消融的病变。病变不适合消融的最常见原因是病变位于肝脏的穹隆处,非常靠近膈肌和肺组织

(Riaz et al.,2011)。导致选择放射性肝段切除术而非消融术的其他解剖学因素包括靠近血管和胆道结构、尾状叶,以及靠近小肠、大肠、胆囊或心脏(Vouche et al.,2014)。最近的研究还证明了放射性肝段切除术在中度肝功能不全和晚期疾病(包括门静脉侵犯)中的安全性和有效性(Padia et al.,2014)。

6.4.3 肝段切除术剂量学

通常,放射性肝段切除术的剂量是通过对欲治疗病变所在的整个肝叶计算完成的;然而,肝叶剂量的动脉内注射是从如前所述的一到两个肝段的血管中进行(Rhee et al.,2005;Vouche et al.,2014)。可以利用公式5-9来计算要递送的活度。

治疗后,可以使用公式 6-1 确定实际递送的剂量。然而,由于流向肝肿瘤和正常肝实质的血流的生理作用,使得准确计算递送给肿瘤的活度变的复杂。首先,用于剂量计算的公式通常是假设微球在治疗的肝脏内均匀分布。然而,通过多种方式显示,与正常肝实质相比,血流会优先转移至肿瘤(Lau et al.,1994;Ho et al.,1996;Campbell et al.,2000;Sarfaraz et al.,2003;Riaz et al.,2011)。直觉上,这与经动脉肝肿瘤治疗的原理相符,即肝肿瘤主要由供血肝动脉供血,而正常的肝实质则主要由门静脉供血。

先前已有解决血流及 ^{90}Y 微球分布不均问题的尝试。Riaz 等人(2011)提出了与微球分布均匀性假设有关的问题,并试图通过回顾血管造影和横断面成像,主观地判定相对于相邻正常肝组织的肿瘤血管性比率来解决这些问题。尽管不是量化肿瘤相较于周围正常组织血流的不对称分布的理想方法,但该方法表明,这种计算差异导致传递给肿瘤的计算中位剂量值增加了一倍以上:从 521Gy (95% *CI*:404~645Gy) 至 1 214Gy(95% *CI*:961~1 546Gy)(84 位患者)(Riaz et al.,2011)。

6.4.4 放射性肝段切除术结局数据

6.4.4.1 放射性肝段切除术影像应答

表 6-2 总结了对于放射线肝段切除术的研究中的影像应答。Riaz 等人（2011）根据世界卫生组织（WHO）和欧洲肝病研究协会（EASL）指南提出了影像学应答。根据 EASL，81% 患者的疾病中位治疗起效时间为 1.2 个月，WHO 反应则有 59% 的患者的中位治疗起效时间为 7.2 个月。迄今为止，由 Vouche 等人发表的最大规格研究中（2014），根据经修订的《实体瘤反应评估标准》（mRECIST），在 47% 的患者完全缓解，39% 的患者呈部分缓解，12% 的患者疾病稳

表 6-2 放射线段切除术的选定研究

研究	患者数	年龄/岁	肿瘤分型	微球	剂量	随访时间	影像应答汇总	总体生存时间
Padia 等（2014）	20	中位数 61（54~76）	HCC	玻璃	中段剂量为 254Gy（105~1 055Gy），肿瘤中段剂量为 536Gy（203~1 618Gy）	中位数 275d（32~677d）	EASL 缓解:33d（5~133d）ESAL:CR19,SD1	随访中位数 275d（32~677d）为 90%
Rhee 等（2005）	14	平均 65（41~78）	HCC	玻璃	中段剂量为 348Gy（105~857Gy）	中位数 185d（35~600d）	NR	NR
Riaz 等（2011）	84	中位数 68（43~90）	HCC	玻璃	中段剂量为 2 521Gy（404~645Gy）	NR	TTP 13.6 个月（95% *CI*,9.3~18.7 个月）；EASL:81% 的患者有缓解；中位时间 1.2 个月（95% *CI*,1.1~1.4 个月）；世卫组织:59% 的患者有缓解；7.2 个月（95% *CI*,4.2~8.5 个月）	中位总生存期 26.9 个月（95% *CI*,20.5~30.2 个月）
Vouche 等（2014）	102	中位数 64（四分位58~74）	HCC	玻璃	中段剂量为 242Gy（四分位数 173~369Gy）	中位数 27.1 个月		未经审查中位总生存期为 53.4 个月；接受移植的中位总生存期中位数为 34.5 个月

CR,完全缓解;CRC,结肠癌;IQR,四分位间距;NR,未报告;PD,疾病进展;PR,部分缓解;SD,疾病稳定。

定。中位疾病进展时间为 33.1 个月,大部分病例因肝内新发病灶进展(Vouche et al.,2014)。前瞻性研究和回顾性系列研究报道了中位疾病进展时间在 7.9 至 33.3 个月之间(Lewandowski et al.,2009;Salem et al.,2010;Sangro et al.,2011)。

6.4.4.2 放射性肝段切除术生存结局

据报道,接受放射性肝段切除术的患者的中位总生存期为 13.6~53.4 个月(Riaz et al.,2011;Vouche et al.,2014)。 在 Vouche 等人的研究中,对残半肝移植,则其总生存期为 34.5 个月(2014),而非保肝移植组的中位总生存期为 53.4 个月。其总生存率可媲美或超过其他接受放射栓塞术的队列(Sangro et al.,2011)。被报道的肝段切除术中位总生存期的差异性和研究的持续时间相关 - 分别为 5 年和 8 年(Riaz et al.,2011;Vouche et al.,2014)。此外,索拉非尼于 2007 年底获得批准,Riaz 等人(2011)的研究期间约有一半无法使用,而 Vouche 等人(2014)的研究中大部分时间内都可以使用(Llovet et al.,2008)。

因为在消融受限的情况下,放射性肝段切除术非常适合作为消融的补充疗法,因此有必要与消融相关研究中的总生存期进行比较。Vouche 等人认为,考虑到局部治疗与消融进行生存期比较时的固有局限性,以基线肝功能(如 Child-Pugh 评分)分层后分析,放射性肝段切除术总生存期和肿瘤病灶局部控制与消融无显著差异(Lencioni et al.,2005;Chen et al.,2006;Livraghi et al.,2008;Pompili et al.,2013;Vouche et al.,2014)。此外,Vouche 等人(2014)假设放射线肝段切除术可能提供与巴塞罗那(BCLC)临床肝癌 A 期患者相似的生存结果。尽管存在关于经皮消融术的局限性的争议,但放射性肝段切除术仍然是可行的方法,可用于复杂病变,并可能使其病变彻底病理性坏死(Salem et al.,2015;Serr et al.,2015)。

6.4.4.3 放射性肝段切除术剂量 - 应答关系

由于放射线肝段切除术的目标是实现与消融手术中类似的彻底病理性坏死(CPN),几位学者致力于实现这种结果所需的放射剂量。通过使用 ^{99m}Tc-MAA SPECT/CT 作为剂量计算的模拟,Garin 等人(2012)设定了 205Gy 的剂量阈值,来预测 EASL 影像应答,无进展生存期和总生存期。Vouche 等人(2014)的一项针对放射性肝段切除术的研究中,在 102 位患者中,有 33 位后续接受了肝移植。肝移植外植体的分析显示,>190Gy 的剂量与 CPN 有关。他们发现,达到 CPN 的辐射剂量阈值是存在的。在 Padia 等人(2014)放射性肝段切除术的研究中,报道了 20 名患者中有 19 名的中位剂量为 255Gy(范围 105~1 055Gy),并 EASL 达到 CR。表 6-2 总结了一些放射性肝段切除术研究的剂量,影像学应答和生存结果。

6.5 放射栓塞术毒性和并发症

放射栓塞术后最常见的临床不良反应是疲劳(Salem and Thurston,2006a)。此外,患者可能会在治疗几天后出现发热和发冷,这可能继发于放射线对正常肝实质的影响以及内生性致热原(endogenous pyrogens)的释放(Murthy et al.,2005;Salem et al.,2005;Salem and Thurston et al.,2006)。其他的临床毒性表现包括腹痛、恶心、呕吐、纳差、腹泻和体重减轻(Riaz et al.,2011;Vouche et al.,2014)。这些不良反应通常是自限性的,但如果症状持续存在,则应考虑进行内镜评估,它们能够反映出胃肠道溃疡的发展(Salem and Thurston,2006c)。

放射栓塞术后的实验室检查的异常指标通常包括胆红素、白蛋白、AST、ALT,碱性磷酸酶、血小板水平、淋巴细胞计数和国际标准化比率（international normalized rate，INR）的异常。解释实验室检查异常指标时必须小心，因为通常很难将其与继发于基础疾病的进行性肝病与治疗毒性区分。在大多数情况下，实验室检查指标异常的临床意义有限，很少能反映治疗前存在的肝功能不良和肝硬化（Rhee et al.，2005；Vouche et al.，2014）。

放射栓塞术引发的肝病（radioembolization-induced liver disease，REILD）与体外放射治疗文献中描述的放射诱发的肝病（radiation-induced liver disease，RILD）类似，其特征是黄疸，疲劳和出现腹水，通常在治疗后 1~2 个月不存在肿瘤进展或胆管梗阻的情况下出现（Lawrence et al.，1995；Sangro et al.，2008）。REILD 和 RILD 一样是一种 VOD；这两者的区别在于 RILD 表现为"无黄疸性腹水"伴有肝脏转氨酶呈一定比例升高，而 REILD 的特征是胆红素显著增加（Sangro et al.，2008）。REILD 发生的危险因素包括既往接受过化疗，相对较年轻，胆红素基线升高，基线肝硬化，全肝治疗（相对于肝叶疗法）以及放射性活度比相对于治疗的肝体积（Sangro et al.，2008；Riaz et al.，2009a；Fernandez-Ros et al.，2015）。在本书的其他章节中也可以找到与放射栓塞术副作用有关的讨论。第 14 章重点介绍了用以识别和治疗临床后遗症治疗后影像。

放射性肝段切除毒性

需要特别关注放射性肝段切除术的胆红素毒性，因为在肝叶的一或两个肝段内的治疗剂量浓度理论会增加胆道并发症的风险（Riaz et al.，2011）。与涉及更多肝脏体积的治疗相比（在不限制肿瘤疗效的情况下缩小靶肝脏组织体积的情况下）REILD 在放射线肝段切除术中的关注度更低（Sangro et al.，

2008）。然而，更少肝实质的放射剂量增加，引起更多胆道系统损伤。Rhee 等人（2015）报道了肝叶放射剂量分段输注后胆红素的显著增加有统计学意义，但无临床意义，因为他们研究中纳入的 14 例患者中只有 1 例在放射栓塞术后 Childs-Pugh 的分级发生了变化（Rhee et al.，2005）。Riaz 等人（2011）报道了在接受放射性肝段切除术的 84 名患者中，有 5% 的患者术后出现为小胆汁瘤，有 1% 的患者接受治疗的肝段中出现胆道狭窄（Riaz et al.，2011）。在 Vouche 等人（2014）的多中心研究中，102 名患者均未发生胆汁或胆道狭窄。Padia 等人（2014）研究中的 20 名患者也未出现胆汁瘤或胆道狭窄。但是，在对 327 名接受标准肝叶治疗方案的患者中研究中，Atassi 等人（2008）发现了 17 例胆道坏死，8 例胆道狭窄和 3 例胆管癌。

6.6　治疗后患者管理

6.6.1　患者术后即时护理

放射栓塞术一般可在门诊进行。治疗后，患者在出院之前要恢复 2~6 个小时。医院之间的具体实施模式各不相同，但患者出院时会依嘱服用预防胃肠道溃疡的质子泵抑制剂，肝治疗疲劳的类固醇药物逐渐减量。所有患者都需要经过有辐射安全预防措施的指导，因为他们在放射栓塞术后的体表辐射值可能达到 1mrem/h（Salem and Thurston，2006c）。此外，接受树脂治疗的患者尿液中可能有微量放射性浓度［25~50kBq/（L×GBq）］，可以采用标准的预防措施将其安全处置。尽管放射栓塞术的毒性是有限的，但应再次提醒患者出院后可能的治疗不良反应。

6.6.2 随访评估

患者通常在放射栓塞术治疗后 2 周门诊随访。在进行评估时，除了关注不良反应，肿瘤溶解综合征或非靶器官（如肺和胃肠道）的毒性反应外，还应将病史和检查重点放在患者的体能储备。此时实验室检查可能出现淋巴细胞减少，转氨酶水平及肿瘤标志物的一过性升高（Salem and Thurston，2006c）。随访影像如后文所述。

6.6.3 影像学应答

通常，无论是肝段还是肝叶放射栓塞术，都应在治疗后 1~3 个月，间隔 3~6 个月进行增强 CT 或 MRI 的影像随访，以便进行病灶监测并拟定治疗计划。预期在治疗后 3~6 个月会出现最佳影像应答，其中位数应答时间为 6.6 个月（大小变化）和 1.2 个月（坏死证据）（Sangro et al.，2006；Riaz et al.，2009b；Salem et al.，2010，2013）。

6.7 临床病例示例

6.7.1 放射性肝叶切除术和远期残余肝肥大病例

一名 68 岁男性，既往有重度丙型肝炎病史的男性，使用增强磁共振成像进行肝癌筛查，发现肝右叶 S8 段的 HCC（图 6-1）。在经由移植外科医师，肝病学专家，肿瘤内科医师和放射科医师参加的肿瘤委员会会议讨论之后，该患者被安排进行肝右叶放射栓塞肝叶切除术，术中使用了树脂微球。根据第 5 章介绍的体表面积法（特别是公式 5-6 和公式 5-7）计算活度：

$$BSA(m^2)=0.202\,5 \cdot height^{0.725}(m) \cdot weight^{0.425}(kg)$$
$$BSA(m^2)=0.202\,5 \cdot 1.88^{0.725} \cdot (87.1)^{0.425}$$
$$BSA(m^2)=0.202\,5 \cdot 1.58 \cdot 6.68$$
$$BSA=2.13m^2$$

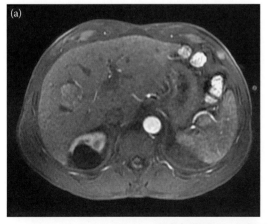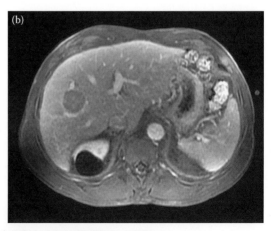

图 6-1 磁共振增强 T1 加权示肝动脉期（a）和门静脉期（b）序列，显示肝右叶肿块直径大于 3cm，于动脉早期强化，门静脉期洗脱与肝细胞癌一致

$$A_{\mathrm{bsa}}(\mathrm{GBq}) = \mathrm{BSA} - 0.2 + \dfrac{V_{\mathrm{tumor}}}{V_{\mathrm{tumor}} + V_{\mathrm{normal}}}$$

$$A_{\mathrm{bsa}}(\mathrm{GBq}) = 2.13 - 0.2 + \dfrac{38.8\mathrm{mL}}{38.8\mathrm{mL} + 1\,381.2\mathrm{mL}}$$

$$A_{\mathrm{bsa}}(\mathrm{GBq}) = 2.13 - 0.2 + 003$$

$$A_{\mathrm{bsa}} = 1.96\mathrm{GBq}$$

如果在放射性肝叶切除术病例中使用了玻璃微球，则在肝叶体积转换为质量（转换系数为 1.05kg/L）之后，使用公式 5-9 计算活度：

$$A_{\mathrm{o}}(\mathrm{GBq}) = \dfrac{D_{\mathrm{avg}}(\mathrm{Gy}) \cdot M_{\mathrm{liver}}(\mathrm{kg})}{49.98(\mathrm{J} \cdot \mathrm{s})}$$

$$A_{\mathrm{o}}(\mathrm{GBq}) = \dfrac{120\mathrm{Gy} \cdot 1.42\mathrm{kg}}{49.98(\mathrm{J} \cdot \mathrm{s})}$$

$$A_{\mathrm{o}} = 3.42\mathrm{GBq}$$

肝右叶放射栓塞术成功后，出现肝右叶萎缩和肝左叶代偿性肥大。在 3 个月后的随访中，肝右叶 HCC 中出现 CR（mRECIST）（图 6-2）。图 6-3 提供了放射栓塞肝叶切除术前和术后 3 个月的肝左叶体积。该患者在放射栓塞肝叶切除术后 5 个月接受了肝右叶切除术。如此，该病例成功治疗肝右叶肿瘤以及肝左叶肥大，并为外科切除肝右叶做准备。在肝右叶切除术三年后，患者仍无复发。

6.7.2　放射性肝段切除术病例

一名 75 岁的男性，过去有非酒精性脂肪性肝病的病史，使用增强磁共振成像进行肝癌筛查，显示肝右叶近膈顶处（肝穹窿）HCC（图 6-4）。

病灶的大小（最大轴向直径 2.5cm）适合经皮消融术，但因病灶位于下腔静脉，肝右静脉和膈肌附近，经皮消融术难以进行。该患者被列入了肝移植等待名单，接受了索拉非尼治疗。经由移植外科医师，肝病学者，肿瘤科医师和介入放射医师组成的委员会会议讨论之后决定进行放射栓塞肝段切除术。肝右叶的体积为 789.9ml；利用 1.05kg/L 的转换因子，计算出肝右叶的质量为 0.83kg。使用第 5 章中提到的 MIRD 模型特别是公式 5-9 进行的活度计算：

$$A_{\mathrm{o}}(\mathrm{GBq}) = \dfrac{D_{\mathrm{avg}}(\mathrm{Gy}) \cdot M_{\mathrm{liver}}(\mathrm{kg})}{49.98(\mathrm{J} \cdot \mathrm{s})}$$

$$A_{\mathrm{o}}(\mathrm{GBq}) = \dfrac{120\,\mathrm{Gy} \cdot 0.83\mathrm{kg}}{49.98(\mathrm{J} \cdot \mathrm{s})}$$

$$A_{\mathrm{o}} = 2.00\,\mathrm{GBq}$$

计算出活度后，我们可以使用公式 6-1

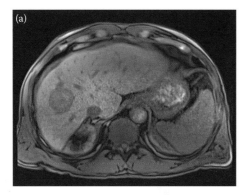

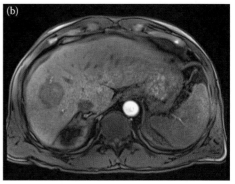

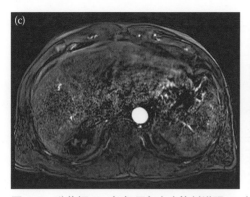
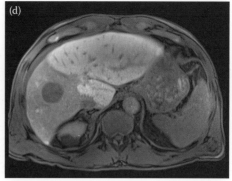

图 6-2　磁共振 T1 加权平扫（a）钆剂增强 T1 加权动脉期（b）和减影动脉期（c）序列证明肝右叶病灶 T1 平扫呈高信号，减影动脉期无强化。基线的 T1 信号强度可能是由于 TE 后病灶内的出血。磁共振 T1 增强的 20min 延迟序列（d）显示肝右叶治疗区内强化减弱，提示肝功能降低和萎缩。肝左叶强化未见明显异常

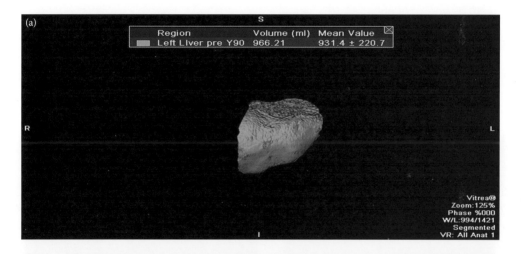

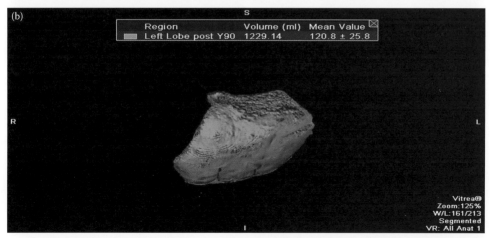

图 6-3　在术前诊断时（a）和 ^{90}Y 放射栓塞肝叶切除术后 3 个月（b）使用 Vitrea 软件（Vital Imaging, Inc., Minnetonka, Minnesota）对左叶进行三组重建，证实此期间残余肝的肥大

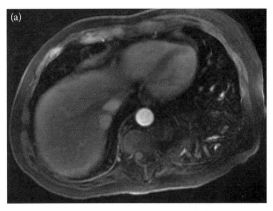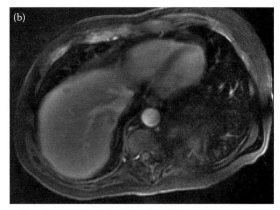

图 6-4　钆增强磁共振 T1 加权的动脉期（a）和显示出肝穹窿（肝脏近膈顶处）2.5cm 的肿块动脉早期强化和与肝细胞癌一致的门脉期（b）。注意病变邻近下腔静脉，肝右静脉，和膈肌

计算出的剂量，其中肺内分流率为 5%，放射栓塞完成后小瓶内剩余的最小剂量（1%），而肝段体积为 89.1ml（0.09kg，采用 1.05kg/L 转换）：

$$D_{delivered}(Gy) = \frac{A_o(GBq)(1-SF)(1-R)\cdot 49.98(J\cdot s)}{M_{liver}(kg)}$$

$$D_{delivered}(Gy) = \frac{2GBq\cdot(1-0.05)\cdot(1-0.01)\cdot 49.98(J\cdot s)}{0.09kg}$$

$$D_{delivered}(Gy) = \frac{2GBq\cdot 0.95\cdot 0.99\cdot 49.98(J\cdot s)}{0.09kg}$$

$$D_{delivered} = 1\,042Gy$$

在随访影像学检查中，患者出现 CR 完全反应，治疗腔和被治疗肝段的大小逐渐缩小（图 6-5）。放射性切除术后 3 年，该患者处于无瘤状态，并持续进行随访监测。

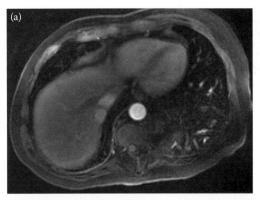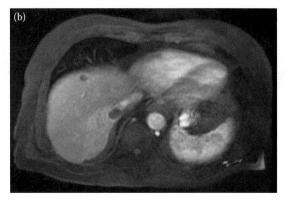

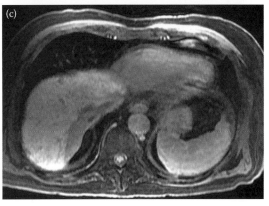

图 6-5　确诊时的磁共振钆剂增强 T1 加权动脉期（a）。放射栓塞术后 3 个月（b）和放射栓塞术后 2 年（c）的增强磁共振 T1 加权的 20min 延迟期显示术区和病灶肝段均灶小缩小，强化减低，提示肝功能降低和萎缩

6.8　结论

前面的讨论和案例着重介绍了对于不同疾病严重程度的患者，放射栓塞术适应证。对于 BCLC A 期有解剖学上存在不易消融的患者，或者被初诊断为无法切除的转移性肿瘤的患者，均可用放射栓塞术可有效切除转移灶。了解基本的放射和肿瘤生物学，剂量学和患者筛选标准对于正确应用放射栓塞术必不可少。

（柳健安　李润川　译

陈　蓉　吕　逍　校）

参考文献

Ahmadzadehfar, H., Meyer, C., Ezziddin, S. et al. (2013). Hepatic volume changes induced by radioembolization with 90Y resin microspheres. A single-centre study. *Eur J Nucl Med Mol Imaging* 40:80–90.

Aoki, T., Imamura, H., Hasegawa, K. et al. (2004). Sequential preoperative arterial and portal venous embolizations in patients with hepatocellular carcinoma. *Arch Surg* 139:766–774.

Atassi, B., Bangash, A.K., Lewandowski, R.J. et al. (2008). Biliary sequelae following radioembolization with Yttrium-90 microspheres. *J Vasc Interven Radiol* 19:691–697.

Azoulay, D., Castaing, D., Smail, A. et al. (2000). Resection of nonresectable liver metastases from colorectal cancer after percutaneous portal vein embolization. *Ann Surg* 231:480–486.

Ben-Josef, E., Normolle, D., Ensminger, W.D. et al. (2005). Phase II trial of high-dose conformal radiation therapy with concurrent hepatic artery floxuridine for unresectable intrahepatic malignancies. *J Clin Oncol Official J Am Soc Clin Oncol* 23:8739–8747.

Braat, A.J., Smits, M.L., Braat, M.N. et al. (2015).

90Y Hepatic radioembolization: An update on current practice and recent developments. *J Nucl Med Official Publ Soc Nucl Med* 56:1079–1087.

Campbell, A.M., Bailey, I.H., Burton, M.A. (2000). Analysis of the distribution of intra-arterial microspheres in human liver following hepatic yttrium-90 microsphere therapy. *Phys Med Biol* 45:1023–1033.

Chen, M.H., Wei, Y., Yan, K. et al. (2006). Treatment strategy to optimize radiofrequency ablation for liver malignancies. *J Vasc Interven Radiol* 17:671–683.

Clement, B., Grimaud, J.A., Campion, J.P. et al. (1986). Cell types involved in collagen and fibronectin production in normal and fibrotic human liver. *Hepatology* 6:225–234.

Edeline, J., Lenoir, L., Boudjema, K. et al. (2013). Volumetric changes after (90)y radioembolization for hepatocellular carcinoma in cirrhosis: An option to portal vein embolization in a preoperative setting? *Ann Surg Oncol* 20:2518–2525.

Fajardo, L.F., Colby, T.V. (1980). Pathogenesis of veno-occlusive liver disease after radiation. *Arch Pathol Lab Med* 104:584–588.

Fernandez-Ros, N., Inarrairaegui, M., Paramo, J.A. et al. (2015). Radioembolization of hepatocellular carcinoma activates liver regeneration, induces inflammation and endothelial stress and activates coagulation. *Liver Int Official J Int Assoc Study Liver* 35:1590–1596.

Fernandez-Ros, N., Silva, N., Bilbao, J.I. et al. (2014). Partial liver volume radioembolization induces hypertrophy in the spared hemiliver and no major signs of portal hypertension. *Official J Int Hepato Pancreato Biliary Assoc* 16:243–249.

Gaba, R.C., Lewandowski, R.J., Kulik, L.M. et al. (2009). Radiation lobectomy: preliminary findings of hepatic volumetric response to lobar yttrium-90 radioembolization. *Ann Surg Oncol* 16:1587–1596.

Garin, E., Lenoir, L., Rolland, Y. et al. (2012). Dosimetry based on 99mTc-macroaggregated albumin SPECT/CT accurately predicts tumor response and survival in hepatocellular carcinoma patients treated with 90Y-loaded glass microspheres: Preliminary results. *J Nucl Med Official Publ Soc Nucl Med* 53:255–263.

Garlipp, B., de Baere, T., Damm, R. et al. (2014).

Left-liver hypertrophy after therapeutic right-liver radioembolization is substantial but less than after portal vein embolization. *Hepatology* 59:1864–1873.

Ho, S., Lau, W.Y., Leung, T.W. et al. (1996). Partition model for estimating radiation doses from yttrium-90 microspheres in treating hepatic tumours. *Eur J Nucl Med* 23:947–952.

Inarrairaegui, M., Pardo, F., Bilbao, J.I. et al. (2012). Response to radioembolization with yttrium-90 resin microspheres may allow surgical treatment with curative intent and prolonged survival in previously unresectable hepatocellular carcinoma. *Eur J Surg Oncol J Eur Soc Surg Oncol Br Assoc Surg Oncol* 38:594–601.

Jakobs, T.F., Saleem, S., Atassi, B. et al. (2008). Fibrosis, portal hypertension, and hepatic volume changes induced by intra-arterial radiotherapy with 90yttrium microspheres. *Dig Dis Sci* 53:2556–2563.

Kim, M.J., Jang, J.W., Oh, B.S. et al. (2013). Change in inflammatory cytokine profiles after transarterial chemotherapy in patients with hepatocellular carcinoma. *Cytokine* 64:516–522.

Kubota, K., Makuuchi, M., Kusaka, K. et al. (1997). Measurement of liver volume and hepatic functional reserve as a guide to decision-making in resectional surgery for hepatic tumors. *Hepatology* 26:1176–1181.

Lau, W.Y., Leung, T.W., Ho, S. et al. (1994). Diagnostic pharmaco-scintigraphy with hepatic intra-arterial technetium-99m macro-aggregated albumin in the determination of tumour to non-tumour uptake ratio in hepatocellular carcinoma. *Br J Radiol* 67:136–139.

Lawrence, T.S., Robertson, J.M., Anscher, M.S. et al. (1995). Hepatic toxicity resulting from cancer treatment. *Int J Radiat Oncol Biol Phys* 31:1237–1248.

Lencioni, R., Della Pina, C., Bartolozzi, C. (2005). Percutaneous image-guided radiofrequency ablation in the therapeutic management of hepatocellular carcinoma. *Abdominal Imaging* 30:401–408.

Lewandowski, R.J., Kulik, L.M., Riaz, A. et al. (2009). A comparative analysis of trans-arterial downstaging for hepatocellular carcinoma: Chemoembolization versus radioembolization. *Am J Transpl Official*

J Am Soc Transpl Am Soc Transpl Surg 9:1920–1928.

Livraghi, T., Meloni, F., Di Stasi, M. et al. (2008). Sustained complete response and complications rates after radiofrequency ablation of very early hepatocellular carcinoma in cirrhosis: Is resection still the treatment of choice? *Hepatology* 47:82–89.

Llovet, J.M., Bru, C., Bruix, J. (1999). Prognosis of hepatocellular carcinoma: The BCLC staging classification. *Semin Liver Dis* 19:329–338.

Llovet, J.M., Ricci, S., Mazzaferro, V., Hilgard, P. (2008). Sorafenib in advanced hepatocellular carcinoma. *N Engl J Med* 359:378–390.

Michalopoulos, G.K., DeFrances, M.C. (1997). Liver regeneration. *Science* 276:60–66.

Murthy, R., Nunez, R., Szklaruk, J. et al. (2005). Yttrium-90 microsphere therapy for hepatic malignancy: Devices, indications, technical considerations, and potential complications. *Radiogr A Rev Publ Radiol Soc N Am* 25 (Suppl 1):S41–S55.

Ogata, S. Belghiti, J., Farges, O. et al. (2006). Sequential arterial and portal vein embolizations before right hepatectomy in patients with cirrhosis and hepatocellular carcinoma. *Br J Surg* 93:1091–1098.

Padia, S.A., Kwan, S.W., Roudsari, B. et al. (2014). Superselective yttrium-90 radioembolization for hepatocellular carcinoma yields high response rates with minimal toxicity. *J Vasc Interven Radiol* 25:1067–1073.

Pamecha, V., Glantzounis, G., Davies, N. et al. (2009). Long-term survival and disease recurrence following portal vein embolisation prior to major hepatectomy for colorectal metastases. *Ann Surg Oncol* 16:1202–1207.

Pompili, M., Saviano, A., de Matthaeis, N. et al. (2013). Long-term effectiveness of resection and radiofrequency ablation for single hepatocellular carcinoma </=3 cm. Results of a multicenter Italian survey. *J Hepatol* 59:89–97.

Rhee, T.K., Omary, R.A., Gates, V. et al. (2005). The effect of catheter-directed CT angiography on yttrium-90 radioembolization treatment of hepatocellular carcinoma. *J Vasc Interven Radiol* 16:1085–1091.

Riaz, A., Gates, V.L., Atassi, B. et al. (2011).

Radiation segmentectomy: A novel approach to increase safety and efficacy of radioembolization. *Int J Radiat Oncol Biol Phys* 79:163–171.

Riaz, A., Kulik, L., Lewandowski, R.J. et al. (2009b). Radiologic-pathologic correlation of hepatocellular carcinoma treated with internal radiation using yttrium-90 microspheres. *Hepatology* 49:1185–1193.

Riaz, A., Lewandowski, R.J., Kulik, L.M. et al. (2009a). Complications following radioembolization with yttrium-90 microspheres: A comprehensive literature review. *J Vasc Interven Radiol* 20:1121–1130; quiz 1131.

Salem, R., Mazzaferro, V., Sangro, B. (2013). Yttrium 90 radioembolization for the treatment of hepatocellular carcinoma: Biological lessons, current challenges, and clinical perspectives. *Hepatology* 58:2188–2197.

Salem, R., Thurston, K.G. (2006a). Radioembolization with yttrium-90 microspheres: a state-of-the-art brachytherapy treatment for primary and secondary liver malignancies: Part 3: Comprehensive literature review and future direction. *J Vasc Interven Radiol* 17:1571–1593.

Salem, R., Thurston, K.G. (2006b). Radioembolization with 90yttrium microspheres: a state-of-the-art brachytherapy treatment for primary and secondary liver malignancies. Part 2: Special topics. *J Vasc Interven Radiol* 17:1425–1439.

Salem, R., Thurston, K.G. (2006c). Radioembolization with 90Yttrium microspheres: A state-of-the-art brachytherapy treatment for primary and secondary liver malignancies. Part 1: Technical and methodologic considerations. *J Vasc Interven Radiol* 17:1251–1278.

Salem, R., Lewandowski, R.J., Atassi, B. et al. (2005). Treatment of unresectable hepatocellular carcinoma with use of 90Y microspheres (TheraSphere): Safety, tumor response, and survival. *J Vasc Interven Radiol* 16:1627–1639.

Salem, R., Lewandowski, R.J., Mulcahy, M.F. et al. (2010). Radioembolization for hepatocellular carcinoma using Yttrium-90 microspheres: A comprehensive report of long-term outcomes. *Gastroenterology* 138:52–64.

Salem, R., Vouche, M., Habib, A. et al. (2015).

Reply: to PMID 24691943. *Hepatology* 61:407.

Sangro, B., Bilbao, J.I., Boan, J. et al. (2006). Radioembolization using 90Y-resin microspheres for patients with advanced hepatocellular carcinoma. *Int J Radiat Oncol Biol Phys* 66:792–800.

Sangro, B., Gil-Alzugaray, B., Rodriguez, J. et al. (2008). Liver disease induced by radioembolization of liver tumors: Description and possible risk factors. *Cancer* 112:1538–1546.

Sangro, B., Salem, R., Kennedy, A. et al. (2011). Radioembolization for hepatocellular carcinoma: A review of the evidence and treatment recommendations. *Am J Clin Oncol* 34:422–431.

Sarfaraz, M., Kennedy, A.S., Cao, Z.J. et al. (2003). Physical aspects of yttrium-90 microsphere therapy for nonresectable hepatic tumors. *Med Phys* 30:199–203.

Seror, O., Nault, J.C., Nahon, P. et al. (2015). Is segmental transarterial yttrium 90 radiation a curative option for solitary hepatocellular carcinoma ≤5 cm? *Hepatology* 61:406–407.

Shindoh, J., Tzeng, C.W., Aloia, T.A. et al. (2013). Optimal future liver remnant in patients treated with extensive preoperative chemotherapy for colorectal liver metastases. *Ann Surg Oncol* 20:2493–2500.

Siddiqi, N.H., Devlin, P.M. (2009). Radiation lobectomy—A minimally invasive treatment model for liver cancer: Case report. *J Vasc Interven Radiol* 20:664–669.

Teo, J.Y., Allen, J.C., Jr., Ng, D.C. et al. (2015). A systematic review of contralateral liver lobe hypertrophy after unilobar selective internal radiation therapy with Y90. *HPB (Oxford)*. 2015 Oct 16. doi: 10.1111/hpb.12490 [Epub ahead of print].

Teo, J.Y., Goh, B.K., Cheah, F.K. et al. (2014). Underlying liver disease influences volumetric changes in the spared hemiliver after selective internal radiation therapy with 90Y in patients with hepatocellular carcinoma. *J Dig Dis* 15:444–450.

Theysohn, J.M., Ertle, J., Muller, S. et al. (2014). Hepatic volume changes after lobar selective internal radiation therapy (SIRT) of hepatocellular carcinoma. *Clin Radiol*

69:172–178.

Uliel, L., Royal, H.D., Darcy, M.D. et al. (2012). From the angio suite to the gamma-camera: Vascular mapping and 99mTc-MAA hepatic perfusion imaging before liver radioembolization—A comprehensive pictorial review. *J Nucl Med Official Publ Soc Nucl Med* 53:1736–1747.

Vouche, M., Habib, A., Ward, T.J. et al. (2014). Unresectable solitary hepatocellular carcinoma not amenable to radiofrequency ablation: Multicenter radiology-pathology correlation and survival of radiation segmentectomy. *Hepatology* 60:192–201.

Vouche, M., Lewandowski, R.J., Atassi, R. et al. (2013). Radiation lobectomy: Time-dependent analysis of future liver remnant volume in unresectable liver cancer as a bridge to resection. *J Hepatol* 59:1029–1036.

Yamazaki, H., Oi, H., Matsumoto, K. et al. (1996). Biphasic changes in serum hepatocyte growth factor after transarterial chemoembolization therapy for hepato-cellular carcinoma. *Cytokine* 8:178–182.

Yip, D., Allen, R., Ashton, C., Jain, S. (2004). Radiation-induced ulceration of the stomach secondary to hepatic embolization with radioactive yttrium microspheres in the treatment of metastatic colon cancer. *J Gastroenterol Hepatol* 19:347–349.

Yoo, H., Kim, J.H., Ko, G.Y. et al. (2011). Sequential transcatheter arterial chemoembolization and portal vein embolization versus portal vein embolization only before major hepatectomy for patients with hepatocellular carcinoma. *Ann Surg Oncol* 18:1251–1257.

Zorzi, D., Laurent, A., Pawlik, T.M. et al. (2007). Chemotherapy-associated hepatotoxicity and surgery for colorectal liver metastases. *Br J Surg* 94:274–286.

第三篇

放射栓塞术患者管理

7 辐射安全问题

7.1 引言

放射栓塞是一种在人体中利用放射性物质(radioactive material,RAM)进程治疗的方法,由其引起的辐射安全问题涉及了患者、医护人员及一般公众。具体来说,安全问题有:处方吸收剂量或处方放射活度(本章中也简称为剂量)的计算;放射性药物运输至同位素室及同位素室中的放射性活度准备运输到导管室(interventional radiology,IR)以及给药剂量;手术中辐射废弃物和污染的处理;患者内照射暴露量;患者和辐射废弃物造成的外照射(Salem and Thurston,2006;Gulec and Siegel,2007;Dezarn et al.,2011)。这些都属于放射栓塞治疗过程中可能引起的辐射安全问题,是本章的主要内容。

TheraSphere®(BTG International Ltd.,Canada)和 SIR-Spheres®(Sirtex Medical Limited,Lane Cove,NSW,Australia)是两个由美国

FDA 批准的、用于肝脏放射栓塞治疗的放射性标记微球产品。这两种产品在辐射安全方面既有相似性也有差异性。一方面,两者在 β 射线放射疗法中使用了相同的放射性核素(^{90}Y)以及大小相似的颗粒物质(分别为 20~60μm 以及 20~30μm 的球体)。治疗前需采用放射性药物 ^{99m}Tc- 放射性标记聚合白蛋白(MAA)进行术前成像以确定术中微导管位置、对肝肺分流定量以及计算治疗吸收剂量活度。两种产品的最终临床套件内容基本相同:一个密封的 V 形剂量瓶(v-vial),包含装在丙烯酸 β 射线防护罩中的微球;一个放置 V 形剂量瓶的丙烯酸注射输送箱,作为额外 β 射线防护层和放射性物质容器;输液针及输液导管,用于连接注射器、V 形剂量瓶以微导管。不同之处在于,TheraSphere 微球由 3.29g/ml 比重的玻璃球组成,其内包埋的 ^{89}Y,在核反应堆中受到诱发,通过 ^{89}Y(n,γ)^{90}Y 反应产生 ^{90}Y(这一过程会产生一些放射性核素杂质)。而 SIR-Spheres 微球则是由低密度的(1.6g/ml)树脂球组成,其 ^{90}Y 是从

锶 -90(^{90}Sr)/^{90}Y 发生器中摄取而来,通过化学反应附着在球体表面。因此除了在摄取过程中产生的微量 ^{90}Sr,没有任何放射性核素杂质。最终,通常 TheraSphere 所产生的放射活度更高。

在美国,核管理委员会(Nuclear Regulatory Commission,NRC)和相关协议州只认定 ^{90}Y 微球为永久性植入人工近距离放射治疗源。而 FDA 仅批准了这两种放射栓塞产品作为医学设备,而非放射性药物的认证。然而,由于该产品的独特性(即需要将上百万颗独立来源的放射源以溶液形式直接注入肝动脉血流中),NRC 就放射栓塞中应如何遵守其"副产物医学应用"(NRC,2013)规定,制订了一份微球近距离放疗源及设备许可指导文件(NRC,2012)。NRC 将放射栓塞归类在第 10 部分(美国联邦法规,编码 Code of Federal Regulations,CFR) 第 35 款 K 类 —— 副产物或副产物所产生辐射的其他医学应用(10 CFR35. 1000),而并非第 F 类——人工近距离放射性治疗。指导文件还具体规定了授权医师(authorized user,AU)需接受的培训和具备的经验、书面指令、^{90}Y 微球源泄漏测试(被明确为不适用)以及存储,患者隔离解除,标记、医疗事故上报、微球所产生的放射性核素杂质相关废弃物处理问题。NRC 指导文件中所包含的关于放射栓塞涉及的各种辐射安全相关的一些重要条款将在以下相应章节中具体阐述。

7.2　书面指令

根据规定,在人体中利用 RAM 进行疾病治疗需要相应的书面指令,NRC 将其定义为"对具体患者或在人类研究课题中使用反应堆生产核素或反应堆生产核素所产生辐射时,由授权医师开具的书面指令"(NRC,

2013)。书面指令中应包含的信息根据具体 RAM 疗法所属类型有所不同。目前,NRC 规定中已经确定的类型有六种。由于放射栓塞的独特性,它具有类似 "除 Na^{131}I 以外的未密封反应堆生产核素" 和 "所有其他近距离放射治疗" 两个类型的特性。因此,NRC 已经为 ^{90}Y 微球肝病治疗专门制订了特殊情况书面指令要求(NRC,2012)。首先,处方可为辐射吸收剂量(rad 或 Gy)或放射活度(mCi 或 GBq)。文件中的书面指令除了基本的患者身份、日期、授权医师签名外还必须包含以下信息:

治疗前:

1. 治疗部位(目标解剖部位,例如:整个肝脏)

2. 放射性核素和物质形态(即 ^{90}Y 微球)

3. 处方吸收剂量或放射性活度

4. 所使用的 ^{90}Y 微球产品的厂商

5. "停滞剂量" 或 "停滞活度" 的说明(如果适用,例如:SIR-Spheres)

6. 肺易受引流影响部位的最大可接受吸收剂量或活度(如:胃肠道)

治疗后(24h 之内):

1. 治疗部位的吸收剂量或活度

2. 其他非靶部位吸收剂量或活度(如肺)

3. 如出现注射停滞或其他阻碍吸收剂量或活度的完全注入的情况(根据 NRC 规定大于处方设定总量的 80%)时,需对情况进行说明并记录(如治疗目标部位有多个,如肝左右叶,则应对每个部位分别制订书面指令)。

7.2.1　授权医师

RAMs 医学应用的授权医师身份仅限于以下内科医生(或牙科医生、足科医生):满足某些最低限度的课程学习、实验室培训、临床培训,获得执照委员会认证并达到许可证要求（NRC，2015）的医师。具体要求根据每种诊断及治疗应用类别、医生专业而不同（如："授权资格"放射诊断医师、核医学医师、放射肿瘤医师）。NRC 认定的 ^{90}Y 微球肝病治疗授权医师有三种（NRC，2012）：

1. 获得放射肿瘤医师委员会认证、取得 RAM 许可证并认证为人工近距放射治疗授权医师

2. 获得核医学委员会认证、取得 RAM 许可证并认证为所有非密封 RAM 治疗的授权医师

3. 满足一系列 ^{90}Y 微球肝病治疗相关具体要求的介入放射诊断医师：

a. 80h 的课程学习、实验室培训，内容涉及放射物理学、仪器、放射防护、放射性活度测量、放射物生物学特征（包括 ^{90}Y）

b. ^{90}Y 微球授权医师工作经验包括：

ⅰ. 放射源订购、接收、查验及开箱

ⅱ. 放射活度测试仪器的质量控制

ⅲ. 放射栓塞治疗计划中吸收剂量及放射活度方面

ⅳ. ^{90}Y 微球放射活度计算，测定及准备

ⅴ. 医疗事故防控管理

ⅵ. 放射源泄漏控制及净化程序，包含微球相关特定内容

ⅶ. 放射栓塞病例随访及回顾

除了以上所述要求，针对申请人所申请的 ^{90}Y 微球治疗系统的授权，每个授权医师申请人必须经过相应的操作、安全、临床应用培训，并在厂商或一位现任授权医师的监督下成功完成至少三次治疗。如果是由厂商培训，则首先应实行至少三次直接监督下的体外模拟治疗。最终，授权医师应保证其所委派进行 ^{90}Y 微球准备、测量、吸收剂量计算、给药的医疗人员全部训练有素（包括例如：授权医师所委派进行微球注入实际操作的非授权介入放射科医生）。

7.2.2 ^{90}Y 微球吸收剂量相关性质

在探讨 SIR-Spheres 和 TheraSphere 放射栓塞中用来确定吸收剂量和放射活度的具体方法前，了解这两种产品处方时所依据的 ^{90}Y 微球辐射吸收剂量相关的基本性质至关重要。

^{90}Y 可被认为纯 β 射线源，因此①其 100% 衰变过程为通过发射 β 射线产生稳定的衰变产物，而不会像其他物质（如：^{64}Cu），发射含有大量电子（e^-）捕获的放射性核素和 / 或正电子（e^+）分支比。②其次级 Auger 电子和内转换（internal conversion，IC）e^-、γ 以及常规衰变子体核素释放的 X 射线含量微小，几乎可以忽略（Eckerman & Endo，2008；Dezarn et al.，2011）。其发射的主要 β 射线（99.988 5%），平均 / 最大能量分别为 0.935MeV/2.280MeV，最终衰变为基态锆 -90（^{90}Zr），剩余的衰变产物（0.011 5%）为通过 1.760MeV 的激发态 ^{90}Zr 衰变为基态而产生低能量 β 射线（0.186MeV/0.519MeV），其原理是通过内转换（大部分）产生两个 γ 光子或产生 e^+-e^- 电子对（少部分）（Ford，1955；Johnson，1955；Selwyn et al.，2007）（此外还包括第三种衰变，但总量过低，可以忽略不计）。因此，几乎所有的 ^{90}Y 衰变所产生的能量（除了被反中微子带走的部分）均为电子动能。^{90}Y 所产生的平均（0.935MeV）及最大（2.280MeV）能量电子在组织中的穿透距离分别为 4.0mm 和 11.3mm（Cole，1969；ICRU，1984）；从点源 ^{90}Y 模型来看，50% 及 90% 的吸收剂量分别沉积在 2.3mm 及 5.2mm 范围内（Berger，1976）。由此可知，^{90}Y 所产生的能量约 100% 都分布在组织或肿瘤的范围内（Pasciak & Erwin，2009；Dezarn et al.，2011）。（由于次级轫致辐射产生的 X 和 γ 射线，部分能量并非局部吸收，但其总量过小，因此这里的 100% 局部沉积为合理的近似）。

每个 ^{90}Y 衰变产生的平均能量为 1.498E-13Gy-kg/Bq-s（Eckerman & Endo, 2008）；虽然这两种微球产品具有生物相容性，但并非可生物降解，因此一旦它们阻塞在毛细血管中，就会永久植入（肿瘤、正常肝组织或肺组织中）。因此，所有的 ^{90}Y 都无法通过生物方法清除，其生物半衰期就是 ^{90}Y（64.24h）的物理半衰期。每 GBq 的 ^{90}Y 微球在组织中累积的能量为

$$49.98Gy \cdot kg/GBq = \frac{1.498E\text{-}13Gy \cdot kg/Bq \cdot s \times 1E9 \ Bq/GBq \times 3.6E3s/h \times 64.24h}{\ln(2)}$$
(7-1)

其中，64.24h/ln(2) 为 $e^{-\ln(2)t/64\text{-}24h}$ 从 t=0 到无穷大的积分（Dezarn et al.,2011）（49.98 四舍五入为 50）。这极大简化了计算肿瘤、正常肝脏、肺吸收剂量的过程，目前应用于 SIR-Spheres 和 TheraSphere 的剂量处方计算中。

7.2.3　SIR-SPHERES 处方

Sirtex 公司一共研发建议了三种 SIR-Spheres 处方剂量计算方法；其中两种分别为基于放射能量的经验方法（称为"基础法"以及"体表面积法"或"BSA"），以及基于吸收剂量的分割模型（Sirtex Medical Limited, 2003, 2010）（Salem and Thurston, 2006; Dezarn et al.,2011; Lam et al.,2014; Braat et al.,2015）。这三种方法都会在下文中描述，其中经验法现已过时，基本被 BSA 方法取代。

SIR-Spheres 最初是针对结直肠癌肝转移研发的一种全肝治疗方法，同时结合辅助性化疗。两种疗法均需要通过肝动脉注入。根据早期经验，放射性活度和肺内分流率（shunt fraction, SF）的最大限值分别为 3GBq 和 0.20GBq（Kennedy et al.,2007）。这两个限值是由肝脏和肺的最大耐受吸收剂量分别为

80Gy 和 30Gy 决定的。3GBq 的放射活度限值由以下几点决定：最差情况下的全肝吸收量，无肿瘤内分流情况下吸收剂量为 80Gy，每 GBq 的能量沉积，成人肝重量参考值为 1.91kg：

$$3GBq = \frac{80Gy \times 1.91kg}{50Gy \cdot kg/GBq}$$
(7-2)

而最大 SF(0.20) 则由以下几点决定肺吸收剂量限制，每 GBq30Gy 的能量沉积，成年男性肺重量参考值为 1kg，最大值 3GBq：

$$0.20 = \frac{30Gy \times 1kg}{50Gy \cdot kg/GBq \times 3GBq}$$
(7-3)

7.2.3.1　经验法

基础经验法以 3GBq 的放射能量限值为基础，且根据肝脏中肿瘤侵犯（TI）百分比及 SF 的预估值将放射活度降低到比较保守的水平，如表 7-1 和表 7-2 所示。

表 7-1　SIR-Spheres 基础经验法处方活度水平

肿瘤侵犯 /%	GBq
>50	3
25~50	2.5
<25	2

表 7-2　SIR-Spheres 基础及 BSA 经验法处方活度减低

肺分流 /%	GBq 减少 /%
<10	0
≥10, <15	20
≥15, <20	40
≥20	不处理

BSA 方法在第 5.8.2 节中详述。使用基本经验法时，临床及实验毒性过高，因此，对基础经验法进行改进，即 BSA 经验

法。研究人员用于计算放射活度基础值的 BSA 计算公式(公式 5-6 和公式 5-7)是根据经验得出的;具体公式参数的计算理论基础已无从查证,但这一改进使得 BSA 法成为了另一重要选择(基线活度剂量减少量作为 %SF 的函数,与基础经验法的中的相同)。

BSA 法的基础公式(公式 5-7)假定为全肝治疗。但是随着时间的推移,肝叶(左右叶单独进行)以及肝段 SIR-Spheres 治疗已经变得十分普及。肝叶或肝段治疗的总放射活度通常根据肝脏总体积的估计百分比(公式 5-8)来决定。肝的标准右 / 左叶体积比例为 70%/30%,但这一比例通常因人而异,因为病变肝脏肿瘤解剖特征通常与正常肝脏不同。因此在肝叶和肝段的治疗所使用的 TI 会根据治疗中的具体情况有所不同。

BSA 法中,治疗前的书面指令应包含肺分流(% 或分数),针对每个治疗目标部位的处方活度(全肝、肝叶或肝段)A(公式 5-8),以及每个治疗靶部位造成的肺内放射活度:

$$A(\text{GBq}) \times \text{SF} \qquad (7\text{-}4)$$

以及所有治疗造成的肺内累积放射总活度。治疗后的书面指令应包含针对每次治疗的肺内放射活度。

$$A(\text{GBq}) \times (1-W) \qquad (7\text{-}5)$$

$$A(\text{GBq}) \times \text{SF} \times (1-W) \qquad (7\text{-}6)$$

以及肺内累积放射总净活度。其中,A(GBq)为治疗目标部位注入前处方放射活度的剂量校准测定(参见第 7.3 节);W 为注入时损耗放射活度,单位是注入浪费放射活度与治疗前 A 测量计读数(参见第 7.3 节、第 7.7 节)之间的比率,所有测量值均按注射时间对衰变进行校正。

7.2.3.2 分割模型法

厂商推荐的第三种 SIR-Spheres 处方制

订方法更加有效、有针对性,并以吸收剂量为基础的"分割模型"(Ho et al.,1996;Sirtex Medical Limited,2003;Dezarn et al.,2011;Braat et al.,2015)。根据相对血流量以及肺分流,该方法假设所有射线活度 A_0(GBq)分布在三处——即肿瘤、正常肝脏、肺中(参见第 5.8.4 节)。应给予的放射活度通过需要给的吸收剂量倒推计算得出,即根据处方靶肿瘤 D_{tumor}、正常肝 D_{normal} 以及肺 D_{lung} 的最大吸收剂量耐受值,肿瘤 - 正常肝脏血流量比率(T∶N)估计值,靶肿瘤(M_{tumor},kg)和正常肝脏(M_{normal},kg)质量,以及肺质量 M_{lung}(参考使用),在患者肺质量无法测量的情况下,可预估肺质量预估值(女性患者可使用 0.8kg 作为肺质量参考值)。因此,通过公式 5-10~公式 5-14 方程,就能得出吸收剂量限值相应的 A_0:

$$A_{\text{lung}}(\text{GBq}) \leqslant \frac{D_{\text{lung}}(\text{Gy}) \times M_{\text{lung}}(\text{kg})}{(49.98\text{Gy}\cdot\text{kg/GBq} \times \text{SF})}$$

$$(7\text{-}7)$$

$$A_{\text{normal}}(\text{GBq}) \leqslant \frac{D_{\text{normal}}(\text{Gy}) \times \begin{bmatrix} (\text{T:N} \times M_{\text{tumor}}(\text{kg})) \\ + M_{\text{normal}}(\text{kg}) \end{bmatrix}}{\left[49.98\text{Gy}\cdot\text{kg/GBq} \times (1-\text{SF}) \right]}$$

$$(7\text{-}8)$$

最终给药处方活度 A_0 受到 D_{normal} 和 D_{lung} 的上限限制,因此的 A_{normal} 和 A_{lung} 中的值较小的一方为限。若 A_0 受限,那么 D_{tumor} 以及 D_{lung} 或 D_{normal} 中的一个将通过 A_0 的约束值和剂量公式来重新计算。厂商建议肺和正常肝脏的吸收剂量耐受值分别设为 25Gy 和 80Gy(肝硬化患者为 70Gy)(Sirtex 医疗有限公司)(2003;Braat et al.,2015),虽然肺耐受值常为 30Gy,正常肝脏的耐受值应该更小,例如:Emami 研究 30Gy 为全肝外照射耐受剂量(TD)5/5 限制(Emami et al.,1991)。放射栓塞治疗分割模型公式只对治疗靶区之内、T∶N 比值相同的孤立性肿瘤或多原发性肿瘤有效。

分割模型的治疗前书面指令中应该包含肺分流(%或分数)、肿瘤、正常肝脏、肺质量以及处方吸收剂量、处方射线活度 A_0。治疗后书面指令应包含实际注入总射线活度以及调整过的肿瘤、正常肝脏,以及肺脏的吸收剂量。

7.2.4　TheraSphere 处方

目前厂商推荐的 TheraSphere 处方方法是基于治疗全肝或单一肺叶或肺段治疗靶点所需吸收剂量(80~150Gy 被认为是有效治疗剂量),来计算所需的注入射线活度 A_0(GBq)。模型假设微球均匀分布于治疗靶区 D_{avg}(Gy),肺单次治疗吸收剂量耐受值 D_{lung}(Gy)为 30Gy,以及重复治疗下累积吸收剂量耐受值为 50Gy(参见第 5.8.3 节)。

$$A_0(\text{GBq}) = \frac{D_{avg}(\text{Gy}) \times M_{liver}(\text{kg})}{49.98\text{Gy}\cdot\text{kg/GBq} \times (1-\text{SF})}$$

$$\leqslant \frac{D_{lung}(\text{Gy}) \times M_{lung}(\text{kg})}{49.98\text{Gy}\cdot\text{kg/GBq}} \quad (7\text{-}9)$$

方程中可以假设成年男性肺质量 M_{lung} 平均值为 1kg,成年女性平均值为 0.8kg 或具体患者肺质量实际测量数值(Simon,2000)(Salem & Thurston,2006)(BTG International Ltd,2010,2014)(Dezarn et al.,2011;Busse et al.,2013;Braat et al.,2015)。

TheraSphere 的治疗前书面指令应包含肺分流(%或分数);质量,处方射线活度,每个治疗靶点的吸收剂量,以及肺部累积吸收剂量。治疗后书面指令应包含实际总注射活度及调整过的治疗靶区和肺部吸收剂量(公式 7-10)。

7.2.5　其他放射栓塞处方方法

另外,还有许多更为复杂的处理方法,例如动脉特异性分割模型(Kao et al.,2012)、3D 吸收剂量计算(吸收剂量点核模型,蒙特卡罗模型或确定性模型)及类似于体外放射线治疗或近距离放射治疗(Dieudonne et al.,2011;Petitguillaume et al.,2014)的治疗计划技术。我们并不排斥在放射栓塞中使用这些替代方法,但在临床使用前,应对这些方法的准确性进行验证。尽管,NRC 并未在文件中进行明确规定在 ^{90}Y 微球许可指导文件中声明,这些替代方法应该提交到 NRC 或协议州的监管部门。

7.2.6　应上报的医疗事件

NRC 要求每次治疗,治疗靶区的吸收剂量或放射活度误差应在 20% 以内,或在处方规定的治疗范围内,除非超出这一范围的原因是由于患者干预造成的(NRC,2013)。若由于注射停滞或其他患者紧急状况,造成注入提前终止,则应在治疗后的书面指令中包含相关陈述(NRC,2012)。处方规定的放射活度(如通过经验法)±20% 的误差规定适用于 SIR-Spheres。若使用了分割模型法,则 ±20% 的处方下的吸收剂量限制值适用于 TheraSphere 和 SIR-Spheres;若使用了其他的基于吸收剂量的方法,则 ±20% 的限制值也适用(有人也认为处方规定的治疗范围适用于 TheraSphere,因为在 80Gy 和 150Gy 之间的吸收剂量都被认为是有疗效的[BTG,2014])。若吸收剂量超过了规定的范围,且原因并非患者造成,而是设备故障、技术使用不当(如:微导管管口过小、微导管放置不当或设备组装不当),或放射活度输注失误(如:无意中将左右肝叶治疗剂量瓶弄反),则应该向 NRC 或协议州监管部门上报。NRC 已经制订了哪些事件应上报失误的规范,以及发现失误后应及时按规定上报(24h 内通知相关医师及患者、24h 内电话告知 NRC 或协议州、15d 内向 NRC 或协议州递交书面报告),同时规定了通知应该包含的内容(授权医师姓名、操作医师姓名、事件简单描述及发生原因描述、对患者的影响、为防止再次发生意外所采取的措施和方案、向患者个人及其责任亲属或监护人通知的证明或没有通知的原因）。放射栓塞治疗中应该上报医疗事件的情况范围包括（NRC，2012）：

1. 与处方中的吸收剂量差或处方中的放射活度导致的剂量差超过

a. 0.05Sv（5rem）有效剂量当量

b. 0.5Sv（50rem）器官或组织的等效剂量

c. 0.5Sv（50rem）皮肤的等效浅剂量

以及

ⅰ. 实际总吸收剂量与处方的吸收剂量差 > ± 20%。

ⅱ. 处方规定活度与总放射活度的差值大于或等于处方活度的 20%，或超出了处方规定的剂量范围。

2. 治疗目标部位以外的皮肤浅剂量当量以及器官或组织吸收剂量超过

a. 器官或组织的 0.5Sv（50rem）

b. 书面指令中规定剂量的 50% 或以上

（以下情况除外，永久植入的治疗、一开始植入在正确位置，但后来迁移到治疗靶点以外的情况）。

计算目标组织（正常肝脏，肺和肿瘤）计算处方规定的吸收剂量与实际剂量的差值，从而确定是不是输注了过多或过少的放射剂量，来判断是否可能需要上报的医疗事件是相对简单直接的方法。治疗靶点的处方放射活度，A（GBq）；治疗靶点质量 M［kg，例如：通过计算机断层扫描（CT）或磁共振（MR）测量的质量］；处方放射活度与实际输入活度比值估计，F（小于或大于 1.0）；合并 49.98Gy-kg/GBq 常数就可以计算实际注入目标组织中的吸收剂量（Gy）：

$$D = \frac{49.98 \times A \times F}{M} \qquad (7\text{-}10)$$

然后使用 D 就可以计算与处方的吸收剂量之间的差值。

而要估计非靶部位吸收剂量值，无论是肝内还是肝外部分，都要相对困难。因为无论是要精确估计非靶部位的放射活度绝对值还是该部位的质量都必须依靠治疗后 ^{90}Y 轫致辐射进行单光子发射计算机断层扫描（SPECT/CT）或者正电子放射断层造影术（PET/CT），而目前还没有能生成这种量化图像的扫描的标准方法。

7.3 药物运输至同位素室及同位素室中的剂量准备

对本文中提到的两种放射栓塞产品来说，使用在患者身上剂量的最终形态是相似的，即液体（无菌水或生理盐水）中的放射性标记微球，放置在丙烯酸防护罩的 v-vail 瓶中。然而，目前两种产品生产成最终形态的过程确实大不相同。因此，两种放射栓塞产品剂量的交付和制备具体细节将在下文分别讨论。

两种放射栓塞产品，都需要对用于测量的放射线剂量校准器进行校准。放射线剂量校准器的厂商为每种校准器都制订了标准设置，用于测定核医学常用的放射性核素源，这些核素会放射出大量的特征性 γ 和 / 或 X 线光子（Carey et al.，2012）。对于部分核素来说，由于其丰富的低能量光子释放的辐射量受很多变量影响发生细微变化，设置或者测量参数需根据核素源因素进行微调（如：注射器 vs. 药瓶）。放射源在校准器的位置，核素源的自衰弱；侧壁插入物对核素源的衰弱；药瓶 / 注射器柄勺，或所使用的内衬（如：铜）；以及以上因素的任意组合，都会影响测量的准确性但可以通过参数微调来解决。然而，对于 ^{90}Y 这样的纯 β 放射性核素来说，相同放射活度的放射源产生的外部辐射则可能很不一样。这是由于大部分的次级轫致辐射 X 线辐射总量取决于放射源物质组成和几何学,以及中间物质。因此,需要对每种 ^{90}Y 源形态因子进行单独校准。

对每种放射栓塞产品剂量进行测量,需要对剂量校准器进行校准。而目前校准器需要厂商先提供至少三次剂量的测量证明。这包括测量已知剂量的校对。已知剂量可以带一定的不确定范围,但不是一个估计值。剂量需要注明准确的校准日期和时间(Dezarn et al.,2011)。根据使用每次剂量校准器测量的时间,需要进行衰变计算来得到该时刻的放射活度。通过调整剂量校准器的设置,直到达到测量读数与预期读数相符。再通过多次重复这一过程(至少三次不同校准剂量),就可以计算出平均参数,这样可以提高后续剂量放射活度测量的整体准确性。另外定期校准(如:一年一次),能使其放射能量测定和厂商保持一致因此也是必须的。在剂量校准器中保持放射栓塞剂每次都处于信号最强且稳定的位置,可以提高校准效果。例如 Biodex Atomlab 生产的 086-242 型号药剂瓶/注射器柄勺对两种放射栓塞产品都进行了优化设置。从而保证放射栓塞剂在井内处于最佳位置。此外,装载 SIR-Spheres 的运输药瓶在测量前需要首先轻轻地来回摇晃数次,以使微球均匀地悬浮在液体中。过程中应避免上下颠倒地放置药瓶,因为这有可能导致部分微球黏附在密封盖周围。

用于 SIR-Spheres 剂量测量的校准器的校准目前还没有办法追踪溯源到美国国家标准与技术研究院(NIST)。但澳大利亚核科学技术协会(ANSTO),也就是澳大利亚类似 NIST 的机构及澳大利亚放射性药物和工业产品协会四年前已经就 SIR-Spheres 的放射活度进行了标准测量。现在厂商仍然可以使用 ANSTO 可追踪的校准槽来测量放射活度(Dezarn et al.,2011)。TheraSphere 厂商则加入了 NIST 放射性测量保证项目,该项目建立了商用 Capintec 剂量校准器的一系列设置,和一个稳定的常规校准的次级测量标

准。该厂商的放射活度剂量校准器也定期质控检验(Dezarn et al.,2011)。虽然基于医疗机构建立的 NIST 可追踪性 SIR-Spheres 放射能量标准和校准的方法流程已经发表(Mo et al.,2005;Selwyn et al.,2007,2008),但目前两种产品都还没有标准的可追踪单位的剂量校准标准或公认的实验室校准方法。在这种放射活度标准和方法建立之前,来保证剂量校准器的周期性校准(其中包括如何测量运输瓶不同液体体积下的 SIR-Spheres,如图 7-1 所示)前,所有机构都必须依赖于与厂商的交叉校准。因此,与例如 ^{90}Y 的放射免疫交联药 Zevalin 相比,目前来看放射栓塞剂量活度的测量存在着更大的不确定性。Zevalin 既有 NIST 可追溯性标准(图 7-2),也存在一套校准程序(Thieme et al.,2004)。(需要指出的是,用户自己可以尝试自校准来测定放射栓塞剂量。方法为,先使用 Zevalin 的标准样本来校准剂量校准器。再把已知活度量的 Zevalin ^{90}Y 样本以氯化物形式混入 SIR-Spheres 的溶液瓶中,来校准在 SIR-Spheres 情况下的样本。注意测量过程中,运输瓶的溶液,溶液体积,以及丙烯酸防护罩 V 形剂量瓶都需要和 SIR-Spheres 产品一致。通过调整剂量校准器设置,直到获得正确的读数。这种校准方法有可能的误差包括:标准本身[95% 的置信区间 = ± 4.7%];在配给过程中的放射活度的丢失;以及氯化物溶液与微球不完全一致,微球的密度大大高于水的密度,因此会产生大量次级韧致辐射,微球也更容易沉淀到瓶底,而不会均匀地悬浮在溶液之中。)

7.3.1 SIR-SPHERES 剂量分配及备制

SIR-Spheres 是在手术当天从厂商运往放射性实验室的,不论剂量大小,均采用铅容器按照标准放射活度总量(3GBq ± 10%)运送,放在含有 5ml 无菌水的 10ml 的玻璃瓶

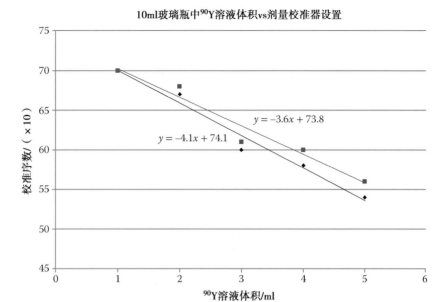

10ml玻璃瓶中^{90}Y溶液体积vs剂量校准器设置

$y = -3.6x + 73.8$

$y = -4.1x + 74.1$

图 7-1　两种用于测定 10ml 玻璃瓶中 ^{90}Y 溶液的 Capintec CRC-15R 放射线活度校准器设置,如图所示为溶液体积的函数,使用 5ml 体积设定测量 1ml 溶液,结果显示对放射活度过高估计大约 10%

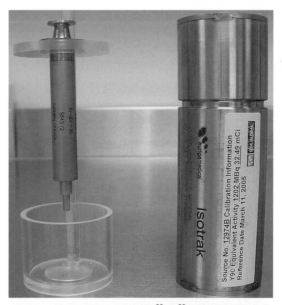

图 7-2　使用 NIST- 可追溯 ^{90}Sr/^{90}Y 传递标准来校准剂量校准器以测定 ^{90}Y Zevalin(2σ=4.7%)。可以用 4ml 的 ^{90}Y Zevalin 装在 10ml 的贝迪(Becton-Dickinson)塑料注射器中。这一标准附有一份校正值表。修正值根据溶液体积呈线性变化。如从 9ml 的 0.983 到 1ml 的 1.017

中(图 7-3a)。在运输瓶中的放射活度校准为美国东部时间(U.S.ET)18:00,产品有效期为校准后 24h(Sirtex 医疗有限公司,2003,2010)(Dezarn et al.,2011)。(若不使用厂商推荐的治疗计划技术,且需要的处方总放射活度远远大于 3GBq 时,可以要求在校准日期前一天将产品配送到手术地。)与剂量一起配送的还有一套注射系统、V 形剂量瓶及每个剂量瓶的丙烯酸防护罩,但授权医师需

负责将 SIR-Spheres 治疗剂量从运输瓶转移到注入 V 形剂量瓶中(图 7-3b),同时根据处方进行一份或多份分配。

准备每个 SIR-Spheres 治疗剂量包含多个步骤(Dezarn et al.,2011)。第一步包含测定运输瓶中的初始放射活度。必须保证微球均匀地悬浮在溶液中(按照校准初始剂量校准器时的同样方法),使用已确定的剂量校准器设置对剂量进行测量。以便计算运输瓶中

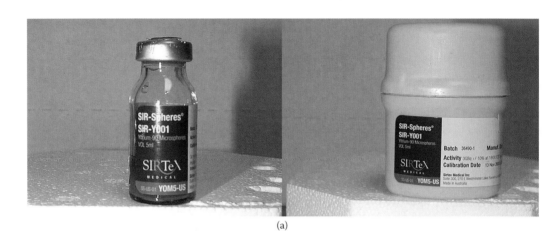

(a)

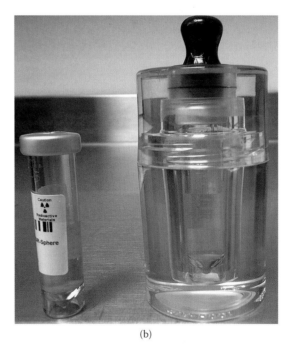

(b)

图 7-3　SIR-Spheres 生产商的剂量瓶,(a)一个 10ml 玻璃瓶,包含 3GBq±10% 以及铅盒;(b)包括已配置需输送剂量的 V 形剂量瓶及其相关丙烯酸防护罩

放射活度的浓度(除以 5ml)。第二步包含计算体积,通过除以所需的活度(以预计注入时间到配制时间的衰变校正的处方剂量)来计算第一次剂量的提取量,然后通过一个 5ml 注射器将体积从运输瓶转移到注入 V 形剂量瓶。(为了精确收取,对于体积小于 2ml 的溶液使用 3ml 的注射器更合适)。第三步包括测量运输瓶中遗留的放射活度。通过初始活度与剩余活度的差值,确认分配出去的放射活度。若差值过大,则抽取放射活度过多,必须放回一些到运输瓶;若差值过小,则需额外抽取一些注入 V 形剂量瓶。(这里注意:剂量校准器与厂商的交叉校准仅适用于 5ml 的初始放射能量,但我们已知 5ml 溶液剂量校准器的设定会导致对 1ml 剩余溶液放射活度测量高估约 10%。另一方面,目前对于不定溶液体积的含有微球的运输瓶,目前尚无标准的方法用于校准剂量校准器)第 2 和第 3 步必须快速进行,同时微球必须保持悬浮状态,每次分配治疗剂量都需注意轻轻摇晃。此外,运输瓶、V 形剂量瓶,以及注射器在操作过程中均应适当防护,以将操作分配步骤的人员的辐射照射(尤其是手的 β 剂量)降到最低。(如,可以先等到确认了从运输瓶到注射器转移的放射能量总量正确无误,再将放射能量从注射器转移到 V 形剂量瓶。然而,要注意确保该过程足够快,避免微球在注射器底部聚集。否则,这很有可能导致无法把全部剂量从注射器转移到 V 形剂量瓶。)厂商的产品说明书(Sirtex International Ltd, 2010)中详细地一步一步描绘了分配 SIR-Spheres 剂量的步骤。图 7-4 展示了一份分配工作表范例。

7.3.2 TheraSphere 剂量分配及制备

所有 TheraSphere 剂量的活动均校准为美国东部时间(U.S.ET)12∶00,每种剂量的校准后有效期为 12d(BTG International Ltd, 2010, 2014)(Dezarn et al., 2011)。最初,生产商只能允许订购校准为放射活度分别为 3、5、7、10、15 或 20GBq 的剂量。但现在可订购的剂量涵盖了从 3 到 20 每 0.5GBq 间隔增长的所有剂量。此外,最初每个剂量在校准后治疗保质期仅为 5d。但厂商后来将这一数字增加到了 12d,实现了所谓的保质期延长,由此增强了分配到相同治疗体积的同一活度的栓塞效应。这一致应增强是通过在提前订购剂量时,一周提高校准放射活度,然后利用衰变达到治疗所需的放射活度水平,这一过程导致最终达到相同剂量需注入更多微球。

准备 TheraSphere 剂量比准备 SIR-Spheres 剂量要简单得多(BTG International Ltd, 2010)(Dezarn et al., 2011)。在规划期内,将治疗安排在一周内具体某一天,换算出在校准日所需要的放射活度(该周或上一周的星期天),预订的剂量会在治疗当天衰减到处方规定的放射活度。厂商提供"治疗窗表单",其中包含治疗靶区体积、吸收剂量期望值、与美国东部时间的时间差、肺分流百分比及预期浪费剂量百分比;而治疗靶区吸收剂量预期值在提前计算校准后一到两周中每天具体时间下相应的放射活度(图 7-5)。预订的校准放射活度所对应的吸收剂量值在治疗当天会达到处方所规定的剂量(即处于治疗时间窗内)。剂量预订后,安排好的剂量在治疗当天或之前配送。微球放置在注入 V 形剂量瓶的 0.6ml 无菌水中,瓶身全部密封在丙烯酸防护罩里,以便给药(图 7-6)。因此,唯一的剂量"准备"工作就是放射活度测量(以及测量照射量率,这将在下一部分详述)。

SIR-SPHERES治疗剂量分配/测定工作表

患者姓名：———————————————   病历号：——————   日期：————————

时间：————————

处方剂量：——————— mCi   真实注入剂量：———— mCi

制备所需用品：   （输入在工作表底部计算出的值）

⁹⁰Y SIR-Spheres剂量（铅盒（Pb）中10ml玻璃瓶中5ml）

包裹在丙烯酸防护罩中的V型剂量瓶

2支排气针

B-D 5ml注射器（当溶液体积大于2ml时）或3ml注射器（当溶液小于等于2ml时），以及铅盒、无菌水、酒精棉垫

<u>过程</u>

1. 计算浓度：

A. 揭开Pb盒盖子，轻轻地摇晃铅盒中瓶子5~6次，以使球体在溶液中均匀悬浮

B. 将铅盒放在Pb抽放站防护罩后面柜台上，测定剂量放入PET台式校准器剂量（S/N 151034）

C. 将剂量校准器Cal.#设为药瓶ml（___ ×10来自下表中），读取显示的放射活度（mCi）并将其放回铅盒中。（注意：记录初始稳定读数，因为随着球体沉淀，数字会变化！）

D. 在瓶中将放射活度除以溶液体积ml数值，计算每毫升mCi的放射活度

瓶中初始放射活度 =——————mCi ÷————ml =————mCi/ml浓度

2. 计算处方剂量所需溶液体积：

（按以上计算出的每ml的mCi来计算处方剂量）

处方剂量——— mCi ÷ ———mCi/ml浓度 = 所需———— ml

3. 从剂量瓶中取计算所需溶液体积：

A. 翻开金属盖，打开v-vial瓶，将瓶子放置丙烯酸防护罩，用酒精绵垫擦拭并插入一支排气针

B. 翻开金属盖，打开剂量瓶，使用酒精绵垫擦拭顶部，轻轻摇晃瓶身，以使其在抽取所需溶液前悬浮球体

C. 使用3ml（若所需溶液≤2ml）或5ml（若所需溶液≥2ml）注射器无空气提取所计算溶液量（注意：将注射器放到Pb盒中，但此时不要分配到V型剂量瓶中！）

4. 测量残留部分，估算所取放射能量：

用下面的校准器设置表，通过同样的步骤来测量剩余剂量

————ml – ————注射器所取ml = 剩余————ml（就近舍入0.2ml）

Vial容量/ml	Cal.#								
		1	69×10	2	65×10	3	61×10	4	57×10
0.2	72×10	1.2	68×10	2.2	64×10	3.2	60×10	4.2	56×10
0.4	71×10	1.4	67×10	2.4	63×10	3.4	60×10	4.4	55×10
0.6	71×10	1.6	67×10	2.6	62×10	3.6	58×10	4.6	54×10
0.8	70×10	1.8	66×10	2.8	62×10	3.8	58×10	4.8	53×10

剩余放射活度 =————mCi   5 U5（53×10）

初始————mCi – 剩余剂量瓶中————mCi = 注射器中————mCi

若估计的mCi超过了处方规定的+/–10%剂量，则相应加减注射器中的放射活度

当注射器中的估算放射活度达到满意水平，将注射器中溶液注射到V形剂量瓶中，再加无菌水使之达到3/4，过程中请使用相同的注射器和针来抽取剂量。

取掉排气针，换掉防护罩，将剂量置入Sir-Spheres丙烯酸容器中放好。

图7-4   SIR-Spheres 患者剂量分配工作表范例。每个 SIR-Spheres 患者剂量所需的放射活度总量必须基于在分配时间计算的放射活度浓度,从厂商的运输瓶转移到分配 V 形剂量瓶中

| Patient Name: | XYZ (enter data) | | | Patient ID: | | ### (enter data) | | Target Tissue: | X Lobe (enter data) |

Patient Name: XYZ (enter data)　　**Patient ID:** ### (enter data)　　**Target Tissue:** X Lobe (enter data)

Target Volume (cc): 1000.0　　　　　　　　**Target Liver Mass (kg):** 1.030

Desired Dose (Gy): 120

Time Zone Variance (h): 1　(see Time Zones tab for details)**Places in this Time Zone:** Dallas Texas

Lung Shunt Fraction (% LSF): 5.00%　　　　　　　　　　　　　　　Mexico city Mexico

Anticipated Residual Waste (%): 1.00%　Optional estimated value

Previous Dose to the Lungs (Gy): 0

Required Activity at Administration (GBq): 2.63　This value is corrected for LSF and Residual Waste if values are entered above.

Calculated Dose to Lungs (Gy): 6.51　　　Dose Limit to the Lungs per treatment (Gy): 30　　See Package Insert or
Lung Dose within recommended limit for treatment　　　　　　　　　　　　　　Instructions for Use

Cumulative Dose to Lungs (Gy): 6.51　　　Cumulative Dose Limit to the Lungs (Gy): 50
Lung Dose within recommended cumulative limit for treatment

Use the following tables to select a dose size where the Desired Dose (above) is at a suitable treatment time.
Dose Size Selected (GBq): 10 GBq　Optional field for Medical Professional to document treatment dose selected
Date & Time for Administration: Thursday, Week 1　Optional field for Medical Professional to document treatment window selected
Tables below show the dose to perfused target tissue, accounting for target mass, time zone variance, lung shunt fraction and residual waste.

Dose Delivered (Gy) for: 3 GBq dose size　　Week 2 treatment

Time	Sunday	Monday	Tuesday	Wednesday	Thursday	Friday	Saturday	Sunday	Monday	Tuesday	Wednesday	Thursday	Friday
8:00 AM	Calibration Day @ 12:00 Eastern Time	109	84	65	50	39	30	23	18	14	11	8	6
12:00 PM		105	81	62	48	37	29	22	17	13	10	8	6
4:00 PM		100	77	60	46	35	27	21	16	13	10	7	6
8:00 PM		96	74	57	44	34	26	20	16	12	9	7	6

Dose Delivered (Gy) for: 5 GBq dose size　　Week 2 treatment

Time	Sunday	Monday	Tuesday	Wednesday	Thursday	Friday	Saturday	Sunday	Monday	Tuesday	Wednesday	Thursday	Friday
8:00 AM	Calibration Day @ 12:00 Eastern Time	182	140	108	84	64	50	38	30	23	18	14	10
12:00 PM		174	134	104	80	62	48	37	28	22	17	13	10
4:00 PM		167	129	99	77	59	46	35	27	21	16	12	10
8:00 PM		160	123	95	73	57	44	34	26	20	15	12	9

Dose Delivered (Gy) for: 7 GBq dose size　　Week 2 treatment

Time	Sunday	Monday	Tuesday	Wednesday	Thursday	Friday	Saturday	Sunday	Monday	Tuesday	Wednesday	Thursday	Friday
8:00 AM	Calibration Day @ 12:00 Eastern Time	255	196	152	117	90	70	54	41	32	25	19	15
12:00 PM		244	188	145	112	86	67	51	40	31	24	18	14
4:00 PM		234	180	139	107	83	64	49	38	29	23	17	13
8:00 PM		224	173	133	103	79	61	47	36	28	22	17	13

Dose Delivered (Gy) for: 10 GBq dose size　　Week 2 treatment

Time	Sunday	Monday	Tuesday	Wednesday	Thursday	Friday	Saturday	Sunday	Monday	Tuesday	Wednesday	Thursday	Friday
8:00 AM	Calibration Day @ 12:00 Eastern Time	364	281	216	167	129	99	77	59	46	35	27	21
12:00 PM		348	269	207	160	123	95	73	57	44	34	26	20
4:00 PM		334	257	199	153	118	91	70	54	42	32	25	19
8:00 PM		320	246	190	147	113	87	67	52	40	31	24	18

Dose Delivered (Gy) for: 15 GBq dose size　　Week 2 treatment

Time	Sunday	Monday	Tuesday	Wednesday	Thursday	Friday	Saturday	Sunday	Monday	Tuesday	Wednesday	Thursday	Friday

图 7-5　上图显示的是 TheraSphere 厂商提供"治疗窗"表单顶部显示周日 U.S.ET 校准的不同大小放射活度,根据治疗时间相对应的目标吸收剂量

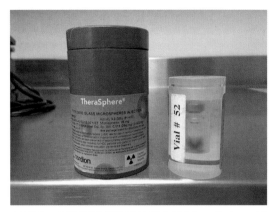

图 7-6　存放在丙烯酸防护罩内的 TheraSphere V 形剂量瓶以及铅盒

7.3.3　剂量瓶中照射量率测量

两种放射栓塞产品都需要使用校准好了的电离室测量器和固定几何摆位来测量丙烯酸防护罩剂量瓶的照射量率或剂量当量率（如：mR/h，μSv/h）（图 7-7）。为了估计浪费的注入放射活度比率，同时估算随后的净注入放射活度，这一测量是必要的。因为"测定"废弃物的唯一方式是通过测量计测量（参见第 7.7.1 节），然后将测定量与剂量瓶的测定量作对比，以计算损耗比率。此外，这一测定量必须正确执行，因为这是检测有无操作错误的唯一方法（即放射活度净输入量或吸收剂量超过了处方规定的 ±20% 范围）。测量计对剂量瓶测量的错误会导致相应的放射活度净输入值估算错误（以及通过简单比例计算的剂量净注入量错误），进而引起假阴性或假阳性的判断。

对照射量率 vs 剂量瓶放射活度提前进行的二十几次的测量值进行线性回归分析或能得出一个剂量瓶照射量率常数（如：mR/mCi-h，pSv/GBq-h）（图 7-8）。然后，可使用这一常数来对比以后的剂量瓶测量值和预期值（照射量率常数乘以测定的放射活度），以评估这一测量是否正确（Erwin，2012；

Gress&Erwin，2015）。此外，现已就这两个放射栓塞产品，研发出了一个使用测量计来测量剂量瓶和放射性废物瓶的几何模板（图 7-7）。

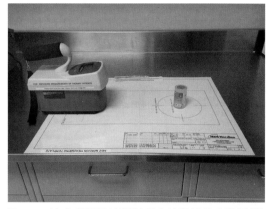

图 7-7　治疗前测量计照射量率读数操作台设置（使用厂商提供的固定几何模板来测量分配 V 形剂量瓶 TheraSphere 剂量照射量率）

7.3.4　术中剂量车准备

在准备好、测定好每个治疗剂量，并测量好其照射量率后，就可以将设备仪器的各个部件放在单独的小车上，以备从核素室转移到介入导管室。小车顶部应进行消毒并铺上一次性巾单以防有微球泄漏。SIR-Spheres 注射系统包含一个配送箱，里面用丙烯酸防护罩包裹着剂量 V 形剂量瓶。配送箱放在扣环中，盖好丙烯酸防护罩和配送箱盖。该剂量配送套装（注射线加上注射针）放置在无菌包中（图 7-9a）。

铅盒里的 V 形剂量瓶，铅盒放在扣环中，而配送箱和铅盒的盖子都放在固态电子剂量计上，剂量计附在配送盒外面的固定器中。注入工具套装（输液管、输液针柱塞组件，以及减压阀和药瓶）放置在无菌包中（图 7-9b）。丙烯酸防护罩（SIR-Spheres）或铅盒（TheraSphere），以及配送盒上都必须贴上双重标签，内容包含：

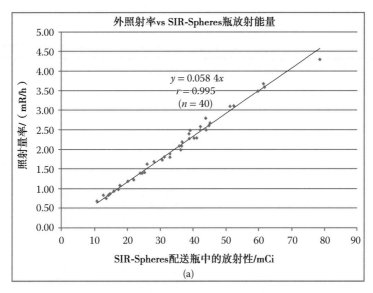

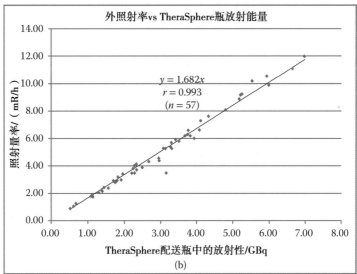

图 7-8　SIR-Spheres（a）以及 TheraSphere（b）V 形剂量瓶放射活度与丙烯酸防护罩中 ^{90}Y 微球剂量配送 V 形剂量瓶固定几何电离室测量仪照射量率读数函数图。可将照射量率常数（如：mR/mCi-h）算作测量的照射量率 vs 放射活度的线性回归斜率，或算作放射活度的平均统计照射量率。然后使用这一常量对比之后每个药瓶的真实读数和预计读数，确保之后给患者的 V 形剂量瓶放射总活度预计值读数正确

1. 患者姓名及病例号
2. 手术名称（如：放射栓塞）
3. 放射性核素（^{90}Y）
4. 产品（SIR-Spheres 或 TheraSphere）
5. 放射活度（mCi 或 GBq）
6. 治疗靶区（如：右肝叶）
7. 测定日期和时间（测定执行人）

预期注入量，以及有效期。

这有助于确保患者、治疗部位、以及剂量的正确。装配和转移剂量车时操作人员应戴上新的消毒手套。若转移到了无菌 IR 室，小车可能需要盖上一层塑料巾单。其他放在小车下层置物架上物件包括：一个（最好是平板）Geiger-Mueller 测量计；一个校准过的电离室测量器（若需监控患者的照射量或剂量当量率）；一个 β 射线测量计（TheraSphere）；一个 2-L Nalgene 废物箱（废物瓶）；一个丙烯酸防护罩，用以在注入系统中储存残余活度（每个治疗剂量配备一个）；以及一个或多个生物废物垃圾袋（图 7-10 和图 7-11）。（移

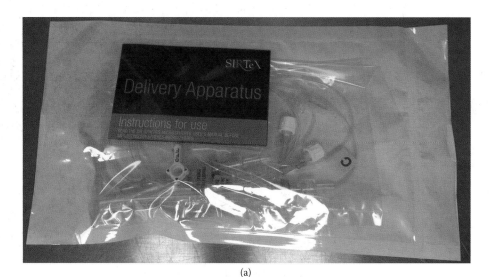

(a)

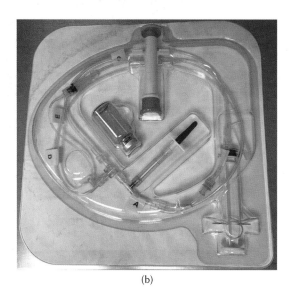

(b)

图 7-9　^{90}Y 微球剂量注入工具套装。（a）SIR-Spheres（输液管及输液针）以及（b）TheraSphere（输液管，输液针柱塞组件，注射器，以及减压阀和药瓶）

动前，在每个垃圾瓶上贴上"^{90}Y"、"SIR-Spheres"、"TheraSphere"、日期。同时建议还附上治疗靶区，这样手术后测定残余活度之后只需再加上预计放射活度以及时间信息即可。）每个治疗剂量可保存在铅防护罩内，只有当介入导管室通知核素室介入医师准备注入后，再放入配送盒，这样可减少对核素室人员的辐射暴露。

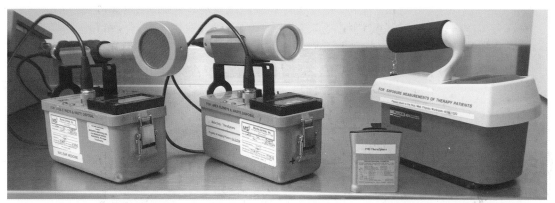

图 7-10 ^{90}Y 微球放射栓塞期间所使用的辐射探测器。从左到右为：平板探测器 G-M 测量仪（防护罩已拿掉以探测 β 粒子）；带有塑料衰减器的 β 探测器测量计（用于测量输液管 - 微导管接头上 TheraSphere 微球的计数率）；电子个人剂量计（用于测量 TheraSphere 瓶的外韧致辐射照射量率）；以及电离室测量计（用于测量含有微球的患者肝部外韧致辐射照射量率）

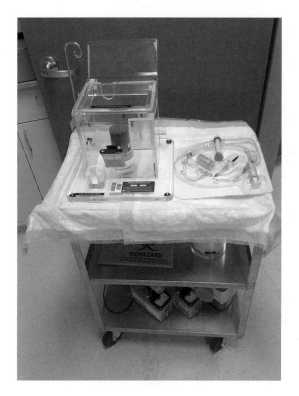

图 7-11 TheraSphere 治疗配送车。顶层置物架：放置在丙烯酸防护罩和铅盒中的剂量 V 形剂量瓶以及剂量注入工具套装。防护罩和铅盒放在配送盒中。中层置物架：收集放射性衣物及台面覆盖物的生物危害品袋，以及放置在防护罩中的 2-L Nalgene 废物瓶。底层置物架：β 闪烁计数器，平展的 G-M，以及离子室测量计

7.4   介入导管室治疗期间辐射安全

7.4.1   注入前阶段

应在 IR 医师刚好完成了其他非目标血管栓塞(微球可能会分流到这些血管中)以及将微导管放进治疗靶区域血管后,才立即进行治疗剂量、剂量推车在介入导管室的装配及交割。相比较于放射栓塞手术开始前提前很久将剂量转移到介入导管室,这种即时的治疗剂量准备拥有很多好处:既能减少对那些不常待在有放射性源地方的介入导管室人员的辐射暴露,又能最大限度降低放射性源无人看管的可能性。若 IR 室是在规定的无菌区内,搬运时应放置一个无菌塑料盖在剂量推车上,并确保在准备进入手术室前再除去塑料盖。

在剂量推车进入手术室前,必须确认患者治疗部位、剂量正确一旦确认后,推车进入手术室,并由核医学技术员或者医师放置到注入位置(尽可能挨近透视台,同时配送车位置应使其输出口一端对准患者一侧)。应将毛巾或吸水垫放置在剂量推车和患者注入侧之间,并重叠放置以防止从配送盒到微导管股动脉进入端之间沿路有任何微球的溢出或泄漏。下一步则是,根据厂商说明书将输入、输出管以及输液针从包装中拿出,并注入无菌水或生理盐水,以确保输液管中没有任何空气。最后,再次根据厂商说明书安装注入系统。建议在这一过程的每一步都制订一个检查清单(图 7-12),以确保所有装配步骤都正确(Salem & Thurston, 2006)。放射栓塞手术不经常进行,是近距离放射治疗中一种独特手术,与其他常规的 NM 以及 IR 手术有很大不同。此外,长时间下,会有 NM

和 IR 的相关医护人员流动性。有些没经验的医护人员可能也在参与。这些因素都增加了失误的可能性。若手术过程中不能严格执行所有步骤,将对患者或工作人员带来危害(如注入失误或辐射污染),所以即使工作人员相信自己已经十分熟练掌握了这一手术,也应该认真核对检查清单。

由于放射栓塞涉及了 RAM 并且是在透视指导下进行的,手术室里所有工作人员都应必须穿上辐射防护服装(铅围裙和衣领,防护镜)以及全身放射剂量测定器(任何可能在透视 X 线或微球 β- 射线中可能接触到可测量的手部辐射暴露人员都必须配戒指形手指放射剂量测定器)。此外,任何可能直接接触微球的人员都必须佩戴一次性手术鞋套、一次性手术服,一次性手术帽(最有可能接触的人是实际操控剂量输入的医师,但直接辅助输注入的人员也可能接触)。透视系统必须覆盖上一次性透明塑料巾单,并且患者身上以及地板上应该放上一次性吸水材料,推荐最小地板覆盖面积为 1.83m × 1.83m(6 英尺 × 6 英尺)(Salem & Thurston, 2006),因为这是溢出或泄漏的微球都可能涉及的地方。

7.4.2   注入期间

一旦输注系统装配完成且经过检验,医师则开始向患者输注微球。在开始注入时应可视化监控该系统,然后在手术期间定期监控,以确保该系统"密闭无缝"(即无液体泄漏,尤其是在 V 形剂量瓶侧壁以及输液管 - 微导管接口)。由于 SIR-Spheres V 形剂量瓶仅用透明丙烯酸材料防护,因 V 形剂量瓶侧壁泄漏可直接看见。但 TheraSphere V 形剂量瓶的丙烯酸防护罩保存在铅盒中,输液针柱塞连接到丙烯酸防护罩,因此只能从丙烯酸防护罩与柱塞连接密封处监控泄漏。在患者肝区投影上方(15cm,大约 6 英寸)悬置一个离子室测量计以实时验证输入肝部的微球

THERASPHERE ADMINISTRATION

☐ Prepare Nalgene waste container
☐ Get beta meter ready for background measurement
☐ Have paper and pen ready to record administration time

IR Physicians to do the following:

☐ IR physician may choose to verify priming
☐ Time out verification of correct dose, correct target volume, correct patient
☐ If TheraSphere dose has been stagnant for several minutes during patient prep, IR physician should repeat solution perturbation
☐ Fully extend stainless steel arm
☐ Remove lead pot lid and place it upside down on a non-sterile surface (IR physician may ask you to do this)
☐ Use hemostat to remove purple seal from top of dose vial acrylic shield and discard it in Nalgene waste container
☐ Use sterile adhesive strip to remove dose vial acrylic shield plug
☐ Discard plug and sterile adhesive strip in Nalgene waste container
☐ Use hemostat to swab dose vial septum with alcohol swab
☐ Discard used alcohol swab in Nalgene waste container
☐ Close clamp on outlet tubing, labeled E

Please observe the following steps intently:

☐ Insert needle injector assembly into acrylic dose vial shield
☐ Press on GREEN CAP to lock and seal needle injector assembly in place
  ○ YOU WILL HEAR OR FEEL A "SNAP"
☐ IR PHYSICIAN MUST LIFT UP ON NEEDLE INJECTOR ASSEMBLY TO VERIFY PROPER LOCK AND SEAL OF NEEDLE INJECTOR ASSEMBLY TO DOSE VIAL
☐ Place inlet tubing through slot B in acrylic box
☐ Place outlet tubing through slot D in acrylic box
☐ Loop tubing around the side and place the fitting into the holder at location labeled C
☐ Push YELLOW TABS on needle injector assembly to puncture dose vial septum and lock needles in place
  ○ YOU WILL HEAR OR FEEL A "SNAP"
☐ Assure that acrylic box lid is properly placed with sloped shield toward patient
☐ Assure that tubing is not pinched or kinked, except for outlet tubing clamp
☐ Move cart close to patient; patient bed should be in lowest position
☐ Place sterile towel under steel extension arm holder E, and under holder at location C
☐ Place sterile towel across gap between acrylic box and patient
☐ IR physician must flush infusion catheter to verify positioning and patency of catheter
☐ Disconnect outlet tubing labeled E from priming tubing at holder C
☐ Firmly connect outlet tubing E to catheter
☐ Place catheter connection into slotted holder E at end of extended arm
☐ Outlet tubing E must be above holder with infusion catheter hanging vertically below
☐ RELEASE PINCHED CLAMP FROM OUTLET TUBING AND MASSAGE OR ROLL TUBING WITH FINGERS TO MINIMIZE KINK IN TUBING

THERASPHERE ADMINISTRATION, cont'd

NMT to do the following:

☐ Record RADOS dosimeter initial reading for dose vial; monitor reading throughout administration
☐ Using beta meter, measure background signal of TheraSphere administration tubing on patient (hot) side of acrylic box
☐ Record start time of administration

IR Physicians to do the following:

☐ Infuse TheraSpheres using steady pressure on syringe plunger
☐ Infuse continuously until 20 mL syringe is empty
☐ Observe outlet line and catheter for proper function; if problems are observed, stop infusion, inform team and take corrective action
☐ Refill syringe for subsequent flushes by pulling back on syringe plunger
☐ Minimum of three total flushes (60 mL) is recommended
☐ If infusion pressure exceeds 30 psi, excess fluid will drip into 20 mL vent vial
  ○ If this occurs, reduce pressure until there is no fluid venting into 20 mL vial
☐ Continue flushes until desired RADOS dosimeter reading (0.0 mR/hr) is achieved
☐ Cut inlet tubing at indicated location
☐ Remove acrylic box lid
☐ Remove infusion catheter from patient and lift catheter out of extended holder E
☐ Leaving catheter connected to outlet tubing, use hemostat to place tubing, catheter, and dose vial in Nalgene waste container
☐ Remove gloves and place them in Nalgene waste container

NMT to do the following:

☐ After collecting IR physician's gloves, survey all IR staff that operated TheraSphere Administration Set for radioactive contamination using GM pancake survey meter
☐ If IR physician gown is contaminated, place gown in red biohazard bag

图 7-12 TheraSphere 剂量注入工具套装示例清单：①所需物品；②所需文件；③注入前放射活度测量；④推车准备；⑤注入后；⑥残留测量；⑦放射学信息系统（RIS）记录及存档这些文件也包含在文件当中

剂量。(照射量率或剂量当量率读数会随着手术进程推进而上升。但是,这种验证方式存在局限性,因为该测量计为全方向测量,所以无法精确地确定辐射源方向。)

SIR-Spheres 剂量输入过程包含一系列使用无菌水注射器脉冲输入微球(每个脉冲为 0.25~0.5ml,速度不超过每分钟 5ml),以及定期停顿,停顿期间使用对比透视确保向目标部位的液体流动稳定、微导管的定位无偏移(Sirtex Medical Limted,2003)(Salem & Thurston,2006)。

医生可通过输送盒上的旋钮控制三通旋塞,使输注的内容物在 V 形剂量瓶内放射性微球溶液、对比剂、无菌水三者中切换。由于大量微球进入,靶部位会发生完全栓塞,因此 SIR-Spheres 手术期间经常出现血流停滞状况。由于输入微球,会发生血管痉挛,所以顺行血流也可能会发生暂时停顿。发生停滞状况时应停止注入,或直到顺行流恢复,因为这有可能引起微导管部位动脉近心端出现微球误入非靶部位的情况,导致错误给药(并且可能是需要上报的医疗事件),同时还可能导致需要医疗干预的辐射相关的正常组织并发症(如:溃疡)。除非所有剂量完成注入、出现血流停滞状况或由于患者出现紧急状况导致手术提前终止(如:腹部疼痛难忍),否则继续注入。当 V 形剂量瓶从最开始的半透明沙黄色变为几乎透明时,说明整个 SIR-Spheres 剂量基本注入完毕。可使用充气注射器冲掉 V 形剂量瓶中剩余的液体。由于注入过程很慢,所以单次 SIR-Spheres 剂量输入可能需要花费 20min。

TheraSphere 剂量输入要比 SIR-Spheres 的 快 得 多(Salem & Thurston,2006)(BTG International Ltd ,2010,2014)。从注入系统的>100ml 生理盐水包中抽取 20ml 液体,注满 20ml 的注射器,然后在稳定压力(小于 30psi ≈ 207kPa)下冲洗 V 形剂量瓶。当压力超过了 207kPa,连接 20ml 药瓶及 V 形剂量瓶的输入线上有分流减压阀。同时在生理盐水包和注射器之间,以及注射器和 V 形剂量瓶之间有单向阀,来防止液体逆流。TheraSphere 系统的设计旨在通过最初的 20ml 输注将绝大多数微球注入患者体内,并通过至少两次额外的 20ml 冲洗注入几乎所有剩余的微球。检验 TheraSphere 注入是否完成的方法有两种(Salem & Thurston,2006)(BTG 国际有限公司,2010,2014)。首先,第一种方法:附在丙烯酸分配盒上输入端的电子放射量测定器会测量含有剂量瓶的铅盒外的剂量当量率。在开始注入前记录起始读数,在医师停止注入时再次记录读数。第二次的读数应该为零,或为正常情况下起始读数的一小部分 <0.05(读数必须在透视 X 线束关闭且放射量测定器读数稳定后记录。因为散射 X 线辐射会导致放射量测定器读数大幅上升,而放射量测定器反应较慢,在 X 线束关闭后需等待 5~10 秒再记录读数)。第二种检验方法为,在首次 20ml 冲流后,在靠近注入系统出口管 / 微导管接口处使用 β 探测器(薄晶片塑料闪烁计数器对 γ 或 X 线辐射敏感)测量计的每分钟计数(cpm)读数功能。在经过两次或以上的后续 20ml 冲流后,初始的高 cpm 读数应降低且稳定。根据 β 探测器的敏感度,入射窗上方的塑料衰减器也许需要达到测量计较低设置范围内的 cpm 读数。但读数不会达到零值,因为微球不可避免地会附着在 V 形剂量瓶、输出线、微导管上及尤其是输出线 - 微导管接口处,尽管总量很小。使用止血钳定时轻敲输出线 - 微导管结合处,能使黏附在该处的微球脱落。

7.4.3　注入后阶段

每次治疗剂量注入完成后或由于血流停滞或患者出现紧急状况提前终止,输注涉及的所有放射性物件必须隔离放入 Nalgene

放射性废弃物箱中,以便之后测量,以估算手术中没有注入患者体内的总放射活度(参见第 7.7.1 节)。由于丙烯酸防护罩中的输入及输出管、注射针(以及 TheraSphere 的注射针柱塞)、剂量瓶,以及微导管均相互连接,因此注入结束后这些物件作为单一放射性物品处理(而不是进行拆解)。移除安装的注射器后,SIR-Spheres 输液管应重新盖好,而 TheraSphere 输液管则应立即从减压阀末端切断。然后,应先将防护罩中的剂量瓶放入废物箱,之后将输液管放入废物箱,再慢慢将注入微导管从患者体内拿出。建议移除导管时,将微导管盘卷放在毛巾或吸水垫上。同时一旦微导管顶端撤出,谨慎的做法是使用止血钳夹紧(虽然也有人建议使用纱布将其盖住)。同时,止血钳还可以用来清理剂量瓶壁,轻敲 TheraSphere 输出线管 - 微导管接口,以及夹住微导管。血液从底部导管渗出时,应先让其滴到上述毛巾或吸水垫上,再擦拭微导管及止血钳,将其放入废物箱中。若在移除微导管后,从导管近端中抽血的注射器,应被视为放射性废物,并将其放入废物箱中。其他应视为放射性废物的物品有移除的丙烯酸防护罩塞、用来清理剂量瓶壁的止血钳和酒精棉片、任何与微球有接触的手套及丙烯酸输注盒都应放入废物箱。注入系统输入端正常情况下不会与微球接触的物品则可以视为无辐射性,包括使用过的无菌水、生理盐水、对比注射器、毛巾和 / 或吸水布(chux)、包装材料、TheraSphere 生理盐水包、减压瓶、剪短后剩下的输入线(以及剪输入线使用的剪刀)。盖在剂量小车上的吸水布应使用 G-M 测量计检查,若发现有放射性,则将其放进废物箱。(检查表面上的 ^{90}Y 微球必须全部暴露于 G-M 检测器的入射窗。否则,大部分 β 颗粒会被防护盖吸收,导致辐射污染被低估或遗漏。

放射栓塞手术期间在手术室的所有工作人员,以及任何有可能暴露于微球辐射的人都应从头到脚使用 G-M 测量器检查,方能离开手术室(Dezarn et al.,2011)。若在防护用具(防护帽、防护衣、防护手套、防护鞋套)上检测到任何放射性,则应将其移除并放入指定的衰变 - 储存生物危害品袋中。之后,应对手术室进行微球辐射污染检查,尤其需要注意患者所覆盖区域、透视系统、手术期间使用的地板、任何盛过液体或血液的东西(Dezarn et al.,2011)。(该检查需在患者离开手术室后进行,若轫致辐射从患者身上发射出,则会妨碍检测微球辐射污染中低水平 β 辐射。)也可以选择先将容器向内翻折,防止任何微球外移,将其放进之后待检验的容器中。若发现有放射性,则将其放入衰变 - 储存容器中。若手术室地板表面发现有放射性,则应联系辐射安全官员(RSO),以指导并监督辐射源的去除及覆盖工作。若人员身上发现的辐射照射水平过高,且没办法清除,而应使用丙烯酸($>1.3cm ≈ 0.5$ 英寸)覆盖在辐射源上,以吸收 ^{90}Y 的 β 颗粒,直到衰变到背景辐射或到达认为安全的水平(Dezarn et al.,2011)。(丙烯酸材料会生成次级轫致辐射,但与注入 β 辐射总能量相比,可忽略不计。)

7.5　患者隔离解除

注入后长时间内放射栓塞患者会成为超过背景辐射照射源之一。这段时间的长度与注入放射活度总量以及 ^{90}Y 的半衰期都有关系,因为内化的放射活度只会随自然衰减而减少(即不存在生物衰减)。因此,对其他人的外部辐射成为一大问题,尤其对于那些无意间受到辐射照射的人,无论是普通民众(当患者不再受到授权医师的监控)或医院内非辐射类工作人员(若患者在治疗后需要住院治疗)。

7.5.1 接触人群

只要放射栓塞患者对任何人的估计累积(总)辐射照射量不超过 5mSv 有效剂量当量(EDE),则 NRC 允许其解除辐射监控。然而,若预计最大 EDE 超过了 1mSv,则应为患者提供口头及书面指示,并且授权医师应对其进行记录,以将暴露量保持在合理可行的最低水平(NRC,2013;Siegel,2004)。对于接受了永久性放射性植入的患者,他们对其他人唯一会造成的辐射照射通常为外照射(而并非像碘 -131 碘化钠一类的放射性药物,后者必须考虑到内照射的情况,因为患者排出的放射物有可能被其他人吸收到体内)。

放射栓塞术后患者对周围人可造成辐射,最大吸收总剂量 EDE(TEDE)可用一下公式估计(NRC,2008):

$$\mathrm{TEDE}\,(\mathrm{mSv}) = \frac{0.346 \times \Gamma \times Q_0 \times T_\mathrm{p} \times E}{r^2}$$

$$(7\text{-}11)$$

其中 0.346=0.01mSv/mrem × 24h 每天 /

ln(2);r 为放射性核素照射量率常数(mR-m²/mCi-h);Q_0 是计算的解除监控时患者身体所剩余的放射活度总量(mCi);Tp 为放射性核素半衰期(d);E 为居留因子(Tp 大于一天时为 0.25);r 为与患者的距离(m);从 F-到 -EDE 率(mrem/mR)转换因子为假设。正如前所述,$^{90}\mathrm{Y}$ 放射纯 β 射线,因此,来自患者的唯一的外部辐射来源为产生的且未被患者吸收的次级轫致辐射 X 线。一个已经公布的,基于参考成人模型均匀分布的 $^{90}\mathrm{Y}$ 轫致辐射照射量率常数值为 $5.64 \times 10^{-4}\mathrm{mR\text{-}m^2/mCi\text{-}h}$(Zanzonico et al.,1999),同时 $(1.84 \pm 0.53) \times 10^{-3}$ 和 $2.82 \times 10^{-3m}\mathrm{R\text{-}m^2/mCi\text{-}h}$ 值按照离放射栓塞患者 1m 距离测量得来(图 7-13)(Gulec & Siegel,2007;Erwin et al.,2012)。若 $^{90}\mathrm{Y}$ 的 T 值为三个中最高的一个则可解除监控所需的注入放射能量总量(TEDE=1mSv)为:

$$57\mathrm{GBq} = \frac{0.037\mathrm{GBq/mCi} \times 1\mathrm{mSv}}{0.346 \times 2.83\mathrm{E}{-}3 \times 2.67\mathrm{d} \times 0.25}$$

$$(7\text{-}12)$$

同时,需要因辐射而隔离一段时间的患者,相应放射活度标准应为以上数量的 5 倍。

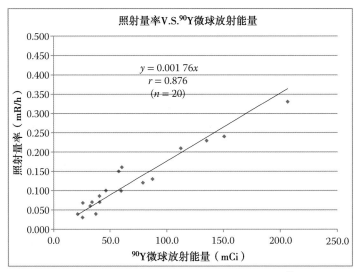

图 7-13 治疗后外轫致辐射照射量率测量值 vs 20 位 $^{90}\mathrm{Y}$ 微球患者注入放射能量净值(9 SIR-Spheres,11 TheraSphere)线性回归斜率或照射量率与放射能量之间的平均统计比率代表了测量 $^{90}\mathrm{Y}$ 患者的轫致辐射照射率的常数

单次放射栓塞治疗中注入放射活度理论上限目前为 20GBq,而通常注入的放射活度大约为该上限 1/10 的水平,对应产生的 TEDE 为 1mSv。所以,目前所有放射栓塞患者都可立马解除监控,不需要口头或书面指导并备档。然而,更谨慎的做法还是需要为所有该类患者提供书面指导,告知他们带有放射性以及持续时间,尤其是治疗结束后马上要出行的患者,可能会在飞机场或边境通道引起放射探测器的警报。目前已知,在植入治疗后 24h 内,在患者尿液中检测出了微量来自 SIR-Spheres 的 ^{90}Y(Sirtex 医疗有限公司,2003)(Lambert et al.,2011)。尽管这些辐射照射源十分微小,但可要求所有患者在治疗结束后 1d 内,小便后应冲两次厕所,并且男性患者排尿时应保持坐姿(Dezarn et al.,2011)。

7.5.2　入院治疗

从所述关于 ^{90}Y 放射栓塞患者解除隔离的计算可知,若患者结束治疗后必须马上住院,目前并没有要求规定,患者必须在接受过辐射安全训练人员照管,并且患者可以与普通大众接触(包括非辐射医院工作人员)。然而,若患者之后马上需要住院,且需要接受重病特别护理,医师也可以要求患者进行辐射监控。因为这种情况下,医护人员将花大量时间与患者近距离接触,因此认为他们接受的辐射照射要比一般大众接受的大得多。因此建议制订一份标准文件,并提供给每位患者,同时通知医院照顾患者的工作人员,当患者尚处于放射性时期,护理 ^{90}Y 微球患者需采取综合预防(图 7-14)。当患者住在普通病房时,相应医护人员并未接受过辐射培训,因此这一文件显得尤为重要。若 SIR-Spheres 需要导尿,则需要更换集尿袋。处理相关事宜的医护人员的谨慎做法是:戴上手套,将集尿袋倒入患者厕所,冲洗两次,直到袋子中的辐射水平到达背景值。若放射性柱塞患者需要经腹引流,则需对引流袋进行辐射测量,若发现放射性,则需要医疗干预,因为正常情况下,腹腔液中应无放射性。

Y-90 Microsphere Treatment

This patient has received a Y-90 microsphere treatment. Y-90 microspheres are radioactive and emit beta radiation. Once implanted in the patient, the microspheres do not present a radiological risk to care givers, family members, or others who come into contact with the patient. Therefore, special isolation measures, such as those used for most radioactive patients, are not required to protect care givers from the radiation present in patients who have received a Y-90 microsphere treatment. Universal precautions should be followed when providing care for this patient. If you have any questions or concerns, please contact the Radiation Safety Officer.

图 7-14　^{90}Y 微球患者在放射期内需住院时的通知范例。该类患者可立刻解除辐射隔离,与人群接触,不需要辐射预防措施指令。然而,若患者需要住院治疗,谨慎建议为医院负责照顾该患者的工作人员需知道该患者具有放射性,并了解相应的预防措施

7.6　术后重要事件

7.6.1　手术：肝切除术或肝脏移植术或其他

TheraSphere 的临床适应证之一就是针对肝切除术或肝脏移植手术的新辅助放疗。因此一部分接受 TheraSphere 治疗的患者会继续接受手术。若计划对放射栓塞患者进行手术，那么从辐射安全角度来说需要考虑，多久才能进行切除术或移植术。肝脏表面剂量当量率为 20μSv/h 是能接受的阈值，低于该阈值行手术后放射栓塞术不需要采取辐射安全预防措施（Salem & Thurston，2006）。可结合治疗后表面剂量当量率测量值和 ^{90}Y 物理半衰期来预测手术时间，而无需考虑医护人员（尤其对外科医师）的辐射暴露相关问题。若容器表面的剂量当量率大于 50μSv/h，移植的肝脏组织应放置在含有甲醛的防漏容器中，同时冷藏并置于铅制防护物后，进行放射性衰变 - 储存（Salem & Thurston，2006）。若由于紧急状况需要手术，但肝脏仍然具有辐射性时，不应放弃手术，因为相比于医护人员接触的低频低量的辐射，患者的健康更为重要。在任何情况下都应咨询 RSO 并得到相应指导：手术本身（如：使用铅制手术手套以及其他辐射防护服，身体及手足放射量测定器）；移植肝脏器官的处理（手术与病理）；任何其他可能带有放射性物件的处理（如：血液、手术服、手术仪器，及毛巾及其他覆盖表面的材料）；任何 RAM 辐射污染可能存在过的地方或接触过的人员的检查；所有放射性物品的标签；手术间及其他地区存在 RAM 的适当标记（Salem & Thurston，2006；Dezarn et al.，2011）。

7.6.2　尸体解剖、埋葬或火葬

接受 TheraSphere 或 SIR-Spheres 治疗的患者很有可能为晚期癌症患者。因此，存在患者结束治疗后死亡时仍然带有辐射性的可能。如上所述（参见第 7.5 节），放射栓塞患者也许不需要接受辐射预防措施指令，就能接触一般大众，因为据预计大多数人接受的辐射照射水平低于一般公众的限制值。同时预计其他人（如在放射栓塞患者死后的尸体准备、探视、葬礼及埋葬阶段的尸体防腐工作者、葬礼工人）在正常情况下所接受的辐射照射水平比大多数人更低（这些人辐射照射的总体时长十分短暂），因此不用担心（Dezarn et al.，2011）。此外，在使用标准的方法进行尸体防腐时不需要采取特殊的预防措施。微球是永久植入物，因此在输注入血液中没有放射性（除了从 SIR-Spheres 中可能分离出微量的 ^{90}Y，这一点已在尿液中检测出。这表明 ^{90}Y 可能存在于血液中，且被肾脏吸收）。

若要进行尸体解剖，则按离照微球输注相隔多久时间来安排解剖时间。对于病理学医师来说，谨慎的做法是：将肝脏移植出，并放入放射性衰变 - 储存容器中，再在剩余身体部位进行尸体解剖，将外辐射照射降到最低。根据国际放射防护委员会第 94 号出版物中的建议（Harding et al.，2004），若尸体包含的密封 ^{90}Y 少于 0.45GBq，则可进行常规 P 解；但若仍然认为具有辐射危害且放射物限定在某特定器官，则应该将器官移植出，并存放等待放射衰变。

对含有放射性微球的尸体进行火化在有特殊情况下具有辐射危害，因为这可能不仅有外照射，还有内辐射。残留灰烬或火化场废气可能会被人体吸入（NCRP，2006；Nelson et al.，2008；Dezarn et al.，2011）。微球中存在的持久性杂质使得辐射危害变得更加复杂（参见第 7.7 节）。人体中含 ^{90}Y 放射物质总量限制的可火化标准在各个国家不尽相同，范围

包含从美国的 0.047GBq 到澳大利亚的 1Gbq（Harding et al.，2004）。各地也可能有当地火化废气中放射性限制规定（Nelson et al.，2008）。理想的做法是在尸体火化前将肝脏切除（当有大量微球分流时，也有可能包含肺脏），并储存等待放射性衰变（Dezarn et al.，2011）。在肝脏不打算切除情况下（同样，放射性的肺脏也不切除），若死亡时体内放射能量含量超过了当地限制，则需要先将尸体存放一段时间。

除了 ICRP 出版第 94 号的建议外，全国辐射防护委员会第 155 和 161 报告（NCRP，2006，2010）中也包含了关于解剖后放射性患者尸体处理的建议。涉及关于尸体、已切除的肝脏（可能也包含肺脏）及可能具有放射性的血液及尿液的辐射安全预防措施，应咨询RSO，并寻求如何处理放射性柱塞患者的指导。最后，根据死亡是否发生在进行治疗的机构内，需由医师，或相关 RSO，或死者家属通知陈尸所、殡仪馆及火化场，死者曾接受过放射栓塞治疗，并告知治疗时间。在解剖后各个阶段，相关方可咨询治疗机构 AU，或 RSO，以评估是否存在辐射危害（NCRP，2006）。

7.7　放射性废弃物

7.7.1　残余放射性测定

正如在第 7.4.3 节所述，每个放射栓塞治疗剂量的残余放射性可能不仅存在剂量瓶中，还可能存在注射针和导管、微导管、基础导管、微导管下的毛巾及吸水垫上（任何将放射性血液从基础导管抽出的注射器）、丙烯酸防护罩、用来清理剂量瓶内壁的酒精擦拭片、用来擦拭管壁以及在输注完成后夹取微导管尖端的止血钳子、丙烯酸分配盒（以及若发生微球污染或溢出情况的其他地方）（Salem & Thurston，2006；Dezarn et al.，2011）。因此，使用放射线剂量校准器直接测量残余放射性是不可能的。相反，需要在输注前利用校准离子室照射量率或剂量瓶轫致辐射的剂量当量率读数来进行估算，之后再利用固定测量几何（图 7-15）测量废物箱（在丙烯酸防护罩内）（Salem & Thurston，2006）（BTG International Ltd，2010）。由于剂量瓶基本上是径向对称辐射源，因此任意方向取一个读数即可。但是，废物瓶中的残余放射性并非等向性的，因此在测量计前的丙烯酸防护罩的多个方向取平均读数（通常取四个，0°、90°、180° 及 270° 方向）。

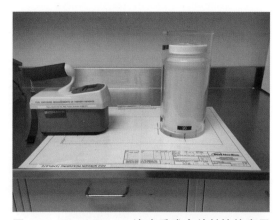

图 7-15　TheraSphere 治疗后残余放射性的离子室测量计照射量率读数操作台设置（使用厂商提供的固定几何模板，废物瓶中心到离子室的中心距离为 30cm）。在治疗前将四个读数的平均值（废物瓶加防护罩在两者之间旋转 90°）与治疗前防护罩中的 V 形剂量瓶的读数做对比，来估算残余放射物的总放射活度并进行对比

在获得剂量瓶及废物箱读数时，也需要测量背景值读数，并将其减去。这两个测量率（R）会随着输注治疗时间而衰变，因此残余放射性的估算计算为：

$$\text{residual } A_{residual}(GBq)=A(GBq) \times W$$

$$(7-13)$$

其中 A（GBq）是术前对治疗剂量瓶的校准活度（根据输注时间校正衰减活度），W 为测量速率的比值（R_{waste}/R_{vial}），图 7-16 显示了剩余

Date:				Target Tissue:	right lobe

TheraSphere Therapy Calculations

Patient Name:		
Patient ID:		

Calibration Date:		mm/dd/yyyy (calibrated at 12:00 EST)
Lot # and Vial #:		Adminstration Kit Lot #:
mg of microspheres:	244.00	Adminstration Kit Expiration Date:

ACTIVITY ASSAY

Assay:	70.8	mCi	2.62 GBq)
Military Time of Day:	9:13	hh:mm	

PRE-ADMINISTRATION EXPOSURE RATE MEASUREMENTS (mR/h at 30 cm)

Military Time of Day:	9:15	hh:mm
Background:	0.00	mR/h

Activity, V-vial in Acrylic Shield

Vial Reading:	4.35	mR/h	Expected mR/h (1.692 x GBq)
Net Vial - Background:	4.35	mR/h	4.43 ± 10% (~95% CI)

RADOS RAD 60R DOSIMETER V-VIAL READING

				Acceptable Range:	
Pre-Implant:	7.40	mR/h		Low:	3.99 mR/hr
Post-Implant:	0.00	mR/h		High:	4.88 mR/hr
Estimated V-Vial Residual:	0.0%				

DOSE ADMINISTRATION

Military Time of Day:	11:31	hh:mm

POST-ADMINISTRATION EXPOSURE RATE MEASUREMENTS (mR/h at 30 cm)

Military Time of Day:	11:45	hh:mm
Background:	0.00	mR/h

V-vial Residual + Waste in Nalgene Waste Container

0 Degrees:	0.15	mR/h
90 Degrees:	0.11	mR/h
180 Degrees:	0.11	mR/h
270 Degrees:	0.13	mR/h
Average - Background:	0.13	mR/h

POST-ADMINISTRATION CALCULATIONS

Total Activity @ Admin. Time:	69.1	mCi	2.56 GBq)
Decay Corrected mR/h PRE:	4.24		
Decay Corrected mR/h POST:	0.13		
Estimated Total Residual:	3.0%		
Residual Activity:	2.04	mCi (@ Admin. Time)	
NET Activity Administered:	67.0	mCi	2.48 GBq)
NET Percent Administered:	97.0%	%	
Estimated Target Tissue Dose:	91.8	Gy	
Percent of Prescribed Dose:	96.6%	%	
Estimated Lung Dose:	6.9	Gy	

图 7-16　TheraSphere 每日治疗电子表单范例。该表单包含了丙烯酸防护罩内配送 V 形剂量瓶中测量到的与预计的照射量率之间的对比，以及注入患者体内的净放射活度和吸收剂量的计算，并与处方剂量的对比

活度的计算、给药净活度的估计值和吸收剂量（以及处方剂量百分比）的估计值（图 7-16）。

7.7.2 治疗过程测量及计算范例

测量及计算放射栓塞过程目的在于估算输注的净放射活度、吸收剂量，以及评估是否发生了需要上报的医疗事件。详细内容将在本部分讨论。这里给出了两个示例，均基于真实案例。第一个例子展示了顺利治疗的案例。第二个例子描述了由于设备故障引起的操作给药失误，最终造成需要上报的医疗事件。

案例 7-1 成功输注案例

一名患者的肝右叶全部被转移性胰腺神经内分泌肿瘤取代，因而基于处方接受规定剂量的 SIR-Spheres 治疗

目标 M_{liver}（kg）：2.98kg（1.03kg/l × 2.893L 使用 CT 图像计算得到的）

处方吸收剂量 D_{tumor}（Gy）：70Gy

肺分流率（sF）：0.057 7

70Gy 时的期望 A（GBq）值：

$$4.43GBq = \frac{70Gy \times 2.98kg}{(49.98Gy \cdot kg/GBq \times [1-0.057\ 7])}$$

分配的 A（GBq）测定：4.21GBq（衰变至输注时间）

剂量瓶 R：6.63mR/h（衰变至注入时间）

平均残余废物 R：0.085 2mR/h（衰变至输注时间）

废物比 W：0.013

输注净放射活度：

$$4.16GBq = 4.21 \times (1-0.013)$$

输注的 D_{tumor}（Gy）百分比：

$$93.9\% = 100 \times \frac{4.16GBq}{4.43GBq} (D_{tumor}(Gy) \propto A(GBq))$$

因此计算得到输注目标部位的剂量正好在处方规定剂量限定范围 ±20% 内

案例 7-2 应上报的医疗事件

一位患有肝细胞癌和双叶肿瘤的患者接受了两个剂量的 TheraSphere 治疗，每个剂量

针对一个肝叶。肝右叶输注成功，估计最终吸收剂量为处方剂量 115Gy 的 96%。然而，肝左叶输注造成可上报的医疗事件，原因为药瓶接口密封处有一道缺口

目标 M_{liver} kg：0.755kg（1.03kg/L × 0.733L 使用 CT 图像计算得到的）

处方吸收剂量 D_{tumor}（Gy）：80Gy

肺分流率（F）：0.103 5

80Gy 所需 A（GBq）为：

$$1.35GBq = \frac{80Gy \times 0.755kg}{(49.98Gy \cdot kg/GBq \times [1-0.103\ 5])}$$

分配的 A（GBq）测定：1.32GBq（衰变至注入时间）

剂量瓶 R：2.19mR/h（衰变至输注时间）

平均残余废物 R：0.82mR/h（衰变至输注时间）

废物比 W：0.374

注入净放射活度：

$$0.83GBq = 1.32 \times (1-0.374)$$

净吸收剂量 =49Gy

$$49Gy = \frac{49.98Gy-kg/GBq \times 0.83GBq \times [1-0.103\ 5]}{0.755kg}$$

$$Percent\ of\ D_{tumor}(Gy)\ delivered: 61\% = \frac{49Gy}{80Gy}$$

（[输注的 - 处方的]）：31Sv（对电子与光子来说 1Gy=1Sv）

输注目标部位的剂量值少于处方规定的 80%

同时，吸收剂量估计值与处方剂量之间的差值超过了给药失误上报的阈值（对器官或组织为 0.5Sv 当量剂量）。因此，需要向 NRC 或协议州监管机构上报该医疗事件。

7.7.3 衰变及处理储存

在放射栓塞治疗过程中产生的放射性废弃物在处理之前需要一段时间的衰变 - 储存，通常包含：①一个或多个含有注入系统残余放射性的废物瓶（来自可重复使用丙烯酸

防护罩）；②任何含有微球污染物品的生物危害品袋，比如手套、防护服、表面覆盖物及用来去除污染面微球的吸水媒介；③由于步骤过程取消或患者紧急状况导致的未使用治疗剂量。每种放射性废弃物源必须适当标记。每个标签应包含：

1. 放射性核素（^{90}Y）

2. 产品（SIR-Sphere 或 TheraSphere）

3. 日期和时间

4. 每个残余放射性废物瓶（图 7-17）及未使用剂量的放射活度（mCi 或 GBq）

SIR-Spheres 中的 ^{90}Y 来自 ^{90}Sr/^{90}Y 核变器，因此在其放射性废弃物没有放射性核素杂质。然而，已知可以在 SIR-Spheres 废弃物中检测到微量的 ^{90}Sr，原因是萃取过程中发生的"分裂"。根据厂商测定报告，每 1Gbq 的 ^{90}Y 会产生 3Bq 的 ^{90}Sr（Metyko et al.，2014）。因此，在所有的初始 ^{90}Y 放射活度几乎全部衰变完后（图 7-18），其产生的 ^{90}Sr 和 ^{90}Y（两者都会随 ^{90}Sr 的 28.79 年半衰期而衰变）会在 SIR-Spheres 废物中保留一定的放射性。另一方面，^{90}Sr 的杂质数量几乎可忽略不计，这表明在这段时间，在当成正常垃圾处理前，源容器的外部辐射水平与背景值几乎没有差异，因此生物废物危害性可以忽略不计。

TheraSphere 中，^{90}Y 由中子轰击激活产生。微球与玻璃基体一部分的 ^{89}Y 共同生产，而 ^{90}Y 是通过在核反应堆中的（^{89}Y(n,γ)^{90}Y）反应对微球发射而生成。由于在玻璃基体中其他元素的中子活化，TheraSphere 包含了大量发射 γ 射线的放射性核素杂质（NRC，2007；Ostrowski et al.，2007；Nelson et al.，2008；Metyko et al.，2012）。这些已经被探明的杂质拥有比 ^{90}Y 长很多的半衰期。最突出的两个杂质为 ^{88}Y（106.6d 半衰期）和 ^{91}Y（58.5d 半衰期），产生原因分别为核反应 ^{89}Y(n,2n)^{88}Y 和 ^{89}Y(2n,γ)^{91}Y（图 7-19）。由于放射性衰变，两者会从 ^{88}Y 中产生高能量 γ 射线（898keV/93.4%，

1.836MeV/99.4%）。根据机构的 RAM 许可、当地规定、过程废物中放射性杂质是否可在背景上方检测到，TheraSphere 治疗期间产生的放射性废弃物也许必须转移到外部进行衰变 - 储存以及处理。

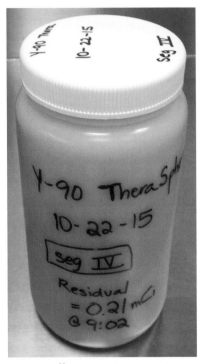

图 7-17　^{90}Y 微球残余废物瓶，标记为"衰变 - 储存"，稍后处理

当然，除 ^{90}Sr 杂质总量外，具体影响也取决于容器几何形状、本身的防护、所盛物体的材料，以及其中微球的分布。

放射栓塞术是对 RAM 的一种独特的治疗性应用，因此从辐射安全角度来说，也带来了相应独特挑战。本章的目的是帮助放射性柱塞团队（介入放射科医师、医学物理专家、核医学医师及放射肿瘤医师）充分了解 SIR-Spheres 和 TheraSphere 特有的辐射问题，如剂量备制、患者治疗和解除隔离、放射性废弃物辐射管理。所有跨学科放射栓塞团队都应该充分了解且严格遵守这种治疗模式有关的各种规定，进行良好辐射安全操作。这样做有助于执业许可和保证放射栓塞项目对患者

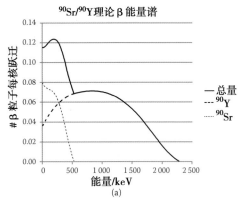

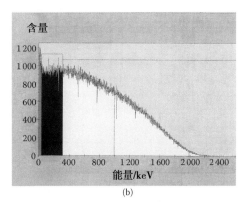

图 7-18　SIR-Spheres 中锶 -90 杂质。(a) ^{90}Sr/^{90}Y 理论 β 能量谱。(b)未使用的 V 形剂量瓶中试样的液体闪烁法计数仪 β 能量谱。显示在初始 ^{90}Y 放射性衰变为背景值很长一段时间后，从附着的 ^{90}Sr 衰变中还会产生 ^{90}Y

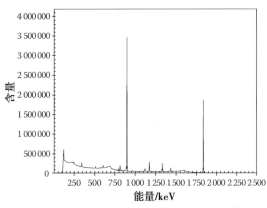

图 7-19　TheraSphere 的放射性核素杂质。^{90}Y 最初放射长时间之后使用过的 TheraSphere V 形剂量瓶中高纯度锗探测器以及高分辨率 γ 射线发射光谱已经衰变接近背景值。图中展示了一些发射 γ 射线的杂质，其中最明显的是 ^{88}Y（898keV 及 1.836MeV）

的安全及有效性，同时保护医护人员及普通大众避免过量的辐射照射。

（孙刘安　译
陈蓉　严蓉　校）

参考文献

Berger, M.J. (1976). *MIRD Pamphlet 7: Distribution of Absorbed Dose Around Point Sources of Electrons and Beta Particles in Water and Other Media*. Reston, VA: The Society of Nuclear Medicine and Molecular Imaging.

Braat, A.J.A.T. et al. (2015). ^{90}Y hepatic radio-embolization: An update on current practice and recent developments. *J Nucl Med* 56:1079–1087.

BTG International Ltd. (2010). *TheraSphere® Reference Manual [Accessed February 24, 2011]*.

BTG International Ltd. (2014). *Package Insert – TheraSphere® Yttrium-90 Glass Microspheres*. Available from: http://www.therasphere.com/physicians-package-insert/TS_PackageInsert_USA_v12.pdf [Accessed August, 2015].

Busse, N., Erwin, W., Pan, T. (2013). Evaluation of a semiautomated lung mass calculation technique for internal dosimetry applications. *Med Phys*, 40:122503.

Carey, J.E. et al. (2012). AAPM report no. 181: The selection, use, calibration, and quality assurance of radionuclide calibrators used in nuclear medicine. American Association of Physicists in Medicine, One Physics Ellipse, College Park, MD, 20740-3846.

Cole, A. (1969). Absorption of 20-eV to 50,000 eV electron beams in air and plastic. *Radiat Res* 38:7–33.

Dezarn, W.A. et al. (2011). Recommendations of the American Association of Physicists in Medicine on dosimetry, imaging, and quality assurance procedures for ^{90}Y microsphere brachytherapy in the treatment of hepatic malignancies. *Med Phys* 38:4824–4845. Available from: http://www.aapm.org/pubs/reports/RPT_144.pdf [Accessed October 17, 2011].

Dieudonné, A. et al. (2011). Clinical feasibility of fast 3-dimentional dosimetry of the liver for treatment planning of hepatocellular carcinoma. *J Nucl Med* 52:1930–1937.

Eckerman, K.F., Endo, A. (2008). *MIRD: Radionuclide Data and Decay Schemes*, Second Edition. Reston, VA: The Society of Nuclear Medicine and Molecular Imaging.

Emami,B. et al. (1991). Tolerance of normal tissue to therapeutic irradiation. *Int J Radiat Oncol Biol Phys* 21:109–122.

Erwin, W. et al. (2012). A measured bremsstrahlung dose rate constant for yttrium-90 microsphere liver directed brachytherapy. *J Nucl Med* 53(Suppl 1):2230.

Erwin, W. (2012). Accuracy of yttrium-90 microspheres delivery vial exposure rate measurement: Effect on estimated percent of activity delivered. *J Nucl Med* 53(Suppl 1):2244.

Ford, K. (1955). Predicted 0+ level of Zr^{90}. *Phys Rev* 98:1516.

Gress, D., Erwin, W. (2015). SIR-Spheres dose vial activity assay cross-calibration with an outside radiopharmacy. *Med Phys* 42:3498.

Gulec, S.A., Siegel, J.A. (2007). Posttherapy radiation safety considerations in radiomicrosphere treatment with ^{90}Y-microspheres. *J Nucl Med* 48:2080–2086.

Ho, S. et al. (1996). Partition model for estimating radiation doses from yttrium-90 microspheres in treating hepatic tumours. *Eur J Nucl Med* 23:947–952.

Harding, L.K. et al. (2004). ICRP publication 94: Release of patients after therapy with unsealed radionuclides. *Ann ICRP* 34:1–80.

ICRU. (1984). *Report 37: Stopping Power for Electrons and Positrons*. Bethesda, MD: International Commission on Radiation Units and Measurements.

Johnson, O., Johnson, R., Langer, L. (1955). Evidence for a 0+ first excited state in Zr^{90}. *Phys Rev* 98:1517–1518.

Kao, Y.H. et al. (2012). Image-guided personalized predictive dosimetry by artery-specific SPECT/CT partition modeling for safe and effective ^{90}Y radioembolization. *J Nucl Med* 53:559–566.

Kennedy, A. et al. (2007). Recommendations for radioembolization of hepatic malignancies using yttrium-90 microsphere brachytherapy: A consensus panel report from the radioembolization brachytherapy oncology consortium. *Int J Radiat Oncol Biol Phys* 68:13–23.

Lam, M.G.E.H. et al. (2014). Limitations of body surface area-based activity calculation for radioembolization of hepatic metastases in colorectal cancer. *J Vasc Interv Radiol* 25:1085–1093.

Lambert, B.L. et al. (2011). Urinary excretion of yttrium-90 following intraarterial microsphere treatment for liver tumours. *J Nucl Med* 52(suppl 1):1744.

Metyko, J., Erwin, W., Poston, J. Jr, Jimenez, S. (2014). ^{90}Sr content in ^{90}Y-labeled SIR-Spheres and Zevalin. *Health Phys* 107:S177–S180.

Metyko, J. et al. (2012). Long-lived impurities of ^{90}Y-labeled microspheres, TheraSphere and SIR-Spheres, and the impact on patient dose and waste management. *Health Phys* 103(5S):S204–S208.

Mo, L. et al. (2005). Development of activity standard for ^{90}Y microspheres. *Appl Radiat Isot* 63:193–199.

NCRP. (2006). *Report 155: Management of Radionuclide Therapy Patients*. Bethesda, MD: National Council on Radiation Protection and Measurements.

NCRP. (2010). *Report 161: Management of Persons Contaminated with Radionuclides: Handbook*. Bethesda, MD: National Council on Radiation Protection and Measurements.

Nelson, K., Vause, P.E., Jr., Koropova, P. (2008). Post-mortem considerations of yttrium-90 (^{90}Y) microsphere therapy procedures. *Health Phys* 95(Suppl 5):S156–S161.

NRC. (2007). *Yttrium-90 TheraSphere and SIR-Spheres Impurities: NRC Information Notice 2007–10*. U.S. Nuclear Regulatory Commission. Washington, DC. Available from: http://www.nrc.gov/reading-rm/doc-collections/gen-comm/info-notices/2007/in200710.pdf [Accessed October 7, 2011].

NRC. (2008). *Consolidated Guidance About Material Licenses: NUREG-1556 Vol. 9 Rev. 2*. U.S. Nuclear Regulatory Commission. Washington, DC: Office of Federal and State Materials and Environmental Management Programs. Available from: http://pbadupws.nrc.gov/docs/ML0734/ML073400289.pdf [Accessed March 21, 2011].

NRC. (2012). *Microsphere Brachytherapy Sources and Devices: Licensing Guidance – TheraSphere® and SIR-Spheres® Yttrium-90 ZMicrospheres*. Washington, DC: U.S. Nuclear Regulatory Commission. Available from:

http://pbadupws.nrc.gov/docs/ML1217/
ML12179A353.pdf [Accessed January 14,
2013].

NRC. (2013). *10 Code of Federal Regulations Part
35*. Washington, DC: U.S. Nuclear Regulatory
Commission. Available from: http://www.nrc.
gov/reading-rm/doc-collections/cfr/part035/
[Accessed April 25, 2016].

NRC. (2015). *Specialty Board(s) Certification
Recognized by NRC under 10 CFR Part
35*. U.S. Nuclear Regulatory Commission.
Washington, DC. Available from: http://www.
nrc.gov/materials/miau/med-use-toolkit/
spec-board-cert.html [Accessed March 31,
2016].

Ostrowski, R. et al. (2007). Radionuclidic purity
assessment of yttrium-90 (Y-90) microspheres.
J Nucl Med 48(Suppl 2):2206.

Pasciak, A.S., Erwin, W.D. (2009). Effect of voxel
size and computation method on Tc-99m
MAA SPECT/CT-based dose estimation for
Y-90 microsphere therapy. *IEEE Trans Med
Imag* 28:1754–1758.

Petitguillaume, A. et al. (2014). Three-dimensional
personalized Monte Carlo dosimetry in ^{90}Y
resin microspheres therapy of hepatic metas-
tases: Nontumoral liver and lungs radiation
protection considerations and treatment plan-
ning optimization. *J Nucl Med* 55:405–413.

Salem, R., Thurston, K.G. (2006).
Radioembolization with ^{90}Yttrium micro-
spheres: A state-of-the-art brachytherapy
treatment for primary and secondary liver
malignancies. *J Vasc Interv Radiol* 17:1251–1278.

Siegel, J.A. (2004). *Guide for Diagnostic Nuclear
Medicine and Radiopharmaceutical Therapy*.
Reston, VA: The Society of Nuclear Medicine
and Molecular Imaging.

Selwyn, R.G. et al. (2007). A new internal pair
production branching ratio of ^{90}Y: the devel-
opment of a non-destructive assay for ^{90}Y and
^{90}Sr. *Appl Radiat Isot* 65:318–327.

Selwyn, R. et al. (2008). Technical note: The
calibration of ^{90}Y-labeled SIR-Spheres® using
a nondestructive spectroscopic assay. *Med
Phys* 35:1278–1279.

Simon, B.A. (2000). Non-invasive imaging of
regional lung function using x-ray com-
puted tomography. *J Clin Monit Comput*
16:433–442.

Sirtex Medical Limited. (2003). *SIR-Spheres®
Training Program – Physicians and Institutions
[Accessed June 30, 2010]*.

Sirtex Medical Limited. (2010). *Package Insert
– SIR-Spheres® Microspheres (Yttrium-90
Microspheres)*. Available from: http://www.sir-
tex.com/media/29845/ssl-us-10.pdf [Accessed
August, 2015].

Thieme, K., Beinlich, U., Fritz, E. (2004).
Transfer standard for beta decay radio-
nuclides in radiotherapy. *Appl Radiat Isot*
60:519–522.

Zanzonico, P.B., Binkert, B.L., Goldsmith, S.J.
(1999). Bremsstrahlung radiation expo-
sure from pure β-ray emitters. *J Nucl Med*
40:1024–1028.

8

放射栓塞术的放射生物学

8.1 引言

近年来,使用个性化的放射量测算辅助放射性核素疗法的应用获得了越来越多的关注,随之关于放射量测定的文章数量也不断增加。最近的文献报道了吸收剂量、肿瘤应答、靶器官毒性之间存在紧密的联系,以此来增加人们对放射生物效应的了解程度。最近 Strigari 等人(2011)发布了一份回顾性研究,收集了关于放射剂量与效果之间关系的相关文章,其中表明基于剂量测定的个性化治疗方案能改善治疗效果,提高患者生存率,因而为实现治疗的可预测性和个性化提供了更高的可行性。现有证据涉及了几乎所有广泛使用的核医学疗法,例如:使用 ^{131}I 治疗分化型甲状腺癌、使用 ^{131}I-mIBG(间碘苯甲胍)治疗成神经细胞瘤、使用 ^{177}Lu 和 ^{90}Y 放射性肽治疗神经内分泌瘤、使用 ^{153}Sm-乙二胺四甲撑膦酸(^{153}Sm-EDTMP)来止痛、在放射栓塞中使用 ^{90}Y 微球来治疗原发性和继发性肝癌。

文献研究表明,放射栓塞尤其有显著的量效关系,其中包括 Strigari 等人(2010)的研究。该研究使用 ^{90}Y 标记的树脂球治疗肝细胞癌(HCC),是首个描绘毒性和肿瘤反应关系模型的文章。Garin 等人(2012,2015,2016)的研究使用 ^{90}Y 标记的玻璃微球治疗 HCC,预测了肿瘤应答和存活率之间的关系。Chiesa 等人(2015)的研究表明了使用 ^{90}Y 标记的玻璃微球治疗 HCC 时,肿瘤应答和肝毒性之间的剂量阈值。Flamen 等人(2008)的研究通过对转移性肝癌和树脂微球进行多模态成像来预测代谢反应。有趣的是,这些研究除了表明剂效关系。还指出 ^{90}Y 玻璃和树脂微球在耐受性和应答上意外地存在明显差异。而这无法通过引进吸收剂量这一概念解决,至少从宏观层面考虑平均吸收剂量时是如此。

整体来说,到目前为止的研究(截止到 2016 年)均强调需要更为细化精良的模型来改善剂量测定信息,同时强调了辐射生物学在确定放射栓塞对组织的影响中的重要性。

肯定的是,研究人员已经充分比较了最开始尝试确定放射栓塞量效关系的研究结果与体外放射治疗(EBRT)相关数据。当然,在 EBRT 中,放射生物学模型的建立已经相当完备。研究人员使用该模型能对比当平均剂量相同时,不同照射方式、剂量率、剂量分布规律、组织结构、体积效应、放射敏感度、综合治疗及危险因素所产生的效果。在放射栓塞的临床研究中,体积效应、功能储备和同步治疗的影响、再治疗的高耐受性的相关研究成果都已经过了实证观察。这就表明放射栓塞与 EBRT 之间进一步的相似性,但两者之间依然存在着无法忽略并需要牢记的差异。此外,近些年来宏观与微观层面的 3D 体素剂量测定方法也被用于放射栓塞研究,这种方法提供了剂量分布图和剂量 - 体积直方图,使得研发更为细化精良的放射生物学模型成为可能。

本章主要介绍放射生物学的基本内容,它首先用于 EBRT,后来应用于核医学疗法。并且将讨论应用最为广泛的放射生物学模型,包括使用生物有效剂量(BED)这一概念的线性二次模型、肿瘤控制概率(TCP)模型及正常组织并发症概率(NTCP)模型。以下为辐射生物学中经常使用到的首字母缩略词,本章将具体介绍。(表 8-1)。

最后,本章给出了一些范例来解释放射生物学能如何指导放射栓塞规划;同时也给出了与主题相关性最大的研究。

表 8-1 缩写词与首字母缩略词

BED = 生物有效剂量	NTCP = 正常组织并发症概率
BED_{50} = 50% 并发症概率的 BED 值	QUANTEC = 正常组织临床作用的定量分析
BED_{ERBT},BED_{RE} = EBRT 中的 BED 以及 RE 治疗中的 BED	RE = 放射栓塞
CTCAE = 不良事件的通用术语标准	RECIST = 实体瘤疗效评价标准
D = 吸收剂量	SF = 辐照细胞存活比例
d = 单个 EBRT 值中的吸收剂量	T = 总暴露时间
DVH = 剂量体积直方图	T* = BED 等于 0 时的有效时间
EASL = 欧洲肝脏研究协会	TD_5,TD_{50} = 并发症概率为 5% 或 50% 时的耐受吸收剂量(若制订为 $TD_{5,5}$,$TD_{50,5}$,则为 5 年)
EBRT = 体外放射治疗	
E_{rel} = 相对有效性($E^®$=BED/D)	T_{av} = 增殖的倍增时间
EUD = 当量剂量	TCP = 肿瘤控制概率
EUBED = 等效均匀生物剂量	T_{eff} = 有效半衰期
fr = EBRT 比率	T_{phys} = ^{90}Y 的物理半衰期
FSU = 功能性亚单位	T_{rep} = 修复半衰期
HCC = 肝细胞癌	V= 肿瘤体积
LKB model = 莱曼 - 库切尔 - 伯曼模型	V_{eff} = 有效体积
msA = 微球 - 特定活动	λ_{eff} = 有效衰变常数
N_0 = 克隆原细胞的初始数	λ_{phys} = 物理衰变常数
	μ_{rep} = 修复常数 =$0.693/T_{rep}$

8.2   放射生物学基本内容

放射生物学研究的是电离辐射对生物组织的影响。这些复杂的影响涉及了物理、化学、生物相关概念。称为"放射生物学4R"理论。该理论总结了影响辐照过程的最重要的生物因子(这些因子一定程度上会影响治疗结果),即DNA损伤再修复(repair)、细胞周期中细胞的再分布(redistribution)(延续几小时)、细胞再生(延续5~7周)以及肿瘤缺氧区的再氧化(延续几小时到几天不等)(Pajonk et al.,2010)。当然,肿瘤应答还受很多其他因素影响,同时一些研究人员已经将个别肿瘤干细胞的内在放射敏感性增加为第5个"R",但这在放射治疗中不尽相同,还需要更深入的调查。

8.2.1   修复

电离辐射是通过无法修复的DNA双链断裂而导致细胞杀伤的。而大部分辐射诱发的DNA损伤为亚致死性,存在可通过一些因素进行修复的可能性,这些因素包括辐射的类型和能量、剂量率及细胞周期阶段。若辐射通过低剂量率发射,则修复的可能性会增加,而若剂量率不断增加,亚致死病灶会快速累积,且无法完全修复,导致致命性增加。因此,由于正常组织和肿瘤的辐射损伤修复能力不同,EBRT常采用的策略是通过分级疗法来保护人体正常组织。

这一概念也应用到了一些核医学疗法中,包括放射栓塞术(Cremonesi et al.,2008),将治疗分为几个周期,以减少对延迟反应的器官产生的毒性。这一修复概率可以描绘为随着时间推移的指数衰减函数,这其中的半衰期(T_{rep})从分钟到几小时不等。

8.2.2   再生

无论是肿瘤还是正常组织都具有典型的增殖速率,以保障肿瘤生长以及一些正常组织的再生能力(如:骨髓和肝脏)。在照射期间,再生会抵消辐射引起的细胞杀伤性,因此在对正常组织进行辐射后的再生可以有效降级辐射的副作用。但在肿瘤中,再生是有害的,因为这有可能会减弱治疗效果。

游离辐射引起的细胞杀伤性包含细胞丧失繁殖能力,这在细胞有丝分裂阶段会导致明显损伤;在这一阶段,若发生致命性DNA损伤,细胞增殖就会受阻。因此,潜伏时间过后就会发生辐射反应,即肿瘤控制或器官衰竭,而这与组织的增殖速率有关。

在肿瘤中,那些原本快速生长的肿瘤细胞可能在受到辐射几天后就会出现生长速度下降的情况,而对辐射反应缓慢的肿瘤(如HCC)则需要几周或几个月才会出现生长速度下降的情况,但这些肿瘤细胞仍然有可能对治疗产生反应(Withers et al.,1988;Withers,1992)。相同地,快速增殖的组织,例如骨髓、皮肤、肠黏膜也许会在治疗开始后快速发出损伤警告的信号。相反,那些增殖缓慢的组织,例如肾、肝、肺及骨,则需要几个月或几年才会显现出损伤。

8.2.3   再氧化

氧增强比(oxygen enhancement ratio,OER)是指由于出现氧气而导致的电离辐射的疗效或危害性增加的情况。其定量定义为当生物效应相同时,低氧条件下吸收剂量与正常情况下吸收剂量的比率。氧气是辐射敏感度的有效调节剂,而缺氧细胞抗辐射能力通常是正常细胞抗辐射能力的二到三倍。肿瘤通常带有急性和/或慢性缺氧区域,尤其是受血管化影响的中心区域。这些肿瘤通常与不良预后相关。此外,有证据显示缺氧条件和缺氧程度均为辐射反应的影响因素。相比于缺氧 4~24h 后被辐射照射的细胞,再氧化后或长时间缺氧后立即受辐射照射细胞的放射敏感度更高,但潜在机制还有待进一步解释。

通常认为两个剂量分割之间的再氧化能通过增加肿瘤的辐射敏感度来减缓缺氧细胞的状态。再氧化机制作用时间会持续几个小时到几天不等,通常发生在辐射后的几天内。当肿瘤中辐射敏感细胞减少时,会使得更多的缺氧细胞到达血管,从而刺激氧化。

8.2.4　再分配

细胞在细胞周期的不同阶段拥有不同的辐射敏感度。在早期 S- 及后期 G2/M 阶段的细胞对电离辐射更为敏感,而后期 S- 阶段的细胞对电离辐射更为抵抗。在分次放射治疗期间,G2/M 阶段的细胞更容易被杀死,造成在 G2- 阶段细胞阻滞,从而在 S- 阶段产生细胞同步现象。分次间的时间间隔使得在细胞周期 S- 阶段的抗性细胞与其他细胞不一致,从被重新分配到其他阶段。而这些阶段中肿瘤和正常组织的细胞辐射敏感度都更高,因此会增加辐射损伤。细胞再分配造成的影响会延续几小时,尤其是当分次间隔达几个小时,会在 EBRT 中扮演非常重要的角色。实际上,在分次辐射期间,相对于含有许多快速代谢细胞的肿瘤,再分配并未涉及循环细胞不多的正常组织。

"4R"原则总结的几大影响对包括放射性核素疗法在内的放射治疗的成功和优化具有重要作用,且已经成为研发放射生物学模型的里程碑,用以描绘辐射之后的细胞生存。

8.2.5　4R 在放射栓塞中未来展望

使用 EBRT 和使用放射栓塞的放射治疗之间存在许多不同。首先,在 EBRT 中,一般

是通过将总剂量分为几次进行的,例如:每次(fr)2Gy。但放射栓塞治疗是单次性的,由于 ^{90}Y 的物理性质,剂量率也会随着时间延长而下降。此外,树脂微球会产生额外的栓塞效应,这也许会有利于肿瘤控制。

尤其是 EBRT 使用分次进行,这使得细胞能在缺氧区和含氧区进行再分配,这通常发生在分次治疗的时间间隔。这一现象出现在放射性核素疗法的剂量供给过程,但对 HCC,如临床评估肿瘤反应报道,细胞消亡可能需要多次相隔几个月的治疗(Kong & Hong,2015)。在放射性核素疗法中,在治疗前提高缺氧区肿瘤细胞的含氧水平是可能的。

从另一个方面来说,长时间来看,大的缺氧区有利于促进肿瘤体积的稳定性。而稳定性被认为是肝癌中肿瘤控制的一种方法。此外,一些研究人员还报道:慢性缺氧区比含氧区的辐射敏感度更高,而急性缺氧区则情况相反。通常,从放射生物学角度来说,肿瘤既包含了慢性缺氧细胞,也包含了急性缺氧细胞(Strigari et al.,2010)。这意味着慢性 / 急性缺氧区可能会被辐射损伤,而且由于局部缺氧,损伤也许只能部分被修复。

在计划超过一个疗程的放射栓塞治疗策略中,可能会发生正氧气效应。放射栓塞的第一个疗程会激发局部肿瘤收缩,可能会增加剩余肿瘤的血流灌注。这会促进氧化作用,并进一步提高辐射敏感度,增强随后治疗的效果。虽然从临床上来看,这种方法很复杂,但与单一的放射栓塞疗法相比,它能够改善肿瘤应答使得疗效很大可能提高。尤其是对于那些体积较大且血管化严重但并未坏死的肿瘤,或者是那些可能会给正常组织带来毒性的肿瘤。

而且,使用外照射和内部放射源的放射疗法是一种基于氧化应激的治疗策略。这两种治疗模式都是旨在提高肿瘤活性氧水平,通过突然强烈的氧化应激来引起肿瘤死亡(Manda et al.,2015)。癌症细胞具有高内在氧

活性,因此与正常细胞相比,不需要额外活性氧来引起细胞死亡。活性氧水平对于癌症细胞来说具有细胞毒性,但在正常细胞中引起的反应更为温和——正常细胞的过氧化状态较低,及其赋有的有效系统能一定局限内修复由活性氧引起的损失。然而,最重要的是精确地将剂量对准病变组织,以避开正常组织,使其免受"具有治疗效果的"活性氧有害作用。EBRT通过使用先进的剂量输送技术,保证了避免对正常组织的伤害。而在放射栓塞治疗中,则需要对肝脏放射源的注入有选择性或超选择性来取得避免对正常组织的伤害。

此外,树脂微球的宏观栓塞效应伴有更严重的缺血缺氧,从而增强疗效。另一方面,由于缺少氧自由基,氧气缺乏也许还会影响电离辐射的肿瘤破坏作用。换句话说,栓塞效应和氧自由基的可能减少是对立现象,而其最终净效应目前尚不清楚。

从目前提出的模型来说,肿瘤控制或正常组织损伤过程是复杂的(Strigari et al., 2011; Cremonesi et al., 2014)。修复信号传递后的细胞损伤增加会导致细胞分裂失败以及细胞坏死,而伴随相关的发炎性组织反应。大量的细胞死亡会引起组织改变,这会影响氧化状态(再氧化),引发细胞周期中加速性再群体化和细胞再分布。最终,肿瘤异质性也是起源于微环境压力的空间不均匀分布,例如缺氧、酸中毒、氧化应激、和营养不足(Mitsuishi et al., 2012)。遗憾的是,这些因素在放射生物学模型中只是部分涉及,因此还需要其他研究进一步解决这些问题。

8.3　放射生物学模型

8.3.1　线性二次模型

在所有描述辐照后细胞生存的放射生物学模型中,线性二次模型是最广为人知的。

细胞存活曲线展示的是细胞的存活率(SF),即受辐射后仍然保持繁殖完整性的细胞比例,与吸收剂量的关系。其形状取决于几大因素,包括辐射类型、细胞类型及辐射剂量率。

线性二次模型是将细胞群中辐射诱导的效应描述为传递剂量的函数,并由此得到SF。线性二次模型中涉及的主要假设为接受瞬时吸收剂量 D(如:在 EBRT 中发生的)细胞的 SF 遵循以下公式:

$$\ln(SF) = (-\alpha D - \beta D^2) \qquad (8\text{-}1)$$

或,等效为:

$$SF = \exp(-\alpha D - \beta D^2) \qquad (8\text{-}2)$$

放射诱发的损害为两个因素的和,即 αD 与 βD^2,他们分别代表了:

● DNA 不可挽回性事件(双链断裂),表示在双螺旋结构中的两个链条同时被切断。该事件的数量通过因子 α 与 D 成正比,它代表内在放射敏感性。α 为组织特异性,代表了 SF 曲线的初始、直线斜率。

● 两个独立的 DNA 可挽回性事件

该事件(单链断裂)发生在 DNA 时间和空间都十分接近的情况下,以诱发细胞死亡。该事件的数量通过因子 β 与 D_2 成正比(由于是两个独立事件的组合,每个事件拥有相应的 D)。因子 β 比因子 α 小,代表潜在的避免影响的能力。β 同样也具有组织特异性,表示 SF 曲线的二次斜率。

α/β 的比率代表相应剂量,这一剂量下,细胞杀伤性线性项和二次项相等,它还决定 SF 曲线的形状。线性二次模型的特点已在图 8-1 中直观描述。

修复机制会影响 DNA 损伤修复的二次项。实际上,没有修复的单链断裂很有可能会与另一个时间或空间与其相近的单链断裂相结合,并导致损伤。相反,若第一个单链断裂在另一个单链断裂发生前得以修复,则不会发生致死效应。这种情况在低剂量率的辐

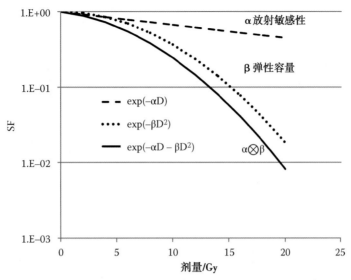

图 8-1　细胞存活比例（SF）vs 吸收剂量曲线图。短划线代表由于单次撞击而造成 DNA 不可挽回损伤 SF 的线性项，其中参数 α 与具体组织的辐射感度相关。虚线表示两次 DNA 亚致死损伤 SF 的二次项，该损伤发生在时间和空间足够接近情况下，造成致死损伤。其中参数 β 与具体组织的避免影响能力有关。实线代表 α 与 β 两者的 SF 曲线

射事件中更有可能发生，这意味着任意两个连续的单链断裂之间的时间间隔更长。因此，细胞死亡的概率随着剂量率的上升而上升。在低 α/β 值的组织中，这种情况尤其常见，其受二次项的影响明显；而高 α/β 值的组织则相反，其与二次项的关系也不明显（$-\alpha D - \beta D^2 = -\alpha D$）。图 8-2 描述了剂量率对 SF 的影响，这些剂量率在常见的放射治疗方法中十分典型，包括 ^{90}Y 放射栓塞。

要形象地解释这一点，二次项需与剂量、剂量率、修复半衰期 T_{rep} 及总暴露时间 T 具有明显的相关性。Lea-Catcheside 因子为正无量纲函数 g（T），范围从 0 到 1（Millar，1991；Brenner et al.，1998；Baechler et al.，2008）。再将其与二次项结合，以展现在连续照射期间或者在两个分剂量间由于亚致死损伤修复增加而减少的细胞杀伤性：

在具有有效半衰期 Teff 以及衰变源的辐照中，若剂量给予的时长 T 明显长于修复半衰期的时间（$T \gg T_{rep}$），那么 g（T）则大约为：

$$SF(D) = e^{(-\alpha \cdot D - g(T) \cdot \beta \cdot D^2)} \quad (8-3)$$

$$g(T \gg T_{rep}) \approx \frac{\lambda_{eff}}{\lambda_{eff} + \mu} = \frac{T_{rep}}{T_{rep} + T_{eff}} \quad (8-4)$$

其中，$\mu = 0.693/7T_{rep}$ 且 $\lambda_{eff} = 0.693/T_{eff}$（Strigari et al.，2011）。通常正常组织的 α/β 假设为 2.5Gy，而肿瘤假设为 10Gy。在放射栓塞中，T_{eff} 等于 ^{90}Y 的物理半衰期（$T_{phys} = 64.24$h，即，$\lambda_{eff} = \lambda_{phys} = 0.0108$h^{-1}），而正常肝脏的 T_{rep} 等于 2.5h（$\mu_{rep} = 0.28$h^{-1}），肿瘤则等于 1.5h（$\mu_{rep} = 0.53$h^{-1}）（Cremonesi et al.，2008，2014）。连续低剂量，例如在放射栓塞中，也能产生与分次剂量同样的效果，通过低 α/β 值使正常组织免受更多影响，而非像肿瘤中的高 α/β 值一样。

8.3.2　生物有效剂量

生物有效剂量（BED）的定义为存货比

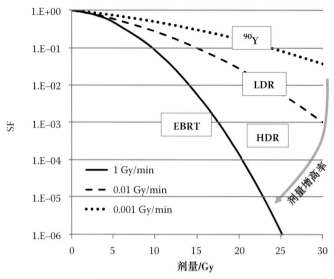

图 8-2　不同剂量率辐射后 SF 的典型趋势（虚线：0.001Gy/min；短划线：0.01Gy/min；实线：1Gy/min）。以剂量率值为特征的区域通常应用于 EBRT，而高剂量率近距放射治疗（HDR）、低剂量率近距放射治疗（LDR）、还包括了 ^{90}Y 放射栓塞（^{90}Y）

例的自然对函数与吸收剂量之间关系，如下所示：

$$\ln(SF)=-\alpha \cdot BED \quad (8\text{-}5)$$

$$SF=\exp(\alpha \cdot BED) \quad (8\text{-}6)$$

通过与公式 8-3 对比，BED 还能定义为 D 以一种修饰因子（称为相对有效性，E_{rel}）的积。根据辐射敏感度和损伤补修，包含剂量率效应：

$$BED=D \cdot E_{rel}=D(1+g(T) \cdot D \cdot \beta/\alpha) \quad (8\text{-}7)$$

在 EBRT 中，N 次等分量（$d_{i,EBRT}=D_{EBRT}/N$）中给予的总剂量 D_{EBRT}，通过与公式 8-1 和公式 8-5 相比，每个分量的 BED，即 $BED_{i,EBRT}$，为：

$$\alpha \cdot BED_{i,EBRT}=\alpha \cdot d_{i,EBRT}+\beta \cdot d_{i,EBRT}{}^2 \quad (8\text{-}8)$$

整个治疗中，总 SF 为个单次分级 SF_i 的积，因此：

$$\alpha \cdot BED_{EBRT}=\sum_i (\alpha \cdot d_{i,EBRT}+\beta \cdot d_{i,EBRT}{}^2)=$$
$$\alpha \cdot N \cdot d_{i,EBRT}+\beta \cdot N \cdot d_{i,EBRT}{}^2=\alpha \cdot D_{EBRT}+\beta \cdot D_{EBRT} \cdot (D_{EBRT}/N)$$

以及：

$$(E_{rel})_{EBRT}=\left(1+\frac{D_{EBRT}/N}{\alpha/\beta}\right) \quad (8\text{-}9)$$

对于放射栓塞，给予的总剂量，D_{RE}：

$$\alpha \cdot BED_{RE}=\alpha \cdot D_{RE}+g(T) \cdot \beta \cdot D_{RE}{}^2 \quad (8\text{-}10)$$

以及并且包含公式 8-4 中的 g（T）：

$$(E_{rel})_{RE}=D_{RE} \cdot \left(1+\frac{D_{RE} \cdot \lambda_{eff}}{(\mu_{rep}+\lambda_{eff}) \cdot \alpha/\beta}\right) \quad (8\text{-}11)$$

$$(E_{rel})_{RE}=D_{RE} \cdot \left(1+\frac{D_{RE} \cdot T_{eff}}{(T_{rep}+T_{eff}) \cdot \alpha/\beta}\right) \quad (8\text{-}12)$$

对于肿瘤组织，可再为 BED 加上一项，以顾及其再群体化。由于这种现象与细胞杀伤性相对抗，因此表现为一项生物再群体因子（BRF），这会减轻照射的影响：

$$BED=DE_{rel}-BRF \quad (8\text{-}13)$$

BRF 为生物里等同于肿瘤再群体化，发生在治疗期间，它有效地"损耗"一些给予剂量（Dale，1996；Dale et al.，2000）。ERF 会随着治疗时间 T 延长而增加，在此期间，出现再群体化。考虑到随着时间 T_{av} 倍增，细胞呈指数增长，因此公式 8-10 变为（Dale，1996；Antipas et al.，2001）：

$$BED=DE_{rel}-KT=DE_{rel}-\frac{\ln 2}{\alpha T_{av}}T \quad (8\text{-}14)$$

对于 EBRT 而言,整个治疗延续时长 T 为总治疗时间。

在放射性核素治疗中,由于不断衰变的剂量率,治疗会在所谓的"有效时间"T^*结束后终止。当公式 8-10 中的 BED 等于零时,即为结束时间。在有效时间结束后,再群体化会超过细胞杀伤性,这时给予剂量就会成为浪费。

可表示(Antipas et al., 2001)为以下:

$$T^* = -\frac{1}{\lambda_{\text{eff}}} \cdot \ln\left(\frac{\ln 2}{\alpha \cdot R_0 T_{\text{av}}}\right) \quad (8\text{-}15)$$

BED 被广泛运用于对比不同的辐射治疗方法,例如:不同分次量方案的 EBRT,或 EBRT 与放射性核素疗法的比较。两个不同辐射方法若产生相同的 BED 则(根据定义)会产生相同效果。当等量剂量(EQ)为 EBRT 中每次 N 分次量剂量 d(EQd=Nd)给予的吸收剂量,从而产生一个 BED(BED$_{\text{EBRT}}$),这一数值与放射栓塞治疗中的(BED$_{\text{RE}}$)一致。

以下公式将 EQ 与 BED$_{\text{EBRT}}$ 和 BED$_{\text{RE}}$ 联系起来:

$$\text{BED}_{\text{EBRT}} = \text{EQ}\left(1 + \frac{d}{\alpha/\beta}\right) = \text{BED}_{\text{RE}} \quad (8\text{-}16)$$

因此,

$$\text{EQ} = \frac{\text{BED}_{\text{RE}} \cdot \alpha/\beta}{d + \alpha/\beta} \quad (8\text{-}17)$$

8.3.3　肿瘤控制概率

假设一种肿瘤均匀地照射辐射,且带有确定的 BED,那么描绘该肿瘤控制概率的函数定义为如下(Strigari et al., 2011):

$$\begin{aligned}\text{TCD}(\text{BED}) &= \exp\left[-N_0 \cdot \text{SF}(\text{BED})\right] \\ &= \exp\left[-N_0 \cdot \exp(-\alpha \cdot \text{BED})\right]\end{aligned}$$
$$(8\text{-}18)$$

其中,N_0 为克隆原细胞的初始值,而 α 为之前定义的辐射敏感度参数。N_0 通常与肿瘤体积 V 成正比,因此 $N_0 = \rho V$ 的肿瘤内和肿瘤间相关性极大(ρ 为克隆原细胞的密度

数量)(Wigg, 2001)。

公式 8-18 中的数学公式在泊松统计控制辐射诱发的细胞杀伤性这一假设下有效。泊松统计是对随机事件的观察描述,每个事件都有小概率的成功机会,为此定义了平均成功数 ς 这一概念,即大量事件进行"实验"后的平均值。同时,事件必须独立,也就是说,一个事件的结果不应影响另一事件的结果。在这些假设下,在大量事件发生后观察成功事件的概率则为:

$$P(\varphi) = \frac{e^{-\varsigma} \cdot \varsigma^{\varphi}}{\varphi!} \quad (8\text{-}19)$$

在我们的模型中,"实验"表示肿瘤细胞的辐射,事件数量(大量数量)则量化为吸收剂量 D 或 BED。"成功"事件为受到辐射照射后单个存活下来的细胞,而"实验"后"成功事件"的平均数 ς 为辐射后存活下来的细胞平均数:

$$\varsigma = N_0 \cdot \text{SF}(\text{BED}) = N_0 \cdot \exp(-\alpha \cdot \text{BED}) \quad (8\text{-}20)$$

事件独立性假设则为假定辐射引起的细胞死亡不会影响其他细胞的细胞杀伤性成功概率。

TCP 为没有细胞存活下来的概率,这就等于之前的没有"成功"事件的概率。根据公式 8-19,TCP 则为:

$$\text{TCP} = P(0) = e^{-\varsigma} \quad (8\text{-}21)$$

这就等于将公式 8-20 和公式 8-21 结合之后的公式 8-18。

在非均匀分布辐射的肿瘤中,可通过计算肿瘤体积内吸收剂量(或 BED)分布来保持公式 8-18 相同的形式,这一点必须知道。若我们假设肿瘤体积中的 BED 分布是通过概率函数 $P(\text{BED})$,那么每一个 BED 值对应的 $P(\text{BED})$ 表示接受生物有效剂量的肿瘤总体积的比率与 BED 相等。通过计算与每个 BED 值($\text{SF}(\text{BED}) = \exp(-\alpha\text{BED})$)相关的存活比例,以及根据发生概率进行数字加权,来获取整个肿瘤体积的 SF 值:

$$SF = \int_0^\infty P(BED) \cdot e^{-\alpha \cdot BED} dBED \quad (8\text{-}22)$$

这里定义了一个新的参数, 等效均匀生物剂量 (EUBED)(O'Donoghue, 1999; Jones and Hoban, 2000)来代表 BED。若在整个肿瘤体积均匀辐射会产生和公式 8-22 中 P(BED)非均匀 BED 分布相同的存活细胞比率。

$$EUBED = -\frac{1}{\alpha} \ln(SF) = -\frac{1}{\alpha}$$

$$\ln(\int_0^\infty P(BED) \cdot e^{-\alpha \cdot BED} dBED) \quad (8\text{-}23)$$

在临床实践中, BED 分布并非由连续函数 P(BED)表达, 但若可获得 3D 吸收剂量并可以转换成 3D BED 图, 就能轻易地获得一种离散格式(N_i, BED_i)。

把所有 BED 分成一系列间隔 M 后, N_i 代表在第 i 个间隔中接受 BED 的体素数量, BED_i 为相同间隔中平均 BED 值。N 定义为组成肿瘤的体素总数量, 则 EUBED 为:

$$EUBED = -\frac{1}{\alpha}\left[\ln\sum_i^M \frac{SF_i}{N}\right]$$

$$= -\frac{1}{\alpha}\left[\ln\sum_i^M \frac{\exp(-\alpha \cdot BED_i)}{N}\right] \quad (8\text{-}24)$$

在间隔无限小的极端情况下, 每个 BED 值代表间隔本身, 公式 8-24 则为:

$$EUBED = -\frac{1}{\alpha}\left[\ln\sum_i^N \frac{\exp(-\alpha \cdot BED_i)}{N}\right]$$

$$(8\text{-}25)$$

这时, TCP 通过以下计算:

$$TCP(\{N_i, BED_i\}) = TCP(EUBED)$$
$$= \exp(-N_0 \cdot \exp(-\alpha \cdot EUBED)) \quad (8\text{-}26)$$

将 TCP 这一概念应用到放射栓塞临床资料的范例可在 Strigari 等人(2010)以及 Chiesa 等人(2015)的研究中找到, 他们分别使用树脂和玻璃微球用于治疗。

Strigari 等人(2010)根据实体瘤疗效评价标准(RECIST)和欧洲肝脏研究协会(EASL)标准定义了肿瘤应答, 用于解释平扫区域的肿瘤坏死。采用了公式 8-18, 再加了

一个能够将患者肿瘤中克隆原细胞密度可能发生的变化考虑进去的参数。

$$TCP(D) = \exp\left(-\sum_i \eta_i \cdot N_0 \cdot SF(BED)\right)$$

$$(8\text{-}27)$$

其中,

$$\eta_i = \frac{1}{\sqrt{2\pi}} \cdot \frac{1}{\sigma_{\ln(N)}} \cdot \exp\left\{-\frac{1}{2}\left(\frac{\ln(N_i) - \ln(N_0)}{\sigma_{\ln(N)}}\right)^2\right\}$$

$$(8\text{-}28)$$

η_i 表示细胞群比例, 其克隆原细胞数量等于 $\ln(N)$ 高斯分布中的 N_i, 同时有一个平均值 $\ln(N_0)$ 和以标准差 $a\ln(N)$。实验数据的拟合表明存在两个亚群, 一个抗放射性更强, 其中 $a = 0.001 Gy^{-1}$, $\ln(N_0) = 23$; 另一个抗放射性更弱, 其中 $\alpha = 0.005 Gy^{-1}$, $\ln(N_0) = 6.9$(Strigari et al., 2010)。根据两个标准(RECIST 和 EASL), 若肿瘤的均吸收剂量高于 110~120Gy, 则能保证 50% 的患者产生部分或全部反应。然而, 通过更为详细的分析, 这两个关于肿瘤应答的标准在一些案例中产生了不一样的结果。这些作者建议将两个标准结合起来, 再加入一些其他基于 [18]F- 氟脱氧葡萄糖 - 正电子放射断层造影术 / 计算机断层扫描(^{18}F-FDG-PET) 图像的额外标准。这些作者在他们的分析中并没有解释剂量分布的不均匀性, 但却表示了需要采取更为先进的数学形式体系来考虑这一问题。

Chiesa 等人(2015)也根据放射学 EASL 标准将肿瘤反应进行了分类。每三个月进行一次 CT 扫描, 取最好的肿瘤反应。肿瘤控制定义为包括完全反应与部分反应的病灶。将 TCP 数据描绘成病灶的平均吸收剂量函数, 参数 α, N_0 和 $g(T) \times \beta$ 从带有两个公式 8-26 简式的实验数据拟合中得出:

$$TCP = \exp(-N_0 \cdot \exp(-\alpha \cdot D - g(T) \cdot \beta \cdot D^2))$$

$$(8\text{-}29)$$

或忽略二次项得出(即在剂量率效应的影响几乎可忽略的假设下)。

$$TCP = \exp(-N_0 \cdot \exp(-\alpha \cdot D)) \quad (8\text{-}30)$$

得出的 N_0 和 α 的值要比相应的 EBRT：$\alpha=0.002Gy^{-1}$ 与大约为 $0.01Gy^{-1}$ 的 EBRT 典型值小得多，且 N_0 的范围为 2.7~3.4。按照作者所说，这种放射栓塞后表现出的明显的低辐射敏感度——理解为由于微球分布及其不均匀性，导致剂量在微观水平的分布不均匀，需要更高平均剂量以达到与 EBRT 相当的效果。Chiesa 等人（2015）还调查了 TCP 肿瘤大小参数的可能改变，将所有数据分为两组。观察发现的趋势大不相同：肿瘤小于 $10cm^3$ 的 50% TCP 吸收剂量大约为 250Gy，而在大尺寸肿瘤中 50% TCP 吸收剂量则为 1 300Gy。

8.3.4 正常组织并发症概率

文献中有好几个正常组织并发症概率（NTCP）模型，有的是先设计出符合 EBRT 中现象学曲线的模型，随后再延伸并改进到其他治疗方法中，有的是直接基于辐射生物学、物理、生理功能相关概念建立的。

在放射栓塞中肝脏 NTCP 模型建立尤其有趣，因为正常肝脏受的辐射照射量，会成为治疗的限制性因素。目前，主要有三种模型用于解释肝脏的量效关系：从 EBRT 中得出的莱曼-库切尔-伯曼（LKB）模型（Lyman，1985；Kutcher & Burman，1989）；并行体系结构模型（Withers et al.，1988；Yorke et al.，1992；Jackson et al.，1993；Niemierko & Goitein，1993）；由沃兰德提出的、基于剂量测定模拟和微观层次的模型（Walrand et al.，2014a，2014b），该模型为两种微球提供了不同的微球层面放射活度（msA），分别为每个树脂和玻璃微球为 0.05kBq 和 2.5kBq。

本节我们介绍 LKB 模型及其并行结构模型。查看沃兰德模型的详细描述，参见第 9.12 节。

8.3.4.1 莱曼（以及 LKB）模型

第一个莱曼模型（Lyman，1985）是为了预测均匀 EBRT 辐射后对整个器官的影响而建立的。通过收集特定终点（即并发症）的临床数据，提出了以下表达来拟合吸收剂量-效应数据：

$$NTCP(D) = \frac{1}{\sqrt{2\pi}} \int_{-\infty}^{t} \exp\left(-\frac{x^2}{2}\right) dx \quad (8\text{-}31)$$

同时，

$$t = \frac{D - TD_{50}}{m \cdot TD_{50}} \quad (8\text{-}32)$$

其中，D 为组织中的均匀吸收剂量（从每次疗程特定的剂量算出）；TD_{50} 为每次相同剂量辐射后固定时间点（如：5 年）50% 患者出现并发症的吸收剂量值，m 为代表量效曲线倾斜率的参数。

针对每种效应（并发症），$TD_{50,5}$ 和参数 m 通过流行病学数据加以实验获得。同样地，根据不同的分级方案、不同的部位或不同的终点，也可以得出相应的曲线，每个曲线都有自己的 TD_{50} 和 m 参数。当器官只有部分辐射时，例如全部体积中只有部分 v 受到辐射影响，而受辐射影响部分的吸收剂量仍为均匀分布，还是可以使用该方法来估计 NTCP（公式 8-31），但前提是使用恰当的 TD_{50} 值。其中 n 为参数。

$$TD_{50}(v) = TD_{50}(1) \cdot v^{-n} \quad (8\text{-}33)$$

作为在部分辐射的情况下，量化器官的行为来计算 NTCP 受辐射体积 V 大小影响的程度。通常，n 限制在 0~1 之间，其中，当 n 值趋于零时，表明 NTCP 受辐射体积变化影响很小，当接近 1 时，则反之。在肝脏中，不同作者发现的 n 值接近 1（0.95~1.1），表明具有明显的容积效应（图 8-4、图 8-6，案例 8-2）。公式 8-33 的幂次法则并非基于生物或生理原则，而是对临床观察数据的数学模拟（Yorke et al.，2001）。

库切尔和伯曼的归约方案（Kutcher and Burman，1989）拓展了莱曼的模型，将其延伸到非均匀分布的辐射情况下，假设组织体积中部分 vf 均匀照射得到吸收剂量 Di。这种情况下,只要应用了有效体积方法或当量均匀剂量(EUD)概念,以及 DVH 归约方法,NTCP 公式(公式 8-31)就仍然可以使用。

使用有效体积方法,可通过公式 8-31 计算出 NTCP。该方法假设均匀剂量等于 DVH 中的最大剂量(D_{max})治疗的组织体积称为有效体积,通过以下方法计算:

$$V_{eff} = \sum v_i (D_i/D_{max})^{1/n} \qquad (8\text{-}34)$$

NTCP 可通过公式 8-31 和公式 8-32 计算,同时 $D=D_{max}$,使用公式 8-33 计算 TD50 (V_{eff}/V_{tot})。

非均匀辐射 $\{v_i, D_i\}$ 可转换为整个器官辐射,其均匀剂量等于 EUD,通过以下方法计算:

$$EUD = \left(\sum v_i (D_i)^{1/n}\right)^n \qquad (8\text{-}35)$$

NTCP 通过公式 8-31 和公式 8-32 计算,假设 D=EUD 和 $TD_{50}(1)$。要将该模型改为应用到放射栓塞上,首先需要计算放射栓塞 BED 剂量体积直方图,然后将吸收剂量值转化为 EBRT 的当量剂量,如公式 8-17 所示。然后,使用新获得的 DVH 计算 EUD 或 V_{eff},最后可通过 EUD/V_{eff} 以及曲线参数($TD_{50,m}$)估计 NTCP,这和使用 DVH 转换的分级方案相同。

最早为莱曼模型参数赋值是 1991 年由 Burman 等人发表的(1991)。他们的研究是基于 Emami 等人(1991)提供的部分肝脏耐受数据。随后,Dawson 等人(2001,2002)以及 Dawson & Ten Haken(2005)提供了更多参数组。最近,正常组织影响临床(正常组织临床作用的定量分析)项目(Pan et al., 2010)的量化分析回顾了辐射肝损伤和剂量 - 体积数据。

需要注意的是,最近外照射 EBRT 治疗中也构思并研发的这一模型,EBRT 可以做到在目标部位产生均匀的辐射,辐射不均匀度在百分之几左右。在放射栓塞中使用

该模型时应注意避免使用与 EBRT 相同的参数(m, TD_{50}),或者至少应该谨慎使用,即使在将放射栓塞吸收剂量恰当地转换成对应的 EBRT 值。这是因为在放射栓塞中的剂量输注可能会十分不均匀,正如第 9 章所述。当只考虑薄壁组织时(这样就能将肿瘤排除时),LKB 模型表现出对无论多小的高剂量区域都具有高敏感型(Yorke et al., 1999),因为放射栓塞中剂量分布的异质性,这可能会导致不切实际的 NTCP 预估值。这将在第 8.4.5.2 节通过实例详细解释(图 8-14 和图 8-15)。

此外,由于动脉中微球分布的方式,放射栓塞中剂量释放的异质性可能出现在微观和宏观两个层面(Walrand et al., 2014b)。因此,即使释放剂量十分均匀,微观不均匀性还是会导致与 EBRT 的不一致,这从治疗后宏观成像也能看出。然而,采用 LKB 模型方式(公式 8-31 和公式 8-32)可拟合放射栓塞的剂量毒性数据,摸索出一系列专门针对放射栓塞治疗的参数,用来为具有相似临床特点、治疗模式、放射量测定规范下进行治疗的患者做预测。

对于 TCP,与此相关的例子可在 Strigari 等人(2010)关于树脂微球 RE 的研究以及 Chiesa 等人(2015)关于玻璃微球的研究中找到。

Strigari 等人(2010)根据不良事件的通用术语标准(CTCAE)将毒性进行分类,所有毒性等级大于或等于 2 的事件均认定为并发症。使用与 BED 值相关的并发症概率观察值计算并描述肝脏平均 BED;通过公式 8-31 进行数据拟合,结果得出的 BED50 估计值等于 93Gy,m 等于 0.28(在部分辐射中,假设 n=1,公式 8-34)。BED50 的这一值大于 EBRT 治疗后报道的后期效应诱导,根据 Emami 等人(1991)的报道为 72Gy,根据 Dawson 等人(2002)的报道为 64Gy。血管系统中微球的分布决定了小体积组织中的高剂

量吸入,可能失去一定的生物效应。

Chiesa 等人(2015)报道了,根据国际指南定义治疗引起的肝脏病变,避免这些可以有效地改善肿瘤进展。他将并发症概率用带有不同放射量测定和放射生物量的函数表示,包括非靶向肝脏组织的平均吸收剂量,以及平均 BED、EUD 和 EUBED;还采取了两组不同的放射栓塞参数(来自 EBRT 经验或通过分析放射栓塞患者数据自行算出)和两种不同的体积勾画方法(SPECT 或者 CT)。通过对这些变量的组合,根据公式 8-31 进行实验数据拟合,最后得出 TD$_{50}$ 和 m 参数。在任何情况下,所得的 TD$_{50}$ 值都要明显大于 EBRT 所采用的值。例如,当考虑吸收剂量时,TD$_{50}$(1)50 范围是 97~106Gy,相比之下,EBRT 值通常小于 50Gy(Dawson & Ten Haken,2005;Pan et al.,2010)。对于使用玻璃微球的放射栓塞,Chiesa 建议使用正常肝组织的平均吸收剂量 75Gy,与之相应的可接受并发症概率为 15%(TD$_{15}$),来指导治疗规划。

8.3.4.2 平行结构模型

结构模型假设器官是由多细胞实体组成,又称为功能性亚单位(FSU)。它根据细胞辐射敏感度以及维持 FSU 功能所需的最少细胞数量,对辐射作出反应。

辐射之后,整个组织并发症的发生取决于不同 FSU 中辐射分布,每个 FSU 的辐射敏感度,以及不同 FSU 如何共同作用确保组织功能。

该模型定义了两个基本结构来代表细胞组织,串联和并联结构。串联结构假设不同 FSU 连续工作,任何一个亚单位受损都会影响整个组织的功能。相反,并联结构假设器官是多个 FUSs 并列工作,每个单位均为独立,并且认为只要受损单位的数量小于固定量,整个组织的功能就能继续运行,这一固定量称为"功能储备"。

对于肝脏,它的功能就被描述成了并联结构(Jackson et al.,1995),接下来我们就将解释这一点。每一个亚单位都有一个剂量反应函数,p(d)表示辐射后给定剂量 d 损害一个亚单位的概率为 p 给出了一个 S 形剂量反应函数来描绘亚单位反应现象:

$$p(d)=\frac{1}{\left[1+(d_{1/2}/d)^{k}\right]} \tag{8-36}$$

其中,$d_{1/2}$ 代表在此剂量下 50% 的亚单位会受损,k 代表剂量反应函数的斜率。

受治疗影响的器官部分 f 可通过健康肝脏微分 DVH 计算。假设器官由许多亚单位组成,这些亚单位独立地对辐射作出反应,并且每一个 FSU 足够小,足以将他们各自的辐射看作是均匀的。同时,当亚单位数量很大时,总损伤已经接近体素的平均伤害,则 f 的值按下式计算:

$$f=\sum_{i} v_{i}p(d_{i}) \tag{8-37}$$

V_i 为剂量的一小部分,接受的剂量为 d_i。

为了计算组织中一小部分 f 的损伤导致并发症的概率,对患者的功能储备分布进行对比。假设通过位移误差函数 H 描述累计分布,功能储备平均值 fr$_{50}$ 和 σ_{fr},则与损伤相关的并发症概率(NTCP)为:

$$NTCP=H(f)$$

$$=\frac{1}{\sqrt{2\pi\sigma_{fr}^2}}\int_{0}^{f}d(fr)\exp\left[-(fr-fr_{50})^2/2\sigma_{fr}^2\right]$$

$$\tag{8-38}$$

换句话说,当一位患者器官部分损伤等于 f,则该患者出现并发症的概率为功能储备低于 f 的人数比例。而模型中的四个参数(d_{50},k,fr$_{50}$ 和 σ_{fr})通过分析经历过 EBRT 的临床并发症数据求得(Jackson et al.,1995)。在置信区间为 68% 前提下,最适合的参数为 fr$_{50}$=0.497 ± 0.043;σ_{fr}=0.047 ± 0.027;d_{50}=(41.62 ± 3.5)Gy,受损部分为 1.5Gy 时;k=1.95 ± 0.77。

Yorke 等人(1999)研究了使用该模型解释玻璃微球放射栓塞后临床观察的可能性，并在正常肝组织的吸收剂量高达 150Gy 时，出现了没有并发症的情况。将该模型应用于放射栓塞时，需要将上述报道的参数 $d_{1/2}$ 通过公式 8-7 和公式 8-9 转换成 BED_{50} 值，并将放射栓塞 DVH 通过公式 8-7 和公式 8-11 转换成 BED 剂量体积直方图。使用这一 BED 值取代公式 8-36 和公式 8-37 中的 d 值。Yorke 等人(1999)发现 T_{rep} 值对 NTCP 的预测影响很大，且只有修复时间很短(<1h)的情况下，才能保证模型与临床资料之间的吻合。其次，还发现当整个肝脏的平均剂量相同，不同的 DVH 会导致 NTCP 预测值大不相同。因此，相关问题就出现了，哪个 DVH 足够描绘放射栓塞期间吸收剂量分布，哪个值会带来急剧的吸收剂量梯度，而这吸收剂量梯度在治疗后形成的 3D 剂量分布图是看不到的。在 Yorke 的研究中(Yorke et al.,1999)，当使用通过射线自显迹法得到的 DVH 来应用并联结构时，在模型参数处于 Jackson 等人(1995)提出的范围内时，模型与临床资料具有一致性。当使用通过叠加到 FSU 结构上的微球分布模拟得到的 DVH 来应用并联结构时，在模型参数更广的范围内时，模型与临床资料也具有一致性。这些作者总结道并联结构足以用来描述肝脏毒性的临床观察，但还需要对微球分布以及损伤修复机制做更深入的调查。

最近由 Walrand(Walrand et al.,2014a, 2014b)提出并在本文第 2 章中描述的剂量-毒性模型，与 Yorke 等人(1999)使用于放射栓塞的并联结构模型具有重要的共性。这些共同特征包括 FSU 概念、将基于 EBRT 的 S 形剂量反应函数使用到单个 FSU 辐照、研发模拟 FSU 结构的微观模型、以微球分布得到小叶水平的剂量分布。Walrand 模型参数来自临床资料，而且显然，也借助了 mSA，使得其能够就树脂和玻璃微球放射栓塞疗法进行预测。

8.4　模型应用及其范例

在放射栓塞中，厂商建议的治疗计划方法基本上都是基于经验，最好情况也只是借助粗略的放射量测定算法(参见第 5 章)。在后面的案例中，就保证肝功能正常提出了一些阈剂量限定值，包括针对玻璃微球的单一划分模型提出了全肝或肝小叶 120Gy 的限定值及针对树脂微球的多划分模型提出了正常肝组织 80Gy 限定值。这些阈值在两种放射栓塞产品的临床试验中都使用了，并且至今仍在使用。

其他研究者则倾向于采用警示性方法，并且已经通过逐步增加剂量的方法实行了可行性研究(Cremonesi et al.,2008；Sangro et al.,2008)。其基本思路是将 EBRT 的约束性条件外推为健康肝组织建立一个吸收剂量限制。最开始应用于全肝放射栓塞治疗中，一个比较适中的限制值为 40Gy(案例 8-1)。在第一个全肝树脂微球临床治疗案例中，所使用的剂量大于 40~50Gy，并出现了肝脏毒性，因此成为首个确定这一限定值的临床案例(Sangro et al.,2008)。

接下来的一步为使用 BED、EUD、EUBED 概念来对比放射栓塞和 EBRT，这些概念用来指导对全肝治疗、肝小叶治疗及多疗程法的阈值定义。鉴于这两种疗法的本质区别，即 EBRT 模型是针对均匀的剂量射送，而放射栓塞的剂量分布通常不论是宏观层面(即核医学成像中的体模层面)还是微观层面都是不均匀的。此外，由于微球数量的差异，树脂和玻璃微球在微观层面的剂量分布方式上展现了很大的不同。树脂微球的低放射能量负载为 0.05kBq/ 球体，其数量更多、在毛细血管中的分布更加有规律，这使得它的剂量均匀性相比于玻璃微球更好。Walrand

（Walrand et al.，2014a）已经对玻璃及树脂微球的微观剂量测定做了详述。

EUD 和 EUBED 两个概念的使用代表了对解释不均匀性的第一步尝试，但他们都局限于宏观层次。在有些情况下，只有微观模型才能更好地描述这些结果，详见第 2 章。

在此，通过一些展示对比 RE 和 EBR 的各个步骤的范例，能使用 EBRT 的证据初步解释 RE 结果。

除非另有说明，本文所有范例均使用以下从文献中采用的放射生物学参数（Dawson & Ten Haken，2005；Cremonesi et al.，2008）。

1. 正常肝组织：$\alpha/\beta=2\mathrm{Gy}$；$T_{1/2\,\mathrm{rep}}=2.5\mathrm{h}$；$T_{1/2\,\mathrm{eff}}=T_{1/2\,\mathrm{phys\,Y-90}}=64.2\mathrm{h}$。

2. 肿瘤：$\alpha/\beta=10\mathrm{Gy}$；$T_{1/2\,\mathrm{rep}}=1.5\mathrm{h}$；$T_{1/2\,\mathrm{eff}}=T_{1/2\mathrm{phys\,Y-90}}=64.2\mathrm{h}$，同时，$T_{\mathrm{av}}=30\mathrm{d}$。

图 8-3a 解释了 BED 曲线作为放射栓塞的吸收剂量与正常肝组织的 EBRT 之间函数，假设 1.5Gy/ 次（Dawson et al.，2002；Pan et al.，2010）。图 8-3b 强调了图 8-3a 低剂量时的趋势，展示了两条曲线在剂量为 D*（约 40Gy）时的交叉。注意，对于 D<D* 时的相同剂量，$\mathrm{BED_{EBRT}}$ 大于 $\mathrm{BED_{RE}}$，这意味着当对普通肝组织的影响相同时，相对于放射栓塞，EBRT 只需低剂量即可，而在 D>D* 时，情况则相反。

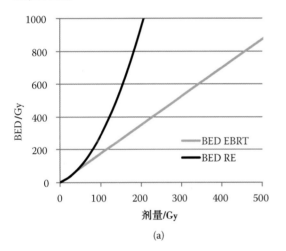

(a)

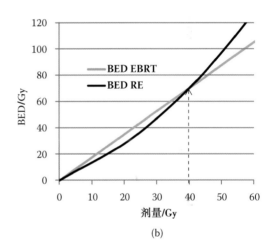

(b)

图 8-3　BED 作为放射栓塞和 EBRT 的吸收剂量函数（a）大剂量间隔时的趋势（最高可到 500Gy）（b）小剂量间隔情况（吸收剂量最高到 60Gy）。D* 代表了 BEDre 和 BEDebrt 值相同时的剂量。当相同剂量小于 D* 时，BEDRE＜BEDEBRT 而当剂量大于 D*，情况相反

案例 8-1　EBRT 外推到 RE 的耐受剂量

在过去的 25 年里，研究人员已经根据正常组织临床作用的定量分析报告给出了 EBRT 治疗后的肝耐受性结果，包含了来自 Emami 等人（1991）的历史数据、Dawson 等人（2002）分析、Pan 等人（2010）的研究。Emami 给出的 EBRT 耐受剂量在表 8-2 中已述，对应的剂量射送为 2Gy/fr，并与 5%（TD$_{5/5}$）和 50%（TD$_{50/5}$）概率联合，5 年内导致严重的肝炎 / 肝衰竭。这些

数值也通过 BED 概念转换成为放射栓塞中相应的吸收剂量。首先 EBRT 吸收剂量通过以下方法转换成 BED（公式 8-7 和公式 8-9）：

$$\mathrm{BED_{EBRT}}=D_{\mathrm{EBRT}}\left(1+\frac{2}{\alpha/\beta}\right)=D_{\mathrm{EBRT}}\left(1+\frac{2}{2}\right)$$
$$=2\cdot D_{\mathrm{EBRT}}=2\cdot D_{\mathrm{EBRT}}$$

通过设 $\mathrm{BED_{EBRT}}=\mathrm{BED_{RE}}$，相应的放射栓塞吸收剂量通过解下列方程式求得，该公式包含了之前算出的辐射生物学参数（公式 8-7

表 8-2   EBRT（TD）剂量为 2Gy/fr 时的吸收剂量耐受（Emami et al.，1991），以及相应的 BED（$BED_{EBRT}=DED_{RE}$）和放射栓塞下的吸收剂量值（D_{RE}）

区域	剂量或 BED/Gy	1/1 全肝辐照	2/3 肝组织辐照	1/3 肝组织辐照
EBRT	$TD_{5/5,EBRT}$	30	35	50
	$TD_{50/5,EBRT}$	40	45	55
EBRT = RE	$BED_{5/5,EBRT}=RE$	60	70	100
	$BED_{50/5,EBRT}=RE$	80	90	110
RE	$D_{5/5,RE}$	36	40	51
	$D_{50/5,RE}$	44	48	54

和公式 8-11）：

$$BED_{EBRT}=BED_{RE}=D_{RE}\left(1+\frac{D_{RE}\cdot T_{rep}}{(T_{rep}+T_{eff})\cdot \alpha/\beta}\right)$$

$$=D_{RE}\left(1+\frac{D_{RE}\cdot 2.5}{(2.5+64.2)\cdot 2}\right)=D_{RE}\left(1+\frac{D_{RE}}{53.4}\right)$$

2/3 和 1/3 肝组织辐照对应的 EBRT 耐受剂量值可能能够用来分别指导右叶和左叶的放射栓塞治疗。

或者，若将全肝放射栓塞治疗的吸收剂量阈值设为 40Gy，EBRT 中相应的 BED 和吸收剂量则应为：

$$BED_{RE}=D_{RE}\left(1+\frac{D_{RE}}{53.4}\right)=40\cdot\left(1+\frac{40}{53.4}\right)=70Gy$$

$$BED_{RE}=BED_{EBRT}=70Gy=2D_{EBRT}\,thus,\,D_{EBRT}=35Gy$$

案例 8-2   Lyman NTCP 曲线求得 EBRT 并外推出 RE

Dawson 等人（2002）使用 LKB NTCP 模型将得到的临床结果代入 1.5Gy 的 EBRT 治疗方案中，即一天两次，每次 1.5Gy，全肝照射以及部分肝组织照射（Lyman，1985；Kutcher and Burman，1989）。在全肝辐照治疗中，拟合得出的参数值为：$TD_{50}(1)=43.3Gy$，m=0.18，n=1.1。在 1/3 和 2/3 肝组织辐照治疗中，公式 8-33 得出：

$TD_{50}(2/3)=43.3\cdot(2/3)^{-1.1}=67.6Gy$，同时，$TD_{50}(1/3)=43.3\times(1/3)^{-1.1}=145Gy$。

值得注意的是，这些数值是基于 1.5Gy/fr 治疗方案，不能直接和 Emami 的数值作对比，需要先通过 BED 概念进行恰当的转化，因为每次治疗的剂量存在差异（Emami：2Gy/fr；Dawson：1.5Gy/fr）。同样的，放射栓塞对应的 NTCP 曲线也是通过将 EBRT 剂量用 BED 转化而来的，例如：$D_{EBRT}=30Gy$，不能直接和 Emami 的数值做对比，需要先通过 BED 概念进行恰当的转化，因为每次治疗的剂量存在差异（Emami：2Gy/fr；Dawson：1.5Gy/fr）。同样的，放射栓塞对应的 NTCP 曲线也是通过将 EBRT 剂量用 BED 转化而来的，例如：$D_{EBRT}=30Gy$，

$$BED=D_{EBRT}\left(\frac{dose/fr}{\alpha/\beta}\right)=30\left(1+\frac{1.5}{2}\right)=52.5$$

$$=D_{RE}\left(1+\frac{D_{RE}\cdot T_{rep}}{(T_{rep}+T_{eff})\cdot \alpha/\beta}\right)$$

$$=D_{RE}\left(1+\frac{D_{RE}\cdot 2.5}{(2.5+64.2)\cdot 2}\right)$$

$$=D_{RE}\left(1+\frac{D_{RE}}{53.4}\right)$$

因此，

$D_{RE}=\{[(26.7)^2+53.4\times BED]^{1/2}\}-26.7=33Gy$ 等等。

图 8-4 展示了 Lyman 模型的 NTCP 曲线,作为 EBRT 和放射栓塞吸收剂量的函数,而图 8-5 为 NTCP 曲线作为 BED 函数。2/3、1/3 辐照肝脏体积曲线可分别运用在全肝、右叶及左叶辐射。

在涉及部分肝体积 v 的超选择性治疗中,NTCP 的估算可在计算相应的 $TD_{50}(v)$ 值(公式 8-33)或在使用 $TD_{50}(1)$ 值计算 EUD(公式 8-35)后进行。以一次放射性栓塞治疗举例,若 100g 的正常肝组织受到辐射,平均吸收剂量为 150Gy,肝总质量为 2 100g,则:

$$BED = D_{RE} + D_{RE^2}/53.4 = 150(1+150/53.4)$$
$$= 150 \cdot (1+0.018\ 7 \cdot 150) = 572Gy$$

与之相对应的 EBRT 剂量为(假设每次剂量为 1.5Gy/fr):

$$D_{EBRT} = EQ_{1.5} = BED/(1+1.5/2) = 327Gy$$

并且该 EUD 为 $(100/2\ 100) \times D_{EBRT} = 0.048 \times 327 = 15.6Gy$,因此 NTCP 在此案例中为 0。

对于这种小质量肝组织放射损伤,相应的 TD 值为:

$$TD_{50}(100/2\ 100) = 43.3 \times (0.048)^{-1.1} = 1\ 233Gy$$
$$TD_5(100/2\ 100) = 30.5 \times (0.048)^{-1.1} = 868Gy$$

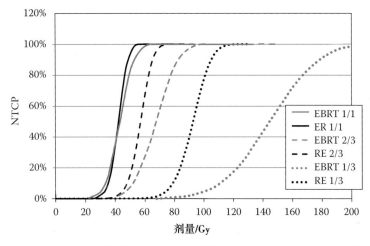

图 8-4　NTCP 曲线,作为 EBRT 和放射栓塞全肝及部分肝组织辐射吸收剂量函数。假设辐照组织中的剂量分布均匀。实线代表全肝辐射(1/1),短划线代表 2/3 肝脏体积辐射,虚线代表 1/3 肝脏体积辐射。黑粗线表示放射栓塞,灰线代表 EBRT

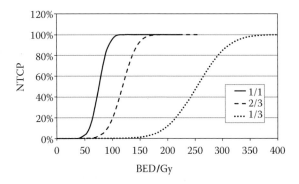

图 8-5　NTCP 曲线,作为 BED 函数。假设剂量均匀分布。实线代表全肝辐射(1/1),短划线代表 2/3 肝脏体积辐射,虚线代表 1/3 肝脏体积辐射

这分别与 RE 中 314 和 259Gy 的吸收剂量相对应。

这表明在这种极端情况下,当非常小量的肝组织部分涉及时,可耐受的吸收剂量也许会非常高。这反映了若一定大小的正常肝组织没有损伤时,在选择性 / 超选择性的案例中可以利用放射栓塞治疗来代替肝切除手术,同时保证没有副作用。这得益于肝脏非凡的恢复能力,正如在第 6 章中所说的。基于手术切除的研究已经确认,对于没有慢性肝病的患者,保持肝功能的必要肝脏最小残余量大约为 40%(Kubota et al.,1997)。这一数字表明了安全辐射治疗肝脏 1/3(33%)的潜力(如:肝左叶)。这与 Lyman 模型中放射栓塞曲线中高剂量潜在风险之间有明显差异(图 8-4 和图 8-5 曲线"1/3")。但是,放射栓塞的临床经验似乎确认了当小部分肝组织,甚至是肝左叶,接受高剂量时均没有损伤。因此,Lyman 模型对于部分肝或者整个肝左叶治疗来说也许太过保守。

关于 Lyman 模型在 EBRT 中所提供的结果还要强调的最后一点是,若原发性和转移性肿瘤之间存在差异,可能会得到两个不同的曲线。每个曲线由一组不同的参数代表。对于 HCC,m=0.12,n=0.97,且 TD$_{50,EBRT}$ 为 40Gy(primary tumor);对于转移瘤(继发性肿瘤,在全肝辐照中,m=0.18,n=1.1,且 TD$_{50,EBRT}$ 为 46Gy。这些值表明与 HCC 相比,转移瘤在高剂量下,NTCP 曲线发生了位移或轻微变形。考虑到 HCC 患者的正常肝组织经常存在低肝功能储备的情况,这是可以预料到的。

由这些参数生成的 NTCP 曲线在图 8-6 中已说明,包含了外推到放射栓塞的相应曲线,其中,全肝辐射情况下,TD$_{50,RE}$ 值为 40Gy,在转移瘤中,为 44Gy。

总之,以上已经提供了关于如何将 NTCP Lyman 模型中涉及的 EBRT 参数 / 剂量值转换为相应的放射栓塞数值的范例。

值得强调的是,将数值从 EBRT 转换为放射栓塞值的这一方法只能是一种参考指导,对于想要保证安全性的放射栓塞治疗计划也许有帮助。然而,由于两种照射方式之间存在差异,必须注意这种模型存在一些限制。例如,在一些实例中,Lyman 模型预测,即使是将向小部分肝组织中射入高剂量也会导致高毒性(图 8-4,案例 8-2;图 8-11 和图 8-13),而这与临床观察结果不一致。而其他的模型能够解释当涉及很小肝组织治疗时无毒性反应的情况,见图 8-8 和图 8-9 以及案例 8-4。

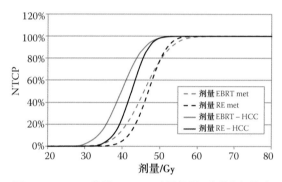

图 8-6　NTCP 曲线 vs HCC(黑粗线,实线)和转移瘤(黑粗线,短划线)的 EBRT 吸收剂量,以及 HCC(灰实线)和转移瘤(灰短划线)放射栓塞曲线

因此,由于临床安全资料已经有很多了,应该基于放射栓塞放射量测定和临床资料进行相关研究,而不是通过 EBRT 推断。应该可以从 NTCP 模型中能推导出适合剂量值。

案例 8-3　多疗程方法和线性二次模型

在全肝放射栓塞治疗出现了第一个肝脏毒性的临床案例后,大家就开始研究更为温和保守的方法。除了肝叶疗法及选择性栓塞疗法,也提出了多疗程策略,如有足够的时间间隔,以便恢复肝损伤。大多数情况下,临床医生都会选择较长的时间间隔(如:至少 1 个月),来使临床指标恢复,肝功能恢复,再继续后续的治疗疗程。

对正常肝脏,放射生物学模型可以模拟

将治疗划分为不同疗程,每个疗程剂量不同所带来的不同影响;然而,该模型并没有办法模拟两个疗程之间的时间间隔或总治疗时间。对于肿瘤组织,总治疗时间考虑入了再生模型中(公式 8-14)。

通常,当治疗有多个不同疗程组成(N),每个(i)疗程对正常肝组织给定一个吸收剂量 Du,为肿瘤给出 DTi,而总 BED(BEDL 为正常肝组织,BEDT 为肿瘤)则为每个疗程 BED 值的总和。

$$BED_L = \sum_i BED_i = \sum_i D_{Li}\left(1+\frac{D_{Li} \cdot T_{rep}}{(T_{rep}+T_{eff}) \cdot \alpha/\beta}\right)$$

$$= \sum_i D_{Li}\left(1+\frac{D_{Li}}{53.4}\right)$$

$$BED_T = \sum_i BED_{Ti}$$

$$= \sum_i \left| D_{Ti} \cdot \left(1+\frac{D_{Ti} \cdot T_{rep}}{(T_{red}+T_{eff}) \cdot \alpha/\beta}\right) \right.$$
$$\left. -K \cdot T \right|$$

在转移瘤的一般情况下(a=0.3Gy-1),两个疗程之间的时间间隔 30d:

$$BED_T = \sum_i \left| D_{Ti} \cdot \left(1+\frac{D_i \cdot 1.5}{(1.5+64.2) \cdot 10}\right) - \frac{0.693}{0.3 \cdot 30}T \right|$$

$$= \sum_i (D_{Ti} \cdot (1+D_{Ti} \cdot 0.002\ 3)) - 2.3 \cdot (N-1)$$

其中,KT=2.3Gy 代表肿瘤再生的影响(即"浪费的剂量")。因此,至少从参数来看,浪费剂量的低数值看起来不会对肿瘤反应有太大的影响。另外一种情况下,如果我们治疗 HCC,假设 α=0.01Gy^{-1},则再生因子要高得多,KT=0.693/0.01 × 30/30~69Gy。

若治疗是在制定治疗计划时期就安排好要划分成几个疗程,可以使用这一模型。或在治疗中,并非术前规划,也可以利用这一模型为第一次放射栓塞治疗后需要再次治疗的情况下来做计划。然而,与通常需要三个及以上疗程的核素放射性疗法相比,放射栓塞的一般经验表明,2 个疗程最具有临床可行性。

以下描述了三个例子(例 1、2、3),分别为 2 个疗程的全肝、肝左叶、肝右叶治疗,假设三者均输注相同的放射活度以及均匀的剂量分布。需要回答的问题包括,如何在固定剂量下减少肝脏受的辐射损伤,或固定肝脏副作用(BED)的时候如何增加肿瘤辐射效应,来分析全肝以及小叶方法的优势。以下例子中应用了 Lyman(或 LKB)模型,来得出 NTCP 预测。

例 1(表 8-3):

2 个疗程的全肝放射栓塞治疗,正常肝组织接受 22Gy/疗程。将之与摄入总剂量 44Gy 的单一治疗做对比。

在单一治疗中,BED$_L$=44 × (1+44/53.4)=80Gy,而两个疗程治疗中,BED$_L$=2 × 22 × (1+22/53.4)=62Gy;BED 减少约 18Gy(30%)。在每个疗程中 EQ$_{1.5}$=31.1/1.75=18Gy,因此总 EUD=2 × EQ$_{1.5}$=36Gy,相应 NTCP 为 16% 而单一治疗方法的 46Gy EUD 值相应的 NTCP 为 62%。因此,使用两个疗程治疗法在避免正常肝组织损伤上具有明显优势。

例 2(表 8-4):

这一例子中,肝左叶放射栓塞治疗为两个疗程,正常肝组织每次接受 45Gy/疗程剂量。将之与摄入总剂量 90Gy 的单一治疗做对比。

计算过程与上述一致,但多了对 EUD 的估计,两个疗程为 EUD=V$_1^n$(EQ$_{1.5,1}$)+V$_2^n$(EQ$_{1.5,2}$)=2 × (0.33)$^{1.1}$ × 47.4=28Gy

单一治疗为 EUD=V^n(EQ$_{1.5}$)=0.33$^{1.1}$ × 138.2=41Gy。

同样,在这一例中,两次疗程方案对正常肝组织具有明显优势,BED 和 EUD 减少约 46%(BED 为 23Gy,EUD 为 13Gy),相应的 NTCP 从 40% 高概率降低到了可接受的 3%。

例 3(表 8-5)

表 8-3　两疗程全肝治疗的放射生物数量与相同总吸收剂量为 44Gy 的单一疗程对比（例1）

例1全肝	第一疗程	第二疗程	单一治疗
体积 %	100%	100%	100%
Dose RE/Gy	22	22	44
BEDi/Gy	31	31	80.3
EQ1.5,i = EUDi/Gy	18	18	46
EUD tot/Gy	36（△ = −29%）		46
BED tot/Gy	62（A = −29%）		80
NTCP%	16%		63%

表 8-4　两疗程肝左叶治疗的放射生物数量与相同总吸收剂量为 90Gy 的单一疗程对比（例2）

例2肝左叶	第一疗程	第二疗程	单一治疗
体积 %	33	33	33
Dose RE/Gy	45	45	90
BE Di/Gy	83	83	242
EQ1.5J/Gy	47	47	138
EUDi/Gy	14	14	41
EUD tot/Gy	28（△ = −6%）		41
BED tot/Gy	50（A = −46%）		72
NTCP/%	3%		40%

表 8-5　两疗程肝右叶治疗的放射生物数量与吸收剂量总量同样为 48Gy 的单疗程治疗（例3）对比

	例3肝右叶	第一疗程	第二疗程	单一治疗
肝	体积 %	67	67	67
	Dose REj/Gy	30	30	48
	BED//Gy	46	46	91
	D_{tot} RE/Gy	59（+23%）		48
	EQ1.5,i/Gy	26	26	52
	EUD//Gy	17	17	34
	EUD_{tot}/Gy	33.5		33.5
	NTCP%	10%		10%
肿瘤	Dose RE,//Gy	92	92	150
	BEDi/Gy	112	112	201
	D_{tot} RE/Gy	185（A=23%）		
	$BED_{tot/Gy}$	221（A=10%）		201

这一案例描绘了肝右叶放射栓塞治疗，两个疗程，每疗程的剂量由固定正常肝组织总放射剂量来反算。假设 BED 与吸收剂量为总量 48Gy 的单一治疗相同。

肝叶单一疗程总剂量为 48Gy 时，BED=48×（1+48/53.4）=91Gy；将其分为两个疗程后，BED=46Gy/疗程，相应剂量为 30Gy/疗程。对于肝脏影响（风险）相同时，对比累积剂量 59Gy 的肝叶与 48Gy 的单一治疗，表明累积放射活度可以增长 23%，因此肿瘤剂量也增长。

为了量化肿瘤的影响，考虑单一治疗方法中，输注肿瘤的剂量 D_T=150Gy。若使用之前求得的每疗程剂量增长，得到每疗程剂量为 $D_{T,1cycle}$=92Gy/疗程。设两疗程时间间隔为 30d，再生项为 TK=2.3Gy，单一治疗方案中，相应的 BED 值为 BED_T=150×（1+150×0.002 3）=201Gy，两疗程治疗方案下，为 $BED_{T,tot}$=2×92.3×（1+92.3×0.002 3）×2.3=221Gy。

因此，D_T 增长为 20Gy，相应的 BED 增长为 23%。

图 8-7 说明了当放射栓塞分为两个或三个疗程时，其肝脏内摄入的吸收剂量可能会出现累积剂量增长的情况。尽管三疗程在临床上不实际，但可以通过模型了解分割对疗程能带来的获益有个大概的了解。

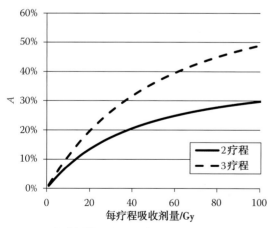

图 8-7　当放射栓塞分为两个或三个疗程时，肝脏内可能的累积吸收剂量增长

案例 8-4　各种模型比较

之前描述的各种根据 EBRT 经验中一些有用信息外推的模型（Lyman）可以得到对放射栓塞反应的初级模拟。正如之前所证明的，在某些情况下，这一模型可能导致不可信的预测。其他模型可能更适合描绘临床资料的结果。

在后面的讨论中，考虑了 LKB、并联结构及 Walrand 模型，对比了他们在范例中的预测，并注重了每个模型里包含的容积效应。特别是考虑小部分肝组织的辐照，以及树脂和玻璃小球的不同，玻璃小球的特点是高耐受性和低灵敏度。

为了简便，假设正常肝组织的体积分率 v 中的剂量分布均匀，需要应用到不同模型中的参数包含以下：

Lyman 模型：

$$EUD=v^n \times D$$

$$NTCP=\frac{1}{2}-\frac{1}{2}erf\left[\frac{EUD-TD_{50}}{mTD_{50}\sqrt{2}}\right]$$

当 n=1.1，m=0.18，TD_{50}=43Gy，erf=error 函数 $=\frac{2}{\sqrt{\pi}}\int_0^x e^{t^2}dt$

并联结构模型：

$$NTCP=\frac{1}{2}\cdot[erf(a)+erf(b)] \quad if f>0.497 \text{ or}$$
$$NTCP=\frac{1}{2}\cdot[erf(a)-erf(b)] \quad if f>0.497$$

其中 $f=v/(1+d_{50}/D)^k$ 为器官损伤的比：

$$a=\frac{fr_{50}}{\sigma_{fr}\sqrt{2}}=7.48$$

$$b=\frac{f-fr_{50}}{\sigma_{fr}\sqrt{2}}$$

拟合参数为：fr_{50}=0.497，σ_{fr}=0.047，d_{50}=43Gy（RE 中的吸收剂量），k=3。最后两个参数通过设置参数获得，同样的 $BED=D_{EBRT}\cdot E_{rel,EBRT}=D_{RE}\cdot E_{rel,RE}$，$p(D_{EBRT})=p(D_{re})$。

Walrand 模型

$$NTCP=1/(1+TD_{50}/D)^\gamma$$

其中，

$$TD_{50}=(25.2+22.1\cdot(1-\exp(-2.74\cdot msA)))/(v-0.4)^{0.584}$$

$$\gamma=13.7\cdot(v)^2+30.6\cdot v-8.41$$

D 为平均剂量(忽略不均匀性),msA 为微球层面放射活度(树脂微球为 0.05kBq,玻璃微球为 2.5kBq)。

图 8-8 为并联结构模型下的 NTCP 曲线,作为剂量 D 与不同大小肝组织的均匀照射的函数。同样的,图 8-9a 和图 8-9b 为 Walrand 模型下的 NTCP 曲线,msA 为 0.05kBq(树脂球,图 8-9a)以及 kBq(玻璃球,图 8-9b)。尽管存在不同,两个例子中的容积效应还是十分明显,且当照射体积小于总容积的 40% 时,无论吸收剂量如何,两个例子 NTCP 预测均为零。因此,当照射体积小于总体积的 40% 时,本文

将不予以讨论,因为只有 Lyman 模型仍然曲线不归零,仍然预测高剂量时的毒性反应。

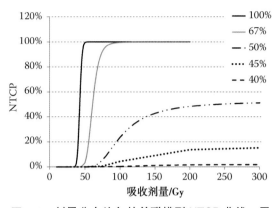

图 8-8　剂量分布均匀的并联模型 NTCP 曲线。黑粗线为正常肝脏全部体积,灰线为正常肝脏的 67%,点划线为正常肝脏的 50%,虚线为正常肝脏的 45%,短划线为正常肝脏的 40%

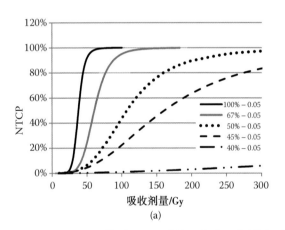

(a)

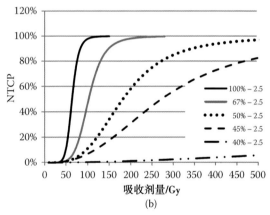

(b)

图 8-9　Walrand 模型 NTCP 曲线。作为平均剂量函数,不考虑均匀性。黑粗线为全部肝脏体积,灰线为正常肝脏的 67%,虚线为肝脏的一半,短划线为正常肝脏的 45%,点划线为肝脏的 40.1%。(a)msA=0.05kBq(树脂球)的曲线;(b)msA=2.5kBq(玻璃球)的曲线

尤其是,一个已经讨论过的关于肝左叶的放射栓塞例子中,Lyman 模型依然得出了可能的并发症风险(图 8-4 和图 8-5,两者均为 1/3 肝脏体积)

8.4.1　均匀辐照假设下的 NTCP 预测

图 8-10 直接对比了 67%(图 8-10a)以及

50%(图 8-10b)正常肝组织、剂量均匀分布时不同模型的 NTCP 曲线。有趣的是,0.05kBq 的 Lyman、Parallel 和 Walrand 模型在肝脏组织为 67% 的情况下十分相似。而 2.5kBq 的 Walrand 模型与树脂球相比,表现出了更高的耐受性,这与临床观察结果一致。相反,当组织体积更小时,例如照射 50% 正常肝脏组织,不同模型的预测则出现分歧。

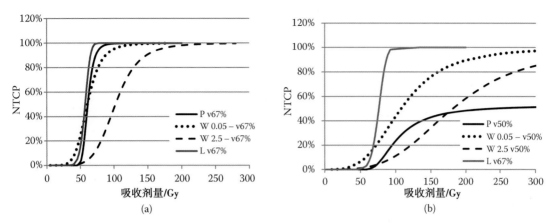

图 8-10　剂量均匀分布假设下不同模型的 NTCP 曲线。范围为从正常肝组织的 67%（a）到 50%（b）。黑粗线代表并联结构模型，灰线代表 Lyman 模型。虚线和短划线分别为 0.05kBq 和 2.5kBq 微球时 Walrand 模型

表 8-6　几个代表性案例使用不同 NTCP 模型时的参数、吸收剂量（均匀）及风险评估

肝脏辐照部位		全肝				肝右叶			肝左叶		部分组织
案例		1A	1B	1C	1D	2A	2B	2C	3A	3B	4B
图例		WL27	WL40	WL58	WL80	RL37	RL50	RL105	LL37	LL80	S250
涉及的 NTLV%		100%	100%	100%	100%	67%	67%	67%	33%	33%	10%
NTL 剂量 /Gy		27	40	58	80	37	50	105	37	80	250
LKB 模型	EUD（RT）	23	40	69	114	23	35	153	11	40	61
	NTCP	0%	34%	100%	100%	0%	16%	100%	0%	33%	99%
并联结构	损伤 V%	20%	45%	71%	87%	26%	41%	64%	13%	30%	9%
模型	NTCP	0%	14%	100%	100%	2.8%	100%	0%	0%	0%
Walrand	TDso	38	38	38	8	61	61	61	n.e.	n.e.	n.e.
模型 msA	NTCP	5%	62%	97%	100%	5%	24%	96%	0%	0%	0%
0.05kBq											
Walrand	TD50	63. 7	64	64	64	102	102	102	n.e.	n.e.	n.e.
模型 msA	NTCP	0%	2%	31%	87%	0%	1%	54%	0%	0%	100%
2.5kBq											

　　WL27、WL40、WL58、Wl80zz 分别为平均剂量为 27、40、58、80Gy 的全肝脏体积；RL37、RL50、RL105，分别为平均剂量为 37、50、105Gy 的肝右叶；LL37、LL80 分别表示平均剂量为 37、80Gy 的肝左叶；S250 为平均剂量为 250Gy 的肝段；V% 为肝脏体积 %，mSA（0.05kBq 为树脂微球，2.5kBq 为玻璃微球）；n.e. 为无评价；NTL 表示正常肝脏

表 8-6 总结了三个 NTCP 模型,在均匀剂量假设下,从几个具有代表性的案例中总结了参数、吸收剂量、和风险估计。尤其是,案例 1A-D 代表了全肝治疗中,肝细胞组织输注不同剂量的情况:当剂量为 27Gy 时,所有模型预测无毒性:为 40Gy 时,一些学者认为这是可能出现毒性的阈值(Cremonesi et al.,2008);为 58Gy 时,不同模型出现不同毒性概率;而 80Gy 是树脂球操作手册建议的一个安全限值。

案例 2A-C 考虑了不同剂量的肝右叶辐射。当为 37Gy 时,表示安全,50Gy 时,为可接受风险,当为 105Gy 时,所有模型均预测为高风险。案例 3A 和 3B 为不同剂量肝左叶治疗。当为低剂量 37Gy 时,所有模型均预测无风险,当为 80Gy 时,大部分模型均预测无风险。只有 Lyman 模型显示了不忽略的风险。最后,案例 4 报道了部分肝高辐照(250Gy)下的毒性预测。

表 8-6 为详细信息,而图 8-11 为结果的直观比较。

对于全肝治疗,所有模型的最大风险预测值为 80Gy。

另外一个最大风险预测值为 58Gy,除了毒性已降低的玻璃微球外。注意,当剂量为 40Gy,甚至 27Gy 时,树脂微球 Walrand 模型的风险值高于其他所有模型。实际上,大体积肝脏的低剂量照射下,辐照体积树脂球 Walrand 模型比 Lyman 模型更加保守。这一关系在 50Gy 以下的肝右叶放射栓塞中也可以看到(图 8-10a)。此外,在低剂量 50% 肝脏辐照中,这一模型预测 NTCP 值,比其他所有模型都高,直到 ~65Gy。然而,在高剂量下,所有模型就比较一致。例如,在右叶放射栓塞中,剂量为 105Gy 时,所有模型均显示不可接受的风险,玻璃微球风险水平略低,但是均高于临床可接受水平(54%)。最后,总结如下,肝左叶放射栓塞和部分肝治疗方法中,只有 Lyman 模型预测存在风险,有时 NTCP 值高达 100%。然而,Lyman 模型在肝左叶和部分肝放射栓塞中不可靠。

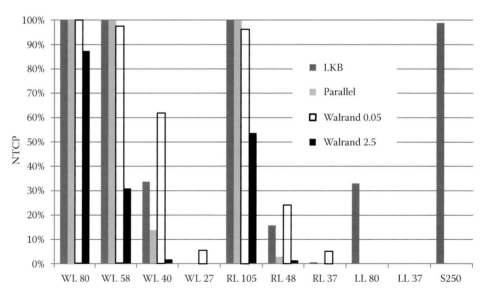

图 8-11 不同模型的 NTCP 预测。包含 Lyman 模型(深灰柱),并联结构模型(浅灰柱),Walrand 模型中 msA 为 0.05(白色柱)以及 msA 为 2.5(黑色柱),根据表 8-6 中的案例(WL80f、WL58、WL40、WL27 分别指均匀分布剂量为 80、58、40 以及 27Gy 的全肝;RL105、RL48、RL37 分别指带有均匀分布剂量 105、48 以及 37Gy 的肝右叶辐照;LL80f LL37 分布指带有均匀分布剂量 80 和 37Gy 的肝左叶辐照;S250 指带有均匀分布剂量 250Gy 的肝段辐照)

8.4.2 非均匀照射临床案例 NTCP 预测

临床中,治疗后成像显示的剂量分布总是为非均匀分布。为了在模型中包含这种不均匀性,需要得出 $DVH\{v_i, D_i\}$,并在 Lyman 模型中使用:

$$EUD = (\sum_i v_i \cdot (D_i)^{1/n})^n s$$

并联结构模型中受损器官的比率为:

$$f = \sum_i v_i / (1 + 43/D_i)^3$$

有趣的是,Walrand 模型仅仅需要计算治疗部位的平均吸收剂量,并不需要考虑宏观吸收剂量均匀性。

以下,通过四位患者的剂量体积直方图比较了不同模型的预测值。患者 1 和 2 接受了右叶放射栓塞治疗,并且治疗部位的平均剂量相似(分别为 48Gy44Gy),但剂量分布不同,因此 NTCP 不同。患者 3 接受了右叶放射栓塞治疗,平均剂量为 105Gy。患者 4 接受了左叶治疗,平均剂量为 80Gy。图 8-12a 和 8.12b 分别为患者 1 和 4 的 DVH。表 8-7 使用收集了每个模型的预测结果,使用平均剂量,而非均匀剂量。图 8-13 直接比较了 NTCP 预测值。

图 8-14 比较了患者 1、3、4 的 NTCP 预测值,用来解释治疗后成像观察到的不均匀性(患者 1:RL Dm48;患者 3:RL Dm105;患者 4:LL Dm80)。忽略不均匀性,即接受剂量均匀分布的假设,将之等同于平均吸收剂量(患者 1:RL,D48;患者 3:RL,D105;患者 4:LL,D80)。

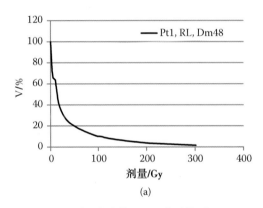

(a)

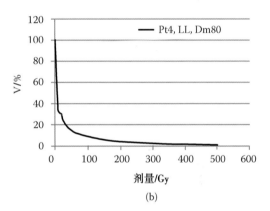

(b)

图 8-12　患者 1(a)的 DVH,右叶接受了 48Gy 平均剂量(Pt1z RLf 48Gy);患者 2(b),左叶接受了 80Gy 平均剂量(Pt4,LLZ 80Gy)

表 8-7　基于患者 DVH 的不同模型 NTCP 预测值

肝脏辐照部位		肝右叶			肝左叶
患者及图注(图 8-13)	Pt1	Pt2	Pt3	Pt4	
	RL,Dm48	RLr,Dm44	RL,Dm105	LL,Dm80	
受影响的 NTL/V%	67	67	67	67	
NTL 平均剂量 RE//Gy	48	44	105	80	
LKB 模型　　EQ1.5(EBRT)	70	55	252	86	

续表

肝脏辐照部位				肝右叶		肝左叶
	EUD（EBRT）	60	48	216	68
	NTCP	98%	73%	100%	100%
并联结构模型	损伤 V%	22%	22%	36%	16%
	NTCP	0%	0%	0%	0%
Walrand 模型	50	61	61	61	n.e.
（0.05kBq）	NTCP	20%	20%	96%	0%
Walrand 模型	50	102	102	102	n.e.
（2.5kBq）	NTCP	1%	1%	54%	0%

Pt1，RL，Dm48= 患者 1，肝右叶辐射的平均剂量为 48Gy；Pt2，RL，Dm44= 患者 2，肝右叶辐射平均剂量为 44Gy；Pt3，2/3，Dm105= 患者 3，肝右叶辐射平均剂量为 105Gy；Pt4，1/3，Dm48= 患者 4，肝左叶辐射平均剂量为 80Gy；当 1.5Gy/fr 时，EQ1.5 为相应的 EBRT 剂量；V% 为肝脏体积 %；mSA（树脂微球 0.05kBq，玻璃微球 2.5kBq）；NTL 正常肝脏；n.e. 为无评论

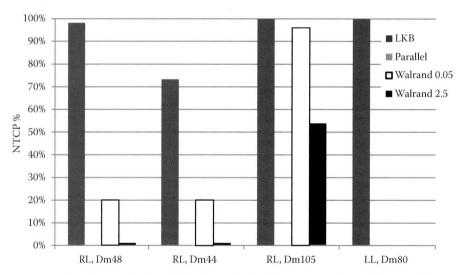

图 8-13   四位患者的 NTCP 预测值对比。患者 1（RL，Dm48：右叶，平均剂量 48Gy），患者 2（RL，Dm44：右叶，平均剂量 44Gy），患者 3（RL，Dm105：右叶，平均剂量 105Gy），以及患者 4（LL，Dm80：左叶，平均剂量 80Gy）。深灰柱表示 lymand 模型；浅灰柱表示并联结构模型；白色柱为 msA=0.05kBq 时的 Walrand 模型；黑色柱为 ms A=2.5kBq 时的 Walrand 模型

如前所述，无论是否有均匀性，Walrand 模型的预测值都相同。当使用其他模型时，直方图显示了不均匀性的典型影响。当为右 叶组织时，平均剂量为 105Gy 时，如果考虑剂量非均匀性并联结构模型从 100%NTCP 的预测，变成治疗可行。然而，Lyman 模型由

于其保守特性,一直预测 100%NTCP,尤其是高剂量时。但是,另外两个例子 Lyman 模型却带来了出乎意料的结果:在肝左叶放射栓塞中,平均剂量为 80Gy 时,均匀分布剂量 EUD 为 34Gy;但考虑不均匀性时,EUD 达到了约 68Gy。

这也许说明可以对剂量均匀分布以及非均匀分布高风险情况中进行可行性的预测。这与在 105Gy 和 48Gy 的右叶并联结构模型中观察到的信息相反。Lyman 模型的预测也与临床观察结果不符,这表明不均匀高发区域的平均剂量会增高,而且会降低整体损伤和 NTCP。

图 8-15通过显示BED 和 EQ$_{1.5}$(在 1.5Gy/fr 时,释放的 EBRT 相应剂量)作为的放射栓塞剂量函数,能帮助解释这一点。计算 EUD 需要将每个体素中放射栓塞吸收剂量转换成相应的 EBRT 剂量(通过 BED)。然而,真实患者的 DVH 在放射栓塞后会显示出高剂量(如:患者 1 高达 300Gy,RL,Dm48;患者 4 高达 500Gy,LL,Dm80),这与极高剂量的 EBRT 相对应。例如,放射栓塞中的 200Gy 应与 EBRT 中的 1 000Gy 相对应,放射栓塞中的 500Gy 与 EBRT5 000Gy 相对应。Lyman 模型的有效性是由小均匀剂量下的经验推导的,可能只适用于小剂量的 EBRT,同时不均匀性不能太大。

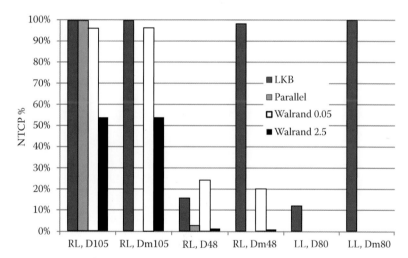

图 8-14　不同体模的 NTCP 预测考虑了不均匀性或接受均匀剂量为平均吸收剂量的假设,不同患者数据。患者 1(RL,D48:右叶,均匀分布剂量48Gy;RL,Dm48:右叶,相同平均剂量48Gy,但考虑不均匀性),患者 3(RL,D105:右叶,均匀分布剂量105Gy;RL,Dm105:右叶,相同平均剂量105Gy,但考虑不均匀性),以及患者 4(LL,D80:左叶,平均剂量80Gy;LLfDm80:左叶,相同平均剂量80Gy,但考虑不均匀性). 深灰柱表示 Lyman 模型(LKB):浅灰柱表示并联结构模型;白色柱为 msA=0.05kBq 时的 Walrand 模型;黑色柱为 ms A=2.5kBq 时的 Walrand 模型

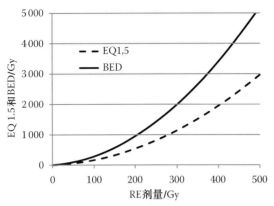

图 8-15   BED 和 EQ1.5 曲线，作为放射栓塞剂量的函数。实线表示 EBD，短划线表示 EQ1.5，即，在 1.5Gy/fr 时，释放的 EBRT 剂量

8.5   临床应用总结

本部分的目的在于总结之前部分描述的放射生物学问题，并就其对放射栓塞临床实践的影响提供剖析。医用物理学家和科学家能够应用上述提及的放射生物学模型来帮助临床方案，以下将提出的更为广泛的概念。希望可以帮助其他放射栓塞治疗团队成员，包括介入放射科医生以及核医学医师。

1. 肝肥大和可切除性手术   经验表明若肝组织部分被栓塞（即血液循环受阻）甚至被切除后，能够再生。治疗前门静脉柱塞就利用了肝脏的这一特性来提高肝切除术的疗效，这能人为地增加余肝体积。最后的结果表明肝部分切除术后，并发症 / 肝功能不全的发生率下降。

有许多手术研究都对肝可切除性进行了探讨，尤其是为避免肝损害或肝衰竭而必需的最小肝保留体积。文献报道到，在许多大型肝切除术中，关于保留体积讨论如下：（1）≤20% 会导致肝功能正常患者的高并发症风险（Chun et al.，2008；Lin et al.，2014；Truant et al.，2015；Vauthey et al.，2000）；

（2）≥40% 应该能保障无慢性肝患者的安全（Kubota et al.，1997）；（3）≤40% 会对接受大量化疗的患者，55% 会对慢性肝病的患者带来极大风险（Narita et al.，2012；Lin，2014）。这些指南可适当用于部分肝脏放射栓塞中（见以下第 4 点）。

2. 肥大和放射栓塞   在许多放射栓塞患者随访期的成像中都发现了肥大的现象，这是肝细胞对辐射损伤的内在防御性造成。这一特性增加了肝功能，为部分肝辐射和多疗程方法的应用提供了可供利用的来源。

本文中谈论到的数学模型并没有包含肝脏的再生功能，但在实际观察结果中会出现，这也许就是为什么曲线所描述的高耐受性超过了预期的原因。因此，在并联结构和 Walrand 模型中，没必要再增加一个考虑这一因素的参数。或者，随着毒性数据可获得，一些参数也许会被调整用来解释比预期低的辐射敏感度。换句话说，随着肝耐受剂量增高，不那么保守性的模型能更好的反映观察结果。

3. 多疗程方法与疗程间的时间间隔   多疗程放射栓塞策略肯定能有助于减低毒性风险或增加肿瘤输注剂量。吸收剂量和 BED 的增加在案例 8-4 的线性二次模型中已经说明。

在最开始的多疗程疗法实验阶段，疗程间的时间间隔曾是一个未知的问题。一些作者提出疗程间隔的仅为几天，无论是对相同目标体积的再治疗或左右肝叶的分开治疗。从放射生物学的角度来说，这么短的间隔时间从放射生物学的观点是可以接受的，因为辐射损伤的修复是以小时为单位进行的（参见第 8.2.1 节）。然而，肝脏不仅能修复受损细胞，还能再生，因此，至少 30d 的时间间隔取代了这一短暂的间隔时间。这一长的时间间隔能够诱发肝肥大，以便在两个治疗疗程间尽可能多的恢复肝功能。

4. 肝小叶和选择性放射栓塞的安全

问题 根据目前的模型,对于肿瘤分区或选择性小部分放射栓塞治疗,在合理的临床吸收剂量下,NTCP 是可以忽略不计的。在放射栓塞术和外科手术中,这些模型与临床观察一致(见本节 1)。尤其是,针对不同疾病状态 / 病理患者推荐的最小部分肝的安全切除术,能够为局部肝脏放射栓塞提供指导。实际上,辐射引起的最终结果为细胞杀伤,这与组织切除,即手术 / 切除类似。上述总结的数据可以用于计划安全的部分肝放射栓塞术,对于肝功能正常的患者来说为 60% 的肝都可以进行治疗(即保护好 40% 的正常肝组织);对于接受了大量化疗或肝脏硬化患者来说,治疗 60%(即保护 40%)或者治疗 45%(即保护 55%)的阈值应根据手术切除数据适当应用。即使再保守一些,由并联结构和 Walrand 模型证实,无论剂量大小,治疗体积分率如果低于 40%,风险几乎可以忽略不计。从手术经验来说也是一致的。这是针对肝功能正常或之前没有接受太多化疗的患者,而对于有肝疾病的(如 HCC,之前接受了大量化疗)患者来说,也许需要进一步考虑切缘问题。

5. **不均匀剂量的节约效应** 不均匀性会减弱辐射影响。这来自一个简单的逻辑以及 EBRT 数据(Kassis and Adelstein,2005)。辐射最坏影响是细胞死亡,随着辐射剂量超过了细胞杀伤性必需的阈值,再增加辐射剂量也不会造成生物影响。因此,当分布不均匀时,可能存在能量浪费的区域(因为吸收剂量远远大于细胞杀伤性阈值的),而其他区域的剂量还没有达到平均剂量,不足以引起相同的损伤。

Lyman 和并联结构模型的方法包含了考虑不均匀性的可能。实际上,在相同平均剂量下计算出来的均匀性和不均匀性剂量相关的 NTCP 值,不同模型有所不同。然而,需要强调的是,平行模型在不均匀的情况中能正确提供低 NTCP 值。而在特定情况下,当

辐射均匀且剂量图中存在高剂量时,Lyman 模型可能会错误地预测到高 NTCP 值(见图 8-14[RL,D48 vs RL,Dm48]以及图 8-15 中结果谈论)。

6. **保守性和风险增加** 虽然在针对 HCC 患者的放射栓塞治疗计划中,大家常采取保守治疗,但是建议对所有患者都应该小心谨慎。大多数接受放射栓塞治疗的患者已经经过多次治疗,通常已经至少接受了两种药物化疗。了解这一点后,HCC 患者和癌转移患者相关的 NTCP 曲线的差异(图 8-6)可能要比预期的小。这也与第 1 点中提到的情况类似。因此,这两个 NTCP 曲线之间的差异小于 Dawson 和 Pan(Dawson et al.,2002;Pan et al.,2010)为 EBRT 提供的数值,应是预料之中的。

7. **毒性评估** 毒性数据的收集代表了有关剂量和放射生物学量相关性分析的里程碑。为进一步改进放射栓塞术的放射生物学模型,研究人员应在治疗方法、治疗时间点、治疗完整性、治疗均匀性上保持一致。尤其是,强烈建议进行胆碱酯酶分析,作为评估肝功能损伤、患者筛选、跟进复查的方法(Meng et al.,2013)。这对肝损伤来说是最为可靠的指标,常被用于外科及肝病学科,尽管不常用于核医学和介入放射学中。此外,也有其他好的代替方法,包括吲哚菁绿和异型生物质评估。

8.6 结论

本章中介绍了放射生物学的最基本原理,以及可用来描述放射栓塞结果的重要模型。一些模型是根据 EBRT 治疗经验发展而来,只要考虑到其带有的限制性,就十分有用。其他模型是在放射栓塞中发展而来,最适合用来描述临床观察效果。

总之,本文介绍且充分说明了一些常用

的概念,为读者提供有用的工具和不同的模型和方法的信心。学习这些方法或工具之后,应带着批判和谨慎的态度在临床放射栓塞数据中应用这些概念。随着剂量测定数据以及临床证据越来越多,可能会出现更加有效的模型,使得放射栓塞像 EBRT 一样更具预测性和个性化。从这层意义上来说,应继续进行毒性和有效性相关数据的收集,同时尽可能高精度进行个性化的治疗前和治疗后3D 剂量测量。

所有模型都是错误的,但有些是有用的(George E.P.Box)

(孙刘安　译　陈蓉　校)

参考文献

Antipas, V., Dale, R.G., Coles, I.P. (2001). A theoretical investigation into the role of tumour radiosensitivity, clonogen repopulation, tumour shrinkage and radionuclide RBE in permanent brachytherapy implants of 125I and 103Pd. *Phys Med Biol* 46:2557–2569.

Baechler, S. et al. (2008). Extension of the biological effective dose to the MIRD schema and possible implications in radionuclide therapy dosimetry. *Med Phys* 35(3):1123–1134.

Brenner, D.J. et al. (1998). The linear-quadratic model and most other common radiobiological models result in similar predictions of time-dose relationships. *Radiat Res* 150:83–91.

Burman, C. et al. (1991). Fitting of normal tissue tolerance data to an analytic function. *Int J Radiat Oncol Biol Phys* 21:123–135.

Chiesa, C. et al. (2015). Radioembolization of hepatocarcinoma with 90Y glass microspheres: development of an individualized treatment planning strategy based on dosimetry and radiobiology. *Eur J Nucl Med Mol Imaging* 42(11):1718–1738.

Chun, Y.S. et al. (2008). Comparison of two methods of future liver remnant volume measurement. *J Gastrointest Surg* 12(1):123–128.

Cremonesi, M. et al. (2008). Radioembolisation with 90Y-microspheres: dosimetric and radiobiological investigation for multi-cycle treatment. *Eur J Nucl Med Mol Imaging* 35(11):2088–2096.

Cremonesi, M. et al. (2014). Radioembolization of hepatic lesions from a radiobiology and dosimetric perspective. *Front Oncol* 4:210.

Dale, R.G. (1996). Dose-rate effects in targeted radiotherapy *Phys Med Biol* 41:1871–1884.

Dale, R.G., Jones, B., Sinclair, J.A. (2000). Dose-equivalents of tumour repopulation during radiotherapy: the potential for confusion *Br J Radiol* 73:892–894.

Dawson, L.A., Lawrence, T.S., Ten Haken, R.K. (2001). Partial liver irradiation. *Semin Radiat Oncol* 11:240–246.

Dawson, L.A. et al. (2002). Analysis of radiation-induced liver disease using the Lyman NTCP model. *Int J Radiat Oncol Biol Phys* 53(4):810–821.

Dawson, L.A., Ten Haken, R.K. (2005). Partial volume tolerance of the liver to radiation. *Semin Radiat Oncol* 15(4):279–283.

Emami, B. et al. (1991). Tolerance of normal tissue to therapeutic irradiation *Int J Radiat Oncol Biol Phys* 21:109–122.

Flamen, P. et al. (2008). Multimodality imaging can predict the metabolic response of unresectable colorectal liver metastases to radioembolization therapy with Yttrium-90 labeled resin microspheres. *Phys Med Biol* 53(22):6591–6603. Erratum in: *Phys Med Biol* 2014;59(10):2549–2551.

Garin, E. et al. (2012) Dosimetry based on 99mTc-macroaggregated albumin SPECT/CT accurately predicts tumor response and survival in hepatocellular carcinoma patients treated with 90Y-loaded glass microspheres: preliminary results. *J Nucl Med* 53(2):255–263.

Garin, E. et al. (2015). Personalized dosimetry with intensification using 90Y-loaded glass microsphere radioembolization induces prolonged overall survival in hepatocellular carcinoma patients with portal vein thrombosis. *J Nucl Med* 56(3):339–346.

Garin, E. et al. (2016). Clinical impact of (99m)Tc-MAA SPECT/CT-based dosimetry in the radioembolization of liver malignancies with (90)Y-loaded microspheres. *Eur J Nucl Med Mol Imaging* 43(3):559–575.

Jackson, A. et al. (1995). Analysis of clinical complication data for radiation hepatitis using a parallel architecture model. *Int J Radiat Oncol Biol Phys* 31:883–891.

Jackson, A., Kutcher, G.J., Yorke, E.D. (1993). Probability of radiation-induced complications for normal tissues with parallel architecture subject to non-uniform irradiation. *Med Phys* 20:613–625.

Jones, L.C., Hoban, P.W. (2000). Treatment plan comparison using equivalent uniform biologically effective dose (EUBED). *Phys Med Biol* 45(1):159–170.

Kassis, A.I., Adelstein, S.J. (2005). Radiobiologic principles in radionuclide therapy. *J Nucl Med* 46(Suppl 1):4S–12S.

Kong, M., Hong, S.E. (2015). Optimal follow-up duration for evaluating objective response to radiotherapy in patients with hepatocellular carcinoma: a retrospective study. *Chin J Cancer* 34(2):79–85.

Kubota, K. et al. (1997). Measurement of liver volume and hepatic functional reserve as a guide to decision-making in resectional surgery for hepatic tumors. *Hepatology* 26(5):1176–1181.

Kutcher G., Burman, C. (1989). Calculation of complication probability factors for non-uniform normal tissue irradiation: the effective volume method *Int J Radiat Oncol Biol Phys* 16(6):1623–1630.

Lin, X.J., Yang, J., Chen, X.B., Zhang, M., Xu, M.Q. (2014). The critical value of remnant liver volume-to-body weight ratio to estimate posthepatectomy liver failure in cirrhotic patients. *J Surg Res*188(2):489–495.

Lyman, J.T. (1985). Complication probability as assessed from dose-volume histograms. *Radiat Res* 104:S13–S19.

Manda, G. et al. (2015). The redox biology network in cancer pathophysiology and therapeutics. *Redox Biol* 5:347–357.

Meng, F. et al. (2013). Assessment of the value of serum cholinesterase as a liver function test for cirrhotic patients. *Biomed Rep* 1(2):265–268.

Millar, W.T. (1991). Application of the linear-quadratic model with incomplete repair to radionuclide directed therapy. *Br J Radiol* 64:242–251.

Mitsuishi, Y., Motohashi, H., Yamamoto, M. (2012). The Keap1–Nrf2 system in cancers: stress response and anabolic metabolism. *Front Oncol* 2. Available from: http://dx. doi. org/10.3389/fonc.2012.

Narita, M. et al. (2012). What is a safe future liver remnant size in patients undergoing major hepatectomy for colorectal liver metastases and treated by intensive preoperative chemotherapy? *Ann Surg Oncol.* 19(8):2526–2538.

Niemierko, A., Goitein, M. (1993). Modeling of normal tissue response to radiation: the critical volume model. *Int J Radiat Oncol Biol Phys.* 25:135–145.

O'Donoghue. (1999). Implications of nonuniform tumor doses for radioimmunotherapy: equivalent uniform dose. *J Nucl Med* 40:1337–1341.

Pajonk, F., Vlashi, E., McBride, W.H. (2010). Radiation resistance of cancer stem cells: the 4 Rs of radiobiology revisited. *Stem Cells* 28(4):639–648.

Pan, C.C. et al. (2010). Radiation-associated liver injury. *Int J Radiat Oncol Biol Phys* 76(3 Suppl):S94–S100.

Sangro, B. et al. (2008). Liver disease induced by radioembolization of liver tumors: description and possible risk factors. *Cancer* 112(7):1538–1546.

Strigari, L. et al. (2010). Efficacy and toxicity related to treatment of hepatocellular carcinoma with 90Y-SIR spheres: radiobiologic considerations. *J Nucl Med* 51(9):1377–1385.

Strigari, L. et al. (2011). Dosimetry in nuclear medicine therapy: radiobiology application and results. *Q J Nucl Med Mol Imaging* 55(2):205–221.

Truant, S. et al. (2015). Liver function following extended hepatectomy can be accurately predicted using remnant liver volume to body weight ratio. *World J Surg* 39(5):1193–1201.

Vauthey, J.N. et al. (2000) Standardized measurement of the future liver remnant prior to extended liver resection: methodology and clinical associations. *Surgery* 127(5):512–519.

Walrand, S., Hesse, M., Jamar, F., Lhommel, R. (2014a). A hepatic dose-toxicity model opening the way toward individualized radioembolization planning. *J Nucl Med* 55(8):1317–1322.

Walrand, S. et al. (2014b). The low hepatic toxicity per Gray of 90Y glass microspheres is linked to their transport in the arterial tree favoring a nonuniform trapping as observed in post-therapy PET imaging. *J Nucl Med*

255:135–140.

Wigg, D.A. (2001). *Applied Radiobiology and Bioeffect Planning*. Madison, WI: Medical Physics Publishing.

Withers, H.R., Taylor, J.M.G., Maciejewski, B. (1988). Treatment volume and tissue tolerance. *Int J Radiat Oncol Biol Phys*. 15:751-759.

Withers, H.R. (1992). Biological basis of radiation therapy for cancer. *Lancet* 339(8786):156–159.

Yorke, E.D. et al. (1992). Probability of radiation-induced complications in normal tissues with parallel architecture under conditions of uniform whole or partial organ irradiation. *Radiother Oncol* 26:226–237.

Yorke, E.D. et al. (1999). Can current models explain the lack of liver complications in Y-90 microsphere therapy? *Clin Cancer Res* 5:3024s–3030s.

Yorke, E.D. et al. (2001). Modeling the effects of inhomogeneous dose distributions in normal tissues. *Semin Radiat Oncol* 11(3):197–209.

9

细胞层面的微球沉积、剂量测定、放射生物学以及肝毒性预测

9.1 引言

在过去十年间，我们清楚了解到，50Bq/颗的 ^{90}Y 树脂微球和 2 500Bq/ 颗的 ^{90}Y 玻璃微球每 Gy 造成的肝毒性差异显著（Kennedy et al.,2007）。关于树脂和玻璃微球的异同点已在第 1 章陈述。每单位剂量玻璃微球的肝毒性约为外照射放射疗法（EBRT）的 1/3（Dawson et al.,2001）。

Gulec 等人（2010）首次进行了细胞层面剂量学的模拟，以比较使用树脂和玻璃微球进行肝放射栓塞术的效果。Gulec 等人（2010）使用了蒙特卡罗法进行计算机模拟示踪。由于使用蒙特卡罗法进行精确计算机模拟示踪过于烦琐，Gulec 等人（2010）就假设所有的肝小叶捕获微球的能力一致，以使用快速反射边界技术。在这种转运沉积系统，两种微球每 Gy 剂量的肝毒性没有出现差异。

然而关于微球分布的实验性显微研究发现，微球的捕获极为不均一（Pillai et al.,1991；Roberson et al.,1992；Campbell et al.,2000；Kennedy et al.,2004）。Chiesa 等人（2011）认为，玻璃微球每 Gy 的肝脏毒性低可能是因为，较于树脂微球，相等剂量的玻璃微球数目更少、分布更不均一，这就导致了更多的正常肝实质未被微球辐照。

本节回顾了近来的实验和理论上的进

展,以助我们更好地去理解两种微球的差异。同时,也提及了一些关于微球数目和靶向肝体积分数对于肝脏放射栓塞的肝毒性影响的推测。

作者想要强调的是,如果这些进展证明了单位吸收剂量的肝毒性随微球数量的减少而降低,那么理论上单位剂量的肿瘤反应也会降低。临床观察也证实了这一点。既然如此,基于微球数量对治疗功效的影响的理论研究就需要对肿瘤中微球分布进行建模。而由于肿瘤脉管系统的无序性,这是一项相当具有挑战性的工作。

9.2　肝脏放射栓塞术范围

成年人肝脏可细分成 10^6 个肝小叶,其为基本结构和功能单位。每个肝小叶是长约 1.5mm,直径约 1.2mm 的六边形棱柱体(图 9-1)。门三联管由胆管、门静脉和一些动脉(平均 2.4 根,Crawford et al.,1998)组成,位于该棱柱体的每一角。六个门三联体各由三个小叶共享,因此三联体的总数约为 2×10^6 个。肝动脉树由大约 21 个血管分支或 $2^{21} \approx 2 \times 10^6$ 个末端小动脉组成。与体内其他组织相比,肝小叶具有动脉和静脉双重营养的特征。经肝动脉分支注射后,大于小叶内小动脉直径的微球主要呈线状聚集在三联管动脉中。因此,最均匀活度分布已显示出与每个小叶的长度相对应的约 1.5mm 范围的不均匀周期模式。

正常肝结构中血液是通过位于小叶中心的单条静脉(中心静脉)流出。作为主要的引流静脉,中心静脉的完整性对于维持血流通畅和肝小叶存活至关重要。另一方面,由于营养物质和氧气在软组织中的扩散范围约500μm,因此一个到两个完整的门三联体可能足以保持小叶存活,尽管这一点在体内实验模型中尚未得到验证。微球附近的吸收剂量可达几百 Gy,因此,滞留一个或多个微球的门三联体将受到局部微量辐射并坏死。

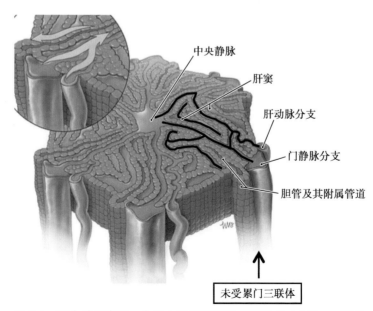

中央静脉
肝窦
肝动脉分支
门静脉分支
胆管及其附属管道
未受累门三联体

图 9-1　肝小叶示意图。由于六边形的对边间距约为 1 200μm,因此几乎所有小叶结构距小叶内小动脉或小静脉(黑线所示)的距离小于500μm,且仍然可从唯一未受累的门三联体中转运血液

^{90}Y 载药微球的吸收剂量随距离的增加而明显减少，微球边缘与距离 0.5mm 处的辐射比约为 1000。这可能意味着，由于距离的原因，无微球填充的中心静脉或门三联体完全不受致死辐射影响。然而，^{90}Y-β 粒子的最大辐射范围约为 11mm，因此，所有肝小叶结构也受到填充在 600 个周围紧邻小叶内微球的照射。后文将表明，在不含微球，但被包含一定数目的微球的小叶包围的小叶，其平均吸收剂量仅比包含相同数量的微球的小叶低 20%。因此需要在厘米尺度而不是毫米尺度上获取微球分布的异质性，以保护肝小叶结构免受致命性辐射。

根据使用树脂微球和玻璃微球的经典辐射剂量和注入微球的数量（参见第 1 章），每个门三联体的平均微球数量为 16 个树脂微球和 1 个玻璃微球，分别向肝实质释放辐射能量约 40Gy 和 120Gy。由于血液流动使微球随机流经动脉树，微球簇的直径分布与每个门三联体平均微球数相关。相比之下，一次常规 250MBq ^{18}F-FDG-PET 对应于每个肝小叶分布 105 个 ^{18}F-FDG 分子（假设其在肝脏中摄取率为 4.5%；Mettler and Guiberteau，2012）。与放射栓塞术相反，每个肝小叶中大量的 FDG 分子显著降低其分布差异。这就解释了为什么 FDG 在肝脏中的分布比微球更均匀。

与其他组织不同，肝脏再生并不依赖于一小群干细胞，而是通过其完整成熟细胞的增殖进行（Michalopoulos and DeFrances，1997）。肝细胞几乎可以无限增殖，但更值得注意的是，它们具有增殖能力，同时执行维持体内稳态所需的所有基本功能。这就解释了为什么活体供体肝移植（living donor liver transplantation，LDLT）在只有 33% 的残余肝而剩余肝脏中 90% 的细胞经历增殖或有丝分裂的情况下能够安全存活（Haga et al.，2008）。这也解释了为什么肝脏是最耐辐射的组织之一。

通过辐射杀死 2/3 体积的肝脏是安全的吗？显然不是，EBRT 中的部分肝脏放射告诉我们，通过照射杀死 60% 和 40% 的肝脏体积，正常组织并发症发生率（normal tissue complication probability，NTCP）分别为 99% 和 50%（Dawson et al.，2001）。

它与手术切除的主要区别在于，照射后存活的肝组织没有再生的空间，必须处理死亡细胞产生的毒素，并在维持体内稳态时代谢坏死组织。

9.3 蒙特卡洛（MC）方法简介

MC 方法对于非物理学家来说常常显得晦涩难懂。MC 方法是基于重复的、大量的、根据特定的概率分布的随机图（或抽样），来数字化地解决数学或物理问题的方法。以下是一个简单的例子来说明这个概念。

通常，要估算 π 的值，一种方法是从 π/4=tan^{-1}(1) 的关系入手，以导出泰勒级数的反正切函数并以数值方式计算级数。现已开发出更复杂的 π 的级数展开，可以快速计算数万亿个十进制数字。除了这种计算方法外，还有两种简单的实验方法可以估算 π。

第一种方法通常在小学阶段应用，具体操作是用绳索将圆盘围起来，并计算绳索的长度和圆盘直径之间的比率。该方法的缺点是需要精确的长度测量。

第二种方法是 MC 最早的应用之一：①用笔沿矩形尺的一侧在地板上绘制等距平行线，而另一侧则相继移至最后绘制的线；②在矩形尺子短边一侧放一根木棍，将木棍切成与矩形尺短边相同的长度。GL Leclerc Comte de Buffon 用数学方法证明了在这种特定设置时，如果使短棍随机掉落，则短棍横越一条线的概率为 2/π（Schroeder，1974）。通过多次掉落短棍并计算其越过一条线的次数，可以估算出 π（图 9-2）。这种实验性的 MC 方法估计 π 的优点在于它不涉

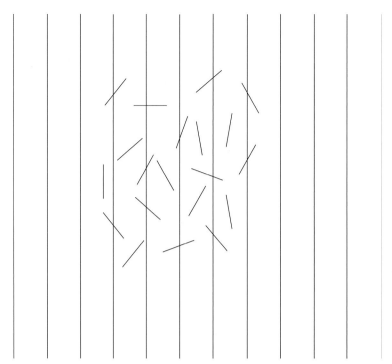

图 9-2　Buffon 针头实验的示意图，显示了一根短棒在地面上随机掉落 20 次的位置。短棒的长度等于线之间的距离，当落下次数增加时，短棒与线交叉的概率趋于 2/π

及长度测量。

MC 方法现代的成功源于统一伪随机数生成器的发展，即生成与真实随机序列（如使用轮盘赌获得的序列）无法区分的数字序列的算法。历史上的随机生成器基于递归方程（Press et al.，2007）：

$$n_{i+1}=(a\,n_i+c)\%m \qquad (9\text{-}1)$$

其中 a,c,m 为正整数，% 表示模运算，即 m 除以整数的余数。该生成器的周期 p 小于 m，即在 p 个数字生成之后，重复 p 个数字的序列。尽管使用公式 9-1 生成的随机数字串是确定的，但使用简单的统计检验无法将一组小于其周期的生成数与真正的随机数区分开。

如今，快速均匀的伪随机数生成器基于梅森扭曲理论（Saito et sl.，2008，http://www.agner.org/random/）。它们生成速度快，周期极长（最长为 $2^{11213}-1$），并且在所有已知的统计测试中均获得成功，因此非常适合于 MC 方法。使用变量或拒绝采样法转换时，可以从均匀的伪随机数生成器中获得特定的概率分布（Press et al.，2007）。

MC 方法可以提高某些数值计算的速度，并可以模拟由概率定律控制的物理过程。核医学中使用了各种代码（Ljungberg et al.，2013）。本章中，MC 方法用于三个目的：①计算 β 点源周围的吸收剂量；②人造动脉树的生长；③微球通过动脉树的运输。

9.4　β 放射源周围的剂量分布

由于电子轨迹受量子电动力学（QED）的概率定律支配，因此计算从 β 源发出的剂量的唯一方法是逐个电子模拟，获得大量的电子轨迹，并对每个轨迹在空间上累积的能量求和。几乎所有的 MC 代码都以离散的小步长模拟电子轨迹（图 9-3）。

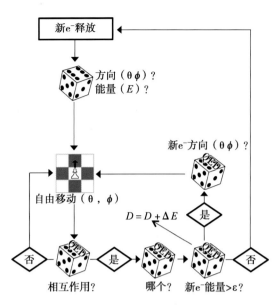

图 9-3 MC 模拟的电子轨迹记录的具象化展示。在随机确定发射方向后，电子 e⁻ 在该方向上自由移动了一小步，然后根据交叉面量子电动力学(quantum electrodynamics，QED)理论计算，与介质相互作用发生的事件和 e⁻ 的新特性被随机确定。由相互作用沉积的能量(ΔE)相加成为吸收剂量(D)，当剩余 e⁻ 能量可忽略不计(≤ε)时，该 e⁻ 的追踪停止，新的 e⁻ 发射开始。为了表述清晰，未展示次级粒子(如轫致辐射产生的光子，反冲电子，电子 - 正电子对等)的产生。骰子根据 QED 规则掷出

图 9-4a 展示了不同 MC 代码计算的，在介质中的 ^{90}Y 放射源，其剂量 $D(r)$ 与距离 r 的函数关系，虚线代表了用简单方程拟合的结果(Russell et al.，1988)。

$$D_{\mathrm{R}}(r) = D_0\left(1-\frac{r}{R}\right)\frac{1}{r^2} \qquad (9\text{-}2)$$

剂量 $D(r)$ 随距离 r 增加快速衰减。然而，如果放射物质分布在大片的组织中，那么最好考虑函数关系 $4\pi r^2 D(r)$。这个函数描述了当把放射物质视作均匀分布时，某一点在 r 距离内从所有放射物分布区域吸收的剂量。在这一例子中，我们可以看到，来自 0.7mm 半径范围内放射物分布区域的平均吸收剂量(图 9-4b 中的深灰色区域)远小于来自远处区域的吸收剂量(图 9-4b 中的浅灰色区域)。

不同 MC 方法计算的细微差别，主要来自不同的设定：Cross 等人(1992)模拟了在水

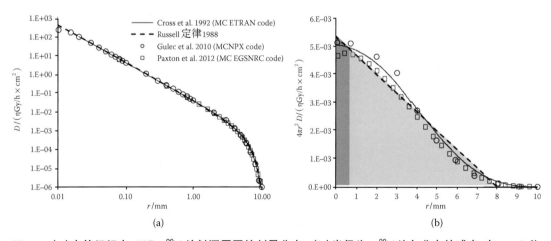

(a)

(b)

图 9-4 (a)在软组织中，50Bq ^{90}Y 放射源周围的剂量分布。(b)半径为 r，^{90}Y 均匀分布的球壳，在 $r = 0$ 位置的剂量吸收。Cross 等人(1992)：ETRAN 模拟的水中点放射源；Gulec 等人(2010)：MCNPX 模拟的分布在等同于软组织介质中的 30μm 直径球形放射源；Paxton 等人(2012)：EGSNRC 模拟的被肝组织包裹的 25μm 玻璃微球

中的 ^{90}Y 点放射源,Gulec 等人(2010)模拟了 32μm 直径球形放射源在软组织等价介质中的分布,而 Paxton 等人(2012)模拟了微球实际分布密度。

9.5 基于体素的吸收剂量

假设肝脏密度均匀,从已知的基于体素的活性中计算基于体素的吸收剂量的一种快速而简便的方法是将其与体素剂量核心 K 进行卷积。体素的平均吸收剂量 D_{ijk} 可以简写为:

$$D_{ijk} = \sum_{mns} K_{|i-m|,|j-n|,|k-s|} N_{mns} \qquad (9-3)$$

其中 N_{mns} 是体素 (m,n,s) 中发生的衰变数。当整个体素 $(0,0,0)$ 在某个平均位置发生一次衰变时,核心元素 $K_{|u|,|v|,|w|}$ 表示传递到体素 (u,v,w) 的平均吸收剂量。

体素剂量核心 K 可以通过 MC 或更为简单地结合罗素定律(公式 9-2)来计算:

$$K_{u,v,w} = \frac{1}{V} \iiint_{\vec{y} \in Vuvw} \mathrm{d}\vec{y} \frac{1}{V} \iiint_{\vec{x} \in V_{000}} \mathrm{d}\vec{x} D_{\mathrm{R}}(|\vec{y}-\vec{x}|) \qquad (9-4)$$

其中 V_{uvw} 是体素 (u,v,w) 域,而 V 是体素的体积。

公式 9-4 无法分析计算,因此可以尝试将其数值计算为

$$K_{u,v,w} = \frac{1}{N^6} \sum_{m=0}^{N-1} \sum_{n=0}^{N-1} \sum_{s=0}^{N-1} \sum_{i=0}^{N-1} \sum_{j=0}^{N-1} \sum_{k=0}^{N-1}$$
$$D_{\mathrm{R}}(\sqrt{(uH+(m-i)h)^2+(vH+(n-j)h)^2+(wH+(s-k)h)^2}) \qquad (9-5)$$

其中 H 是体素大小,$h=H/N$。

但是,更为有效的一点是公式 9-5 可以简化为三重求和:

$$K_{u,v,w} = \frac{1}{N^6} \sum_{i=-N}^{N} \sum_{j=-N}^{N} \sum_{k=-N}^{N} (N-|i|)(N-|j|)(N-|k|)$$
$$D_{\mathrm{R}}(\sqrt{(uH+ih)^2+(vH+jh)^2(wH+kh)^2}) \qquad (9-6)$$

第 12 章介绍了确定体素剂量核心的其他方法。

9.6 平移不变性捕获下 MC 模拟的肝小叶剂量学

Gulec 等人(2010)通过 MC 获取平移不变的载有 ^{90}Y 的微球分布来计算小叶内剂量分布,在该分布中,所有的肝小叶均以同一种模式捕获微球。对两种微球分布分别进行建模:每个门管区有 24×50Bq 微球,以及每个其他门管区有 1×2 500Bq 微球,这两种分布模式对应的平均肝脏吸收剂量均约 64Gy。

为了提高计算速度,使用反射边界法:在 MC 模拟中仅对一个小叶进行建模,并且当跟踪的电子到达小叶边缘时,它会反射回小叶中,以解决周围小叶的交叉火力效应。与图 9-4b 相似,MC 模拟表明中央静脉吸收剂量的 4/5 和门管区静脉吸收剂量的约一半来自周围小叶中捕获的微球。

表 9-1 显示了从 Gulec 等人(2010)的 MC 模拟中获得小叶结构得平均吸收剂量。为了更好与临床实践相对应,对 50Bq 和 2 500Bq 的微球模型的数量进行了大致重调,以使平均肝脏吸收剂量分别为 40Gy 和 120Gy(Kennedy et al.,2004;Lau et al.,2012)。对于门管区结构,给出了包含或不包含 2 500Bq 微球的门管区吸收剂量。

这些模拟的结果表明,在两种模型中,所有的门管区(包括那些不包含任何微球的门管区)均受到致命的平均吸收剂量,这一点与临床治疗中观察到的低毒性相去甚远。

表 9-1　肝脏不同结构的平均吸收剂量

组织	D for 50Bq/ms,15ms 每门管区 /Gy	D for 2 500Bq/ms,2ms 每其他门管区 /Gy
肝脏	40	120
肝细胞	39	120
中央静脉	37	109
门管区胆管	70	109~320
门管区静脉	68	109~501
门管区动脉	118	109~636

9.7　平移不变性捕获下罗素定律的肝小叶剂量学

为了使用 MC 电子跟踪来计算单个小叶中的吸收剂量分布,Gulec 等人(2010)利用反射边界法提高了计算速度,该方法要求在所有小叶中捕获相同的微球。追踪在所有 10^6 个肝小叶中的电子来计算吸收剂量分布,每个小叶周围的小叶都具有不同的捕获特征,这远远超过了最先进的计算机技术水平。

更快速的替代方法是使用罗素剂量分布,表 9-2 展示了使用 MC 方法和罗素剂量分布(公式 9-2)方法得到的肝小叶内吸收剂量分布的比较。两者的不同,有约 4% 是由于肝细胞和中央静脉,约 10% 是由于结构包含或接触了微球。

图 9-5 展示了计算得到的不同小叶结构吸收剂量,射线来自沉积于三联血管的微球,距离超过 $i \times 1.3$mm。模拟了两种情景:每组三联血管 $1 \times 2\,500$Bq 微球(图 9-5a),对应肝脏平均吸收剂量 130Gy,这是临床治疗时使用玻璃微球的典型场景;每组三联血管 15×50Bq微球(图 9-5b),对应平均肝脏吸收剂量 40Gy,这是临床上使用树脂微球的典型场景。

该模拟表明,对于周围平移不变的微球捕获而言,在 120Gy 和 40Gy 场景下,分别需要直径 8mm 和 3mm 的无微球球形空间,才能保证中央小叶的吸收剂量低于 40Gy。

在需要较少微球注射的方案中,所需异质性较大的事实与统计波动较大是相符的,正是该统计波动导致了从导管头端到末端三联血管的运输动态变化。对于这些波动的预测,需要肝血管树模型。

表 9-2　用 MC 和罗素定律计算的平均吸收剂量的比较

组织	24×50Bq ms 每门管区动脉		1×2 500Bq ms 每其他门管区动脉	
	MC[*]/Gy	Russell/Gy	MC/Gy	Russell[†]/Gy
肝脏	64	63	64	65
肝细胞	63	63	64	65
中央静脉	59	58	58	60
门管区胆管	112	118	58~171	60~187
门管区静脉	109	113	58~167	60~182
门管区动脉	188	206	58~339	60~377

[*]Gulec et al.,2010

[†]Walrand et al.,2014a

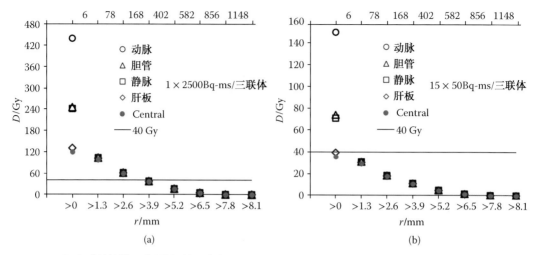

图 9-5　不同小叶结构的吸收剂量，射线来自沉积于三联血管的微球，距离小叶中心超过了 $i \times 1.3$ mm。（a）每组三联血管 1×2500 Bq 微球；（b）每组三联血管 15×50 Bq 微球。在半径 $i \times 1.3$ mm 和 $(i+1) \times 1.3$ mm 的两个同心球壳之间的门脉三联体的数量在上方的坐标轴上标注

9.8　肝内微球生物学分布研究

早期微球生物学分布研究（Pillai et al.，1991；Roberson et al.，1992）是在使用 27μm 直径的多聚树脂微球行放射栓塞术后离体的家兔肝脏中进行的。平均每组三联血管有 4 个微球，例如在临床上树脂微球和玻璃微球的放射栓塞术中，Pillai 等人（1991）发现有些血管簇有多于 25 个微球。随后的研究报告了人类离体肝脏肿瘤的二维切片中的簇集现象（Campbell et al.，2000；Kennedy et al.，2004）。

最近 Högberg 等人（2014，2015a，2015b）首次报道了 1 例树脂微球放射栓塞后 9 天，16 处正常肝组织活检的微球簇三维扫描。离体组织（图 9-6）利用射线自显迹法显示了非常不均匀的微球分布，在 1cm 的范围内同时有非常低和非常高的微球密度。16 处穿刺活检显示了 125 个单独的微球和 277 组共包含 3 736 个的簇状微球。可以分辨出两种不同的簇集方式：线状簇集，对应微球被顺序捕获于末端三联血管内；球状簇集，对应微球聚集于较大血管，例如在一根血管分成两个小血管的分叉结点内。在活检组织中平均簇大小（等同于每组三联血管平均微球数）为 9.2。最大的簇是球状的，包含 453 个微球。大的球状簇被发现于第 13~19 级动脉，最多的见于第 17、18 级动脉。

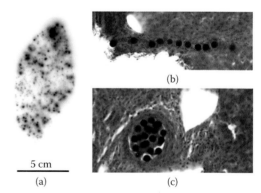

图 9-6　（a）射线自显迹法显示树脂微球放射栓塞后 9d 的正常肝组织。（b 和 c）在 16 处肝组织活检中，275 微球中的 2 个簇。（b）线状簇集，微球被顺序捕获于末端三联血管内；（c）球状簇集，微球聚集于较大的血管中

9.9　肝动脉血管树建模

目前 CT 的空间分辨率略小于 0.5mm。尽管空间分辨率在不断提高，但可能无法获得低至 40μm（三联动脉直径）的整个肝动脉树的体内成像，尤其是无法完全消除运动带来的影响。体外铸型是一项功能强大的技术，与具有亚微米空间分辨率的大剂量工业 CT 结合使用时，从理论上讲，应该能够实现这一目标（Cnuddea and Boone，2013）。

但是，对微球传输动力学的详细模拟需要精确评估血管的直径和曲率，因此需要较小的成像体素。使用 5μm 的体素大小，必须使用 $(6 \times 10^4)^3$ 矩阵进行整个肝脏的重建，这仍然远远超出了常规计算机的能力。此外，自动分析程序仍然存在分割问题，两个血管分支接触时必须手动解决。将 4×10^6 的血管分支进行分割是一项里程碑式的任务。但是 Debbaut 等人（2012，2014）在有限的 2mm×2mm×2mm 样本量下，获得了非常令人印象深刻肝窦水平的血管树分割。

最近十年来，在肝血管树的数学建模方面获得了重大改进。有三种有竞争力的方法：约束构造优化（Constrained Constructive optimization，CCO），确定性几何构造和基于血管生成的构造（读者可以在 Schwen 和 Preusser 2012 年的文献中找到详尽的调查和对这三种方法的讨论）。

目前而言，由 Schreiner 和 Buxbaum（1993）提出的 CCO 是一种非常有前途的方法（Schwen and Preusser，2012）。简而言之，CCO 是一种 MC 过程，通过在肝脏中随机绘制一个自由节点来更新动脉树，该节点随后连接到动脉树的最近分支中（请参见 http://www.mevis-research.de/~oschwen/research/talks/20120823-BerlinISMP-iCCO.pdf

上的视频演示）。最初的树是由 CT 动脉造影获得的主要肝血管网络组成。优化步骤包括设计新的分支，最大限度地减小总血管体积，同时考虑到在每个迭代步骤中都要限制血管半径以确保流向所有小叶的血液均等。

最近，Schwen 和 Preuser（2012）建立了逼真的动脉树，但仅提供了 10,000 个节点。假设血液粘滞度与血管半径无关（仅对大于 150μm 的半径有效），则生成 N 个节点的工作量约为 $O(N^2 \ln(N))$。因此，考虑到黏度的半径依赖性仍将显著增加工作量，全肝动脉树的生成将需要超过 60 000 倍的计算时间。

9.10　微球运输建模

Kennedy 等人（2010）和 Basciano（2010）根据群体代表性形态学数据对肝动脉树的四个主要分支中的流体动力学和微球运输进行了建模。在稀释微球悬浮液的假设下进行计算，即微球的存在不影响流体动力学并且微球之间的相互作用可以忽略。通过在方程式中引入同样由总体代表数据得出的肝压力波形，不仅可以在稳定流动中进行仿真模拟，还可以在瞬态动力学中进行仿真模拟。

模拟表明，微球在动脉节点处不遵循血流的分布。另外在实验模型中的模拟表明，微球的分布取决于结点之前血管腔中微球的位置，流动加速阶段和子血管的分叉角度（Richards et al.，2012，2013）。穿过多个分叉后，可以预估颗粒或多或少均匀地分布在血管腔中。微球注射通常在几个心动周期中缓慢进行，因此其影响是平均的。在稳定状态下，Kennedy 等人（2010）表明，为了达到均匀流入，血流和树脂微球四个子血管（图 9-7 中的 1、2、3、4）之间的局部分别分隔为（0.26、0.20、0.29、0.25）和（0.14、0.32、0.36、0.18）。分支血管（1、2、3）和（3、4）节点中的局部微球分

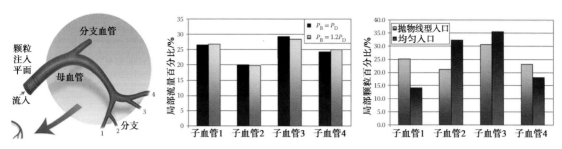

图 9-7   左图：动脉分支建模。中图：流出单个分支血管的流入血流百分比。右图：离开各个子血管的粒子的百分比。请注意，对于均匀的入口，即使血液流量较低，粒子也会进入两个最弯曲的分叉处，即分支 2 和 3

区分别为 (0.30、0.70) 和 (0.67、0.33)。

因为微小血流差异这些微球分区必须进行校正。在第一阶，即假设微球跟随血流，公式为：

$$P_i^{\mathrm{ms}} = \frac{p_i^{\mathrm{ms}}}{p_i^{\mathrm{bf}}} \bigg/ \left(\frac{p_i^{\mathrm{ms}}}{p_i^{\mathrm{bf}}} + \frac{(1-p_i^{\mathrm{ms}})}{(1-p_i^{\mathrm{bf}})} \right) \qquad (9\text{-}7)$$

其中 P_i^{ms} 和 P_i^{bf} 分别是分支 i 对微球和血流的模拟局部分区。P_i^{ms} 是校正后的分区，即重新缩放为相等的分支血流量。

使用公式 9-7 进行校正后，微球分区变为 (0.25、0.75) 和 (0.63、0.37)。对于两个节点 (1，2) 和 (3，4)，微球在血管分叉中分布更大。

Basciano（2010）报告使用四核 CPU 跟踪模型的三个节点，每个微球的计算时间约为 60h。数年来，通过肝脏的 20 个连续节点来模拟数百万个微球仍是具有挑战性的工作。

9.11   微球分布模拟

为了达到合理的计算时间，Walrand 等人（2014a）使用简化的 CCO 方案构建了完整的 3D 肝动脉树，即优化了总血管长度而不是总血管体积。通过在微球穿过的子血管的每个节点上的简单随机选择来建模，模拟微球动力学和传输。

根据标准的肝脏形态，手动绘制主干，该主干由进入八个肝段的动脉分支组成。在肝脏体积中依次随机选择 2×10^6 个分支血管，并确定最接近的现有血管（图 9-8）。在该血管中连接节点的位置被限制为更靠近主干而不是选定的分支血管。这种限制避免了生理上不存在的逆行血管。在这种限制下，选择了节点位置和现有血管的折叠，使血管的总长度最小化。使总血管长度而不是总血管体积最小化避免了重新计算每个新小叶连接后所需的所有血管半径，以确保流向所有小叶的血液均等，从而节省了大量的计算时间。

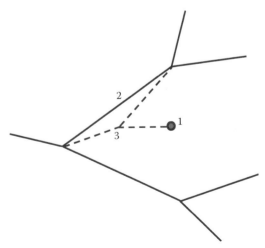

图 9-8   简化的 CCO 动脉树生成的一个迭代步骤。1. 随机选择一个小叶。2. 确定最接近的现有血管分支。3. 确定新的连接节点位置和现有的折叠分支，以使总血管长度最小

当构建动脉树时,计算所有血管分支的血流量以确保流向所有末梢分支动脉的血液相等。通过沿着从分支动脉到导管尖端的反向动脉路径,计算出每个末端分支动脉捕获微球的可能性。在每个节点处,概率用目标分叉处的局部微球分配加权,再使用公式 9-7 通过其局部血流分配重新调整。

稀释的微球悬浮液假设,每个微球根据给定分支动脉的概率将分支动脉随机填充。在每次微球递送后,分支动脉的捕获概率降低,以解决部分栓塞导致血流减少的问题。由于分支动脉处小叶平均有 2.4 条动脉,每条动脉的长度为 1 300μm,因此这样减少的设计使得捕获概率在 300 个微球体之后线性降低为 0。

图 9-9 显示了横断面比较向肝脏输送 120Gy 的 2 500Bq 微球的模拟分布(图 9-9b 和 c)和传统飞行时间测距法(time of flight,ToF)[90]Y PET 采集的患者图像(图 9-9d)及热球形体模(图 9-9e)。该患者接受了玻璃微球治疗,肝左叶的平均剂量为 120Gy,而体模充满了相同的特定背景活性。有关 ^{90}Y PET 成像的更多信息,请参见第 11 章。

图 9-10 显示了 Högberg(2015b)在用树脂微球进行放射栓塞 9d 后移植的正常肝脏组织的活检中观察到的累积簇大小分布(图 9-6a)。与 Walrand 等人的模型最一致的(2014a)是根据动态输运模拟(Basciano,2010;Kennedy et al.,2010)在分叉节点处不对称的 64%/36% 微球分配概率。尽管在该模型中可以很好地预测团簇的大小分布,但

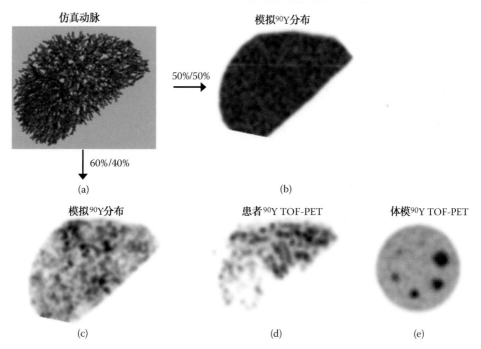

图 9-9 (a)生成前 1500 个血管后的虚拟动脉树的 3D 渲染。(b 和 c)虚拟动脉树中平均肝剂量为 120Gy 的玻璃微球分布,两个子血管之间的微球相对分配概率分别为 50%/50%(b)和 60%/40%(c)。将两个断面与模糊内核进行卷积以匹配 PET 空间分辨率。(d)用玻璃微球平均 120Gy 肝左叶剂量治疗的患者正常肝脏中典型的 ^{90}Y TOF PET 切片。注意在(c)和(d)中显示的玻璃微球分布的相似粒度。(e)热球形体模的 TOF PET 成像,具有与(d)中的患者图像相同的采集时间和相同的 [90]Y 放射性活度

所有微球团簇都位于末端分支动脉中,并且如图 9-6c 所示,球状团簇也没有出现在模拟中。最大的簇包含 158 个微球,为 Högberg (2015b) 观察到的 1/3。

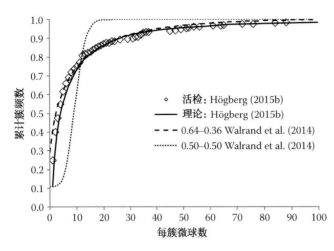

图 9-10　使用树脂微球在放射栓塞 9d 后移植的正常肝脏组织活检中的聚集簇大小分布:观察值(菱形)和预测值(直线)。每个分支动脉的平均微球数为 9.2。点虚线和短划虚线:使用 Walrand 等人的模型,分别以 50%/50% 和 64%/36% 的分叉点微球分配概率进行的预测(2014a)

为了模拟球状簇,Högberg(2015b) 开发了一种动脉树,如 Debbaut 等人所观察到的(2012,2014),它从主干一直到末梢分支动脉其直径呈指数减小。它优化了三个可变参数,以获得模拟微球分布和体内微球分布之间的一致性:①组合动脉变异系数(ACV)参数,针对所有控制微球在节点中的流量分布的虚拟树中动脉内径;②肝树分布体积(HDV)参数;③减小动脉直径的栓塞(EMB)参数。

对于累积的团簇大小分布(图 9-10 中的直线)以及不同级别动脉中的团簇频率也获得了很好的一致性(Högberg,2015b 中的图 12A)。当前,该动脉树模型为简要二维(2D)树状图形式。为了计算吸收剂量分布,需要对簇的空间分布进行额外假设。

9.12　微球分布和肝毒性

从微球运输模拟获得的第一个有趣的定量结果提示:分别通过使用树脂和玻璃 ^{90}Y 微球向肝脏输送的 40Gy 和 120Gy 的典型治疗剂量可提供与门三联管相似的剂量分布,这在肝放射栓塞中的放射敏感性结构中是至关重要的(Walrand et al., 2014a)。

组织照射后,会发生两个过程,即一部分细胞被杀死后,完全恢复或丢失组织。由于涉及大量的细胞和电子轨迹,因此第一个过程是完全确定的,并且单纯依赖于吸收剂量(Barendsen,1962):

$$SF=e^{-\alpha D-\beta D^2} \tag{9-8}$$

其中 SF 是存活率,α 和 β 是线性和二次放射敏感性,D 是吸收剂量(假定为瞬时递送)。

器官恢复的特征在于取决于组织的剂量阈值。然而,由于遗传差异以及个体之间新陈代谢的差异,该阈值在同一物种的不同个体之间也是可变的。因此,器官吸收频率作为吸收的函数并不呈现阶梯状,而是呈尖锐的 S 形曲线。这定义了剂量阈值附近的区域,在该区域中,完全恢复显示出某种随机性。肝小叶是功能性组织亚单位,其自身可充当独立器官。因此,小叶群的恢复可以用 S 曲线函数来描述。

我们致力于通过一种单一的形式主义

或理论来描述大量观测的行为。例如，在当前情况下，我们旨在发展一种形式主义以描述在 EBRT 中观测到的肝毒性和在肝放射栓塞中观测到的肝毒性。两种模式的特征在于不同的剂量率：在 EBRT 中按时间间隔（>8h）的 1.5Gy–2Gy 瞬时剂量和在肝脏放射栓塞中的剂量率呈指数下降（^{90}Y 半衰期 =2.7d）。基于线性二次模型（LQM）的生物有效剂量（BED）概念被引入来说明剂量率（Fowler，1989）。该概念被引入成功地统一了在 EBRT 和肽受体放射性核素治疗（PRRT）中观测到的肾毒性（Barone et al.，2005；Wessels et al.，2008），现在也被认为存在于肝脏放射栓塞中（Cremonesi et al.，2008；Strigari et al.，2010）。关于辐射本身，EBRT 中使用的光子和肝放射性栓塞术中使用的 β 粒子都是低线性能量转移（LET）粒子，因此具有相同的放射生物学功效（RBE）（ICRP，2007）。

EBRT 中的部分肝脏照射（Dawson et al.，2001）显示，NTCP=0.5 是通过杀死约 40% 的肝脏体积或分别通过用 77Gy 的 BED 辐照 100% 的肝脏体积，或用 95Gy 的 BED 辐照 80% 的肝脏体积或用 115Gy 的 BED 辐照 66% 的肝脏体积而获得的。这些结果可以通过以下针对小叶不可恢复概率的 S 形曲线来描述（Walrand et al.，2014b）：

$$NR(bed) = \frac{1}{1+\left(\dfrac{93.8}{bed}\right)^{2.12}} \quad (9\text{-}9)$$

肝脏 NTCP 与被杀死的小叶分数（KF）的关系为（Dawson et al.，2001）：

$$NTCP(KF) = \frac{1}{1+\left(\dfrac{0.4}{KF}\right)^{8.29}} \quad (9\text{-}10)$$

可以使用以下公式计算 KF：

$$KF = \sum_{i} v(bed_i) NR(bed_i) \quad (9\text{-}11)$$

其中 $v(BEDi)$ 是接受剂量 $BEDi$ 的小叶的分数。请注意，在 EBRT 中，公式 9-11 简化为：

$$KF = Vf\, NR(BED) \quad (9\text{-}12)$$

其中 Vf 是受照射的肝脏分数。

Walrand 等人（2014b）通过将 Russell 剂量核方程 9.2 与玻璃微球分布进行卷积来计算 $v(BED_i)$ 分数，玻璃微球分布是使用微球传输 MC 模拟获得的，该模拟对应于传递给肝实质的不同 BED。使用微球分叉（图 9-11）的不对称概率 69%/31%，可以获得与玻璃和树脂微球放射栓塞（Chiesa et al.，2015；Strigari et al.，2010）研究的最佳一致性。该值与 64%/36% 的值相差不远，与观察到的群集大小分布最吻合（Högberg，2015）。值得注意的是 Walrand 等人（2014b）研究中出现了一个误解，在 MC 模拟中，如在 EBRT 中一样，在目标肝脏区域中给出了中毒剂量（TD50），而放射栓塞中观察到的临床 TD50 数据报道是整个肝脏的平均值（Chiesa et al.，2015；Strigari et al.，2010）。这就解释了为什么 60%/40% 是先前的最佳微球分配概率。

MC 模拟的一个重要好处是可以预测肝毒性与各种参数的关系变化。图 9-12 显示了 WLTD$_{50}$，即整个肝脏的平均剂量（NTCP=0.5），它是目标肝脏比例和微球特异性活度（msA）的函数。对于树脂微球，大于 65% 的目标肝脏分数的 WLTD$_{50}$ 几乎恒定，从而减少了在同一 NTCP 报告中混合全肝和右肝放射栓塞的缺点（Strigari et al.，2010）。值得注意的是，从 EBRT 导出的公式 9-9 和公式 9-10 涉及当目标肝脏分数低于 40% 时 WLTD$_{50}$ 变为无限大。

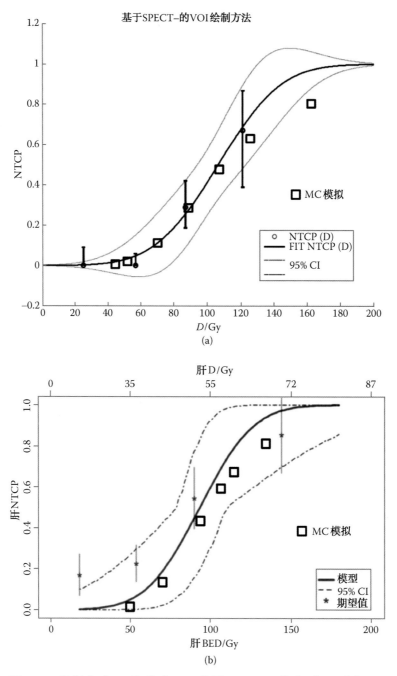

图 9-11　根据公式 9-9 和公式 9-10 使用 69%/31% 作为 $v(BED_i)$ 在 MC 计算中的微球分配概率时,临床观察值与预测值(正方形)的 NCTP 比较。(a)右肝放射栓塞中的玻璃微球($Vf \approx 0.66$)(b)混合的全肝和右肝放射栓塞中的树脂微球($Vf \approx 0.80$)。剂量是整个肝实质的平均数

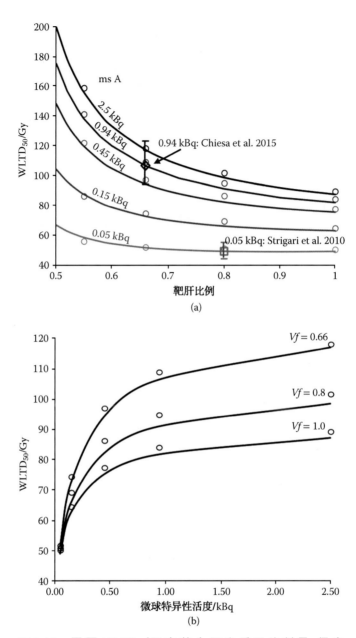

图 9-12　圆圈：WLTD$_{50}$（即在整个肝实质平均剂量，得出 NTCP=0.5），由公式 9-9 和公式 9-10 推导，在 v(BED$_i$) 的 MC 模拟中使用 69%/31% 的微球分配概率。直线：与公式 9-13 和公式 9-14 拟合。(a) WLTD$_{50}$ 是针对不同微球特异性活性（msA）的目标肝脏分数的函数。(b) WLTD$_{50}$ 是针对不同目标肝脏体积分数（Vf）的 msA 的函数

9.13   肝毒性模型的应用

为了方便使用，WLTD(p, Vf, msA) 即当使用比活性 msA 的 ^{90}Y 微球靶肝体积分数 Vf 时提供 NTCP=p 的全肝剂量，通过下式拟合：

$$\text{WLTD}(p, Vf, \text{msA}) = 47.1\text{Gy}$$
$$\times \frac{(1+0.457p)\,F(\text{msA})}{(Vf-\text{Kf}(p))^{0.869F(\text{msA})}}Vf \qquad (9\text{-}13)$$

其中 $F(\text{msA})$ 是：

$$F(\text{msA}) = (1-e^{-3\sqrt{\text{msA}/0.047\,1\text{kBq}}}) \qquad (9\text{-}14)$$

对于固定的总放射栓塞活度，$F(\text{msA})$ 中的立方根与肝脏中平均微球之间的距离成正比。并且 $Kf(p)$ 与公式 9-10 成倒数关系，即：

$$\text{Kf}(p) = 0.4 \sqrt[8.29]{\frac{p}{1-p}} \qquad (9\text{-}15)$$

$Kf(0.5)$=0.4 和 $Kf(0.05)$=0.28，这意味着，如在 EBRT 中观察到的那样，通过辐照消融 40% 和 28% 的肝脏分别可诱导 50% 和 5% 的 NTCP（Dawson et al., 2001）。

拟合域 {msA ϵ (0.05, 0.15, 0.45, 0.94, 2.5) kBq, p ϵ (0.15, 0.30, 0.50), Vf ϵ (0.55, 0.66, 0.80, 1.00)} 与 MC 模拟的平均绝对离差（即 |fit-MC|/MC）为 2.9%，极端相对离差，即 (fit-MC)/MC，为 –4.97% 和 4.60%。令人意外的是对 F 这种简单表达仍准确地考虑了 mSA 的影响。

由于微球位于门三联体中，因此当 msA 消失时的 WLTD(p, Vf, msA) 值不会接近 EBRT。实际上，TD50=43Gy 的 ^{90}Y 剂量相当于在全肝 EBRT 中观察到 BED50=77Gy 时的剂量。表 9-1 中的模拟显示，在平移不变的微球分布情况下（预期的微球数量增加时），门三联体中的 43Gy 对应于肝实质的剂量为 40×43/118=15Gy，即 BED=19Gy，为 EBRT 中观察到的 77Gy 的 1/4。

由于目前尚无临床研究可用于验证 MC 模拟低于 0.05kBq 的微球活性，所以选择 F(msA) 的保守表达式，如：

$$\lim_{\text{msA}\to 0} \text{WLTD}(p, Vf, \text{msA}) = 0 \qquad (9\text{-}16)$$

公式 9-13 和公式 9-14 可用于计算所需的吸收剂量以及活性，以实现所需的 NTCP=p 作为目标肝脏分数体积和 mSA 的函数。这组方程是通过调整模型的一个参数（动脉树结点的微球分配概率）获得的，适合在玻璃（Chiesa et al., 2015）和树脂微球的放射栓塞（Strigari et al., 2010）中观察到的临床肝毒性。因此，公式 9-13 和公式 9-14 的预测精度不仅取决于模型的优劣，还取决于观察到的临床肝毒性的优劣。

9.14   结论

MC 模拟使用了非常简单的肝动脉树和微球运输模型，可以调和在 EBRT 中观察到的肝毒性和使用玻璃和树脂微球的放射栓塞。更有趣的是，这些 MC 模拟可以采用一个分析公式（公式 9-13 和公式 9-14），该公式可以根据目标肝脏比例和所用 mSA 进行个性化的放射栓塞计划。

该模型包含一个可调整的参数，即在动脉结点的微球分配概率，该参数被拟合以重现在临床放射栓塞研究中观察到的肝脏毒性（Strigari et al., 2010；Chiesa et al., 2015）。获得的分配概率为 69%/31%：①处于微球输运动态模拟预测的概率范围内（Kennedy et al., 2010）；②接近于 Högberg 等人观察到的微球簇分布 64%~36% 的拟合值（2015）；③符合玻璃和树脂微球放射栓塞中报道的肝毒性；④统一了放射栓塞和 EBRT 中观察到的肝毒性。这四个事实支持了整个模型的连贯性，也支持了所报道的临床肝毒性。

（陈 蓉   朱海东   译   滕皋军   校）

参考文献

Barendsen, G.W. (1962). Dose-survival curves of human cells in tissue culture irradiated with alpha-, beta-, 20-kV x- and 200-kV x-radiation. *Nature* 193:1153–1155.

Barone, R. et al. (2005). Patient-specific dosimetry in predicting renal toxicity with (90) Y-DOTATOC: Relevance of kidney volume and dose rate in finding a dose-effect relationship. *J Nucl Med* 46:99S–106S.

Basciano, C.A. (2010). *Computational Particle-Hemodynamics Analysis Applied to an Abdominal Aortic Aneurysm with Thrombus and Microsphere-Targeting of Liver Tumors.* Raleigh, NC: North Carolina State University.

Campbell, A.M., Bailey, I.H., Burton, M.A. (2000). Analysis of the distribution of intra-arterial microspheres in human liver following hepatic yttrium-90 microsphere therapy. *Phys Med Biol* 45:1023–1033.

Chiesa, C. et al. (2011). Need, feasibility and convenience of dosimetric treatment planning in liver selective internal radiation therapy with (90)Y microspheres: The experience of the National Tumor Institute of Milan. *Q J Nucl Med Mol Imaging* 55:168–197.

Chiesa, C. et al. (2015). Radioembolization of hepatocarcinoma with (90)Y glass microspheres: Development of an individualized treatment planning strategy based on dosimetry and radiobiology. *Eur J Nucl Med Mol Imaging* 42:1718–1738.

Cnuddea, V., Boone, M. (2013). High-resolution X-ray computed tomography in geosciences: A review of the current technology and applications. *Earth Sci Rev* 123:1–17.

Crawford, A.R., Lin, X.Z., Crawford, J.M. (1998). The normal adult human liver biopsy: A quantitative reference standard. *Hepatology* 28:323–331.

Cremonesi, M. et al. (2008). Radioembolisation with 90Y-microspheres: Dosimetric and radiobiological investigation for multi-cycle treatment. *Eur J Nucl Med Mol Imaging* 35:2088–2096.

Cross, W.G., Freedman, N.O., Wong, P.Y. (1992). *Tables of Beta-Ray Dose Distributions in Water.* Report no. AECL-10521. Ontario, Canada: Atomic Energy of Canada, Ltd.

Dawson, L.A., Ten Haken, R.K., Lawrence, T.S. (2001). Partial irradiation of the liver. *Semin Radiat Oncol* 11:240–246.

Debbaut, C. et al. (2012). Perfusion characteristics of the human hepatic microcirculation based on three-dimensional reconstructions and computational fluid dynamic analysis. *J Biomech Eng* 134:011003.

Debbaut, C. et al. (2014). Analyzing the human liver vascular architecture by combining vascular corrosion casting and micro-CT scanning: A feasibility study. *J Anat* 224:509–517.

Fowler, J.F. (1989). A review: The linear quadratic formula and progress in fractionated radiotherapy. *Br J Radiol* 62:679–675.

Gulec, S.A. et al. (2010). Hepatic structural dosimetry in 90Y microsphere treatment: A Monte Carlo modeling approach based on lobular microanatomy. *J Nucl Med* 51:301–310.

Haga, J. et al. (2008). Liver regeneration in donors and adult recipients after living donor liver transplantation. *Liver Transpl* 14:1718–1724.

Högberg, J. et al. (2014). Heterogeneity of microsphere distribution in resected liver and tumour tissue following selective intrahepatic radiotherapy. *EJNMMI Res* 4:48.

Högberg, J. et al. (2015a). Increased absorbed liver dose in Selective Internal Radiation Therapy (SIRT) correlates with increased sphere-cluster frequency and absorbed dose inhomogeneity. *EJNMMI Phys* 2:10.

Högberg, J. (2015b). *Small-Scale Absorbed Dose Modelling in Selective Internal Radiation Therapy: Microsphere Distribution in Normal Liver Tissue.* Gothenburg: University of Gothenburg.

ICRP. (2007). The 2007 recommendations of the international commission on radiological protection. ICRP publication 103. *Ann ICRP* 37:1–332.

Kennedy, A.S. et al. (2004). Pathologic response and microdosimetry of (90)Y microspheres in man: Review of four explanted whole livers. *Int J Radiat Oncol Biol Phys* 60:1552–1563.

Kennedy, A. et al. (2007). Recommendations for radioembolization of hepatic malignancies using yttrium-90 microsphere brachytherapy: A consensus panel report from the radioembolization brachytherapy oncology consortium. *Int J Radiat Oncol Biol Phys* 68:13–23.

Kennedy, A.S., Kleinstreuer, C., Basciano, C.A., Dezarn, W.A. (2010). Computer modeling of yttrium-90-microsphere transport in the hepatic arterial tree to improve clinical outcomes. *Int J Radiat Oncol Biol Phys* 76:631–637.

Lau, W.Y. et al. (2012). Patient selection and activity planning guide for selective internal radiotherapy with yttrium-90 resin microspheres. *Int J Radiat Oncol Biol Phys* 82:401–407.

Ljungberg, M., Strand, S.-E., King, M.A. (2013). *Monte Carlo Calculations in Nuclear Medicine. Applications in Diagnostic Imaging.* Boca Raton, FL: CRC Press.

Mettler, F.A., Guiberteau, M.J. (2012). *Essentials of Nuclear Medicine Imaging.* Philadelphia, PA: Saunders.

Michalopoulos, G.K., DeFrances, M.C. (1997). Liver regeneration. *Science* 276:60–66.

Paxton, A.B., Davis, S.D., Dewerd, L.A. (2012). Determining the effects of microsphere and surrounding material composition on 90Y dose kernels using egsnrc and mcnp5. *Med Phys* 39:1424–1434.

Pillai, K.M. et al. (1991). Microscopic analysis of arterial microsphere distribution in rabbit liver and hepatic VX2 tumor. *Selective Cancer Ther* 7:39–48.

Press, W.H., Teukolsky, S.A., Vetterling, W.T., Flannery, B.P. (2007). *Numerical Recipes in C: The Art of Scientific Computing.* Cambridge, England: Cambridge Press.

Richards, A.L. et al. (2012). Experimental microsphere targeting in a representative hepatic artery system. *IEEE Trans Biomed Eng* 59:198–204.

Richards, A.L. (2013). *Experimental Investigations Into the Targeted Delivery of Microspheres in Radioembolization Therapy.* PhD dissertation. Raleigh, NC: North Carolina State University,

191 pp.

Roberson, P.L. et al. (1992). Three-dimensional tumor dosimetry for hepatic yttrium-90-microsphere therapy. *J Nucl Med Official Publ* 33:735–738.

Russell, J.L., Carden, J.L., Herron, H.L. (1988). Dosimetry calculation for yttrium-90 used in the treatment of liver cancer. *Endocuriether Hyperther Oncol* 4:171–186.

Saito, M., Matsumoto, M. (2008). SIMD oriented fast Mersenne twister: A 128-bit pseudorandom number generator. In Keller A, Heinrich S, Niederreiter H (Eds.) *Monte Carlo and Quasi-Monte Carlo Methods 2006.* Berlin: Springer-Verlag.

Schreiner, W., Buxbaum, P.F. (1993). Computer-optimization of vascular trees. *IEEE Trans Biomed Eng* 40:482–491.

Schroeder, L. (1974). Buffon's needle problem: An exciting application of many mathematical concepts. *Mathematics Teacher* 67:183–186.

Schwen, L.O., Preusser, T. (2012). Analysis and algorithmic generation of hepatic vascular systems. *Int J Hepatol.* doi:10.1155/2012/357687

Strigari, L. et al. (2010). Efficacy and toxicity related to treatment of hepatocellular carcinoma with 90Y-SIR spheres: Radiobiologic considerations. *J Nucl Med* 51:1377–1385.

Walrand, S. et al. (2014a). The low hepatic toxicity per Gray of 90Y glass microspheres is linked to their transport in the arterial tree favoring a nonuniform trapping as observed in posttherapy PET imaging. *J Nucl Med* 5:135–140.

Walrand, S., Hesse, M., Jamar, F., Lhommel, R. (2014b). A hepatic dose-toxicity model opening the way toward individualized radioembolization planning. *J Nucl Med* 55:1317–1322.

Wessels, B.W. et al. (2008). MIRD pamphlet No. 20: The effect of model assumptions on kidney dosimetry and response—Implications for radionuclide therapy. *Nucl Med* 49:1884–1899.

第四篇

放射栓塞术后管理

放射栓塞术后影像——使用 ^{90}Y 轫致辐射 SPECT/CT

10.1　背景与基本原理

^{90}Y 放射栓塞用于治疗无法切除的原发性和转移性肝癌。正如第 4 章所提及的,在一开始拟定治疗计划时,^{99m}Tc 标记的聚合白蛋白(^{99m}Tc-MAA)成功的代替了放射微球,至少在安全性方面是毋庸置疑的。^{99m}Tc-MAA 平面成像主要是用来评估肺分流指数以及预测在 ^{90}Y 放射栓塞术后肺部吸收的平均剂量(Ho et al.,1997)。为了预防放射性肺炎,肺部吸收的 MAA 将会影响 ^{90}Y 微球处方活度。MAA 活体分布也被用来评估肝外分布,以及判断导管放置的位置是否能够保证肿瘤得到足够的灌注。有研究证实:用 SPECT/CT 评估 MAA 的分布优于 SPECT 和平面成像(Ahmadzadehfar et al.,2010)。平面成像、SPECT 和 SPECT/CT 评估 MAA 分布的准确性分别是 72%、79% 与 96%(Hamami et al.,2009)。

有不少定性研究显示:在制订治疗计划时观察到的 MAA 分布情况与术后 ^{90}Y 微球的实际分布一致。也有研究报道:在计划进行选择性肝段或肝叶治疗时,MAA 和 ^{90}Y 微球分布的一致性更高(Chiesa et al.,2015,Kao et al.,2013)。

然而根据第 4 章的内容,有些研究报道:拟订治疗计划时 MAA 的分布与放射栓塞术后 ^{90}Y 微球的分布并不一致,并且用 MAA 的分布来预测 ^{90}Y 微球的分布也不可靠(Ilhan et al.,2015)。有研究指出高达 43%(97/225)的病例 ^{99m}Tc-MAA 和 ^{90}Y 摄取吸收相差大于 20%(Wondergem et al.,2013)。

除此之外,在最近十余年,^{99m}Tc-MAA 的体内分布还应用于剂量学模型,例如医用内照射放射剂量学(medical internal radiation dose,MIRD)(Gulec et al.,2006)或分区模型(Ho et al.,1996),用来计算肝肿瘤和正常肝脏组织的吸收剂量(Chiesa et al.,2015;Garin et al.,2013)。

然而,拟订治疗计划的 ^{99m}Tc-MAA 和

^{90}Y 微球真实分布的潜在差异意味着术后 ^{90}Y 影像评估的重要性。研究证实了 ^{90}Y 平面成像和 ^{90}Y 轫致辐射 SPECT/CT 在放射栓塞术后的重要性（Ahmadzadehfar et al.，2012）。而 ^{90}Y SPECT/CT 在预测胃肠道放射性溃疡方面优于 SPECT 和平面影像，其整体准确率达99%。

除此之外，^{90}Y SPECT/CT 也用于在 MIRD（或分区）模型中使用，计算肿瘤和正常肝脏的剂量，此部分在第 5 章已经叙述。另外，诚如第 12 章所提及的，量化 ^{90}Y SPECT/CT 的同时也促进了体素剂量学，借此得以研究肿瘤和正常肝脏吸收剂量的体积分布（Kappadath et al.，2014）。关于放射栓塞术后影像评估的作用，无论是 ^{90}Y SPECT/CT 还是 ^{90}Y PET/CT，在评估肿瘤剂量 / 疗效的相关性和放射栓塞引起的肝脏病变方面至为重要。^{90}Y PET/CT 的作用将在第 11 章中叙述，这一章会把重点放在术后使用轫致辐射 SPECT/CT 影像检查的技术层面。

10.2　^{90}Y SPECT 影像相关的挑战

如第 1 章所述，^{90}Y 发射 β 射线后衰变为 ^{90}Zr，半衰期为 64.1h，β 射线释放的最大能量是 2.28MeV。与核医学中使用的大部分放射性核素不同，^{90}Y 是纯 β 射线发射体，它不像 γ 射线或 X 线发射光子产生离散能量。因此，使用闪烁摄像机观察 ^{90}Y 具有挑战性。

通常使用轫致辐射评估体内 ^{90}Y 活度的分布，而轫致辐射是由高能量的 β 粒子和软组织间的相互作用产生的，由闪烁摄像机或 SPECT/CT 成像。一般认为 ^{90}Y 轫致辐射呈现连续性能量光谱，并缺乏独特可辨识光谱等特性，会造成大量的散射，导致轫致辐射并不适合用来成像。缺少独特光子高峰的发射，一直都是轫致辐射成像标准化最主要的障碍；也因此，不同医疗机构的成像品质存在极大的差别。

既往使用 ^{90}Y 轫致辐射的平面成像来确认 ^{90}Y 放射微球在肝脏内的分布。然而，由于平面成像的影像对比度差，造成轫致辐射成像无法确定肝脏内 ^{90}Y 放射微球的分布。^{90}Y 轫致辐射 SPECT 成影，由于往往设定较宽的影像能窗，以及使用滤波反投影法（FBP）重组，加上并未使用没有散射或衰减的补偿校正。所以一直以来，^{90}Y 轫致辐射 SPECT 成像受限于无法定量分析、对比度差、分辨率低。

10.3　^{90}Y 轫致辐射成像方法

技术层面上要改善 ^{90}Y 轫致辐射成像方法，包括使用体模（phantom）、模拟及患者资料的评估。关于 SPECT 影像数据采集的主要参数包括影像能窗的选择及准直仪的选择。SPECT 影像数据处理的主要参数包括散射与衰减的校正、叠代重建技术的设定、部分容积效应的校正及 SPECT 影像的定量校准。除此之外，一些早期的报道也对平面影像的图像过滤以抑制噪声进行了研究。

10.3.1　平面影像

对于 ^{90}Y 轫致辐射平面影像的准直仪、敏感度、能量窗的参数设定，使用体模进行经验性评估。针对 ^{90}Y 轫致辐射的光谱构成已经进行了研究，并改善了 ^{90}Y 轫致辐射的空间分辨率和影像对比度，其结果建议使用中能量而非低能量的准直仪，并设定 55~285keV 的能量窗（Shen et al.，1994a）。使用高能量准直仪可以观察到分辨率轻微改善，但是敏感度却大幅下降。早期定量 ^{90}Y

平面成像研究的重点是使用滤波来重建影像；维纳滤波器（King et al.，1983；Shen et al.，1994b）与基于小波的神经网络滤波器（Qian et al.，1994b）均被研究过。这些方法是使用影像过滤来逆卷积散射和铅隔穿透，也改善了能量分辨率和影像对比度。经过过滤处理的轫致辐射几何平均影像（这可部分补偿衰减）可获得 17% 的活度（Shen et al.，1994a）。然而，基于滤波器的逆卷积会因影像而异，同时需要体模校正来定量（Shen et al.，1994b）。此外，它们可能会造成伪影，以及系统反应功能的过度补偿（King et al.，1991）。平面图像中固有的 ^{90}Y 源（肿瘤和正常肝组织）重叠，其叠加作用超过定量的能力。因此定量的平面影像技术尚未用于临床上 ^{90}Y 的显像研究。

10.3.2　SPECT 与 SPECT/CT 影像

在过去，针对 ^{90}Y 轫致辐射产生的多样性光子，如何最佳化 ^{90}Y 轫致辐射成像的能量窗口已有相关的讨论。近来由于计算速度与处理能力的改善，使得基于蒙特卡罗模拟模型的 ^{90}Y 轫致辐射光谱分解，进而阐明 ^{90}Y 轫致辐射光谱组成的研究成为可能（see e.g.，Heard et al.，2004；Minarik et al.，2008；Rault et al.，2010；Elschot et al.，2013）。Heard 等人（2004）利用 EGSnrc 蒙特卡罗辐射程式模拟飞利浦公司（ADAC Forte）闪烁摄影机；而 Rault 等人（2010）则利用 Geant4/Gate 蒙特卡罗辐射转换模式模拟飞利浦公司（AXIS/IRIS）闪烁摄影机。上述研究证实了若使用中能量准直仪与 100~150keV 能量窗口的设定进行显像，可以获得最理想的影像对比度，进一步证实了先前 Shen 等人（1994a）的建议。这些研究亦显示：若采用 50~200keV 这样较宽的能量窗，在不明显降低空间分辨率与对比度的前提下，能够增加影像的敏感度。

模拟研究显示：^{90}Y 轫致辐射从肝脏发射出的光谱，由以下几个部分组成：原始的轫致辐射、物体造成的散射、成像仪造成的反向散射、准直仪造成的散射与穿透效应及准直仪的铅产生的 X 线。能量光谱中介于 70~100keV 的光子透过铅材质的准直仪产生了绝大部分典型的 X 线。能量光谱中介于 200~300keV 的光子，主要是由反向散射造成。而超过 300keV 的光子，主要是准直仪造成的散射与铅的穿透效应所产生。在任何能量窗口设定下，原始轫致辐射的光子（主要的能量光谱位于 80~180keV 间）（Heard et al.，2004），占全部光子的比率基本上不超过 15%。一些先前的研究认为：由于检测到很多光子，所以能量窗口设定的阈值应小于 100keV（Shen et al.，1994；Heard et al.，2004）。然而，这样的设定可能对精确的定量不利，除非高阶散射可以在投影器内被正确建模（Rong et al.，2012a）。

其他研究也报告过使用体模进行 ^{90}Y 轫致辐射 SPECT 成像。Minarik 等人（2008）曾使用通用电气公司 VH/Hawkeye 系统，使用基于 CT 的衰减校正、基于散射核的散射校正、基于模型的准直器响应和迭代重建，对 ^{90}Y 替伊莫单抗进行 ^{90}Y 轫致辐射 SPECT 成像。使用拟人体模加上肝脏模组进行 SPECT 成像，能量窗口设定为较宽的 105~195keV，这样重组的结果正确性为 10%~16%。他们的研究证实了基于体模验证的敏感度校准，能让 ^{90}Y SPECT 显像达到精准的定量分析。然而他们的结果仅是单一体模的实验，且用于运算的散射核心仅有一个设定档。此外，他们的研究基于较宽的 105~195keV 能量窗，采用基于 CT 的衰减校正，使用单一线性衰减系数，以上因素可能导致线性衰减在宽能量窗情况下产生较大的变异性。

Rong 与 Frey 曾针对 ^{90}Y 轫致辐射 SPECT/CT 影像的能量窗口设定发表数篇研

究（Rong et al.，2012a，2012b）。考虑到活度偏差与变异性，Rong 等人优化了 90Y 轫致辐射 SPECT/CT 定量分析的能量窗口设定方法。他们考虑到了模组失配造成的偏差，以及感兴趣 3D 区域（VOI）活度评估的变异性，所以采用 VOI 活度的加权均方根误差当作优化的品质因数（FOM），进而得出 100~160keV 是最佳 90Y SPECT 成像能量窗口的结论。此外，为了获得满足临床 90Y 微球成像的最佳能量窗口设定，他们使用内含多种肿瘤的体模，以及各种不同肿瘤 - 正常组织活度对比的数字化体模，以实境模拟人体的解剖结构。接下来，他们通过临床使用的 SPECT 系统，加上使用先前验证的蒙特卡罗编码与先前提出的影像处理模组的成像参数，进行 90Y 微球影像模拟。

Rong 等人（2012b）使用仿真核成像装置（simulations of imaging nuclear detectors，SIMIND）来精确模拟降低影像品质的因素（包括依靠能量但皆会影响获得精确影像定量分析的因素，如：物体衰减效应、散射、准直仪 - 探测器间的反应）。他们采用了单一且宽的能量窗（100~500keV），并在建模过程中针对不同能量范围与不同类别的光子进行分别的处理。根据不同的能量与不同的产生原理，他们将光子分成八类（分为初级光子与散射光子，两种光子又分别依照其能量区分，分为 0~250keV、250~500keV、500~1 000keV 及 1 000~2 000keV 四个类别）。证实了实验中的测量与蒙特卡罗模拟一致性良好。而在扩展心脏 - 躯干（extended cardiac-torso，XCAT）虚拟仿真中，该方法在光子计数建模（误差大约 1%）与定量评估所有器官的活度准确性（误差约小于 12%）方面均达到极为准确的结果。关于人体体模实验活度评估的绝对误差介于 7%~10% 间，而在模拟实际患者时，对应的器官平均剂量误差，肺部约为 10%，而肝脏为 4%~5%。

Elschot 等人（2013）提出了另外一种技术，针对 90Y 采用 Utrecht 蒙特卡罗模拟器，并纳入统计重建的演算法。所有 90Y 能量光谱的光子散射与衰减，均能被蒙特卡罗模拟重建。利用预先计算的卷积核对能量和距离相关的准直器 - 探测器响应进行建模。为了让能量、距离相关的准直仪 - 探测器反应能被更高效率的模拟，更新过的光子强度依据其最后一次散射发生时的能量，被放入八种取决于能量的 3D 散射映像；其光子的能量范围位于 50~2 000keV 之间。而用以生成最后影像的光子能量范围位在 50~250keV 之间。90Y 轫致辐射 SPECT 定量分析的准确性，也随蒙特卡罗模型的影像品质的影响因素建模而改善。国际电工协会（IEC）影像品质体模也被用于定量评估他们的方法，并与临床 SPECT 重建结果相比较。他们的方法的确改进了在 37mm 球体模拟成像中的 25%~88% 的影像对比度；以及以较高影像噪声为代价的情况下，将肺部体模的平均残存计数错误从 73% 降低至 15%。

尽管有相当多的针对改善 90Y 轫致辐射的定性与定量研究，然而由于大部分研究使用的方法是基于蒙特卡罗模拟，导致在临床常规应用这些方法并不容易。所以有些团队尝试开发一些较为简易，基于能量窗口散射补偿与 CT 衰减校正的 90Y 轫致辐射 SPECT/CT 显像程序，以便可以快速地推出商用 SPECT/CT 系统，从而改进 90Y 轫致辐射 SPECT/CT 的影像品质与影像定量（Siman et al.，2016）。先是基于体模实验，他们将适合成像的能量窗口设定为 90~125keV，以及 310~410keV 为评估散射的能量窗口，并在患者影像上得到验证。在临床成像方面，散射校正系数定为 0.5~0.6（变异系数为 10%），因此，使用单一的散射校正系数被认为是可行的。他们承认以能量窗口为依据校正散射的方法只能部分矫正背景散射、隔间穿透与隔间散射；一项关于控制散射预测能量窗的模拟研究支持这个观点。

SPECT 的校正系数是指视野中总活度

和总量的比值。理想的影像重建技术,应对散射、衰退和准直仪 - 侦测器反应等精准的校正,空气中单点来源的校正就足够了。然而在实际操作中,影像重建往往是不完美的,因此校正系数通常是得自用上所有可应用的校正方法的体模影像。术后的 ^{90}Y SPECT/CT 呈现一种特别的情况:肝内 ^{90}Y 的活度(同时也是 SPECT 的视野内)可以被侦测到,且其不确定性低于 10%。在这种条件下取得的临床图像,可以被用来校正 SPECT/CT 的显像系统。临床研究中,发现所观察到的 SPECT 总计数和视野中 ^{90}Y 的活度成正比。CT 衰退校正和散射校正的 SPECT 图像可用于精准地量化视野中的活度,其平均绝对偏差 ≤ 5%(Siman et al.,2016)。

也有一些非常创新的方法,使用非临床医疗用的伽马相机专门用来进行 ^{90}Y 成像。Walrand 等人(2014)使用能量光谱的蒙特卡罗模拟,结果显示设定厚度 30mm 的锗铋氧化物(bismuth germanium oxide,BGO)结晶,且配有高能量针孔准直仪成像机,可以成功地用于韧致辐射成像。相较于传统的配备高能量平行孔洞准直仪的碘化钠成像机,总散射污染减少到十分之一。从而能够使用 50~350keV 的扩展能量窗区间进行影像采集。借由使用记录事件能量的重组方法,缩短影像获得时间以及减少轨道范围将是可行的,从而能设计出更简化的携带式的移动机架。

10.4　结论

在改善 ^{90}Y 韧致辐射 SPECT/CT 的影像方面已取得许多进展(图 10-1)。目前的共识是将定性分析的韧致辐射 SPECT/CT 的成像能量窗设为 90~160keV 是合适的,且使用中能量准直仪(表 10-1)。如果在重组影像时采取额外的调整措施,例如:衰减、散射、准直仪反应模组,定量分析的 SPECT/CT 也是可行的。事实上,如果纳入能量相关的校正,那么能量窗宽可以扩大到 250keV 左右。

表 10-1　各种 ^{90}Y 韧致辐射 SPECT/CT 能量窗口范围设定与对应论文

能量范围(keV)	参考资料
105~195	Minarik 等(2008)
100~160	Rong 等(2012a)
90~125	Siman 等(2016)
100~500[a]	Rong 等(2012b)
50~250[a]	Elschot 等(2013)

[a] 能量范围表明,当使用这些能量窗口时,必须依其能量进行校正。

由于拟定治疗计划的 ^{99m}Tc-MAA 和 ^{90}Y 放射栓塞治疗之间潜在的分布差异,术后 ^{90}Y 影像检查评估 ^{90}Y 微球的实际分布非常必要。这一章汇总的内容足以协助我们进行术后 ^{90}Y 微球分布的定性评估。事实上,使用商业的 SPECT/CT 仪器,要做到量化的 ^{90}Y SPECT/CT 并不难。量化的 ^{90}Y SPECT/CT 在体素水平上促进放射剂量测定,从而进一步研究肿瘤和正常肝脏吸收剂量的容积分布(参见第 12 章)。

^{90}Y 放射栓塞治疗的进展,从过去一般认为是姑息疗法,进展到现在的一二线治疗,关键在于能够给予肿瘤足够的吸收剂量,以达到产生治疗反应的能力。一旦知晓放射栓塞后肿瘤的反应剂量,就能依据输送的肿瘤细胞致死剂量来制订 ^{90}Y 的治疗计划。治疗计划的进展在推广 ^{90}Y 放射栓塞治疗上至为重要。能精准决定肿瘤剂量源于量化 ^{90}Y SPECT/CT 的能力,或使用其他量化的影像模组,例如 ^{90}Y PET/CT,这一部分将在第 11 章讨论。

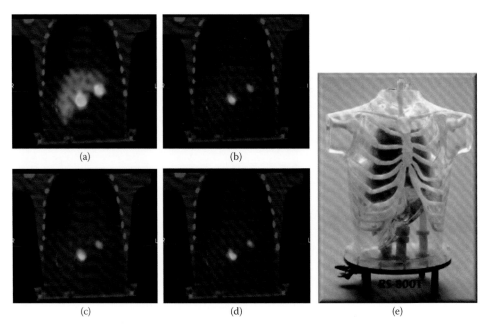

图 10-1 基于数据采集和分析模式的不同 ^{90}YSPECT/CT 图像质量说明

采用不同重建模式，在体模的同一个冠状面，肝脏嵌入物与两个放射性球体的 SPECT/CT 融合图像（能量窗口 90~150keV）：①滤波反投影（FBP）：只使用 SPECT 系统（不使用 CT 时的首选技术）；②无衰减与散射校正的 3D 有序子集最大期望值法（3D-OSEM）；③只有衰减校正而没有散射校正的 3D-OSEM；④衰减与散射校正的 3D-OSEM；⑤体模。这一系列的图像显示，使用衰减和散射校正的 3D-OSEM 迭代重建所获得的图像质量的显著提高；肝脏外的背景信号占了很大一部分，而球具有更好的对比度。SPECT 显示尺度为最大 SPECT 计数的 0~60%

（林可翰 译 贾中芝 朱海东 校）

参考文献

Ahmadzadehfar, H. et al. (2010). The significance of 99mTc-MAA SPECT/CT liver perfusion imaging in treatment planning for 90Y-microsphere selective internal radiation treatment. *J Nucl Med* 51:1206–1212.

Ahmadzadehfar, H. et al. (2012). The significance of bremsstrahlung SPECT/CT after yttrium-90 radioembolization treatment in the prediction of extrahepatic side effects. *Eur J Nucl Med Mol Imaging* 39:309–315.

Chiesa, C. et al. (2015). Radioembolization of hepatocarcinoma with 90Y glass microspheres: Development of an individualized treatment planning strategy based on dosimetry and radiobiology. *Eur J Nucl Med Mol Imaging* 42:1718–1738.

Elschot, M. et al. (2013). Quantitative Monte Carlo–based 90Y SPECT reconstruction. *J Nucl Med* 54:1557–1563.

Garin, E. et al. (2013). Boosted selective internal radiation therapy with 90Y-loaded glass microspheres (B-SIRT) for hepatocellular carcinoma patients: A new personalized promising concept. *Eur J Nucl Med Mol Imaging* 40:1057–1068.

Gulec, S.A., Mesoloras, G., Stabin, M. (2006). Dosimetric techniques in 90Y-microsphere therapy of liver cancer: The MIRD equations for dose calculations. *J Nucl Med* 47:1209–1211.

Hamami, M.E. et al. (2009). SPECT/CT with 99mTc-MAA in radioembolization with 90Y microspheres in patients with hepatocellular cancer. *J Nucl Med* 50:688–692.

Heard, S., Flux, G.D., Guy, M.J., Ott, R.J. (2004). Monte Carlo simulation of 90Y bremsstrahlung imaging. *IEEE Nucl Sci Symp Conf Record* 6:3579–3583.

Ho, S. et al. (1996). Partition model for estimating radiation doses from yttrium-90 microspheres in treating hepatic tumours. *Eur J Nucl Med* 23:947–952.

Ho, S. et al. (1997). Clinical evaluation of the partition model for estimating radiation doses from yttrium-90 microspheres in the treatment of hepatic cancer. *Eur J Nucl Med* 24:293–298.

Ilhan, H. et al. (2015). Predictive value of 99mTc-MAA SPECT for 90Y-labeled resin microsphere distribution in radioembolization of primary and secondary hepatic tumors. *J Nucl Med* 56:1654–1660.

Kappadath, S.C., Mikell, J., Mourtada, F., Mahvash, A. (2014). Voxel-based dosimetry and radiobiological modeling of HCC tumor response after 90Y microsphere therapy. *J Nucl Med* 55:151P.

Kao, Y.H. et al. (2013). Post-radioembolization yttrium-90 PET/CT—Part 2: Dose–response and tumor predictive dosimetry for resin microspheres. *EJNMMI Res* 3:57.

King, M.A., Coleman, M., Penney, B.C., Glick, S.J. (1991). Activity quantitation in SPECT: A study of prereconstruction Metz filtering and use of the scatter degradation factor. *Med Phys* 18(2):184–189.

King, M.A., Doherty, P.W., Schwinger, R.B., Penney, B.C. (1983). A Wiener filter for nuclear medicine images. *Med Phys* 10(6):876–880.

Minarik, D., Gleisner, K.S., Ljungberg, M. (2008). Evaluation of quantitative 90Y SPECT based on experimental phantom studies. *Phys Med Biol* 53:5689–5703.

Qian, W., Clarke, L.P. (1996). A restoration algorithm for P-32 and Y-90 bremsstrahlung emission nuclear imaging: A wavelet-neural network approach. *Med Phys* 23(8):1309–1323.

Rault, E. et al. (2010). Fast simulation of yttrium-90 bremsstrahlung photons with GATE. *Med Phys* 37:2943–2950.

Rong, X., Du, Y., Frey, E.C. (2012a). A method for energy window optimization for quantitative tasks that includes the effects of model-mismatch on bias: Application to Y-90 bremsstrahlung SPECT imaging. *PhysMed Biol* 57(12):3711–3725.

Rong, X. et al. (2012b). Development and evaluation of an improved quantitative 90Y bremsstrahlung SPECT method. *Med Phys* 39:2346–2358.

Shen, S. et al. (1994a). Planar gamma camera imaging and quantitation of yttrium-90 bremsstrahlung. *J Nucl Med* 35:1381–1389.

Shen, S., DeNardo, G.L., DeNardo, S.J. (1994b). Quantitative bremsstrahlung imaging of yttrium-90 using a Wiener filter. *Med Phys* 21(9):1409–1417.

Siman, W., Mikell, J., Kappadath, S.C. (2016). Energy window-based scatter compensation method to improve image quality and quantification of 90Y bremsstrahlung imaging. *Med Phys* 43:.

Walrand, S. et al. (2014). Optimal design of anger camera for bremsstrahlung imaging: Monte Carlo evaluation. *Front Oncol* 4:149.

Wondergem, M. et al. (2013). 99mTc-macroaggregated albumin poorly predicts the intrahepatic distribution of 90Y resin microspheres in hepatic radioembolization. *J Nucl Med* 54:1294–1301.

11

放射栓塞术后的 PET/CT 定量成像

11.1 引言

近十年来,经动脉 ^{90}Y 微球放性射栓塞治疗已经成为不可手术切除的肝脏恶性肿瘤的主流治疗方式。^{90}Y 放射性栓塞治疗是一种肝脏靶向治疗手段,可以将高剂量的辐射以局部 β 射线照射的形式直接作用于肝脏肿瘤,从而保护正常组织。由于其 β 粒子射程较长,^{90}Y 通常对不均匀灌注和缺氧的大型肿瘤也可以做到适度均匀照射。

^{90}Y 发射纯 β 射线,衰变为稳定的锆 -90(^{90}Zr)最大能量为 2 279.8(17)keV,半衰期为 2.668 4(13)天(Bé et al.,2006),其中 β 能量的不确定度为 k=1。^{90}Y 的平均 β 射线能量为 926.7(8)keV(Bé et al.,2006),平均组织穿透距离为 2.5mm,最大组织穿透距离为 11mm。

临床治疗方面,读者可参考第 1 章对 ^{90}Y 微球放射栓塞治疗的全面概述。需要注意的是,目前有两种临床可用的 ^{90}Y 微球:玻璃微球,商品名称为 TheraSphere(TheraSphere®, Nordion Inc.for BTG International,Ottawa,ON, Canada),和树脂微球,商品名称为 SIR-Spheres(SIR-Spheres®,Sirtex Medical Limited,North Sydney,Australia)。

尽管 ^{90}Y 是一个传统意义上的纯 β 发射体,但这种放射性核素释放 1.76mev 后衰变为稳定的 ^{90}Zr,随后是一个具有极小分支比的 β^+/β^- 发射。近年来,一些研究者发现 ^{90}Y 内电子对的产生可利用正电子发射断层扫描(PET)显像,其对于放射性栓塞治疗后 ^{90}Y 微球生物分布的评估效果优于以轫致辐射为原理的单光子发射计算机断层扫描(SPECT)。然而,应用这一原理进行 ^{90}Y PET 成像的主要问题是 ^{90}Y 发射 β^+ 粒子概率极低。因此,为了获得良好的图像质量,需要高浓度的

^{90}Y。在肝放射栓塞术中,典型的注射活度为 1GBq 至数 GBq 不等,其总放射活度集中在肝内,甚至肝段。因此,此治疗手段可以获得高浓度的 ^{90}Y,且 ^{90}Y 的 PET 成像已被证明是一种可行的成像选择,有望准确评估患者体内剂量。

^{90}Y PET/CT 定量成像是一种相对较新的成像技术,其成像能力与 PET 仪器性能密切相关。尽管有大量的体模和在体研究已经证实了使用 PET/CT 进行定量成像的可行性和图像高质量化,但到目前还缺乏一个标准化的成像方案。本章主要介绍了放射栓塞术后 PET/CT 定量成像技术的内容。

11.2 ^{90}Zr 的 0$^+$-0$^+$ 跃迁过程中生成电子对,发射 β$^+$ 粒子

在过去,对某些原子核中的电单极跃迁(E0)引起了学界广泛关注(如 ^{16}O,^{40}Ca,^{72}Ge,^{90}Zr),这种跃迁发生在初始核态和最终核态之间没有角动量变化,且宇称不变时。在 0$^+$-0$^-$ 的跃迁过程中,无纯 γ 辐射,且可能会发生以下三种不同过程:①跃迁可能引起辐射能量以内转换的形式传递给轨道电子;②跃迁可能发生在电子 - 正电子对生成过程中(过程能量大于 $2m_ec^2$,即 1.022MeV,其中 m_e 是电子的质量);③双光子发射,通常跟一个可以忽略的小发射量有关。1955 年,Ford 首先预测了 ^{90}Zr 的激发态(0$^+$ 态)(Ford,1955),并同期被 Johnson 等人(1955)证明。通过使用一个 ^{90}Y 源 β 衰变为 ^{90}Zr,研究者们发现在 1.76MeV 处存在跃迁,随后是一个占极小分支比的 β$^+$/β$^-$ 的发射(图 11-1)。他们还提出,每 β 衰变一次,产生电子对的可能性为 $w_p/w_\beta=(2\pm1)\times10^{-4}$。

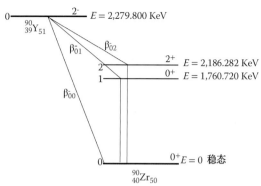

图 11-1　^{90}Y 的衰减图。^{90}Y 经历 β$^-$ 衰变为 ^{90}Zr,半衰期为 2.668 4(13)天,最大能量为 2 279.8(17) keV。(Bé et al.,*Monographie* BIPM-5.,2006.)。此外,^{90}Y 在稳定的 ^{90}Zr 的 0$^+$ 第一激发态 1.76MeV 处有一个小分支,之后是一个分支占比极低的 β$^+$/β$^-$ 发射,即 (3.186 ± 0.047) × 10^{-5}。(Selwyn et al.,Appl Radiat Isot.,65,2007.)

一年后,Greenberg 和 Deutsch(1956)通过测量相对于主要 beta 谱而言正电子发射的数量来评估内实际电子对生成。在他们的实验中,正电子分支比为 w_p/w_β=(3.6 ± 0.9)× 10^{-5}。后来,Langhoff 和 Hennies(1961)用闪烁符合谱仪测得 ^{90}Y 的正电子分支比为 w_p/w_β=(3.4 ± 0.4)× 10^{-5}。近年来,Selwyn 等人(2007)用高纯锗探测器测定了 ^{90}Zr 0$^+$-0$^+$ 跃迁的内生对分支比。基本的测量技术是计算在 511keV(湮没)峰内检测到的 γ 粒子数,并减去韧致辐射连续谱、环境连续谱和 511keV 处的环境峰。他们确定了分支比为 w_p/w_β=(3.186 ± 0.047)× 10^{-5},与以前的测量相比,精度提高了近 10 倍。D'Arienzo(2013)详细描述了既往研究中关于 ^{90}Zr 的 0$^+$-0$^+$ 跃迁中通过内生电子对产生 β$^+$ 粒子的实验。然而数十年来,^{90}Y 的跃迁并未运用到核医学中。直到最近,许多作者才开始利用 ^{90}Y 的发射少量正电子来获得 ^{90}Y 标记微球的高分辨率 PET 图像。表 11-1 提供了 ^{90}Zr 在 0$^+$-0$^+$ 跃迁中内电子生对分支比的实验数值。

表 11-1   在早期和近期的文献研究中每次衰变电子对产生的概率

参考文献	w_p / w_β	探测器
Johnson et al. (1955)	$(2\pm1)\times10^{-4}$	NaI
Greenberg and Deutsch (1956)	$(3.6\pm0.9)\times10^{-5}$	NaI
Langhoff and Hennies (1961)	$(3.4\pm0.4)\times10^{-5}$	NaI
Selwyn et al. (2007)	$(3.186\pm0.047)\times10^{-5}$	HPGe

^{90}Y PET/CT 定量成像的准确性与人们对内电子对生成分支比的认识密切相关。在不久的将来,我们应额外探测 β^+ 的发射概率,以验证分支比的强度,降低相关标准不确定度(目前约为 1.5%;Selwyn et al.,2007)。

11.3 ^{90}Y 放射栓塞治疗后定量成像的实践

第一个 ^{90}Y PET/CT 成像的模型研究由 Nickles 等人于 2004 年完成。他们应用装有锗酸铋(BGO)晶体探头的 PET,检测了 ^{90}Y 在 Derenzo 核型中的分布。这研究表明:^{90}Y 正电子断层成像具有良好的分辨率和定量精度。Lhommel 等人于 2009 年首先开展利用 PET 检测 ^{90}Y 内电子对生成的临床研究。他们使用 Philips Gemini TF LYSO 晶体 ToF PET/CT 扫描仪,论证了 ^{90}Y 标记的树脂微球在放射栓塞治疗结直肠癌肝转移患者在体成像的可行性。通过 30min 的采集,研究人员获得了放射性药物的高分辨率图像,其图像质量远远高于传统轫致辐射的 SPECT 图像。值得注意的是,研究者用了一个 2.5mm 的铜环以避免轫致辐射造成的探测器饱和。他们还在 2010 年进行了一项类似的研究,论证了基于 ^{90}Y TOF PET 在体评估一名肝转移患者树脂微球治疗的辐射剂量(Lhommel et al.,2010)。上述开创性研究促使这一领域的飞速发展。Werner 等人在 2010 年使用非 ToF PET/CT 扫描仪(Biograph Hi-Rez 16,Siemens Healthcare,Knoxville,TN,USA)进行了类似的模型研究,首次证明了即使没有 ToF,^{90}Y PET/CT 也可以投入使用,且未出现探测器饱和的问题。Wissmeyer 等人 2011 年的研究也证实了使用 Philips Gemini ToF PET/MR 兼容型扫描仪进行肝放射栓塞术后 ^{90}Y 成像的可行性。随后的一些研究都取得了令人鼓舞的结果,如 Gates 等人在 2011 年关于非 ToF 扫描仪的研究、D'Arienzo 等人在 2012 年关于 Siemens Biograph 40 中使用了掺铈正硅酸镥(LSO 晶体)探测器研究、Bagni 等人在 2012 年使用配有锗酸铋(BGO)晶体的 GE ST PET/CT 扫描仪研究、Fourkal 等人在 2013 年的研究。近期其他的一些研究也证实了利用非 ToF PET 扫描仪进行 ^{90}Y 采集的可能性(Ng et al.,2013;Tapp et al.,2014)。尽管如此,迄今为止大量研究强有力地证明了使用 ToF PET/CT 扫描能够改善 ^{90}Y PET 扫描定量成像的质量(Van Elmbt et al.,2011;Willowson et al.,2012,2015;Carlier et al.,2013,2015;Attarwala et al.,2014;Martí-Climent et al.,2014)。这是因为 ToF PET/CT 系统具有较高的灵敏度和空间分辨率,从而可能提高图像的信噪比(Lewellen,1998;Conti,2009;Surti,2014;Surti and Karp,2016)。一般来说,非 ToF 3D PET 图像是在检测多个角度的符合线(Line-of-reporse,LOR)的基础上,通过迭代重建技术生成断层图像。ToF 的概念是基于高速电子和闪烁器来测量两个符合光子到达探测器的时间差,从而提供有关符合事件额外信息的衰变位置。虽然 ToF 相关重建技术不在本章讨论范围内，但此技术最终可以使传统的氟脱氧葡萄糖（^{18}F-FDG）肿瘤成像的图像质量和定量得以改善，扫描时间缩短。对于 ^{90}Y 成像，由于正电子发射的分支占比低，ToF 成像可以拥有良好的图像质量和定量。

一次对树脂微球栓塞术后 ^{90}Y PET/CT 定量剂量学评价的多中心比较研究，即 SIR-Spheres 疗法的定量摄取评价（quantitative uptake evaluation in SIR-Spheres therapy [QUEST]）模型研究（Willowson et al.，2015），为 ToF PET/CT 扫描仪能够实现更高的 ^{90}Y 定量成像精度的假设提供了支持。QUEST 模型研究调查并比较了不同代的 ToF 和非 ToF PET/CT 扫描仪的 ^{90}Y 成像定量精度。47 个国际中心（共 69 台扫描仪，37 台采用 ToF 模式）根据 NEMA 2007/IEC 2008 PET 人体模型的严格实验和成像协议对定量准确度进行评估。每个中心需要在 7 天内进行 ^{90}Y 的 PET 采集（活度范围：0.5~3.0GBq）。成像由两个重叠的床位组成，每个床位采集时间持续 15~20min。数据由中心实验室统一分析。基于这些数据，作者得出结论：GE Healthcare 和 Siemens ToF 系统适用于放射栓塞术后 PET/CT 定量成像。没有配备 ToF 扫描仪的 GE Healthcare 和 Siemens 的定量精度不如 ToF 系统。在低计数率下，飞利浦系统的偏差更大（Willowson et al.，2015）。

值得注意的是，目前大多数 ToF PET 扫描仪都配备了镥基晶体，如掺铈的 LYSO 或 LSO。由于高检测效率（密度在 6.7~8.3g/cm^3 之间）和优异的时间分辨率（Conti et al.，2009），镥基化合物具有理想的 ToF PET 成像性能。这些闪烁晶体的主要缺点是存在自然的同位素 ^{176}Lu，这增加了晶体内的本底计数率。尽管这对传统富正电子的 ^{18}F-FDG-PET 成像无影响，但在低计数和高随机分数的情况下，可能会妨碍精确定量，如 ^{90}Y PET/CT 成像。这个问题将在第 11.5.5 节中进一步讨论。

最近的研究表明，放射栓塞术后使用 PET/CT 定量成像有助于精确评估体内剂量。许多研究者认为 ^{90}Y PET/CT 图像的剂量-体积直方图（DVH）可能是剂量反应的重要预测因子（D'Arienzo et al.，2013；Kao et al.，2013，Fowler et al.，2016）。在另一项研究中，Ng 等人（2013）扩展了 DVH 定量数据的分析，确定了 ^{90}Y 放射栓塞治疗对患者的生物有效剂量。

尽管上述研究取得了令人鼓舞的结果，但值得注意的是，放射栓塞术后 ^{90}Y PET/CT 定量成像存在其固有局限性，主要是采集时计数率低、随机分数高所致。在镥基晶体中除了由于 ^{176}Lu 的存在而产生的本底辐射之外，一些学者指出了一种可能由于随机符合校正产生的负像素造成的重建偏倚。事实上，商业软件包在迭代重建前会截断负像素值，导致 ^{90}Y PET 成像的显著正偏倚（Tapp et al.，2014；Walrand et al.，2015）。

另一个值得关注的问题是与 ^{18}F-FDG PET 相比 ^{90}Y PET 成像的对比度恢复较低，部分原因尚不清楚。第 11.5.10 节会深入阐述这个问题（Willowson et al.，2012；Carlier et al.，2013，2015）。

另一个需要考虑的方面是，许多 PET 工作站不把 ^{90}Y 作为可用于 PET 扫描的放射性核素。在这种情况下，可以选择软件包中可用的一个正电子发射器进行采集，并计算正确的分支比和半衰期（Fourkal et al.，2013；Pasciak et al.，2014a；Carlier et al.，2015）。

然而，为了建立放射栓塞术后 ^{90}Y PET/CT 定量成像的常规采集方案，需要进行初步的模型研究，以确定和优化扫描仪的性能。第 11.4~11.6 节阐述了放射栓塞术后 PET/CT 定量成像的临床流程。

11.4　定量成像的活度测量

精确的活度测量是 ^{90}Y 微球治疗的必要前提。国际原子能机构（IAEA）基本安全标准规定（国际原子能机构，1996）："用于医疗照射的放射源的校准，应可追溯到标准剂量实验室"和对于"核医学中使用的非密封源，应根据服用的放射性药物的活度，以及服药时测定和记录的活度进行校准。"此外，PET 扫描仪的性能特征通常会使用专门的模型研究评估，这些模型中纳入校准量的放射性药物。因此，临床上的精确活度测量是定量成像的基础，任何最初测量时放射性浓度的不确定因素都将导致最终临床定量的不确定。

用 ^{90}Y 微球定量成像的一个主要缺点是微球随时间沉降快。因此，为了得到一个质溶液，^{90}Y PET/CT 成像的模型研究通常使用氯化 ^{90}Y（$^{90}YCl_3$），而非 ^{90}Y 微球。本节阐释了临床实践中与 ^{90}Y 活度测量相关的内容（包括氯化 ^{90}Y 和 ^{90}Y 微球）。

11.4.1　氯化 ^{90}Y 的测量

通常用于测量患者给药活度的核医学仪器是放射性核素剂量校准器。最近的（Fenwick et al.，2014；Ferreira et al.，2016；Kossert et al.，2016）和之前的（Woods et al.，1996）研究报道了临床上可用的电离室测量氯化 ^{90}Y 和其他 β 射线发射体的困难之处：医学中现有的剂量校准器是通过探测轫致辐射来间接检测 β 放射性核素的活度，而轫致辐射的发生高度依赖于放射源的种类、容器和校准器室壁。其电离电流也取决于电离室内电子探测的概率，它随电子能量和剂量校准器的结构而变化。此外，当使用制造商提供的校准系数时（通常跟美国标准一致），容器壁厚度、溶液体积或并内位置的微小变化均可能导致总体测量的不确定性。

任何临床使用的放射性核素剂量校准器都应该有适当的质量控制程序，包括校准器的跟踪记录和持续的日常质量检测。对于临床中 $^{90}YCl_3$ 的放射性测量，其放射性核素剂量校准器的准确度应在 ±5% 以内（k=2）（Gadd et al.，2006；AAPM，2012）。但若活度由美国计量机构制订，放射性活度浓度的不确定性则大大降低。在此基础上，^{90}Y 的主要活度标准即可广泛应用，且扩展不确定度小于 1%（k=2 或两个标准差）（Zimmerman and Ratel，2005；Dezarn et al.，2011）。

11.4.2　^{90}Y 微球的测量

临床测量 ^{90}Y 微球释放的 β 粒子时，研究者们又碰到了有关样本几何结构和均匀性测量的问题（溶液中的微球随着时间的推移而沉淀，而随着微球的沉淀，测量会受到影响）。目前 ^{90}Y 微球缺乏美国和国际测量标准。因此，建立一种能够精确测量 ^{90}Y 微球活度的可追溯性测量标准迫在眉睫。

最近的一些研究致力于推进 ^{90}Y 的标准化和确定 ^{90}Y 微球的校准因子，参见 Lourenco 等人（2015）、Ferreira 等人（2016）和 Thiam 等人（2015）的研究。目前，BTG 公司参与了 NIST 放射性活度测量保证计划（NRMAP），因此 NIST 为 TheraSphere 提供了一个次级测量标准，用于常规校准。而 SIR-Spheres 不可应用 NIST 可追溯性校准法，但澳大利亚核科学技术组织（Australian Nuclear Science and Technology Organization，ANSTO）和澳大利亚放射性药物和工业组织（Australian Radiopharmaceuticals and Industrials，ARI）已开展了针对 ^{90}Y SIR-Spheres 的活度测量的研究（Dezarn et al.，2011）。

目前，每瓶树脂微球都是在 ±10% 的范围内单独校准的。当一个新的临床中心开始使用 ^{90}Y 树脂微球时,制造商会提供这批装运的前三个微球瓶的活度数据。这是为了尽可能提供一个标准化的电离室,从而进行与制造商相同的校准。然而,临床上 ^{90}Y 微球的活度测量仍然极其关键。最新文献研究显示,总给药剂量的不确定性约占 20%。而导致总剂量不确定性的最主要原因之一(Dezarn et al., 2011)。

临床上常利用放射性核素校准器测量 ^{90}Y 活度,该校准器的几何结构的测量可溯源至美国国家标准实验室。然而,微球、样品的几何形状及容器壁厚度的变化均可导致,^{90}Y 放射栓塞治疗的剂量校准器效果远不如预期。此外,许多研究表明,缺乏明确的局部校准程序,可能导致 10% 左右的活度测量值变化(Dezarn and Kennedy,2007a,2007b)。活度

测量中的主要问题是测量沉降微球,其测量结果异于活度相同但均匀溶解的 ^{90}Y Cl$_3$。微球沉降对活度测量的影响如图 11-2 所示。虚线(三角形)为利用意大利罗马 IFO-Regina Elena 医院现有的临床剂量校准器,取一支装有 5ml 无菌水和 3GBq 的 ^{90}Y 树脂微球均匀混合的小瓶(微球重悬在样品中),摇匀后测定。虚线(方块)意大利美国电离辐射计量研究所(INMRI)现有的 NPL-CRC 电离室放射性核素校准器重复同样的测量方法。最后,实线(圆形)表示从样品中去除液体缓冲液(小瓶中只有微球,无沉淀)的结果。这为以下假设提供了支持:测量活度时至少应等待 200 秒,使微球得以完全沉淀,其结果才具有可靠性和可重复性。如果一开始时即进行活度测量,很可能会低估总活度,导致患者的放射性药物过量。这一发现最近被 Ferreira 等人证实(2016)。

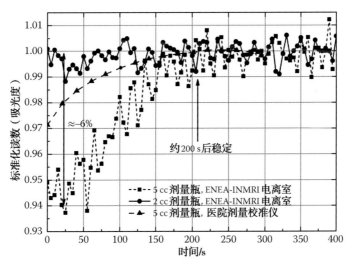

图 11-2 ^{90}Y 微球的测量。虚线(涌)为利用临床剂量校准器(IFO-Regina Elena Hospital,Rome),用 5ml 无菌水和 3GBq 的 ^{90}Y 微球均匀混合的小瓶(样品中重悬微球)摇匀后测定所得。虚线(方块)为利用 ENEA-INMRI 的 NPL-CRC 电离室放射性核素校准器重复上述测量步骤所得。实线为在样品中去除液体缓冲液后所得(瓶中只有微球,没有沉淀)。ENEA-INMRI 为意大利美国新技术、能源和可持续经济发展机构 - 美国电离辐射计量研究所;IFO 为 Istituti Fisioterapici Ospitalieri;NPL-CRC 为美国物理实验室放射性核素校准器

11.5   PET 扫描仪的性能特点

尽管 ^{90}Y 释放 β$^+$ 的可能性很低,但 ^{90}Y PET/CT 研究的主要目的是为了获得高质量的图像和重要的细节信息,而这一点在很大程度上取决于扫描仪成像的性能。与扫描仪相关的几个参数可能对成像产生重要影响。下面描述了能影响放射栓塞术后 PET/CT 定量成像的主要参数。

11.5.1   PET 的灵敏度

PET 设备的灵敏度是指扫描仪在单位时间内单位放射性活度的模型中检测到的真符合事件数。灵敏度一般用每秒计数、每贝克勒尔表示。灵敏度取决于许多物理和几何因素,包括固有效率、几何效率、窗设置和系统的死时间。值得注意的是,探测效率取决于闪烁衰减时间、密度、原子序数和探测器材料的厚度。扫描仪的灵敏度在轴向 FOV 的中心最高,向外周逐渐降低(Cherry et al.,2012)。灵敏度测量通常使用 NEMA NU 2-2007 测试程序(NEMA,2007)。由于发射出的正负电子发生湮灭辐射效应产生 γ 射线,因此必须有足够数量的物质围绕放射源以确保湮灭辐射效应。然而,周围材料也会造成 γ 射线的衰减。因此,为了得到未经衰减的灵敏度,必须用一个由多个已知吸收体围绕的均匀线源进行连续重复测量。然后从这些测量的数据推断没有吸收器时的灵敏度。为此,可使用美国电气制造商协会(National Electrical Manufacturers Association,NEMA)的 PET 灵敏度模体(PET Sensitivity Phantom ™),它由一组六个同心铝管组成。

PET 采集既可以在二维(2D)也可以在三维(3D)模式下进行。在 2D 采集模式下,通过在探测环之间放置钨隔板来实现轴向准直,钨隔板厚 1~2mm,径向延伸 8~12cm,通常是用于减少散射和随机符合事件来提高图像质量(Peller et al.,2012)。但同时大多数真符合事件也会减少。因此,2D 采集模式下扫描会降低 PET 扫描仪的灵敏度。为了最大限度地提高 PET 扫描仪的灵敏度,可以通过移除钨隔板来增加检测事件的数量,也就是所谓的 3D PET 模式。在 3D 模式下,系统的灵敏度明显高于 2D 采集模式,且系统的轴向中心处灵敏度最高。

众多学者报道,^{90}Y PET 的灵敏度测量可使用 NEMA NU 2-2007。在 Martí-Climent 等人最近的(2014)一项研究中,他们将一根充满 879MBq^{90}Y 溶液的聚乙烯管(内径 1mm)插入 NEMA PET 灵敏度模型中,每次持续采集 300 秒。系统灵敏度由不经过吸收材料时的真符合事件率决定,该率通过外推获得与源活度有关使用配备 ToF 的 mCT-TrueV 扫描仪采集,当线源位于 FOV 中心和距中心 10cm 处时,^{90}Y 的绝对灵敏度分别为 0.403 次每秒(cps)/MBq 和 0.388 次每秒(cps)/MBq。在另一项研究中,Bagni 等人(2012)按照相同的步骤测量了 ^{90}Y PET 的灵敏度。PET 图像由 GE Discovery ST PET/CT 扫描仪获得。使用由 6 个可填充管组成的 NEMA 灵敏度模型,管里均充满混合有 300MBq 活度的 ^{90}Y 溶液。分别在距轴位 FOV 中心 0cm 和 10cm 两个径向位置测量此系统的灵敏度。检测湮灭光子的扫描仪在 0 cm 和 10 cm 偏移处的绝对灵敏度分别为 0.409cps/MBq 和 0.577cps/MBq。在同一研究中,作者评估了 PET 扫描仪在 2D 采集模式下的灵敏度。发现 2D 采集模式的扫描仪灵敏度比 3D 模式低一个数量级(在距轴位 FOV 中心径向偏移 0cm 和 10cm 时,分别为 0.076cps/MBq 和 0.077cps/MBq。图 11-3 显示了 2D 和 3D 采集模式对 ^{90}Y PET 成像的不同影响。Bagni 等人(2012)获

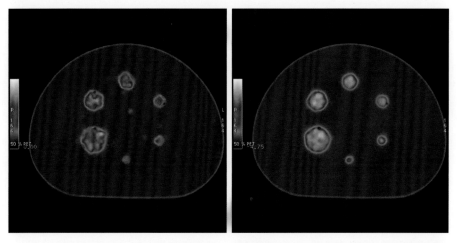

图 11-3　在 2D（左）和 3D（右）采集模式下的国际电工委员会（IEC）的人体模型成像。此图像对比度很高，因为它是以 30：1 的靶本比获得的。在这样的浓度下，可以清楚地看到 2D 和 3D 模式的信噪比差异在于 2D 采集显示了模式下区域不均匀、边缘模糊（Bagni et al., Nucl Med Commun., 33, 2012）

得的 3D 灵敏度值可分别与 Ng 等人（2013）用 GE Discovery STE PET/CT 扫描仪得到的 0.32cps/MBq 和 Werner 等人（2010）用 Siemens Biograph 16 HiRez PET 扫描仪得到的 0.72cps/MBq 相似。

最后，值得强调的是，由于 ^{90}Y 的正电子发射率非常低，所以其灵敏度远不如 ^{18}F-FDG PET。^{18}F-FDG PET 的灵敏度无论是在 2D 模式下（$\approx$ 1~2cps/MBq）还是 3D 模式下（$\approx$ 5~15cps/MBq），都比 ^{90}Y PET 高出几个数量级（Peller et al., 2012）。Werner 等人（2010）也发现相比 ^{18}F PET，^{90}Y PET 的灵敏度降低了 3.4×10^{-5} 倍。D'Arienzo 等人（2012）也有相似发现，^{90}Y 的系统灵敏度（$\approx$ 0.5cps/MBq）比 ^{18}F（$\approx$ 9cps/MBq）大约低了 4 个数量级。由于 ^{90}Y PET 灵敏度远不如 ^{18}F，所以 2D 成像模式一般不适用于 ^{90}Y PET 成像。

11.5.2　PET 绝对活度校准

PET 绝对活度校准也叫"井型计数器校准"。使用绝对活度校准因子可以将像素值转换为每体素的绝对活度。在绝对活度校准

后，将任一 ^{90}Y PET 图像中的体素强度除以校准因子，得到以 kBq/cm^3 表示的校准图像。通常建议采用标准的源配置，含有一个已知放射性活度的均匀模型。放射性活度可以用现场剂量校准器测量，且此几何体的测量应可追溯至国家标准实验室，这对于活度测定和不确定度的降低至关重要。另外，如果活度是由美国实验室测定的，那么最终的不确定度可以显著降低。对绝对放射性浓度的校准通常是通过扫描大体积的圆柱体或模型来完成的。校准因子 f 的公式如下（Cherry et al., 2012）：

$$f = \frac{每像素的计数值}{放射性活度（kBq/cm^3）}$$

这个方法在 ^{18}F-PET 成像中得到了很好的验证。但是这种简单的校准方法并不适用于 ^{90}Y 微球，因为大多数扫描仪并不把 ^{90}Y 成像作为可行的 PET 显像的放射性核素。因此，^{90}Y PET 绝对活度校准一般先选择其他放射性核素。再根据所选核素释放 β$^+$ 的概率，借助其与 ^{90}Y 释放 β$^+$ 概率的比值，得出 kBq/cm^3 表示的 ^{90}Y 放射性活度。在已发表的文献中有许多可替代的放射性核素（^{22}Na,

^{86}Y,^{68}Ge,^{18}F),其中^{22}Na 是最直接的选择。当然,为了说明所选放射性核素及^{90}Y 的半衰期,还必须引入一个调整过的衰变常数。Pasciak 等人(2014a)提供了这种校准程序的详细过程,并提供了经过调整的指定放射性核素衰变常数列表。值得注意的是,Fourkal 等人(2013)最近的一项研究发现,校准系数的测量是剂量测定中主要的不确定因素来源之一(另一来源为由于扫描仪晶体的固有放射活度所致正偏差的不确定性)。在该研究中,校准系数的相对标准偏差约为 12%。因此,可以预见在不久的将来会公布更精确的^{90}Y β$^+$ 分支比率的测量结果。

11.5.3　空间分辨率

空间分辨率是指系统在图像重建后区分两个点源的能力。NEMA 指南 NU 2-2007(NEMA,2007)描述了测量空间分辨率的标准流程。根据 NEMA 流程,空间分辨率测量是通过对空气中的点源进行成像,然后在不用平滑滤波器(如使用斜坡滤波器)的情况下重建图像来完成的。空间分辨率必须在轴向层面和横向层面(横向层面包括径向和切向)进行测量。测量所需的点源为内含少量浓缩活度的内径 ≤1mm 且外径<2mm 的毛细玻璃管。重建应使用滤波反投影且不进行任何平滑处理,三个维度中像素大小均应设置为预期半高宽(FWHM)的 1/3 以下。每个方向上的空间分辨率由点源的一维响应函数的半高宽来确定。虽然空间分辨率的测量应该在不现实的临床条件下进行(如没有散射、衰减和平滑滤波器),但是它提供了扫描仪之间的最佳情况比较,表明了可实现的最佳性能。

许多研究者使用不同的 PET 扫描仪对^{90}Y-PET/CT 成像的空间分辨率进行了评估。但需注意,并不是所有^{90}Y 定量成像的文献研究中都使用了 NEMA 空间分辨率评估标准流程。

Werner 等人(2010)发现带 LSO 探测元件 的 非 ToF Siemens Biograph PET 扫描仪 的 分辨率为(5.2 ± 0.6)mm(336 × 336 矩阵,8 次迭代,16 个子集)和(7.8 ± 0.5)mm(128 × 128 矩阵,4 次迭代,8 个子集)。Marti-Climent 等人(2014)在最近的一项研究中使用带 LSO 晶体 的 Siemens Biograph mCT-TrueV ToF 扫描仪测量了多种条件下的空间分辨率,其值范围为 2.2~12.1mm。在另一项研究中,D'Arienzo 等人(2012)使用非 ToF BGO PET 进行了空间分辨率测量,在采集矩阵为 256 × 256,半径为 1cm 时,^{90}Y PET 的横向空间分辨率为(5.8 ± 0.9)mm,轴向空间分辨率为(5.0 ± 0.6)mm。当点源位于半径10cm 处时,横向径向分辨率为(5.5 ± 0.9)mm,横向切向分辨率为(5.7 ± 0.9)mm,轴向分辨率 为(7.3 ± 1.0)mm。Kao 等人(2013)使用 LYSO GE Discovery 690(10mm)和 van Elmbt 等人(2011)使用不同的 PET 扫描仪均得出了相似的空间分辨率:Philips Gemini 与 GSO 晶体(10mm),Philips Gemini TF 与 LYSO 晶体(9.3mm),Siemens Ecat Exact HR 与 BGO 探测器(10.6mm)。表 11-2 总结了已发表文献中的空间分辨率。

11.5.4　恢复系数

利用恢复系数(RC)来校正部分容积效应(PVE)是一种简单且应用广泛的方法。RC 是指物体内的测量活度与真实活度的比率,是从简单的已知几何物体(如球体)推导得来的。实际临床工作中,可以利用感兴趣区域的测量活度除以 RC 得到真实活度。因此,RC 是一个目标几何形状、大小、靶本比以及视野位置的函数。RC 的评估通常使用 NEMA IEC 图像质量人体模型,该体模由一个充满水的腔体和六个由塑料棒悬挂的体积分别为 0.5ml、1.2ml、2.6ml、

表 11-2 放射栓塞术后 ^{90}Y PET/CT 定量成像研究中的图像重建参数和空间分辨率

参考文献	^{90}Y 微球种类	扫描仪制造商	探测器晶体	采集模式	重建方式	分辨率
Lhommel et al. (2010)	树脂微球	Gemini Philips	LYSO	ToF	2 次迭代,33 子步	—
Werner et al. (2010)	树脂微球	Biograph Hi-Rez 16 Siemens	LSO	Non ToF	8 次迭代 16 个子集和 4 次迭代 8 个子集	6.4mm
Gates et al. (2011)	玻璃微球	Biograph 40 Siemens	LSO	Non-ToF	3 次迭代,21 子集	2.5~4mm
Wissmeyer et al. (2011)	玻璃微球	Philips Gemini PET/MR	LYSO	ToF	3 次迭代,3 个子集	—
Bagni et al. (2011)	树脂微球	Discovery ST GE	BGO	Non-ToF	2 次迭代,15 个子集	6.3mm
Carlier et al. (2013)	树脂和玻璃微球	Biograph mCT 40 Siemens	LSO	ToF and Non-ToF	1 或 3 次迭代,21 或 24 子集	—
Elschot et al. (2013)	树脂微球	Biograph mCT Siemens	LSO	ToF	3 次迭代,21 或 24 个子集	—
Kao et al. (2012)	树脂微球	Biograph WO Siemens	LSO	Non-ToF	2 次迭代,8 个子集	—
Kao et al. (2013)	树脂微球	Discovery 690 GE	LYSO	ToF	3 次迭代,18 个子集	10~12mm
van Elmbt et al. (2011)	树脂微球	Philips Gemini TF	LYSO	ToF	3 次迭代,子步数 8	9.3mm
van Elmbt et al. (2011)	树脂微球	Philips Gemini Power16	GSO	Non-ToF	3 次迭代,子步数 8	10mm
van Elmbt et al. (2011)	树脂微球	Siemens Ecat Exact HRb	BGO	Non-ToF	3 次迭代,子步数 8	10.6mm
Martí-Climent et al. (2014)	树脂微球	Biograph mCT-TrueV	LSO	ToF	1~3 次迭代,子步数 21~24	2.2~12.1mm

5.6ml、11.5ml 和 26.5ml 的球形插入物组成(内径分别为 10mm、13mm、17mm、22mm、28mm 和 37mm)。一些研究者已经报道了 ^{90}Y PET/CT 成像的 RC 测量:一般来说,部分容积效应在除最大的 NEMA 球体之外的所有球体上都很明显(物体尺寸越小,RC 越低),且所有 ^{90}Y PET 研究都显示 ^{90}Y PET/CT 成像获得的 RC 较 ^{18}F PET/CT 成像差(Werner et al., 2010;D'Arienzo et al.,2012;Willowson et al., 2012)。此外,ToF-PET 扫描仪可能会改善热球体的对比度,并增加 RC(Willowson et al., 2012)。最近的 QUEST 研究(Willowson et al.,2015）旨在比较不同 PET/CT 扫描仪上 ⁹⁰Y 成像的定量精度。研究结果明确证实，当使用 GE，Philips 和 Siemens 当代 ToF 扫描仪进行 ⁹⁰Y PET 定量成像时，部分容积效应的影响在直径<20mm 的球体中占主导地位（图 11-4）；而对于直径>20mm 的球体而言，其活度始终被低估了约 20%。值得注意的是，GE Healthcare 和 Siemens 的非 ToF 扫描仪虽然能够获得准确的测量值，但与 ToF 系统相比，定量恢复的能力较差。图 11-5 显示了成像当天热球中测量的放射性活度恢复情况。特别是对于直径为 37mm 的物体，GE

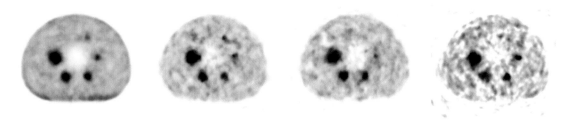

图 11-4   来自牛津大学医院 NHS 基金信托会的 QUEST 模型研究中对 NEMA 模型的采集图像（Willowson et al.，2015）。在第 0、3、5、7 天使用一台 GE Discovery 710 ToF 系统采集图像（从左到右）。采集第 0 天（即当天）的总模型活度约为 4.5GBq。采用 Q.Clear 重建算法（beta 4000）进行重建，矩阵大小为 246×256

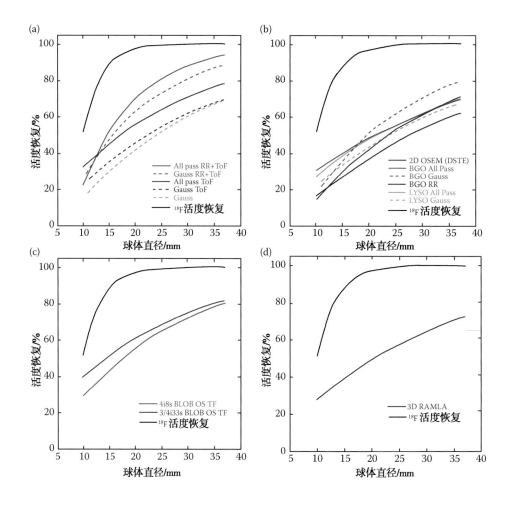

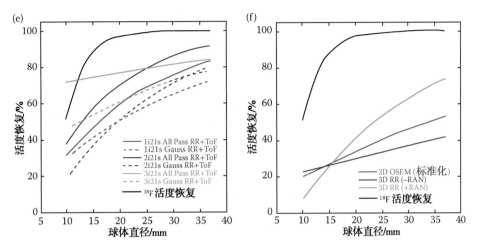

图 11-5　**在 QUEST 模型研究中测量热球体的恢复活度。不同活度下最大热球体的最优恢复浓度曲线（y=a+bx）在（a）GE Healthcare ToF 系统，（b）GE Healthcare 非 ToF 系统，（c）Philips ToF 系统，（d）Philips 非 ToF 系统，（e）Siemens ToF 系统，（f）Siemens 非 ToF 系统（其中 +RNA 和 -RNA 分别对应 "RROMTS+RAUDOMS" 和 NETTRUES" 模式，-RAN 被标准化以进行分析）**

Healthcare 和 Siemens 扫描仪分别平均低估了 -34% 和 -27%（Willowson et al.，2015）。

根据 NEMA 指南（Daube-Witherspoon et al.，2002），在存在热背景的情况下，可以使用热对比度恢复系数（CRC_hot）来评估图像质量：

$$CRC_{hot} = \frac{(C_{hot}-C_{bkgd})-1}{(a_{hot}-a_{bkgd})-1}$$

其中 C_{hot} 是热球感兴趣区（ROI）的计数平均值，C_{bkgd} 是本底所有感兴趣区（ROI）的计数平均值，a_{hot} 为热球的真实放射性活度，a_{bkgd} 为本底的真实放射性活度。若 ROI 直径等于球体物理内径，必须在球体及整个本底上进行勾画。许多研究者已对 CRC_hot 进行评估，以量化 ⁹⁰Y PET 采集的图像质量。Willowson 等人（2012）发现 ToF 采集模式可以提高热球的对比度恢复，且热球直径越小，效果越明显。这一发现也被 Van Elmbt 等人（2011）证实。此外，如果使用 ToF 重建，即使采集时间较短，热对比恢复系数也几乎保持不变。

最后需注意，⁹⁰Y 成像的对比度恢复低于 ¹⁸F 成像。Van Elmbt 等人（2011）分别分析了使用 ⁹⁰Y 和 ¹⁸F 模型采集的 PET/CT 后发现，尽管散射分数大致相同，但 ¹⁸F 的对比度恢复优于 ⁹⁰Y。虽然在一定程度上无法解释这种现象，但是他们提出以下几种可能：①高噪声对有序子集最大期望值法（OSEM）图像重建算法的影响。由于负像素值在迭代重建前被截断，导致了 ⁹⁰Y PET 成像出现显著的正偏倚。②在扫描仪晶体中，能量超过 1.022MeV 的 X 线轫致辐射可能造成电子对生成进而产生符合事件。由于晶体的原子数较大，PET 晶体中电子对生成的概率很高（Van Elmbt et al.，2011）。这些电子对生成事件可能会对随机校正产生一定影响。然而，这一问题迄今尚未完全明晰，仍有待进一步研究。

11.5.5　⁹⁰Y PET 定量成像的降质因素

众所周知，⁹⁰Y PET 的成像质量远不如 ¹⁸F PET。放射栓塞术后 PET/CT 定量成像的主要问题与低计数率和高随机分数有关，而低计数率和高随机分数主要由物理衰变和 PET 扫描仪的探测晶体等因素引起的。

由于物理衰变的局限性，⁹⁰Y 的正电子发射占比非常小，引起 ^{90}Y PET 图像的固有噪声，导致了真符合计数率低。这在非靶解剖区域尤其明显，因该区域放射性活度远低于经治疗的肝组织。因此，相比于传统的正电子放射性核素，^{90}Y 需要用更长的扫描时间才能获得质量满意的图像(作为对比，^{18}F 的分支率为 967/1 000 次衰变)。例如，在 ^{18}F-FDG PET/CT 成像中，每个床位的采集时间为 2~5min，具体时间取决于注射的放射活度、身体质量指数和扫描仪的灵敏度。尽管更长的扫描时间可提高图像质量，但 ^{90}Y PET 的采集时间不可随意增加，需权衡患者舒适度和图像质量。目前文献报道了 ToF 扫描仪的采集时间：ToF 扫描每床位 10min(Tapp et al.，2014)，非 ToF 扫描每床位 40min(Werner et al.，2010)。在最近的 QUEST 研究中提出的成像方案为两个重叠的床位(以减小扫描仪的三角轴向灵敏度)，在 3D 模式下每个位置床位 15~20min。

^{90}Y 衰变产生连续轫致辐射，主要发射高能 β$^-$，可能会降低 ^{90}Y PET 图像质量与量化精度(β$^-$ 射线的最大能量，因此 ^{90}Y 的轫致辐射光子能量为 2.28MeV)。特别是大通量的轫致辐射光子导致了单计数率远超过了真符合计数率。轫致辐射在能量低于 20keV 时最高，因此时患者体内衰减明显。大部分的高能轫致辐射光子在 PET 扫描仪的接收窗内，可能使 PET 检测器饱和。Lhommel 等人曾使用自制的 2.5mm 厚的铜环来减少一位使用了 1.3GBq ^{90}Y 患者产生的轫致辐射。但通常的给药活度可能为几个 GBq，因此，不能根据经验忽略可能的检测器饱和的情况。

其他对随机产生显著影响的因素有：①检出同时发射的两个轫致辐射光子的随机符合事件；②检出同时发射一个 511keV 湮灭光子和一个轫致辐射光子的随机事件；③PET 成像系统的探测晶体中含有天然存在的同位素 ^{176}Lu(即掺铈的 LYSO 或 LSO)，这可能产生本底计数率。文献中有充分证据表明轫致辐射与 LSO 本底辐射一同显著增加了 ^{90}Y PET 定量成像的随机分数。

镥(Lu)基闪烁晶体(如 LSO 和 LYSO)对 511keVγ 射线的阻断能力较强，光产率高，衰变时间短，因而被广泛应用于当代 PET 探测器中(尤其是 ToF 扫描仪)。然而，天然存在的 Lu 中有 2.6% 是同位素 ^{176}Lu($T_{1/2}$~3.6×10^{10} 年)，这是一种长半衰期的放射性元素，发生 β 衰变(最大能量 596keV)和三种同时发生的 γ 衰变，能量分别为 88keV(15%)、202keV(78%) 和 307keV(94%)(Browne and Junde，1998)。由于传统的 PET 放射性核素的真符合计数率较高(如 ^{18}F)，^{176}Lu 的存在并不影响采集，但 ^{176}Lu 的存在及衰变很可能在 ^{90}Y PET 采集过程中引入不可忽略的随机事件，从而影响系统性能。

在 PET 探测器中，由于射程较短，从镥基晶体中发射的 β 粒子将大部分能量释放于在同一晶体中。另一方面，γ 射线不仅可以在产生它们的晶体中检出，还可以在其他探测器元件中检出。因此，^{176}Lu 放射性核素产生的本底辐射会增加随机符合和真符合计数。最有可能发生的符合事件是探测到因晶体中发生 ^{176}Lu 衰变而产生的 β$^-$ 粒子和另一探测器晶体中的即时 γ 射线(Goertzen et al.，2009)。一般情况下，为了评估 ^{176}Lu 本身放射性活度对图像质量的影响，会在视野中无放射源的情况下进行长时间采集，以确定 ^{176}Lu 本底计数率。

^{90}Y PET 定量成像的最后一个混杂因素是散射校正。在很低的计数下，PET 图像噪声较大，由此产生的散射校正可能导致散射被严重低估或高估。

综上所述，与典型的 FDG 扫描产生 30%~40% 的随机分数相比，轫致辐射光子和即时 γ 射线很可能在 ^{90}Y 成像中产生非常高的随机分数，可高至 80%(Willowson et al.，2015)，或更甚(Carlier et al.，2015)。高随机分数、极低的真符合率和低计数率所致有问题的分散数据建模,均会导使非常嘈杂的真符合正弦图。此外,PET 成像中还有一个众所周知的问题是对随机事件进行校正后引入了正偏倚(Ahn and Fessler,2004;Rahmim et al.,2005;Li and Leahy,2006)。最常见的校正符合随机的方法是实时或离线地从即时符合信号中减去一个延迟符合的信号。在真实符合率低、随机分数高的情况下(如 ^{90}Y PET 成像),可以产生负的正弦图射线和值。在商业软件中,这些负的正弦图值通常在迭代重建(如归零)之前就被截断,从而引入了正偏倚。这种偏倚对 ^{18}F 的临床成像没有显著影响,但可能会影响 ^{90}Y PET 成像。一些研究者观察到了这种偏差(Tapp et al.,2014;Carlier et al.,2015),这可能是 ^{90}Y 的热对比度恢复低于 ^{18}F 的原因。

值得一提的是,目前许多文献报道充分证明了在肝放射性栓塞治疗的常用放射性活度下,探测器饱和(D'Arienzo et al.,2012;

Bagni et al.,2012;Carlier et al.,2013)和天然 ^{176}Lu(Carlier et al.,2013)均不是 ^{90}Y PET 定量的主要问题。特别是天然 ^{176}Lu 放射性的存在,可被检测但不会限制 ^{90}Y PET 的应用。Carlier 等人(2013)提出当 ^{90}Y 放射性活度低于 1MBq ml^{-1},且存在高肿瘤本底比时,放射性核素 ^{176}Lu 才可能会显著增大随机符合。

Carlier 等人对低计数率和高随机分数条件下的局限性和可达到的精确度进行了广泛研究(2015)。

11.5.6　图像重建

迭代重建已成为临床上常规的标准 PET 成像的方法。然而,迭代算法会占用大量空间,特别是 ToF 数据,因此 OSEM 算法常用于加速重建。一般来说,随着迭代次数的增加,重建图像中的噪声也会增加(图 11-6)。

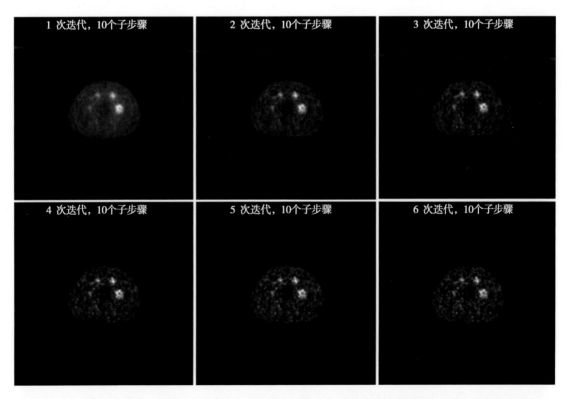

图 11-6　6 个填充球形插入物对 NEMA 模型迭代次数的影响。随着迭代次数的增加,重建图像中的图像噪声随之增加。使用 BGO GE Discovery ST PET 扫描仪获得图像

另一方面,当大量子集使用 OSEM 算法时,图像质量也会下降。因此,需要在迭代/子集的数量和重建图像质量之间适当权衡。

目前已有大量的文献报道了图像重建对 ^{90}Y PET 定量的影响,学界一致认为是最好重建技术将取决于扫描仪性能和采集方式(ToF 或非 ToF)。Willowson 等人(2012)及 Carlier 等人(2013)发现在 ToF Siemens BioGraph mCT 上迭代一次即可提供最准确的定量。另一方面,Bagni 等人(2012)及 D'Arienzo 等人(2012)分别在 BGO GE discovery ST 扫描仪上使用两次和三次迭代。在另一项研究中 Van Elmbt 等人(2011)在 Philips Gemini Power 16 和 Siemens Ecat Exact HR 上使用了三次迭代(八个子步骤 + 高斯滤波器),而 Lhommel 等人(2009)和 Werner 等人(2010)分别在 Philips Gemini TF 和 Siemens BioGraph Hi-Rez 16 上使用两次迭代(33 个子步骤,ToF,RR)和八次迭代(16 个子步骤)。表 11-2 总结了已发表文献中的图像重建参数。

QUEST 模型研究的主要结果:对 Siemens 系统而言,使用 ToF、分辨率恢复(RR)和全通滤波器(2 次迭代、21 个子集的)时,^{90}Y 的成像能力最优。对 GE Healthcare 系统而言,将全通滤波器与 RR 和 ToF 联用(两次迭代和 24 个子步骤)将得到最佳定量结果。对于非 ToF 扫描仪,本底比测量结果显示 GE Healthcare(全通滤波器,RR+ToF)、Philips(4i8s ToF),和 Siemens(2i21s 全通滤波器,RR+ToF)ToF 系统平均偏差分别在 1%、5% 和 2% 以内。

11.6 ^{90}Y-PET 校准模型的准备

如前所述,众多定量的影像研究均需要利用模型,并需要非常准确地了解模型溶液放射性活度和体积。使用经校准的模型进行定量影像研究的主要目的是:①评估成像过程中的不确定度;②量化校准系数和重建算法精度;③评估扫描仪性能。最近的一项研究(Sunderland et al.,2015)表明,模型填充中的技术错误是临床试验中不使用 PET/CT 扫描仪的主要原因之一。第 11.4 节专门讨论精确测量 ^{90}Y 活度的重要性。在此,我们进一步讨论如何制备专用于 ^{90}Y PET 定量分析的最佳模型。

塑料模型内壁吸附放射性核素可能导致放射性核素分布不均,对定量成像产生不利影响(Park et al.,2008)。因此最好制备载体溶液,且应避免使用自来水,因为矿物质和其他化学杂质可能会黏在模型壁上或与放射性药物结合,改变放射性核素的分布。载体溶液应始终使用实验室级化学药品和纯水。因此,确保整个校准流程中使用优质化学试剂是取得稳定均质溶液的重要前提。在 ^{90}Y PET 研究中,0.1mol/L ^{90}YCl$_3$ 水溶液含 50μg/g 的无活性钇,可作为载体溶液使用。此外,浓度约为 50μg/g 的二乙三胺五乙酸(DTPA)或乙二胺四乙酸(EDTA)可用于防止放射性 ^{90}Y 粘附在模型壁上,以取得均质的溶液。

在放入 ^{90}YCl$_3$ 前 12h,所有容器应预先装满载体溶液,以"密封"表面和减少粘附或电镀活动。在添入放射性溶液之前,应该清空、干燥所有的容器,并丢弃载体溶液。

如上文所述,放射性活度应使用可溯源至所测几何物体的美国标准实验室的放射性核素剂量校准器来测量。对于低能 γ 发射体(<100keV)和纯 β 发射体(如 ^{90}Y),典型经严格校准的仪器不确定度约 5% 范围内。值得注意的是,若活度是美国实验室测量,则其不确定度可大大降低。

一般建议准备原液。供应商提供的放射性 ^{90}Y 应使用载体溶液稀释到所需的体积和浓度。放射性活度应通过测量原液中每单位质量(或体积)的活度来确定,以此确定由此原液生成的所有后续源的活度。

　　应使用校准后的分析天平(最好精确至小数点后四位),常规称重两到三次进行模型填充。使用该方法测定的放射性活度的总不确定度取决于所用刻度的精度以及用于测定溶液放射性活度方法的精度。分配置放射性溶液应使用经校准的移液器或注射器,并确保模型中没有气泡。无论使用哪种方式,都建议冲洗针头,以消除所有注射器或移液器中的放射性。同样地,不确定度取决于体积测量的精度以及测定的活度。

　　如果使用大体积本底进行校准,则可以在模型中填充非放射性水,以测量可填充的体积(并确认模型严密的,不漏水)。当填充较大的模型体积时,可以使用漏斗。当模型快满的时候,取出漏斗,用注射器完成填充过程,防止放射性水溢出。

11.7　讨论与总结

　　^{90}Y 微球 PET 成像是一个高速发展的领域,其特征和属性尚未完全明确。目前的普遍共识是,尽管 ToF 在较低的放射性活度下可以提高准确性,但无论是否使用 ToF,都可以精确量化各种 PET 扫描仪模型。已有许多研究人员采用不同的模型进行研究并得出了不同的定量精度。无论使用何种扫描仪,部分容积效应在活度定量中都是最主要的影响因素。在直径小于 37mm 的球体中活度稳步下降。对于直径为 37mm 的物体,低估程度稳定在 15%~20%(Willowson et al.,2015)。对于均匀填充 ^{90}Y 的大区域,可以获得更高的定量精度。非 ToF GE Healthcare 和 Siemens 扫描仪能够在真实值的 2% 和 9% 范围内恢复 300kBq/ml 左右的放射性活度,而 ToF GE Healthcare 和 Siemens 扫描仪的偏差预计在 1%~5% 之 间(Willowson et al.,2015)。 此外,^{90}Y PET 上热球的放射性浓度恢复远不及 ^{18}F PET 图像,这可能是由于图像噪声对 OSEM 重建算法的影响,该算法具有固有的非负性限制。虽然镥基晶体中存在的固有放射性是一个潜在限制,但目前证明在 ^{90}Y 放射性栓塞术这种高放射性浓度下,其影响微乎其微。

　　关于采集时间,建议在临床中双床位采集 40min,每个床位 20min。图 11-7 显示了微球治疗 2h 后使用 GE Discovery ST BGO 扫描仪进行采集(单床采集,20min),可以观察到微球积聚与肿瘤区域良好匹配。

　　最后,^{90}Y PET/CT 定量成像的准确性与电子对生成的分支比的测量精度有很大关系。目前已知 ^{90}Y 的 β^+ 发射概率的不确定度约为 1.5% [(3.186 ± 0.047) × 10^{-5};Selwyn

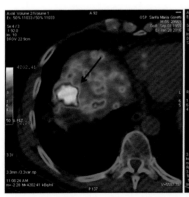
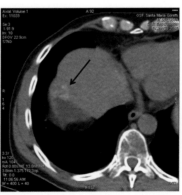
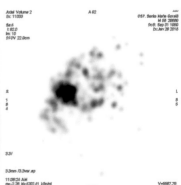

(a)

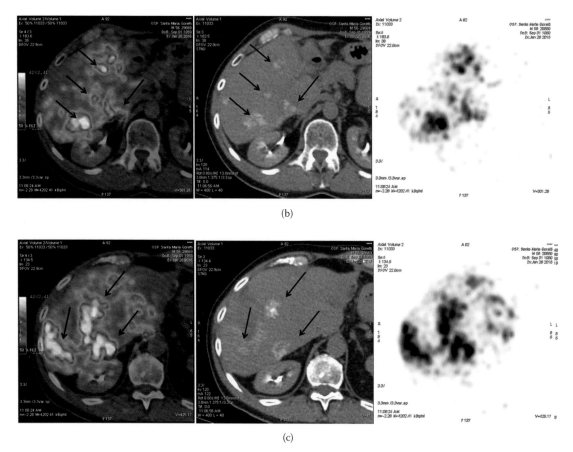

(b)

(c)

图 11-7   应用 ^{90}Y-PET 进行肝动脉放射栓塞后成像的临床实例表明,肝损伤部位浓聚大量微球。(左) ^{90}Y-PET 与 CT 数据融合。(中央)肝脏实质的 CT 清楚显示肿瘤区域。(右) ^{90}Y-PET。图(a)至(c)部分显示同一患者的不同轴向水平

et al.,2007]。这种不确定性的减少将导致量化活动中总体不确定性的减少。鉴于目前使用剂量校验仪对 ^{90}Y 活度进行临床测量的不确定度,减少了总体不确定性的这一点尤为重要。在不久的将来,为了实现更准确的放射性栓塞术后 PET/CT 定量成像,研究者们会对电子对生成的分支比率进行新的实验测量。

11.8   结论

目前,许多医疗机构已经开发了自己的

^{90}Y PET/CT 定量成像流程。通常情况下,这些流程各不相同,很可能是因为 ^{90}Y PET/CT 定量成像是一种相对较新的成像方法,且成像能力与 PET 扫描仪的性能密切相关。最后,值得强调的是,扫描仪的性能是为 ^{18}F 成像而优化的,精确的 ^{90}Y PET/CT 研究需要专用的成像方案。审慎选择重建参数有可能提高定量精度。然而最终结果还将取决于扫描仪和重建软件。目前在这一领域还缺乏综合性指南。毫无疑问的是,一项国际认可的 ^{90}Y PET/CT 定量成像方案将推动这一领域进一步发展。

（孙郁青   慕转转   林岩松   译

贾中芝   吕   逍   校）

参考文献

AAPM Task Group 181. (2012). The selection, use, calibration, and quality assurance of radio-nuclide calibrators used in nuclear medicine report of AAPM Task Group 181. College Park, MD: American Association of Physicists in Medicine.

Ahn, S., Fessler, J.A. (2004). Emission image reconstruction for randoms-precorrected PET allowing negative sinogram values. *IEEE Trans Med Imaging* 23:591–601.

Attarwala, A. et al. (2014). Quantitative and qualitative assessment of yttrium-90 PET/CT imaging. *PLoS One* 9:e110401.

Bagni, O. et al. (2012). 90Y-PET for the assessment of microsphere biodistribution after selective internal radiotherapy. *Nucl Med Commun* 33:198–204.

Bé, M. et al. (2006). Table of radionuclides. *Monographie BIPM*-5. Sèvres, Paris: Bureau International des Poids et Mesures, ISBN 92-822-2218-7.

Browne, E., Junde H. (1998). Nuclear data sheets for A = 176. *Nucl Data Sheets* 1998;84:337–486.

Carlier, T. et al. (2013). Assessment of acquisition protocols for routine imaging of Y-90 using PET/CT. *EJNMMI Res* 3:11.

Carlier, T., Willowson, K., Fourkal, E., Bailey, D., Doss, M., Conti, M. (2015). 90Y-PET imaging: Exploring limitations and accuracy under conditions of low counts and high random fraction. *Med Phys* 42:4295–4309.

Cherry, S., Sorenson, J., Phelps, M. (2012). *Physics in Nuclear Medicine*. Philadelphia, PA: Elsevier/Saunders.

Conti, M. (2009). State of the art and challenges of time-of-flight PET. *Phys Med* 25:1–11.

Conti, M., Eriksson, L., Rothfuss, H., Melcher, C. (2009). Comparison of fast scintillators with TOF PET potential. *IEEE Trans Nucl Sci* 56:926–933.

D'Arienzo, M. (2013). Emission of β+ particles via internal pair production in the 0+–0+ transition of 90Zr: Historical background and current applications. *Nucl Med Imaging Atoms* 1:2–12.

D'Arienzo, M. et al. (2012). 90Y PET-based dosimetry after selective internal radiotherapy treatments. *Nucl Med Commun* 33:633–640.

D'Arienzo, M. et al. (2013). Absorbed dose to lesion and clinical outcome after liver radio-embolization with 90Y microspheres: A case report of PET-based dosimetry. *Ann Nucl Med* 27:676–680.

Daube-Witherspoon, M.E. et al. (2002). PET performance measures using the NEMA NU 2-2001 standard. *J Nucl Med* 43:1398–1409.

Dezarn, W. et al. (2011). Recommendations of the American Association of Physicists in Medicine on dosimetry, imaging, and quality assurance procedures for 90Y microsphere brachytherapy in the treatment of hepatic malignancies. *Med Phys* 38:4824–4845.

Dezarn, W., Kennedy, A. (2007a). SU-FF-T-380: Significant differences exist across institutions in 90Y activities compared to reference standard. *Med Phys* 34:2489.

Dezarn, W., Kennedy, A. (2007b). Resin 90Y microsphere activity measurements for liver brachytherapy. *Med Phys* 34:1896–1900.

Elschot, M. et al. (2013). Quantitative comparison of PET and bremsstrahlung SPECT for imaging the in vivo yttrium-90 microsphere distribution after liver radioembolization. *PLoS One* 8:e55742.

Fenwick, A., Baker, M., Ferreira, K., Keightley, J. (2014). Comparison of Y-90 measurements in UK hospitals. NPL Report IR 20. United Kingdom: National Physics Laboratory.

Ferreira, K., Fenwick, A., Arinc, A., Johansson, L. (2016). Standardisation of 90Y and determination of calibration factors for 90Y microspheres (resin) for the NPL secondary ionisation chamber and a Capintec CRC-25R. *Appl Radiat Isotopes 109:226–230.*

Ford, K. (1955). Predicted 0+ level of Zr90. *Phys Rev* 98:1516–1517.

Fourkal, E. et al. (2013). 3D inpatient dose reconstruction from the PET-CT imaging of 90Y microspheres for metastatic cancer to the liver: Feasibility study. *Med Phys* 40:081702.

Fowler, K. et al. (2016). PET/MRI of hepatic 90Y microsphere deposition determines individual tumor response. *Cardiovasc Intervent*

Radiol 39:855–864.

Gadd, R. et al. (2006). Protocol for establishing and maintaining the calibration of medical radionuclide calibrators and their quality control. *Measurement Good Practice Guide No. 93*. Teddington, Middlesex, UK: National Physical Laboratory.

Gates, V. et al. (2010). Internal pair production of ^{90}Y permits hepatic localization of microspheres using routine PET: Proof of concept. *J Nucl Med* 52:72–76.

Goertzen, A., Stout, D., Thompson, C. (2009). A method for measuring the energy spectrum of coincidence events in positron emission tomography. *Phys Med Biol* 55:535–549.

Greenberg, J.S., Deutsch, M. (1956). Positrons from the decay of P^{32} and Y^{90}. *Phys Rev* 102:415–421.

IAEA. (1996). International basic safety standards for protection against ionizing radiation and for the safety of radiation sources. International Atomic Energy Agency, Vienna, Austria.

Johnson, O., Johnson, R., Langer, L. (1955). Evidence for a 0$^+$ first excited state in Zr^{90}. *Phys Rev* 98:1517–1518.

Kao, Y. et al. (2013). Post-radioembolization yttrium-90 PET/CT—Part 2: Dose-response and tumor predictive dosimetry for resin microspheres. *EJNMMI Res* 3:57.

Kao, Y. et al. (2012). Yttrium-90 internal pair production imaging using first generation PET/CT provides high-resolution images for qualitative diagnostic purposes. *Br J Radiol* 85:1018–1019.

Kossert, K. et al. (2016). Comparison of 90Y activity measurements in nuclear medicine in Germany. *Appl Radiat Isot* 109:247–249.

Langhoff, H., Hennies, H. (1961). Zum experimentellen Nachweis von Zweiquantenzerfall beim 0$^+$–0$^+$ Übergang des Zr^{90}. *Z Phys* 164:166–173.

Lewellen, T. (1998). Time-of-flight PET. *Semin Nucl Med* 28:268–275.

Lhommel, R., Goffette, P., Van den Eynde, M., Jamar, F., Pauwels, S., Bilbao, J., Walrand, S. (2009). Yttrium-90 TOF PET scan demonstrates high-resolution biodistribution after liver SIRT. *Eur J Nucl Med Mol Imaging* 36:1696–1696.

Lhommel, R. et al. (2010). Feasibility of ^{90}YTOF PET-based dosimetry in liver metastasis

therapy using SIR-spheres. *Eur J Nucl Med Mol Imaging* 37:1654–1662.

Li, Q., Leahy, R.M. (2006). Statistical modeling and reconstruction of randoms precorrected PET data. *IEEE Trans Med Imaging* 25:1565–1572.

Lourenço, V. et al. (2015). Primary standardization of SIR-Spheres based on the dissolution of the 90Y-labeled resin microspheres. *Appl Radiat Isot* 97:170–176.

Martí-Climent, J. et al. (2014). PET optimization for improved assessment and accurate quantification of ^{90}Y-microsphere biodistribution after radioembolization. *Med Phys* 41:092503.

Mo, L. et al. (2005). Development of activity standard for 90Y microspheres. *Appl Radiat Isot* 63:193–199.

National Electrical Manufacturers Association. (2007). *NEMA NU 2-2007 Performance Measurements of Positron Emission Tomographs* Arlington, VA: NEMA.

Ng, S.C. et al. (2013). Patient dosimetry for ^{90}Y selective internal radiation treatment based on 90Y PET imaging. *J Appl Clin Med Phys* 14:212–221.

Nickles, R.J. et al. (2004). Assaying and PET imaging of yttrium-90: 1>>34 ppm>0. *IEEE Nucl Sci Symp Rec* 6:3412–3414.

Okuda, K. et al. (1985). Natural history of hepatocellular carcinoma and prognosis in relation to treatment study of 850 patients. *Cancer* 56:918–928.

Park, M., Mahmood, A., Zimmerman, R., Limpa-Amara, N., Makrigiorgos, G., Moore, S. (2008). Adsorption of metallic radionuclides on plastic phantom walls. Med Phys 35:1606.

Pasciak, A., Bourgeois, A., Bradley, Y. (2014a). A comparison of techniques for 90Y PET/CT image-based dosimetry following radioembolization with resin microspheres. *Front Oncol* 4:121.

Pasciak, A. et al. (2014b). Radioembolization and the dynamic role of ^{90}Y PET/CT. *Front Oncol* 4:38.

Peller, P., Subramaniam, R., Guermazi, A. (2012). *PET-CT and PET-MRI in Oncology*. Berlin: Springer.

Rahmim, A. et al. (2005). Statistical dynamic

image reconstruction in state-of-the-art high resolution PET. *Phys Med Biol* 50:4887–4912.

Selwyn, R. et al. (2007). A new internal pair production branching ratio of [90]Y: The development of a non-destructive assay for ^{90}Y and [90]Sr. *Appl Radiat Isot* 65:318–327.

Stabin, M.G., Eckerman, K.F., Ryman, J.C., Williams, L.E. (1994). Bremsstrahlung radiation dose in yttrium-90 therapy applications. *J Nucl Med* 35:1377–1380.

Sunderland, J., Christian, P., Kiss, T. (2015). PET/CT scanner validation for clinical trials-reasons for failure, recipes for success: The Clinical Trials Network (CTN) experience. *J Nucl Med* 56(3):1737.

Surti, S. (2014). Update on time-of-flight PET imaging. *J Nucl Med* 56:98–105.

Surti, S., Karp, J. (2016). Advances in time-of-flight PET. *Phys Med* 32:12–22. doi: 10.1016/j.ejmp.2015.12.007.

Tapp, K. et al. (2014). The impact of image reconstruction bias on PET/CT 90Y dosimetry after radioembolization. *J Nucl Med* 55:1452–1458.

Thiam, C., Bobin, C., Lourenço, V., Chisté, V., Amiot, M., Mougeot, X., Lacour, D., Rigoulay, F., Ferreux, L. (2016). Investigation of the response variability of ionization chambers for the standard transfer of SIR-Spheres®. *Appl Radiat Isotopes* 109:231–235.

van Elmbt, L. et al. (2011). Comparison of yttrium-90 quantitative imaging by TOF and non-TOF PET in a phantom of liver selective internal radiotherapy. *Phys Med Biol* 56:6759–6777.

Walrand, S. et al. (2015). The impact of image reconstruction bias on PET/CT ^{90}Y dosimetry after radioembolization. *J Nucl Med* 56:494–495.

Wissmeyer, M. et al. (2011). [90]Y time-of-flight PET/MR on a hybrid scanner following liver radioembolisation (SIRT). *Eur J Nucl Med Mol Imaging* 38:1744–1745.

Werner, M. et al. (2009). PET/CT for the assessment and quantification of 90Y biodistribution after selective internal radiotherapy (SIRT) of liver metastases. *Eur J Nucl Med Mol Imaging* 37:407–408.

Werner, M. et al. (2010). PET/CT for the detection and quantification of the β-emitting therapeutic radionuclide yttrium-90 after liver SIRT [abstract]. *J Nucl Med* 51(Suppl 2):341.

Willowson, K. et al. (2012). Quantitative ^{90}Y image reconstruction in PET. *Med Phys* 39:7153.

Willowson, K., Tapner, M., Bailey, D. (2015). A multicentre comparison of quantitative 90Y PET/CT for dosimetric purposes after radioembolization with resin microspheres. *Eur J Nucl Med Mol Imaging*, 42:1202–1222.

Woods, M. et al. (1996). Calibration of the NPL secondary standard radionuclide calibrator for 32P, 89Sr and [90]Y. *Nucl Instrum Methods Phys Res A* 369:698–702.

Zimmerman, B., Ratel, G. (2005). Report of the CIPM key comparison CCRI(II)-K2Y-90. *Metrologia* 42:06001.

12

放射栓塞术后基于影像的 3D 放射剂量

12.1 引言

本书之前几章中已经详细讨论了 ^{90}Y 放射栓塞中放射剂量测定的一般原理。例如，在第 5 章中，讨论了一个常用的公式。当 ^{90}Y 放射活度均匀分布时，该公式可算出生物组织体的吸收剂量。虽然该方法能有效测定所治疗的肝脏、肝叶或肝段的平均吸收剂量，但其估计生物效应能力有限。因此，在第 4、5 章讨论了更为精确的确定吸收剂量的方法，例如分区模型。然而，分区模型无法描述微球在肿瘤及正常肝脏中分布不均匀性。测定 ^{90}Y 放射栓塞术后肿瘤部位、非靶肝脏组织、肝外组织的吸收剂量在患者的随访中非常重要。如果可以在放射栓塞术后立刻测定辐射剂量，及其正常组织和肝外组织中的毒性，医生就可以及时采取预防措施，将有利于降低副作用的严重

程度。此外，还可以定位肿瘤治疗不足区域并采取替代或辅助疗法，这将可能提高部分患者 ^{90}Y 放射栓塞的疗效。

针对以上问题，术后的放射剂量测定取决于以下几点：首先，医生必须了解正常肝脏和肿瘤的放射生物学和剂量反应特性，它们会随着肿瘤大小、种类及其他因素的不同而存在巨大差异。第 8、9 章分别从宏观与微观的层面讨论了放射栓塞的放射生物学。然而，仍然有很多未解决的问题。了解了患者既往放射生物学史后，须获得患者术后吸收剂量的完整数据。在临床上，放射栓塞术后基于影像的 3D 放射剂量测定已经能提供这一数据。

第 10、11 章已经阐述了 ^{90}Y 术后轫致辐射单光子发射计算机断层显像（SPECT）/计算机断层扫描（CT），或 ^{90}Y 正电子发射断层显像（PET）技术的成像原理，并强调了其定量性。然而，基于 SPECT 或 PET 成像的内

部放射剂量计算并非新思路——在很久以前"定量影像"就已被人们提及,并且成为了临床词汇(Loevinger et al.,1989;Bolch et al.,1999)。现在,使用 SPECT 或 PET 对体内放射标记的物体进行分区放射剂量测定已经成为一种标准做法。假若进行单次放射性药物注入,靶组织的药代动力学参数就能够描绘药物从吸收到清除的复杂关系。更复杂的是,这种时间—活度曲线变化还会因人而异,尤其是需要进行特异性评估的癌症患者。因此,放射剂量测定通常需要在多个时间点进行(即时间—剂量函数),以便确定靶组织以及周围组织在不同时间的放射性浓度。

幸而 ^{90}Y 放射栓塞术后的放射剂量测定并不需要进行连续成像。目前使用的所有放射栓塞产品只是近距离放射治疗器具,而非药剂。如前所述,玻璃和树脂 ^{90}Y 微球及 ^{166}Ho 微球都会在注入体内后形成非生物降解的永久植入物,并在局部产生辐射作用(参见第 1 章)。如第 7 章所述,微球不会释放 ^{90}Y 到全身。因此可使用韧致辐射 SPECT/CT 或 ^{90}Y PET/CT 进行一次术后量化扫描来计算衰变过程中 ^{90}Y 的吸收剂量。当然,影像系统的局限性(分辨率、定量精确性以及噪声)会直接导致 3D 剂量图中的误差。

在本章中,我们将讨论四种用于放射栓塞术后 ^{90}Y 放射剂量测定的方法。

12.2 基于影像的肝剂量测定法——全 3D 蒙特卡洛输运

第 9 章已经简要介绍了蒙特卡洛法的数学原理。蒙特卡洛法是医学中计算放射输运的公认标准,广泛运用于放射肿瘤学和放射学的研究或临床领域。即使如今计算机科学十分先进,但全 3D 蒙特卡洛模拟的运算难度依然十分明显。然而,其优势是无论辐射穿过怎样不均匀的物质结构,都能准确的计算出放射剂量。若研究对象为患者,则将患者个体化体素模型加入蒙特卡洛模型中。但是,该技术在放射栓塞术中使用有限。

因为当辐射穿过患者时,无论是 X 线,γ 射线,还是 β 射线,都不会像想象的那样会区分不同类型的组织。当电子密度(电子 $/cm^3$)存在明显差异或组织中原子的原子序数存在明显差异时,不同类型组织内的辐射会产生不同的作用。几乎不同于医学中的任何其他物质,辐射的行为不受生化结构的影响。他们会以同样的方式穿过健康组织、病变组织,以及静脉 / 动脉组织。从放射剂量的角度来说,因脂肪组织密度变化微小,对射线几乎没有影响。实际上,射线在体内精确的传送过程可以通过将人体组织分为三大类来实现:软组织、骨组织、肺组织。由于肝脏是人体中最均质性的器官,所以使用蒙特卡洛辐射输运法的优势就消失了。因此,在 ^{90}Y 放射栓塞术后基于影像的放射剂量测定中,通常使用其他方法。

12.3 基于影像的肝剂量测定法——剂量点核卷积

许多作者都讨论过使用剂量点核(dose-point kernels,DPK)卷积来确定体素化体模的吸收剂量(Bolch et al.,1999;Strigarit et al.,2006;Pasciak & Erwin.,2009;Kennedyet al.,2011;D'Arienzoet al.,2013;Elschot et al.,2013)。在过去的十几年里,剂量点核被认为只是一种可取的方法,因为基于蒙特卡洛的输运,尤其是对于高能量电子,具有庞大的运算负担。当然,由于肝组织本身固有的 3D 同质性,再加上 ^{90}Y β 辐射的距离有限,因此 DPK 卷积和全 3D 蒙特卡洛输运算法的结果之间并无明显差异（Pasciak & Erwin，2009）。而肝近膈顶病变则可能是个例外（Mikell et al.，2015）。^{90}Y 术后应用 ^{90}Y DPK 基于影像的放射剂量定义为：

$$D(x,y,z) = \frac{1}{\lambda}(A \otimes DPK)(x,y,z)$$
$$= \frac{1}{\lambda}\sum_{x'}\sum_{y'}\sum_{z'}A(x',y',z')$$
$$DPK(x-x',y-y',z-z')$$

$$(12\text{-}1)$$

其中，λ 为放射性核素的衰减常数，$A(x,y,z)$ 为通过定量影像得出的 3D 放射性浓度矩阵。虽然相对 3D 蒙特卡洛模拟而言，放射性浓度矩阵卷积 A 的运算效率更高，但它在某些情况下通过 DPK 的运算要求也十分苛刻。数学转换可以减轻这一负担，例如快速哈特莱变换。它是一种类似于傅立叶函数的积分变换，但不同的是它消除了复数解。通过傅里叶或哈特莱变换，将 A 和 DPK 在频域中相乘，能得出和卷积同样的值，但计算负担却大为减少。然而，对基于图像的 ^{90}Y 剂量测定的 DPK 卷积来说，速度不是问题的原因有两个。首先，由于 SPECT 和 PET 的分辨率有限，$A(x,y,z)$ 矩阵维度通常很小。此外，不像 γ 射线，^{90}Y 发射的 β 射线辐射的范围有限，任意 1/4 弧内，DPK 不需要覆盖超过 11mm 的范围。因此，这个定义 A 和 DPK 的小矩阵相对地加快了 3D 卷积的计算速度。

按照惯例，^{90}Y DPK 按照一个预定的体素大小，通过验证过的蒙特卡洛代码计算得到。^{90}Y 放射源通常均匀分布于体素，有时受微球组成和尺寸影响（Paxton et al.，2012）。许多不同来源的研究都报道了 ^{90}Y β 光谱，并且该光谱可从 Eckerman 等人发表的论文获得（1994）。通常其能量间隔从 0.1keV 到所能释放的最大值。目标放射性核素的单次转换可通过 DPK 计算，这需要额外的比例因子将每个体素的放射性浓度矩阵 A 转换成转变总数，时间积分从 0 到无穷大。这是按照

公式 12-1 中 $1/\lambda$ 常数完成。

通常，能通过体素几何完成电子 3D 输运的任意蒙特卡洛代码都能用于计算 DPK。目前大多数蒙特卡洛电子输运模拟代码都使用压缩历史近似法来减少庞大的计算负担，这些计算负担与轨迹结构法（track-structure）电子输运模拟相关。使用压缩历史（condensed history）法，沿着轨迹的多种相互作用（包括激发、电子碰撞离化）产生的能量总耗被加在一起称为模拟相互作用（Berger，1963）。虽然有些案例中应用压缩历史技术所给出的精确度不足，但这些案例并没有涉及临床肝脏放射剂量测定的 ^{90}Y DPK 计算。以下的代码均被用作确定 ^{90}Y DPK 以及应用于点剂量测定：GEANT4（Pacilio et al.，2009；Guimaraes et al.，2010），MCNP5（Paxton et al.，2012），MCNP4C（Pacilio et al.，2009），MCNPX（Dieudonne et al.，2010），EGSNRC（Strigari et al.，2006；Pacilio et al.，2009；Paxton et al.，2012）以及 EGS4（Strigari et al.，2006）。但此表并不详尽。一些对比电子输运剂量曲线和使用不同电子输运算法的代码之间差异的详细分析已经发表（Uusijarvi et al.，2009），尽管这些并非专门针对 ^{90}Y。还发现以上研究用于不同蒙特卡洛代码的 ^{90}Y 放射剂量测定，结果虽有微小差异，但应正确对待其临床价值。读过本章后面关于局部沉积法（local deposition method，LDM）的讨论后，就能清楚 DPK 的这些微小差异可能带来的临床影响十分有限。相反，应该选择那些大家熟悉且简单上手的蒙特卡洛代码。例如，本章的作者们发现 EGSNRC 比 EGS4 要简单易用的多。

大多数已出版的 ^{90}Y DPK 仅针对肝组织。但有时需要使用 DPK 卷积来进行 3D 图像肺部放射剂量测定，虽然这在 ^{90}Y 放射栓塞临床中不常用，例如，若术后出现临床副作用需要进行根本原因分析时，这种计算就十分有效，比如放射性肺炎。在这些情况下，肺 DPK 的蒙特卡洛计算可运算得出。或者使用密度定

标法对现有的 DPK 进行一级修正,由于肺脏和软组织之间存在差异。Mikell 等人(2015)已对此进行了深入研究。

　　在本书前面章节中已经强调了 ^{90}Y 是纯 β 射线发射体。然而,当高能量 β 粒子遇到吸收体而减慢速度时,会产生轫致辐射 X 线,在患者体内伴随产生相关的光子 - 电子光谱。轫致辐射 X 线穿透的组织厚度通常比 ^{90}Y β 射线大许多,这也许会给 3D 剂量测定带来难度。当然,使用蒙特卡洛法进行光子 - 电子偶联输运也能达到高准确度。当使用 ^{90}Y DPK 时,轫致辐射光子这部分剂量会被遗漏,因为它只覆盖到 β 的最大范围。但正如 Stabin 等人(1994)所述,轫致辐射 X 线的肝吸收剂量比 ^{90}Y β 辐射剂量低三个数量级,因此轫致辐射 X 线对 DPK 及接下来谈到的其他非蒙特卡洛法的 3D 剂量精确度影响十分微小。

12.4　基于影像的肝剂量测定法——体素 S 值 MIRD 医学内照射剂量法

　　体素 S 值(voxel S-value,VSV) 医学内照射剂量(Medical Internal Radiation Dose, MIRD)法是基于影像的肝剂量测定法,是 DPK 卷积的一种替代方法,类似于 MIRD S 值,传统用于器官到器官的内部发射体放射剂量测定。VSV 法是由 Bolch 等人最早提出(1999)。使用 VSV 来确定目标体素(D_{VoxelT})的吸收剂量间的关系表达如下:

$$D_{VoxelT} = \frac{1}{\lambda} \sum_N A_{Voxel\,S} \cdot S(Voxel_T \leftarrow Voxel_S)$$

$$(12\text{-}2)$$

　　其中,S 表示源体素 $Voxel_S$ 的单次转换在目标体素 $Voxel_T$ 中的平均能量沉积;根据 ^{90}Y β 发射体的最大范围,所有在 11mm 以

内的源体素(N)VSV 都应加在一起。正如 DPK 卷积,$1/\lambda$ 常数将单个体素的放射活度转变为转换总数。DPK 储存并应用于 3D 矩阵形式,而每个目标体素的 S 值列表为源体素的位置函数。

　　虽然 VSV MIRD 法和 DPK 卷积的定义不同,但两者有许多共同性。正如 DPK 卷积,不适合非均匀分布的组织,但这对肝 ^{90}Y 放射栓塞来说同样不是问题。此外,VSV 和 DPK 可相互转换,当他们运用于相同的放射活度浓度矩阵,会产生同样的放射剂量结果。当计算组织体素某一子集的吸收剂量时,VSV 法相比于 DPK 卷积就有计算简便上的优势,例如,等剂量分布线。而当计算每一个体素(整个 3D 图像集)的吸收剂量时,两种方法的计算量是一样的。

　　VSV 和 DPK 卷积都面临同一个问题,即在现代临床环境中,体素大小会随着扫描仪和图像重建参数而变化。在正常情况下,以上问题会使这些方法的常规临床运用充满挑战。因为制成表格的 DPK 和 VSV 仅适用于有限的几组 ^{90}Y 体素尺寸。因此,有人也建议使用其他方法,能按照预定的数据对任意大小的体素快速生成 VSV。Fernandez 等人(2013)使用蒙特卡洛法对几种放射性核素进行电子输运运算,包括体素间隔为 0.5mm 的 ^{90}Y。这些数据已经公布,且可随意获得;然而,独特的地方在于,他们提出的方法能解析性地重新缩放这些数据,并用于任意大小体素上,从而不用再次使用蒙特卡洛模拟。Fernandez 等人通过将他们的比例换算方法与蒙特卡洛模拟进行对比证明了其有效性。具体使用的体素大小有:0.5mm、0.7mm、1.0mm、1.23mm、1.5mm、1.8mm、2.0mm、2.4mm、3.0mm、4.8mm、6.0mm、8.0mm 以及 10.0mm。当应用在基于影像的放射剂量测定时,与直接使用蒙特卡洛法计算比较,Fernandez 等人的比例变换方法误差小于 1.5%(2013)。一些作者还提出了 VSV 的动

态比例变换方法,用于基于图像的放射剂量测定,这些方法都值得考虑(Dieudonne et al.,2011;Amato et al.,2012)。

正如之前谈到的,VSV MIRD 法和 DPK 卷积计算出的放射剂量值是等同的。在随后的讨论中,将以其他计算方法的精确性与 DPK 卷积的精确性进行对比。同时,必须明白这些对比同样适用于 VSV MIRD 方法。

12.5 基于影像的肝剂量测定法——LDM

LDM 是我们谈到的最后一个进行 ^{90}Y 放射栓塞术后基于图像的放射剂量测定的方法。与前面所述的方法一样,通过轫致辐射 SPECT/CT 或 ^{90}Y PET/CT 进行放射栓塞术后定量成像是放射剂量测定的第一步。为使用 LDM 进行放射剂量测定,需在注入 ^{90}Y 时将图像集量化为放射活度浓度(Bq/ml)。

LDM 基于的前提是每个体素中的 ^{90}Y 衰变所释放的总能量就地沉积于相同体素内。这一假设将所有关于 3D 放射栓塞术后放射剂量测定的数学方法和计算简化为一个比例因子。以下公式描述了 LDM 中所使用的比例因子。

基于以上所提到的假设,单个体素中的吸收剂量,D_{90Y}(Gy),可通过以下公式确定

$$D_{90Y}(\text{Gy}) = \frac{A_0(\text{Bq/mL}) \cdot 4.998 \times 10^{-8}(\text{J} \cdot \text{s})}{\rho_{\text{liver}}(\text{kg/mL})}$$

$$(12\text{-}3)$$

其中,A_0 为该体素中 ^{90}Y(Bq/ml)的放射活性浓度,而 ρ 为肝组织的密度,单位为 kg/ml。常数因子 4.998×10^{-8} J·s 为 ^{90}Y 的每单位放射活性量所释放的能量,这是之前在第 5、7 章中推导出来的。如选择国际辐射单位和测量委员会 ICRU(1992)来定义肝组织的密度,那么公式 12-3 中的常数可综合起

来,成为单个转换系数 K_{90Y},而这只对 ^{90}Y 有效。注意:公式 12-3 与体素体积无关。这一强大特性使得 LDM 可以在术后的轫致辐射 SPECT/CT 或 ^{90}Y PET/CT 成像之后使用,而不受图像重建矩阵尺寸或各向同性影响。然而,LDM 的精确性仍然有赖于以下假设,即每个体素衰变产生的所有能量就在衰变发生的体素吸收。但是当体素体积变小或当体素间带电粒子平衡失衡时,这一假设也许会不成立。第 12.5.1 节将详细讨论这一点。

$$D_{90Y}(\text{Gy}) = A_0 \left(\frac{\text{Bq}}{\text{mL}} \right) \cdot K_{90Y} \left(\frac{\text{Gy} \cdot \text{mL}}{\text{Bq}} \right)$$

$$(12\text{-}4)$$

公式 12-4 等同于公式 12-3,除了常数被之前提及的 K_{90Y} 系数取代。对于任何定量 ^{90}Y 图像集,结合微球注入时 ^{90}Y 放射活性浓度单位,应用 4.782×10^{-5}(Gy-ml/Bq)的因子 K_{90Y} 以及 LDM 来确定每个体素的吸收剂量。

正如第 10 章所述,需要用轫致辐射 SPECT/CT 来量化 ^{90}Y SPECT/CT 图像,因此,需要确定适当放射活性浓度单位(^{90}Y 为 Bq/ml)。然而,大多数情况下,^{90}Y PET/CT 会直接得出量化的术后图像,而无须终端用户做任何额外的工作。正如第 11 章中所述,PET/CT 厂商从没打算直接进行 ^{90}Y 成像的现实问题,其结果是当用 PET/CT ^{90}Y 扫描放射栓塞术后患者时,扫描控制台中可能没有 ^{90}Y 这选项,尽管一些 PET/CT 厂商在最新的软件升级时试图加入这功能。

从基础层面来讲,使用 PET/CT 系统对不同的正电子放射性核素定量,只需根据注入核素的正电子辐射半衰期和分支比,简单地调整像素值即可。因此,对于那些不直接支持 ^{90}Y 的系统,这一过程可融入公式 12-4 中的 K 比例系数中。公式 12-5 如下:

$$D_{90Y}(\text{Gy}) = A_0 \left(\frac{\text{Bq}}{\text{mL}} \right) \cdot K_x \left(\frac{\text{Gy} \cdot \text{mL}}{\text{Bq}} \right) \cdot e^{\lambda_c}$$

$$(12\text{-}5)$$

若 PET/CT 系统不直接支持 ^{90}Y，可通过 ^{90}Y 体模实验来给出准确定量（参见第 10 章），这样仍然可以使用 LDM。如用 ^{22}Na 或 ^{68}Ge 扫描放射栓塞术后患者，在上述条件下，同样能使用 LDM 进行 ^{90}Y 的术后放射剂量测定。公式 12-5 中的 K_x 为修改过的比例因子，它包含了与 ^{90}Y 分支比相对的扫描仪（即 ^{22}Na 或 ^{68}Ge）中放射性核素正电子辐射的分支比。指数项和调整过的衰变常数（λ_c）说明了 ^{90}Y 和所选放射性核素之间的差异。然而，对于在手术当天获得的术后影像，只要使用了 ^{2}Na 或 ^{68}Ge，就可以省略指数项，并引入最小的误差。

$$K_x\left(\text{Gy}\cdot\frac{\text{mL}}{\text{Bq}}\right)=K_{90_Y}\left(\text{Gy}\cdot\frac{\text{mL}}{\text{Bq}}\right)\cdot\frac{B_X}{B_{90_Y}}$$

(12-6)

$$\lambda_c=\lambda_{90_Y}-\lambda_X \qquad (12\text{-}7)$$

基于相对分支比 β 和衰变常数 λ 的公式 12-6 和公式 12-7 展示了为放射核素 X 推导出的 K_x 和 λ_c。表 12-1 中分别为 ^{22}Na 和 ^{68}Ge 所算得的 K_x 和 λ_c。注意：表 12-1 中 K_x 等于 $K^{90}{}_Y K^{90}{}_Y$。

表 12-1 使用 PET/CT 和局部沉积法的 ^{90}Y 放射量测定

成像中使用的同位素	正电子发射分支比	衰变常数 λ/h	调整过的衰变常数 λ_c/h	转换因子 Kx/（Gy-ml/Bq）
^{90}Y	0.000 032	1.083×10^{-2}	0	4.782×10^{-5}（$K^{90}{}_Y$）
^{22}Na	0.905	3.038×10^{-5}	1.080×10^{-2}	1.353
^{68}Ge	0.890	1.066×10^{-4}	1.072×10^{-2}	1.330

衰退产物的分支比，^{68}Ga，它与母系放射性核素 ^{68}Ge 处于长期平衡状态。

12.5.1 LDM 的验证

正如前面提到的，LDM 基于一个假设，即一个体素中放射性衰变产生的所有能量全部转变为同一体素内的吸收剂量。多位学者已经将 LDM 用于基于影像的 ^{90}Y 放射剂量测定。Chiesa 等人（2012）以及 Mazzaferro 等人（2013）提出了一种间接方法，即使用 ^{99m}Tc 聚合白蛋白（^{99m}Tc-MAA）并基于 LDM 进行放射剂量测定。使用 ^{99m}Tc-MAA SPECT/CT 的 LDM 首次由 Pasciak 和 Erwin（2009）提出。虽然 LDM 完全能够基于 ^{99m}Tc-MAA 得出 3D 放射剂量测定值，但其准确性还依靠另一假设，即 MAA 的放射性活度分布规律与 ^{90}Y 放射栓塞一致。正如第 10、11 章中所讨论的，这一假设的正确性尚存争议。

几位学者已经将 LDM 用于 ^{90}Y PET/CT 之后的放射剂量测定（Kao et al.，2013；Bourgeois et al.，2014；Srinivas et al.，2014），同时基于 PET（Pasciak et al.，2014）和 SPECT（Pacilio et al.，2015），对放射栓塞术后成像进行了专门验证。但在放射栓塞术后基于影像的放射剂量测定中一个经常被忽略的重点是，作为测量起点的韧致辐射 SPECT 或 ^{90}Y PET/CT 图像并不能完全反映真实的活度浓度分布。如果一种 ^{90}Y 成像技术能够定量，那么它就能用来确定含有大量均匀 ^{90}Y 的体模中心的活度浓度。然而，肿瘤中 ^{90}Y 微球的活度浓度并不均匀，并且成像技术的分辨率也有限，真实的活度浓度将被成像模式的点扩散函数（point-spread function，PSF）加以卷积（模糊化）。

$$A(x,y,z)=T(x,y,z)\otimes\text{PSF} \qquad (12\text{-}8)$$

其中 A 是定量影像得出的 3D 放射活性浓度,而 T 为真实 3D 放射活性浓度。若我们回顾公式 12-1,其中定义了在基于 3D 放射剂量测定中用于 DPK 卷积的关系,就会发现它含有某种不精确性。公式 12-1 的这一不精确性是由 $A(x,y,z)$ 被 DPK 卷积时引起的。在现实中,真正的 3D 吸收剂量(D_{true})描绘为:

$$D_{\text{true}}(x,y,z) = \frac{1}{\lambda}\left(T(x,y,z) \otimes \text{DPK}\right)$$

(12-9)

遗憾的是,由于患者的 $T(x,y,z)$ 不能确定,此公式的目的是基于已知的 $A(x,y,z)$,去发现最佳方法,求出 D_{true} 的近似值。

正如第 11 章所讨论的,根据扫描仪和重建参数变化,^{90}Y PET/CT 测量的半峰全宽(full-width and halfmaximum,FWHM)PSF 范围为 3.1~10.5mm。如第 10 章中描述,对于韧致辐射 SPECT 来说,预期的 PSF 会远远大于 ^{90}Y PET/CT。然而,由于 ^{90}Y 韧致辐射 SPECT 和 ^{90}Y PET 的分辨率相对较低,扫描仪 PSF 引起的数据模糊通常要大于 DPK 卷积算出的能量沉积范围。因此,在某些情况下,使用不会造成额外模糊的 LDM 得出的吸收剂量图,也许比 DPK 卷积得出的更接近 D_{true}。图 12-1 对此给出了定性的说明。

的确,图 12-1 中的定性例子表明 LDM 也许比 DPK 卷积更准确地估计 D_{true}。在理想状态下,当没有图像噪声时,LDM 和 DPK 的准确度可以直接对比成扫描仪的分辨率函数,其定义是在半峰全宽的 PSF。Pasciak 等人对这一理想运算进行过比较,同时还对基于体模数据进行了侧重于 ^{90}Y PET/CT 的比较(2014)。这一理想方法涉及 3D 高斯模糊核心卷积某个精确数学体模来模拟 ^{90}Y PET/CT 或 SPECT 的平移不变 PSF。根据

图 12-2 中的结果,这一模拟数学体模为 NEMA IEC 全身体模,含有从 10mm 到 37mm 大小不等的放射球。高斯内核的 FWHM 范围为 2.0mm 到 15.0mm,增量为 0.25mm。使用该内核创建模拟放射活性浓度 $A(x,y,z)$。再将 DPK 卷积或 LDM 应用到 $A(x,y,z)$ 以便接下来与 $D_{\text{true}}(x,y,z)$ 做对比。在这种情况下,由于 $T(x,y,z)$ 为已知,因此如公式 12-9 所示可准确算出 D_{true}。图 12-2 展示了逐个体素的吸收剂量对比的结果,这些剂量计算应用了 LDM 和 DPK 卷积与以扫描仪 PSF 为函数的含放射微球的体模。从图 12-2 可以看出,当扫描仪 FWHM 正好过 4mm 时,LDM 的精确度为最优,这时 PSF 非常接近 ^{90}Y DPK 的形状。当 FWHM 小于 4mm 时,LDM 精确度下降,而 DPK 卷积的精确度持续优化直到扫描仪分辨率变为最优(FWHM=0mm)。然而,对于大于 4mm 的 PSF FWHM,LDM 总是带有一定的优势。应注意到,PSF 的形状以及重建的体素大小会影响图 12-2 中的这些关系。

任何由 LDM 获得的准确性都取决于重建参数、扫描仪 PSF、体素大小、图像噪声,以及患者是否移动。多位作者已经基于 ^{99m}Tc-MAA SPECT 和 ^{90}Y 韧致辐射 SPECT(Pasciak & Erwin.,2009;Ljungberg & Sjogreen-Gleisner.,2011;Pacilio et al.,2015)以及 ^{90}Y PET/CT(Pasciak et al.,2014)的剂量学,研究了这些因素对 LDM 相对于 DPK 卷积准确性的影响。这些研究一致认为:对于目前 ^{90}Y 成像技术(韧致辐射 SPECT 或 ^{90}Y PET/CT),DPK 卷积或 VSV MIRD 方法在精确度方面都劣于 LDM。虽然 LDM 的精确度可能要高一些,但在临床上这些差异并无影响。鉴于应用 LDM 只需简单的比例因子,因此极力建议在日常的 ^{90}Y 基于图像放射剂量测定中使用 LDM。

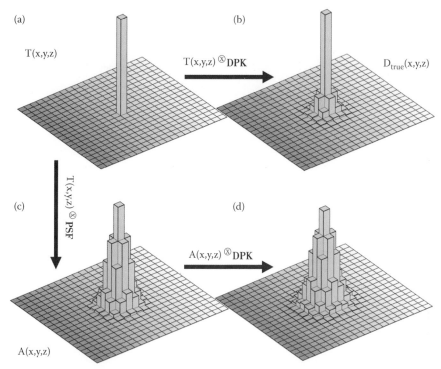

图 12-1　演示扫描仪的 PSF 和 DPK 卷积对占据单个体素的 ^{90}Y 点源吸收剂量轮廓形成影响的定性范例。案例中体素大小为 2.0mm^3。通过 6.5-mmFWHM Gaussian 滤波函数来估算扫描仪 PSF，实验证明其对 ^{90}Y PET/CT 有合理的估计值（Pasciak et al.，2014）。(a) 点源 ^{90}Y 放射活度的二维表达，$T(x,y,z)$。它代表了真实的放射活性分布，这在患者体内成像为未知。(b) 对于 ^{90}Y 真实的放射活性浓度卷积 DPK 给出真正的吸收剂量分布 D_{true}。这在患者体内成像也是未知的。(c) 由成像系统的 PSF 卷积于真正放射活性浓度，得出 $A(x,y,z)$。由于 LDM 不会对 $A(x,y,z)$ 增加额外的误差，若使用了 LDM，则 (c) 中的形状即为吸收剂量的分布轮廓，(d) $A(x,y,z)$ 由 ^{90}Y DPK 卷积。注意，相比于 (c)，(d) 中额外的吸收剂量分布轮廓。由于在这一假设的范例中，成像系统为 6.0mm FWHM PSF，两者都高估了真实吸收剂量（D_{true}）

12.5.2　LDM 与其他替代放射性核素

　　虽然本书主要聚焦于 ^{90}Y 放射栓塞，但由于 ^{166}Ho 放射栓塞能够通过 SPECT/CT 和 MRI 直接成像，后者未来可能应用更加广泛。这些特征已经在第 1、15 章中讨论过。除了发射具有治疗效果的 β 射线，^{166}Ho 的衰变还会释放出 80.5keV γ 射线，其分支比为 6%。尽管人们一开始认为 γ 射线会妨碍 LDM 的使用，想到它会导致计量在目标体素之外沉积，但 γ 射线可能有什么重要影响。Traino 等人（2013）以及 Pacilio 等人（2015）之前都证明了在 ^{90}Y 和 ^{131}I 中使用 LDM 的有效性。由于相比于 ^{166}Ho，γ 发射在 ^{131}I 中的分支比要大得多（364.5keV 的 γ 射线，比例为 81.5%），所以 LDM 同样适用于 ^{166}Ho；然而，这一点还未得到确切的证实。

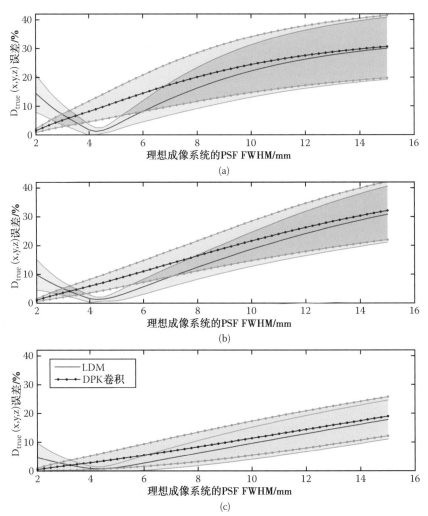

图 12-2   在数学模拟的 NEMA IEC 全身体模中与 D_{true} 相比的 DPK 卷积和 LDM 的误差分析，无图像噪声。误差呈现为扫描仪 PSF FWHM 的函数，使用 2mm 的各向同性体素尺寸的 Gaussian 模糊核心。每个放射球的体素与相应的 D_{true} 体素做对比，分别是阴影区域的中心、上界、下界来表示平均误差、最大误差和最小误差。(a) 10mm 放射球; (b) 17mm 放射球; (c) 37mm 放射球

12.6   DPK 卷积和 LDM 不合适的情况

正如在第 12.1 节谈到的，由于肝组织的同质性，全 3D 蒙特卡洛辐射输运计算很少用在 ^{90}Y 肝放射栓塞中。然而，肝膈顶区密度不均匀，这使得 DPK 对均匀性的要求无法满足，因而无法应用。Mikell 等人 (2015) 模拟了前文提到的基于图像的放射剂量测定技术的准确性，包括在肝肺界面按照扫描仪分辨率应用 3D 蒙特卡洛方法。Mikell 证明了当从肝肺界面开始的深度大于 12mm 时，DPK 卷积、LDM 和 3D 蒙特卡洛法在真实肝吸收剂量值的 10% 以内。然而，随着扫描仪分辨率变差，所需距离会增加。同样的，当这一距离大于

39mm 时,DPK 卷积、LDM、3D 蒙特卡洛在肺脏中达到了相似的准确度。当需要精确地得出肝肺界面中肝或肺的吸收剂量时,则需要使用基于蒙特卡洛的放射剂量测定方法。

12.7　结论

如第 10、11 章所述,放射栓塞术后定量成像在日常临床中的应用具有可行性。这不仅得益于 ^{90}Y PET/CT 技术,还受益于 ^{90}Y 轫致辐射 SPECT 定量技术的进步。而基于患者个体化影像的 ^{90}Y 放射剂量测定的主要障碍一直都是定量成像未广泛应用。鉴于这些数据,再加上放射栓塞的永久植入特性,其可免去多次成像的需求,要转换成 3D 吸收剂量就变得容易。算出吸收剂量图的方法复杂程度各不相同;然而,对于大部分临床情况来说,使用简单比例因子的 LDM 就能足够取得良好的结果。随着这些技术日益成熟,可开始解决更具挑战性的问题,即研发一种标准治疗标准流程以将这些数据应用到患者管理中。

（孙晓松　刘　安　译
贾中芝　吕　逍　校）

参考文献

Amato, E. et al. (2012). An analytical method for computing voxel S values for electrons and photons. *Med Phys* 39:6808–6817.

Berger, M.J. (1963). Monte Carlo calculation of the penetration and diffusion of fast charged particles. *In Methods in Computational Physics*, Vol. I, Adler, B., Fernbach, S., Rotenberg, M. (Eds). New York, NY: Academic Press, 135–215.

Bolch, W.E. et al. (1999). MIRD pamphlet No. 17: The dosimetry of nonuniform activity distributions—Radionuclide S values at the voxel level. *J Nucl Med* 40:11S–36S.

Bourgeois, A.C. et al. (2014). Intra-procedural 90Y PET/CT for treatment optimization of 90Y radioembolization. *J Vasc Interv Radiol* 25:271–275.

Chiesa, C. et al. (2012). A dosimetric treatment planning strategy in radioembolization of hepatocarcinoma with 90Y glass microspheres. *Q J Nucl Med Mol Imaging* 56:503–508.

D'Arienzo, M. et al. (2013). Absorbed dose to lesion and clinical outcome after liver radio-embolization with (90)Y microspheres: A case report of PET-based dosimetry. *Ann Nucl Med* 27:676.

Dieudonne, A. et al. (2010). Fine-resolution voxel S values for constructing absorbed dose distributions at variable voxel size. *J Nucl Med* 51:1600–1607.

Dieudonne, A. et al. (2011). Clinical feasibility of fast 3-dimensional dosimetry of the liver for treatment planning of hepatocellular carcinoma with 90Y-microspheres. *J Nucl Med* 52:1930–1937.

Eckerman, K.F., Westfall, R.J., Ryman, J.C., Cristy, M. (1994). Availability of nuclear decay data in electronic form, including beta spectra not previously published. *Health Phys* 67:338–345.

Elschot, M. et al. (2013). Quantitative comparison of PET and bremsstrahlung SPECT for imaging the in vivo yttrium-90 microsphere distribution after liver radioembolization. Villa E, ed. *PLoS One* 8:e55742.

Fernández, M. et al. (2013). A fast method for rescaling voxel S values for arbitrary voxel sizes in targeted radionuclide therapy from a single Monte Carlo calculation. *Med Phys* 40:082502.

Guimarães, C.C., Moralles, M., Sene, F.F., Martinelli, J.R. (2010). Dose-rate distribution of 32P-glass microspheres for intra-arterial brachytherapy. *Med Phys* 37:532–539.

ICRU. (1992). *Photon, Electron, Proton and Neutron Interaction Data for Body Tissues*. ICRU Report 46. Bethesda: International Commission on Radiation Units and Measurements.

Kao, Y.H. et al. (2013). Post-radioembolization yttrium-90 PET/CT—Part 2: Dose–response and tumor predictive dosimetry for resin microspheres. *EJNMMI Res* 3:1–1.

Kennedy, A., Dezarn, W., Weiss, A. (2011). Patient specific 3D image-based radiation dose estimates for 90Y microsphere hepatic radioembolization in metastatic tumors. *J Nucl Med Radiat Ther* 2:1–8.

Ljungberg, M., Sjögreen-Gleisner, K. (2011). The accuracy of absorbed dose estimates in tumours determined by quantitative SPECT: A Monte Carlo study. *Acta Oncol* 50:981–989.

Loevinger, R., Kassis, A.I., Burt, R.W. (Eds.). (1989). *The MIRD Perspective*. Washington, DC: The American College of Nuclear Physicians.

Mazzaferro, V., Sposito, C., Bhoori, S., Romito, R. (2013). Yttrium-90 radioembolization for intermediate-advanced hepatocellular carcinoma: A phase 2 study. *Hepatology* 57:1826–1837. doi: 10.1002/hep.26014. Epub 2013 Mar 22.

Mikell, J.K. et al. (2015). Comparing voxel-based absorbed dosimetry methods in tumors, liver, lung, and at the liver-lung interface for 90Y microsphere selective internal radiation therapy. *EJNMMI Phys* 2:947.

Pacilio, M. et al. (2015). Differences in 3D dose distributions due to calculation method of voxel S-values and the influence of image blurring in SPECT. *Phys Med Biol* 60:1945–1964.

Pacilio, M. et al. (2009). Differences among Monte Carlo codes in the calculations of voxel S values for radionuclide targeted therapy and analysis of their impact on absorbed dose evaluations. *Med Phys* 36:1543–1552.

Pasciak, A.S., Bourgeois, A.C., Bradley, Y.C. (2014). A comparison of techniques for 90Y PET/CT image-based dosimetry following radioembolization with resin microspheres. *Front Oncol* 4:121. doi: 10.3389/fonc.2014.00121.

Pasciak, A.S., Erwin, W.D. (2009). Effect of voxel size and computation method on Tc-99m MAA SPECT/CT-based dose estimation for Y-90 microsphere therapy. *IEEE Trans Med Imaging* 28:1754–1758.

Paxton, A.B., Davis, S.D., DeWerd, L.A. (2012). Determining the effects of microsphere and surrounding material composition on 90Y dose kernels using EGSnrc and mcnp5. *Med Phys* 39:1424–1434.

Srinivas, S.M. et al. (2014). Determination of radiation absorbed dose to primary liver tumors and normal liver tissue using post-radioembolization (90)Y PET. *Front Oncol* 4:255.

Stabin, M.G., Eckerman, K.F., Ryman, J.C., Williams, L.E. (1994). Bremsstrahlung radiation dose in yttrium-90 therapy applications. *J Nucl Med* 35:1377–1380.

Strigari, L., Menghi, E., D'Andrea, M., Benassi, M. (2006). Monte Carlo dose voxel kernel calculations of beta-emitting and Auger-emitting radionuclides for internal dosimetry: A comparison between EGSnrcMP and EGS4. *Med Phys* 33:3383.

Traino, A.C. et al. (2013). Dosimetry for nonuniform activity distributions: A method for the calculation of 3D absorbed-dose distribution without the use of voxel S-values, point kernels, or Monte Carlo simulations. *Med Phys* 40:042505.

Uusijarvi, H. et al. (2009). Comparison of electron dose-point kernels in water generated by the Monte Carlo codes, PENELOPE, GEANT4, MCNPX, and ETRAN. *Cancer Biother Radiopharm* 24:461–467.

13

放射栓塞术后影像的诊断报告

13.1 引言

正如第 1 章所述，^{90}Y 放射栓塞是一种通过将数百万放射性微球经动脉内注射并植入靶血管床的一种点源近距离放射治疗手段。放射栓塞术后影像的目的是确认完成放射计划。这包括两个方面内容：一是确认技术成功，二是基于组织吸收剂量评估临床治疗成功或严重放射毒性的可能性。放射栓塞术后影像可能以间接通过整合韧致辐射 SPECT/CT，或直接通过微量正电子发射获得 PET/CT 图像进行评估。

技术成功是指是否依据基于血管造影和微球生物分布而制订的治疗前计划进行了治疗（Salem et al.，2011；Kao et al.，2013a）。由于生理的复杂性以及可溶性血管造影剂和颗粒微球在注射技术上的差异，技术成功不能由血管造影的结果单独判断（Kao et al.，2011；Jiang et al.，2012）。技术成功不能与临床成功混淆；临床成功正如随访影像或生化指标所揭示的那样，要考虑微球放射生理的组织效应（Salem et al.，2011；Kao et al.，2013a）。

本章将聚焦于 ^{90}Y 输注后的直接或间接影像，第 14 章将聚焦于治疗后随访中的影像技术。

13.2 韧致辐射 SPECT/CT

当前放射栓塞术后影像评价的最低要求是进行韧致辐射 SPECT/CT。相较于平面闪烁成像，SPECT/CT 的优点在于可以通过断层图像评估活度的生物学分布，并以 CT 解剖定位和 CT 密度校正提高其特异性。腹部韧致辐射平面显像提供的临床有用信息很少，应被 SPECT/CT 取代。韧致辐射平面显像即便在评估肝肺分流上也很主观且临床价值并未超过 ^{99m}Tc-MAA。

作为一种没有明确光峰的连续能谱的散射辐射形式，韧致辐射闪烁成像由于其固有的空间分辨率差和定量不精确性而受到一定限制。这些因素限制了它作为定性和定量分析靶区和非靶区活度的临床应用。轫致辐射平面图像和SPECT/CT图像都很模糊,质量通常较低,无法对亚厘米病灶进行可靠的评估。这意味着如果大多数靶区肿瘤较小,技术成功将很难被确认。因此,轫致辐射SPECT/CT常常不能确定亚厘米

病灶或非靶区的活度(Kao et al.,2014a),例如门静脉癌栓(图13-1)。此外,在轫致辐射SPECT/CT上,胃、十二指肠和胆囊壁通常与邻近肝组织无法分开。潮式呼吸引起的肝脏运动也可能导致SPECT/CT定位错误。综合起来,所有这些技术问题都限制了轫致辐射SPECT/CT用于靶区和非靶区活度评估的临床应用。

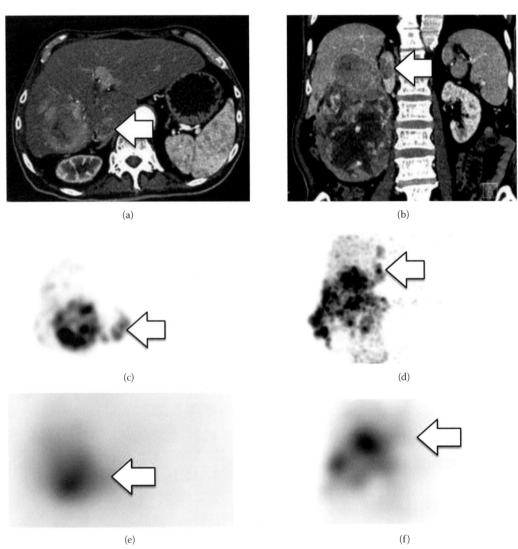

图 13-1　多发肝细胞癌中的下腔静脉癌栓(箭头所示)。(a,b)CT增强扫描的肝动脉期轴位和冠状位图像;(c,d)^{90}Y-PET/CT在轴位和冠状位以高分辨率显示了下腔静脉癌栓内的病灶活度;(e,f)SPECT/CT在轴位和冠状位上以低分辨率显示了同一区域内微弱、模糊的活度

韧致辐射的定量是一项具有挑战性的技术,而且在很大程度上是不准确的。如第 10 章所述,需要特殊技术来量化这些图像。然而,不管是否使用了定量方法,如果通过韧致辐射 SPECT/CT 明确地、定性地检测到非靶活度,则意味着有临床意义的一定量的非靶区 ^{90}Y 活度。根据所涉及的非靶器官和并发症可能性,此类病例可能需要紧急的临床处理以减轻潜在的毒性。韧致辐射 SPECT/CT 非靶区活度评价的一般技术与 ^{90}Y PET/CT 相似(表 13-1 和图 13-2)。第 13.4.5 节和第 14 章将进一步讨论非靶毒性风险评估的内容。

表 13-1 ^{90}Y PET/CT 放射栓塞诊断报告的建议

关怀的连续性	放射栓塞术后 ^{90}Y PET/CT 最好是由同一位参与整个计划治疗过程的核医学主治医师进行报告,他应参与自探索性血管造影和预测剂量测定,以至 ^{90}Y 放射栓塞
非靶区 ^{90}Y 活度检测的 PET 显示阈值设置	对于非靶区 ^{90}Y 活度的检测,操作者应主动调整 PET 视觉显示阈值上限设置,有意将背景噪声增加到中等水平
技术成功标准	1. ^{90}Y 活度出现在大部分靶肿瘤中,或大的靶肿瘤有较好的总体活性覆盖 2. 未出现有临床意义的非靶区 ^{90}Y 活度 3. 所有的发现都符合治疗前的照射计划预期
^{90}Y 放射栓塞的技术失败标准	1. 在大多数靶肿瘤中完全或几乎完全没有 ^{90}Y 活度,或者大的靶区肿瘤的整体活度覆盖较差 2. 任何非靶区 ^{90}Y 活度的存在,其中 ^{90}Y-PET 剂量定量预测认为出现具有临床意义的辐射毒性的可能性很高 3. 任何其他情况下,^{90}Y 活度的生物分布与治疗前的辐射计划预期不一致
非靶区 ^{90}Y 活度的标准	1. 非随机模式分布的活度 2. 形态上符合 CT 上的非靶区解剖结构;包括或不包括 3. 一个合理的血管病因来解释它的存在
尖峰噪声的标准	1. 小的、离散的、卵圆形活动灶 2. 与 CT 上解剖结构不符的随机分布模式 3. 没有合理的血管病因可以解释它的出现

With kind permission from Springer Science+Business Media:EJNMMI Res,Post-radioembolization yttrium-90 PET/CT—Part 1:Diagnostic reporting,3,(2013a),56,Kao,Y.H.et al

^{90}Y PET/CT,^{90}Y 正电子发射体层摄影

总而言之,韧致辐射 SPECT/CT 仅能提供微球总体生物分布的大体概况。它一般无法十分有把握地确认亚厘米病灶活度的有无;除部分特殊情况之外,也无法十分有把握地排除非靶区活度。基于针孔准直器的韧致辐射闪烁显像的初步研究可能会部分地改善这些问题,并从进一步研究中得到获益(Walrand et al.,2011)。当前韧致辐射 SPECT/CT 的在诊断报告方面的定性和定量能力仍有所不足,因此需要探索放射栓塞术后影像学上的替代方法。

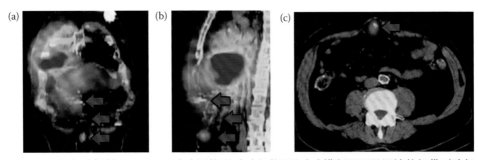

图 13-2　经轫致辐射 SPECT/CT（a）冠状面、（b）矢状面和（c）横断面可见沿镰状韧带到脐部所检测到的非靶区活度（箭头所示）。结直肠癌肝转移瘤患者在 6 周前进行了树脂微球放射栓塞治疗。在整个腹腔干可检测到广泛的轻度非靶区活度，推测是由于血流淤滞和反流。患者在放射栓塞术期间和术后出现明显的腹痛，镇痛效果良好。未行 ⁹⁰Y-PET。随访 2 个月以上未见放射性皮炎的临床表现

13.3　⁹⁰Y PET/CT

13.3.1　相较于轫致辐射 SPECT/CT 的优势

由于优越的定性和定量能力，⁹⁰Y PET/CT 是替代轫致辐射 SPECT/CT 的最具前景的方法。由于自然衰变产生正电子发射，⁹⁰Y PET 的符合线路显像是可能的（Nickles et al.，2004）。传统的 PET/CT 或 PET/磁共振扫描（MR）扫描仪可以在不改变硬件的情况下，对 ⁹⁰Y 衰变的正电子进行符合线路显像（Lhommel et al.，2009；Wissmeyer et al.，2011）。⁹⁰Y PET/CT 能获得高分辨率的微球生物分布图像，空间分辨率为 5~10mm（Pasciak et al.，2014a）。这意味着 ⁹⁰Y-PET 有能力评估亚厘米病灶内是否存在活度（图 13-3）。

通过 PET 对 ⁹⁰Y 活度进行量化可获得合理准确的组织吸收剂量，可用于指导放射栓塞后的管理（Willowson et al.，2015）。⁹⁰Y PET 体素剂量学还可以生成剂量-体积直方图，图形化地描述微球生物分布的异质性，这些信息无法仅用平均吸收剂量来描述（Kao et al.，2013b）。

13.3.2　⁹⁰Y-PET 的技术挑战

临床 ⁹⁰Y PET 尚处于早期开发阶段，需要解决许多技术难题。大多数 ToF-PET 扫描仪的晶体阵列中都含有带自然放射性的 ¹⁷⁶Lu。再加上 ⁹⁰Y 衰变产生的正电子量极少，重建图像易受高背景噪声影响（图 13-4）。正如可预期的那样，背景噪声的严重程度与视野内的 ⁹⁰Y 辐射浓度有关，即 ⁹⁰Y 辐射浓度越高，图像质量越好，反之亦然。如果 ⁹⁰Y 微球治疗整个肝脏时总活度低，会导致视野内的 ⁹⁰Y 放射性浓度非常低，则噪声最严重。由此产生的噪声图像可能会对靶区和非靶区活度评估的诊断准确性产生不利影响。

同样，⁹⁰Y PET 在低辐射浓度区域（如非肿瘤的肝和肺）的定量准确性也容易受到噪声的影响。另一个用 ⁹⁰Y PET 进行肺活度定量的问题是，由于潮式呼吸，活度会从肝穹窿部"溢出"到肺基底部（图 13-5）。这将导致肺基底部吸收剂量被高估（图 13-6），并低估肝脏剂量。呼吸门控 ⁹⁰Y PET/CT 有望解决这一难题，但仍需进一步研究（Mamawan et al.，2013）。

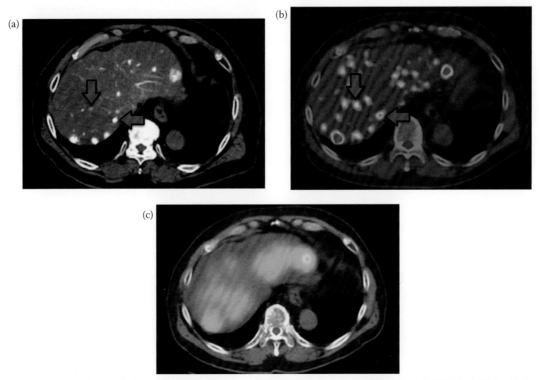

图 13-3 多灶性肝细胞癌。(a)肝固有动脉 CBCT 显示多发富血供小肿瘤。右叶有明显的小肿瘤,其中几个直径 <1 厘米。(b)高分辨率 ^{90}Y PET/CT 显示小肿瘤内的散在局灶活度。(c)轫致辐射 SPECT/CT 仅在两个最大的肿瘤中显示局灶性活度;其他小肿瘤的活度与非肿瘤性肝活度无法区分

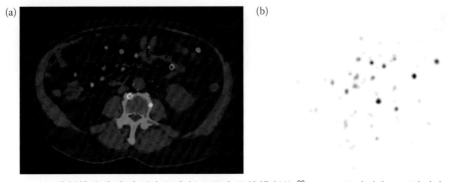

图 13-4 放射栓塞术成功后在肝内低于肝水平的横断位 ^{90}Y PET/CT(a)和 PET(b)上。这里看到的所有明显的活度都是噪声。噪声通常是随机分布的、强度可变的散在病灶,在形态学上不符合任何基础解剖结构,出现在没有合理血管病因的位置

第 11 章详细介绍了定量 ^{90}Y PET/CT 成像的优点和挑战。

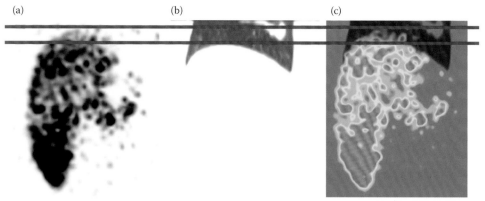

图 13-5　右侧横膈非呼吸门控 ^{90}Y PET/CT 显示错位。水平红线表示 PET 和 CT 组件之间的错位程度。a、b、c 部分分别为冠状位 ^{90}Y PET、冠状位 CT 和冠状位融合 ^{90}Y PET/CT 图像

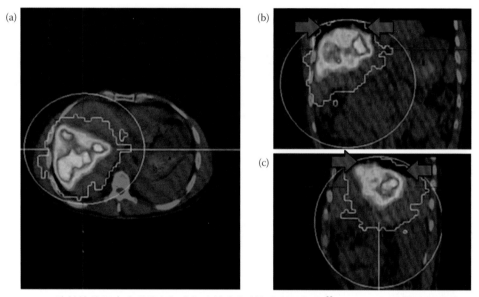

图 13-6　放射性从肝穹窿"溢出"到右肺基底部(箭头所示),由 ^{90}Y PET/CT 的等阈值体素线表示。这可能会影响右肺基底部放射活度定量的准确性。a、b、c 部分分别为轴位、冠状位和矢状位重建图像

13.4　诊断报告的原则

由于低真性符合事件发生率和镥基 PET 晶体的天然放射性,^{90}Y PET 易受噪声影响。在开始时,^{90}Y PET 重建图像的视觉质量比传统的 PET 示踪器噪声大得多,且似乎有些无法解释。噪声问题可使用一些简单的定性技术改善,以便出具诊断报告。

表 13-1 总结了放射栓塞后 ^{90}Y PET 诊断报告的一般技术建议(Kao et al.,2013a)。它的许多建议也适用于韧致辐射 SPECT/CT,但空间分辨率差和定量准确性低仍是其固有局限。

13.4.1 诊治的连贯性

　　放射栓塞术是一个多阶段的连续过程，需要密切的跨学科协调和交流。具体病例的技术复杂性通常会影响最终的血管造影方法和放疗计划。每个患者的治疗计划都是独一无二的，诊治的连贯性对于放射栓塞后影像学的临床诊断报告是至关重要的。因此从探查性血管造影到放射栓塞的整个工作流程最好由相同的多学科团队成员进行。如果团队成员在计划和治疗阶段之间存在差异，则交接可能存在无意中遗漏关键技术细节，或者新成员可能无法充分理解其重要性。

　　放射栓塞术后影像学的诊断报告要回答两个关键问题。一是放射栓塞术在技术上是否成功，其二是否发现任何具有临床意义的非靶区活度。为了有意义地回答这些问题，报告医生应该对目标动脉区域（如全肝、叶、段、亚段）、治疗意图（如姑息性、叶切除、段切除、序贯性、有意保留）、危险动脉以及意外偏离预定的血管造影计划有明确的了解。一般来说，在治疗前计划预期范围内的 ^{90}Y 活度生物分布可被视为技术上的成功。应重申的是，"技术成功"是一个定性术语，除非通过预测剂量学或 ^{90}Y PET 量化明确组织吸收剂量，否则与"临床成功"几乎没有关系。

　　看放射栓塞后的图像之前，报告医生应该已经对 ^{90}Y 活度生物分布有一个预期，就像 ^{99m}Tc MAA SPECT/CT 模拟的那样。如果 ^{99m}Tc MAA 生物分布与 ^{90}Y 活度生物分布出现意外的不一致，报告医生应根据具体病例信息尝试解释这一点，以便进一步加强对患者的管理。

13.4.2 靶区活度

　　靶区活度评估的目的是确定靶区 ^{90}Y 活

度的生物分布是否在治疗前计划的预期范围内。第一步是手动调整 PET 显示阈值上限，以定性地抑制噪声的视觉表现（图 13-7）。这是因为靶区活度通常比非靶区活度和背景噪声更强烈。值得注意的是，一般微球生物分布在微观和宏观水平上总是不均匀的。因此，在肿瘤、非肿瘤性肝组织或肺组织中的"团块"活度不应被视为噪声。

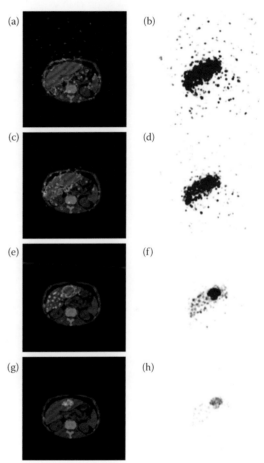

图 13-7　定性调整 PET 显示阈值上限以便在靶区活度评估中将噪声的形态最小化的重要性。这一系列图像描述了 ^{90}Y PET/CT 在四个不同的 PET 显示阈值上限的同一横断面：(a,b) 0（40kBq/ml）；(c,d) 2%（190kBq/ml）；(e,f) 20%（2 030kBq/ml）；(g,h) 100%（10 430kBq/ml）。肝左叶肿瘤呈不均匀 ^{90}Y 活度，以 (g,h) 最为明显

　　对于富血供肿瘤，^{90}Y 活度通常在其周边更为强烈，而向中心逐渐减弱。对于大的

或巨大的肿瘤,微球生物分布的不均一通常是肉眼可见的不均一的活动性团块。在这些病例中,技术成功需要在瘤周有良好的⁹⁰Y活度覆盖,而活度缺失的间隙最小。在大体积肿瘤中,由于动脉向内逐渐减少以及中心坏死的存在,⁹⁰Y活度逐渐降低是正常现象(图13-8)。从临床角度来看,这意味着单用放射栓塞术很难获得完全缓解,因为了非肿瘤的肝或肺的安全性,设定的总⁹⁰Y活度会受到剂量限制。

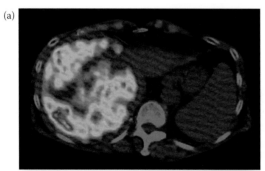

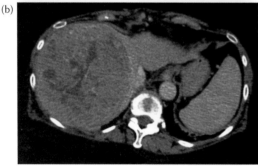

图13-8　肝右叶巨大肝细胞癌伴中央坏死。(a)高分辨率⁹⁰Y PET/CT显示了肿瘤内部活度生物分布不均。低摄取区对应于中央坏死。(b)相应门静脉期肝脏CT

对于多个中、小肿瘤,技术成功要求在⁹⁰Y PET空间分辨率的限制范围内,在大多数靶病灶中检测到⁹⁰Y活度。与周围非肿瘤性肝实质相比,乏血供肿瘤(如部分经其他方式治疗的肿瘤)通常表现为相对低摄取(图13-9)。

如果局部输注的放射性浓度很高,则可以对亚厘米肿瘤内的⁹⁰Y活度进行评价。在

⁹⁰Y PET空间分辨率的限制下,有时有必要对小而重要的靶病灶(如门静脉癌栓)内是否存在活度进行评价。例如,靶区性门静脉癌栓中缺乏明显的⁹⁰Y活度是早期进展性疾病的不祥之兆,需要密切随访或行辅助治疗(图13-10)。

13.4.3　非靶区活度与噪声

由于背景噪声的存在,以⁹⁰Y PET对非靶区活度进行评估极具挑战性,除非采用适当的诊断技术,否则可能会使报告医生感到困惑。在更好的⁹⁰Y PET成像和重建方法出现之前,下列简单的定性技术可以在一定程度上提高检测非靶区活度的准确性。

首先,报告医生应该意识到相较于非靶区,噪声视觉上更明显。噪声通常表现为卵圆形,随机分布在视野内,与血管造影上解剖结构不存在合理的关联(图13-4)。非靶区活度的视觉强度可以较低,因为它反映了植入的⁹⁰Y微球的数量。这意味着非靶区活度的视觉外观可能变化很大;因此,不应单纯基于视觉强度,将任何可疑的活度归为噪声。

非靶区活度也应结合报告医生对发生非靶组织毒性的可能性的印象来解释。放射栓塞术后影像学检查时无临床症状并不能排除非靶区活度的定性诊断。这是因为临床症状可能在数天、数周或数月后才会显现,这取决于所涉及的器官和非靶区的吸收剂量。

由于非靶区活度的视觉强度可能低于背景噪声,报告医生应首先定性地调整PET显示阈值,以有意地将背景噪声增加到中等水平。这种违反直觉的技术有助于在随机噪声背景中对任何非随机表现进行视觉检测。旋转最大密度投影法(maximum intensity projection,MIP)可用于检测任何类似靶组织活度的非随机活度。在旋转MIP上检测到的任何非随机活度都应在PET/CT(或PET/MR)图像上进行轴向、冠

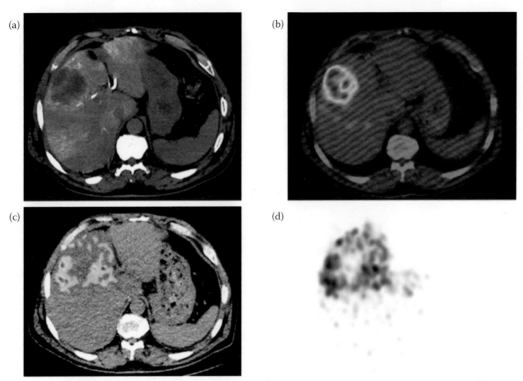

图 13-9　肝右叶乏血供肝内胆管癌。(a)肝固有动脉 CBCT 显示靶区肿瘤主要为乏血供。(b)^{18}F-FDG PET/CT 显示肿瘤大部分存活,仅有少量中心坏死。放射性微球肝段切除术后的(c,d)高分辨率 ^{90}Y PET/CT 显示肿瘤周围活度的异质性生物分布,肿瘤内活度低,与肿瘤的乏血供相一致

状面和矢状面重建。应仔细检查 CT 或 MR 图像是否有与可疑非靶区活动的视觉分布相符的相应解剖结构。同时也应该得到血管造影上合理的支持,以解释非靶区活度的存在。反之亦然:任何与血管造影解剖结构不对应的活度不太可能代表非靶区活度,而可能是噪声。回顾性的血管造影检查没有发现存在危险动脉,并不能排除非靶区活性的诊断,因为在血管造影上责任动脉并不一定能被识别出来。

　　胃、十二指肠和胆囊中的非靶区活度应符合其管壁的线性形态(图 13-11)。在非靶肝组织中,非靶区的活度应符合非靶区肝叶或肝段实质的形态(图 13-12)。可疑的、视觉上细微的活度在诊断上具有挑战性,难以区分非靶区活度和噪声。幸运的是,这种不

确定的病例通常临床意义不大,因为非靶区吸收剂量可能很低。^{90}Y PET 和韧致辐射 SPECT/CT 通常都不是呼吸门控的,因此容易出现配准错误。这个问题最严重的情况发生在评估紧邻的非靶活度时,如胃幽门、近端十二指肠或胆囊底。由于韧致辐射 SPECT/CT 的空间分辨率较差,这些区域往往无法确认非靶区活度。改进了空间分辨率的 ^{90}Y PET 部分解决了这个问题,增加了它的定量能力。

13.4.4　技术失败

　　放射栓塞术的基本前提是在多学科的框架内平衡其安全性和有效性。当 ^{90}Y 活度的生物分布与治疗前计划的预期不一致时,则

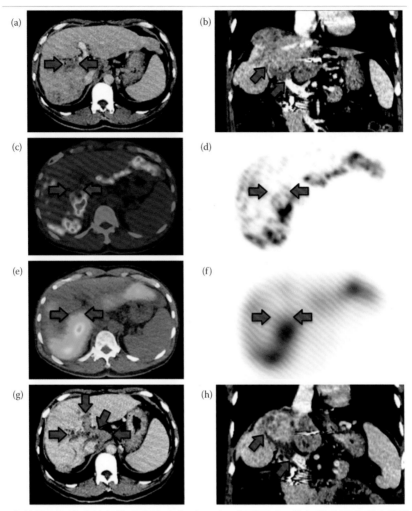

图 13-10 多灶性肝细胞癌伴门静脉癌栓形成。(a,b)三期增强 CT 的门静脉期表现为横轴和冠状面可见门静脉癌栓形成(箭头所示)。(c,d)^{90}Y PET/CT 显示门静脉癌栓内微小的 ^{90}Y 活动很难有效。(e,f)由于邻近肝脏活动的视觉干扰,韧致辐射 SPECT/CT 不能确定门静脉癌栓内是否存在局灶性活动。(g,h)经肝动脉放射栓塞术后 3 个月的三期增强 CT 随访显示门静脉癌栓进展,图示为横断位和冠状位的门静脉期。这在临床上证实了 ^{90}Y PET/CT 在门静脉癌栓中发现的细微无效的活度

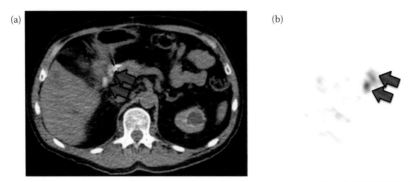

图 13-11 十二指肠近端非靶区 ^{90}Y 活度。^{90}Y PET/CT 显示与十二指肠近端肠壁一致的线样轻度非靶区活度。在融合的 ^{90}Y PET/CT(a)和 ^{90}Y PET 图像(b)上都可以观察到非靶区活度。但未进行 ^{90}Y PET 的定量。患者在随访中未见临床症状

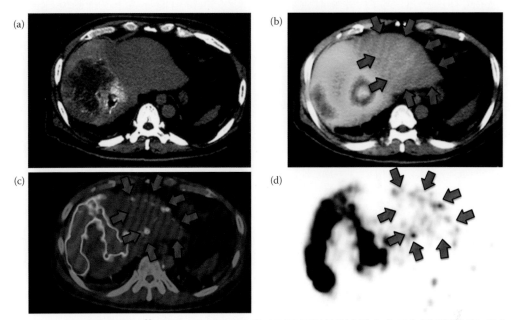

图 13-12　肝左叶非靶区 ^{90}Y 活度。(a)肝右动脉 CBCT 显示的肝右叶存在乏血供肝细胞癌。(b)在低分辨率下韧致辐射 SPECT/CT 显示,在非靶区肝左叶有细微的、弥散的韧致辐射活度(箭头所示)。(c,d) ^{90}Y PET/CT 显示非靶区活度呈非随机分布,符合非靶区肝左叶的解剖结构。非靶区活度可能是由于轻度的微球反流、动静脉分流或两者共同所致

为技术失败。

　　换言之,在放射栓塞术中发生严重的不可逆的技术相关并发症,有可能导致严重的放射性微球毒性。因此,技术失败是一种严重的诊断,不应轻易做出,因为它意味着很可能出现不佳的临床结果,也会对团队士气产生负面影响。技术失败后应早期进行紧急临床评估,以便在辅助治疗或减损措施方面尽量减少潜在毒性。

　　技术失败的具体定义取决于靶肿瘤的大小和分布以及整体治疗意图。对于肿瘤来说,技术失败通常意味着肿瘤 ^{90}Y 活度覆盖率很低,并且预期会出现早期疾病进展。对于巨大的肿瘤,技术失败意味着大范围的肿瘤区域没有 ^{90}Y 活度,不包括中心坏死。

　　对于非靶区活度,技术失败意味着在非靶区组织中检测到 ^{90}Y 活度,并可能出现严重毒性。然而,仅靠视觉评估来预测毒性是主观且不可靠的。因此,任何临床关注的非靶区活度都应以 ^{90}Y PET 吸收剂量的定量为指导。

13.4.5　定量非靶区吸收剂量

　　具有临床意义的诊断报告应包括非靶区活度及其毒性的可能性。为了实现这一点, ^{90}Y PET 应该进行非靶区吸收剂量的定量,因为单纯视觉评估是主观的。非靶组织吸收剂量为预测毒性提供了客观的和放射生物学上合理的依据,进而反过来影响其缓解作用。只有在视觉上不明显的情况下,非靶活度才可能被认为是临床上不重要的;其他所有病例都应以吸收剂量定量进行客观地支持。

　　非靶区毒性的可能性和严重程度取决于涉及的器官和吸收剂量的生物分布,应始终根据具体情况进行评估。放射性微球的剂量 - 非靶区组织毒性反应数据目前还很缺

乏。为了填补这一知识空白,外照射放射治疗的剂量 - 应答经验(如生物有效剂量)可作为其临时指南(Cremonesi et al.,2014)。然而这必须谨慎使用,因为放射性微球的放射生物学机制不同于外照射,而不同类型的放射性微球也有所不同。

　　^{90}Y PET 对空腔脏器吸收剂量的定量是一个挑战。一个可能的简单解决方案是定义一个感兴趣区以获得其平均放射性浓度。然后对其进行衰变校正,并应用 ^{90}Y 吸收剂量系数(约 50Gy/GBq/kg)以获得其平均吸收剂量(图 13-13)。使用这种方法,^{90}Y 树脂微球的初步数据发现,在胃壁的局部区域大约 49Gy 可能导致胃炎,65Gy 可能导致溃疡,而小于 18Gy 可能无症状;在十二指肠

大约 53Gy 可能导致十二指肠炎(Kao et al.,2013b)。由于目前缺乏数据,有必要对非靶区剂量 - 反应进行进一步研究,以指导毒性预测。

13.4.6　核实吸收剂量

　　现代个性化放射栓塞术利用患者特定的断层摄影参数来优化近距离放射治疗计划。如果在 ^{90}Y 活度处方中使用了科学、合理而细致的治疗前辐射计划方法(如"动脉特异性 SPECT/CT 分区模型";Kao et al.,2012),那么意味着当剂量测量的不确定程度在预期辐射计划的一般限值内,可以认为是技术成功(Kao et al.,2013c;Song et al.,2015)。这意

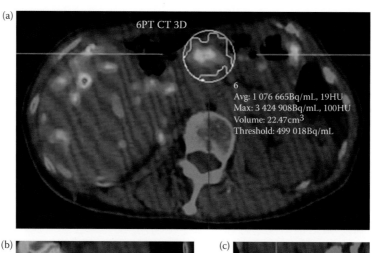

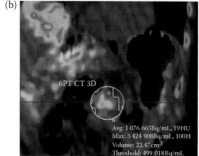

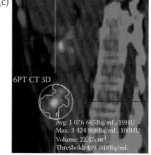

图 13-13　^{90}Y PET 对胃幽门非靶区活度吸收剂量的定量。通过等阈值线确定幽门内的感兴趣体积,并获得其平均放射性浓度。经过放射栓塞时间的衰减校正后,平均吸收剂量约为 65Gy。3 个月后患者出现慢性腹痛,内镜检查发现幽门溃疡。a、b、c 部分分别为轴位、冠状位和矢状位重建

味着治疗反应与设定的组织吸收剂量一致。在这种情况下，除非为了质量控制、研究或绘制剂量 - 体积直方图，或者需要特定病变的吸收剂量，例如门静脉癌栓（图 13-14），否则无须通过 ^{90}Y PET 定量来验证吸收剂量。

^{90}Y PET 定量的一种方法是应用"局部沉积法"（参见第 12 章），以获得感兴趣体积内的平均吸收剂量和剂量 - 体积直方图（图 13-15）（Kao et al.，2013b；Pasciak et al.，2014）。利用这种方法，基于 ^{99m}Tc MAA SPECT/CT 的预测剂量测定被发现可以准确评估吸收剂量，且在高度选择的肿瘤中平均偏差低至 +6.0%（95% 置信区间：–1.2%~ +13.2%）（Kao et al.，2013）。

组织平均吸收剂量也可以使用简单的

计数比来计算，以获得"真正的"肿瘤与正常肝脏（T/N）的比率，类似治疗前计划期间由 ^{99m}Tc MAA 估算的数值。根据医学内照射剂量（MIRD）宏观剂量测定法（即"分区模型"）（Ho et al.，1996）用真实的 T/N 比值计算组织质量和肺分流比，将获得更准确的组织平均吸收剂量。通过该分析，发现肿瘤（r=0.64；P<0.01）和非肿瘤肝组织（r=0.71；P<0.001）的 ^{99m}Tc-MAA 平均吸收剂量与 ^{90}Y PET 均有良好的相关性（Song et al.，2015）。

除非进行回顾性的 ^{90}Y PET 定量，否则半经验性的 ^{90}Y 活度处方，如树脂微球的"体表面积法"，没有建立剂量 - 应答关系的合理放射生物学基础。由于半经验范式固有的概念局限性，患者特定的组织吸收剂量在开具

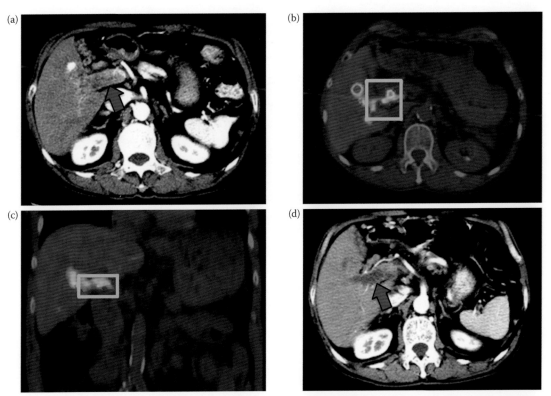

图 13-14　用 ^{90}Y PET 对门静脉癌栓的吸收剂量进行定量。（a）三期增强 CT 的肝动脉期显示门静脉癌栓（箭头所示）。（b,c）通过等阈值线确定接近门静脉癌栓活动边界的感兴趣体积，并获得其平均放射性浓度。经过放射栓塞时间的衰减校正后，平均吸收剂量约为 248Gy。（d）在放射栓塞术后 4 个月的三期增强 CT 肝动脉期显示病灶大小轻度减小，门静脉癌栓完全无强化（箭头所示），提示完全缓解；这在临床上验证了 ^{90}Y PET 的平均辐射吸收剂量的定量

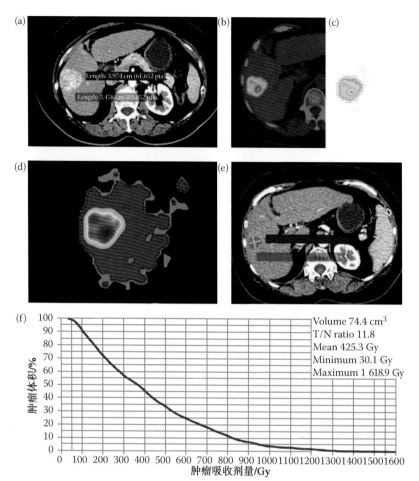

图 13-15　使用局部沉积法的 ^{90}Y PET 肿瘤体素剂量学和剂量-体积直方图。(a)三期增强肝脏 CT 动脉期图像显示肝右叶肝细胞癌,大小约4.0cm×3.5cm。(b)高分辨率 ^{90}Y PET/CT 显示高活度肿瘤和低活度的非肿瘤肝组织。(c) ^{90}Y PET 的相应横轴位图像,肿瘤感兴趣区用小黑点表示。(d)肝右叶相应横断位的等剂量图提供了靶动脉区域内剂量不均一性的直观表示,并显示了从 0Gy 到>1 600Gy 的全剂量范围。(e)5.5 个月后随访三期 CT 肝动脉期显示呈无强化低密度影,大小明显缩小至 2.1cm×1.8cm,表示完全缓解。(f)由 ^{90}Y PET 体素剂量学根据(c)中显示的肿瘤感兴趣区生成的剂量-体积直方图。平均、最小和最大肿瘤吸收剂量分别为 425Gy、30Gy 和 1 619Gy;D70>210Gy,其中 D70 是 70% 肿瘤体积的最小吸收剂量

^{90}Y 活度处方时是未知的。根据治疗团队的判断,可以回顾性地进行 ^{90}Y PET 定量,以发现组织实际吸收剂量(尽管这时对任何吸收剂量的修正都太晚了)。这种情况与玻璃微球相似,^{90}Y 活度处方通常基于整个靶动脉区域的平均吸收剂量。

对于肺部,^{90}Y PET 的吸收剂量验证在技术上更具挑战性。首先,潮式呼吸可能高估了肺底的肺吸收剂量,因为肝穹窿部的活度"溢出"(图 13-5 和图 13-6)。呼吸门控是一种可能的解决方案(Mamawan et al.,2013)。其次,PET 视野内的肺放射性浓度可能太低,

无法准确定量。然而,理论上可以由注射的总活度和 ^{90}Y PET 定量的全肝脏活度之间的差异间接计算肺内总活度。然后,可以使用 CT 密度容积法估计的患者特定肺内质量来计算肺内平均吸收剂量(Kao et al.,2014b)。

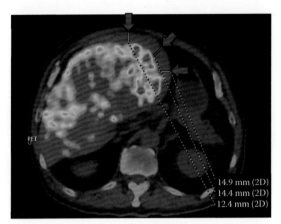

14.9 mm (2D)
14.4 mm (2D)
12.4 mm (2D)

图 13-16 在 15min/ 扫描位置的 ^{90}Y PET 采集过程中,由于患者移动横断位 PET/CT 肝脏中出现高达 1.5cm 的配准错误

13.5 ^{90}Y PET 的经济性

与传统的 PET 示踪剂如 ^{18}F-FDG 相比,^{90}Y PET 的一个现实挑战是其采集时间相对较长。由于 ^{90}Y 正电子比例非常低,因此最好每扫描位置进行更长时间的采集。现在的 ToF 扫描仪通常在每扫描位置 15~20min 的时间内采集 ^{90}Y PET。如果肝脏明显增大,则可能需要两个扫描位置,将获取 PET 的总时间增加到 30~40min。相比之下,ToF 扫描仪完成全身 FDG PET/CT 仅需要 20~30min。因此,对单个患者进行如此长时间的 ^{90}Y PET 扫描的经济影响不容忽视,尤其是在高流量的 PET 中心。

两个扫描位置的总扫描时间为 40min,这可能是大多数患者的耐受极限。采集时间的进一步增加都可能导致患者不适、运动和配准错误(图 13-16)。除非未来的研究能够在不影响图像质量的情况下显著缩短 PET 采集时间,否则,将 PET 视野从腹部延伸到肺部将在三到四个扫描位置上消耗 45~80min 的总扫描时间。任何呼吸门控都会使总扫描时间延长。

如果肺和肝的 ^{90}Y PET 同时有临床指征,例如在有较高肺分流的患者中了解真正的肺吸收剂量有临床意义,一个可能的解决方案可能是将肺和肝脏分成两个进行单独采集,以便患者在两次扫描之间休息。所有 ^{90}Y PET 的定量必须根据放射栓塞的时间进行衰减校正。^{90}Y PET 的总体经济可行性根据每个国家和机构的医疗财政和研究补助基金模式而有所不同。

13.6 结论

^{90}Y PET 在技术上优于轫致辐射 SPECT/CT,在可用的情况下应优先选用。持续随访是使放射栓塞后影像学诊断报告具有临床意义的核心。定性和定量的 ^{90}Y PET 是相互关联且不可分割的组成部分,应在彼此的背景下进行解释。为了提高重建图像的质量和吸收剂量定量的准确性,以及研究微球放射生物学中的剂量 - 应答关系,需要对 ^{90}Y PET 进行进一步的研究。

致谢

以下成员及其机构因其贡献而在此加以致谢:Anthony Goh and David Ng,Department of Nuclear Medicine and PET,Singapore General Hospital,Singapore;Jeffrey Steinberg,Jianhua Yan,and David Townsend,Agency for Science Technology and Research—National University of Singapore Clinical Imaging

Research Centre, Singapore; Mark Goodwin,
Sze Ting Lee, and Andrew Scott, Department of
Radiology, Department of Molecular Imaging
and Therapy, Austin Health, Melbourne,
Australia; Meir Lichtenstein, Department
of Nuclear Medicine, The Royal Melbourne
Hospital, Melbourne, Australia; and Richard
Dowling, Department of Radiology, The
Royal Melbourne Hospital, Melbourne,
Australia; Jan Boucek, Department of Nuclear
Medicine, Sir Charles Gairdner Hospital,
Perth, Australia.

（曹家玮　赵赫　译　陆建
吕逍　校）

参考文献

Cremonesi, M. et al. (2014). Radioembolization of hepatic lesions from a radiobiology and dosimetric perspective. *Front Oncol* 2014;4:210.

Ho, S. et al. (1996). Partition model for estimating radiation doses from yttrium-90 microspheres in treating hepatic tumours. *Eur J Nucl Med* 23:947–952.

Jiang, M. et al. (2012). Segmental perfusion differences on paired Tc-99m macroaggregated albumin (MAA) hepatic perfusion imaging and yttrium-90 (^{90}Y) bremsstrahlung imaging studies in SIR-Sphere radioembolization: Associations with angiography. *J Nucl Med Radiat Ther* 3:122.

Kao, Y.H. et al. (2011). Imaging discordance between hepatic angiography versus Tc-99m-MAA SPECT/CT: A case series, technical discussion and clinical implications. *Ann Nucl Med* 25:669–676.

Kao, Y.H. et al. (2012). Image-guided personalized predictive dosimetry by artery-specific SPECT/CT partition modeling for safe and effective 90Y radioembolization. *J Nucl Med* 53:559–566.

Kao, Y.H. et al. (2013a). Post-radioembolization yttrium-90 PET/CT—Part 1: Diagnostic reporting. *EJNMMI Res* 3:56.

Kao, Y.H. et al. (2013b). Post-radioembolization yttrium-90 PET/CT—Part 2: Dose–response and tumor predictive dosimetry for resin microspheres. *EJNMMI Res* 3:57.

Kao, Y.H. (2013c). A clinical dosimetric perspective uncovers new evidence and offers new insight in favor of 99mTc-macroaggregated albumin for predictive dosimetry in 90Y resin microsphere radioembolization. *J Nucl Med* 54:2191–2192.

Kao, Y.H. et al. (2014a). Non-target activity detection by post-radioembolization yttrium-90 PET/CT: Image assessment technique and case examples. *Front Oncol* 4:11.

Kao, Y.H. et al. (2014b). Personalized predictive lung dosimetry by technetium-99m macroaggregated albumin SPECT/CT for yttrium-90 radioembolization. *EJNMMI Res* 4:33.

Lhommel, R. et al. (2009). Yttrium-90 TOF PET scan demonstrates high-resolution biodistribution after liver SIRT. *Eur J Nucl Med Mol Imaging* 36:1696.

Mamawan, M.D., Ong, S.C., Senupe, J.M. (2013). Post-90Y radioembolization PET/CT scan with respiratory gating using time-of-flight reconstruction. *J Nucl Med Technol* 41:42.

Nickles, R.J. et al. (2004). Assaying and PET imaging of yttrium-90: 1 >>34 ppm > 0. IEEE Nuclear Science Symposium Conference Record, October 16–22, 2004; Casaccia, Italy. New York, NY: IEEE; 2004:3412–3414.

Pasciak, A.S., Bourgeois, A.C., Bradley, Y.C. (2014). A comparison of techniques for (90)Y PET/CT image-based dosimetry following radioembolization with resin microspheres. *Front Oncol* 4:121.

Salem, R. et al. (2011). Research reporting standards for radioembolization of hepatic malignancies. *J Vasc Interv Radiol* 22:265–278.

Song, Y.S. et al. (2015). PET/CT-based dosimetry in 90Y-microsphere selective internal radiation therapy: Single cohort comparison with pretreatment planning on 99mTc-MAA imaging and correlation with treatment efficacy. *Medicine (Baltimore)* 94:e945.

Walrand S et al. (2011). Yttrium-90-labeled microsphere tracking during liver selective internal radiotherapy by bremsstrahlung pinhole SPECT: Feasibility study and evaluation in an abdominal phantom. *EJNMMI Res* 1:32.

Willowson, K.P., Tapner, M.; QUEST Investigator Team, Bailey, D.L. (2015). A multicentre comparison of quantitative (90)Y PET/CT for dosimetric purposes after radioemboliza-

tion with resin microspheres: The QUEST Phantom Study. *Eur J Nucl Med Mol Imaging* 42:1202–1222.

Wissmeyer, M. et al. (2011). 90Y Time-of-flight PET/MR on a hybrid scanner following liver radioembolisation (SIRT). *Eur J Nucl Med Mol Imaging* 38:1744–1745.

14

患者术后影像应用

14.1 引言

14.1.1 章节回顾

与其他治疗肝脏恶性肿瘤方法相比 ⁹⁰Y 微球肝放射栓塞术有其独特性,包括应用放射治疗,输注微球的大小,注入颗粒的数量以及输注相关技术要点。放射栓塞术具有和其他以肝脏为靶器官的治疗类似的一些手术风险(如急性肝功能衰竭),除正常治疗效应外,还可能引发一系列并发症。因而 ⁹⁰Y 治疗后的影像解读有一定难度,特别是在缺乏足够临床资料和尚未深刻理解放射栓塞术的情况下。本章节详细研讨了 ⁹⁰Y 治疗后有关影像和相应临床表现,着重于其临床相关性和内在机制。

⁹⁰Y 治疗计划和输注要有介入放射科医师,核医学医师,医学物理学家的共同参与,每个角色在影像物理和影像解读的培训中都有重要地位。因为这些参与 ⁹⁰Y 治疗人员具备影像知识,所以使先进成像技术融入日常医疗实际得以快速演变。例如一些直接对 ⁹⁰Y 的成像技术已进入临床应用,使早期评估疗效和发现潜在有害的非靶器官栓塞(deleterious nontarget embolization,NTE)成为可能。这些问题已在第 13 章中有些讨论。本章主要提供常用于 ⁹⁰Y 术后随访的成像方案,并讨论被广泛采用和正在研究中的直接 ⁹⁰Y 成像作用。

14.1.2 背景

如第 2 章中所详细讨论的,外科手术切除和肝移植仍为恶性肝肿瘤治愈性治疗的主要治疗(Poon et al.,2002)。遗憾的是绝大多数肝细胞癌(HCC)和肝转移瘤患者在就诊时因肝功能不全、晚期肿瘤、肿瘤位置和 / 或有肝外转移等因素而不能手术(Poon et al.,2002)。对那些不能手术的患者,局部区域治疗(locoregional therapies,LRT)如消融,化疗栓塞(TACE)和 ^{90}Y 微球放射栓塞在姑息治疗中起了重要作用,并提供了显著的生存益处(Salem et al.,2002;Higgins and Soulen,2013;Salem et al.,2013b;Bargellini,2014;Bester et al.,2014)。局部区域治疗也可与外科手术合用,使患者在等候供体期间能维持在肝移植合格候选者范围内,也可减少肿瘤负荷,或让临界状态患者肿瘤降级获得根治性外科切除机会(Braat,2014;Khan,2014)。经动脉局部区域治疗包括 TACE 和放射栓塞在治疗广泛或多发肝肿瘤灶患者中起了极重要的作用。这些治疗利用了肝脏的双重血供以及肿瘤血供较正常肝组织丰富的特点,血供增加从结直肠癌肝转移的近 3:1 到 HCC 的 5:1 不等(参见第 5 章)。TACE 主要疗效是通过小血管栓塞导致肿瘤坏死,而 ^{90}Y 主要是通过局部放射治疗,其栓塞效应并不明显(Kennedy et al.,2007)。在治疗机制上的根本区别是解读放射栓塞疗效和并发症的基础,这也是本章所要强调讨论的内容。首先必须简单复习两类不同微球的基本作用机制,即玻璃(rasphere® BSC/BTG,Ottawa,Canada)和树脂(SIR-Spheres®,SIRTex Technology Pty,Woburn,USA) ^{90}Y 微球(参见第 1 章)。尤其是放射栓塞治疗的放射生物学(参见第 8 章)在理解本章的讨论中具有重要意义,本章重点也会涉及放射栓塞治疗引起的不良事件。

概念上,放射栓塞是经动脉近距离放疗的一种类型,具有治疗效应和良好的耐受性,但它也会造成并发症和不良效应。尤其是非靶器官,正常肝组织和肝外软组织栓塞可造成有显著临床意义的不良后果,甚至在采用积极防御措施的情况下也有发生(Riaz,2014)。第 13 章已讨论用 ^{90}Y PET/CT 识别非靶器官栓塞,本章主要介绍常规影像监测在放射栓塞治疗后患者随访中的作用。

14.2　术后影像：表现及其意义

14.2.1　影像监测方案

在评估肿瘤治疗时不能将生存获益理解为是治疗的主要疗效。肿瘤对治疗的应答是治疗成功的一项重要指标(Singh and Anil,2013)。在 ^{90}Y 治疗中,影像随访通常包括增强 CT,MRI 或 PET/CT。影像随访检查最好与术前检查的影像工具一致,以便对照。在临床上,最佳影像工具需结合当地医疗机构条件,也会因患者情况和检查成本的考虑而不同(Attenberger et al.,2015)。很多医疗机构主要用增强 CT 作随访监测,因为 CT 既普及又相对价廉(Boas et al.,2015)。与 CT 比较,增强 MRI 对肝肿瘤诊断的敏感性更高,在多至 30% 的患者中可能会有额外的肿瘤发现(Kim et al.,2015)。但是在体内有电子装置植入,肺功能不全(不能按要求控制呼吸)和那些不能忍受相对较长 MRI 成像时间的患者中,应用 MRI 可受限制。

^{18}F-FDG-PET/CT 可能对典型高代谢肿瘤(如葡萄膜黑色素瘤)的转移尤其有用(Eldredge-Hindy et al.,2014)。PET 影像通过对葡萄糖类似物 ^{18}F-FDG 的光子发射成像提供反映细胞代谢的定量信息(Soydal et al.,2013)。在术前和术后即行 PET 扫描能得到推断肿瘤对放射栓塞治疗效果的重要预后信息(Piduru et al.,2012;Soydal et al.,2013;Annunziata et al.,2014;Cho et al.,2015)。这将在后续章节详细讨论。与单用 CT 相比,PET/CT 可提高某些肝转移病灶检出率,可能也有助于 ^{90}Y 治疗计划和患者选择(Annunziata et al.,2014)。与 MRI 相比,PET/CT 的优势尚不清。最近一项与 PET/CT 相比的前瞻性研究表明,弥散加权 MRI

(DW-MRI)能更好地评估肝转移对 ^{90}Y 治疗早期应答(Barabasch et al.,2015)。但是这些研究结果来自小样本(n=35),也排除了 HCC 临床病例(Barabasch et al.,2015)。在临床应用中,MRI 与 PET/CT 究竟哪个成像更优可能要根据具体情况,取决于不同肿瘤的组织学、^{18}FDG 的摄取率、以及高质 MRI 成像能力。^{90}Y 治疗后成像随访通常在术后 1 个月开始,然后每隔 3 个月检查一次(Salem and Thurston,2006)。此随访方法依据早期放射栓塞研究中的化疗栓塞经验,现已广泛应用于 ^{90}Y 治疗后影像随访。尽管此法或其他影像随访方案并没有扎实的临床证据,^{90}Y 治疗后监测已成为至少一项大型研究的主题。Boas 等人(2015)研究了 1 766 例 HCC 经局部治疗的患者,发现绝大数患者中肿瘤在0~9 个月内复发,3 个月时为高峰。根据此数据,作者提出"重前期"监测方案可在成本优化和减少诊断延误之间达成相应平衡。建议方案包括 ^{90}Y 治疗后 2、4、8、12、14、18、24 个月进行 CT 或 MRI 监测(Boas et al.,2015)。要强调的是任何影像监测方案都应有一定程度的灵活性,并需要按患者个体术前风险因素、肿瘤标记变化、病变进展或并发症的临床证据而调整。

14.2.2   术前影像检查及其对预后评估

在评估放射栓塞术后影像前,值得注意的是临床发现术前某些影像表现可预测治疗效果。

^{90}Y 治疗前作血管测绘时输注 ^{99m}Tc 聚合白蛋白行闪烁扫描影像主要用于评估肺分流(LSF)以减少放射性肺炎的发生。最近文献提示 LSF 还可提供重要预后信息,并非直接与肝外放射剂量沉积有关。在一项对 62位结直肠癌转移患者的研究中发现 LSF 是放射栓塞后生存独立预测因子。LSF>7.3%(中位数)患者的生存率明显低于 LSF<7.3%

的患者(Deipolyi et al.,2014)。这可能反映了高 LSF 患者中全身性分流增加肿瘤细胞循环现象。有趣的是在这组患者中,肝肿瘤负荷与临床疗效不佳无相关性(Deipolyi et al.,2014)。

几项术前增强 CT 影像特征与生存有相关性。在 HCC 患者中,中央富血供和肿瘤边缘清晰者有较高的生存机会(Salem et al.,2013a)。即浸润型及坏死型 HCC 相对预后较差。同样中央坏死型的神经内分泌瘤对 ^{90}Y 治疗反应较差,预后也不好(Neperud,2013)。^{18}F-FDG-PET/CT 的最大标准摄取值 SUV_{max} 变化与放射栓塞后早期治疗应答预测相关。在不能手术的黑色素瘤肝转移患者中发现术前 ^{18}FDG-PET/CT 上所见的肿瘤高代谢也是反映治疗结果的独立预测因子(Piduru et al.,2012)。在一项小样本研究报告中,代谢性肿瘤负荷(高代谢肿瘤容积 /全肝容积)>7% 显示其预后显著不佳。但是尚不清楚此表现是否也存在于其他组织类型肿瘤。

14.2.3   对治疗的正常应答

根据原先研究,有理由相信技术上成功并用标准剂量学方法的放射栓塞治疗一定会有某种程度肿瘤应答(Sangro et al.,2006;Sato et al.,2006;Salem et al.,2013b)。但是肿瘤应答程度,相关影像表现,以及治疗后病灶变化演变时间常常不同。这可能是由放射栓塞术的独特机制所致,因其对治疗区域既具有放射效应也有一定程度的微血管栓塞效应(Sangro et al.,2006;Sato et al.,2006;Salem et al.,2013b)。要强调的是目前一些广泛采用的标准肿瘤应答报告方法是针对细胞毒性药物治疗而制订的,而并非针对放疗应答。所以世界卫生组织(WHO)标准和实体瘤疗效评价标准(RECIST)可能会误判 ^{90}Y 治疗效果(Schlaak,2013)。因此需要熟悉 ^{90}Y

治疗后各种可能的影像表现,以便酌情选用适当的影像随访计划,并转诊患者至其他科室进行相关合并治疗。

14.2.3.1 0~3个月:环状增强,坏死和假进展

^{90}Y 治疗后最早的影像表现之一是靶肿瘤沿边缘的环状增强(Singh and Anil,2013)。环状增强壁厚常 <5mm,约见于1/3的 ^{90}Y 治疗后患者(Keppke et al.,2007)。这与 TACE 治疗后的常见影像表现相反,TACE 治疗后栓塞肿瘤血管是理想的治疗终点。要特别强调的是: ^{90}Y 治疗后有薄层环状增强不一定提示肿瘤复发或病变残余。此表现反映了治疗部位边界的肉芽组织。实际上在相当部分患者中可见薄层环状增强,在肝移植标本中发现这些患者 ^{90}Y 治疗后完全病理缓解(Kulik et al.,2006)。在一项纳入46例 HCC 患者的研究中,80% ^{90}Y 治疗环状增强者中可见缓解,13% 患者为疾病稳定(Keppke et al.,2007)。薄层环状增强通常为暂时,常出现在治疗后1~2个月间,治疗后4~5个月时消退(Singh and Anil,2013)。

放射栓塞术后肿瘤周围的厚层环状增强常无特异性。如出现在治疗后初期,可能与治疗引起的局部充血有关(图14-1)。这是在

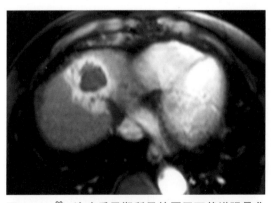

图 14-1　^{90}Y 治疗后早期所见的厚层环状增强是非特异性表现,可能为正常表现。如患者经放射性肝段切除术,此表现提示为局部充血。结节样环状增强是更加令人担忧的征象

放射性肝段切除术后特别常见的影像。但是长于3个月以上的持续性厚层环状增强或伴有结节要考虑是否有残留肿瘤(Kulik et al.,2006)。在另一项早期(平均=55d)影像监测研究中,发现动脉期残留结节样强化在很大比例患者中与疾病进展有关(Keppke et al.,2007;Singh and Anil,2013)。相反,在治疗区内见有渐进性低密度区常提示坏死,这是 ^{90}Y 治疗后早期又一个常见影像表现。

约有95% ^{90}Y 放射剂量在4个半衰期或约11d内进入组织。所以在治疗后1~3个月期间常可见放射诱导的凝固性坏死和伴随瘤周水肿的早期改变(Singh and Anil,2013)。坏死表现为 CT 上的低密度区以及在增强 CT 和 MRI 上的低强化区(Keppke et al.,2007;Miller et al.,2007)。重要的是要认识到坏死是一项早期治疗应答指标,因为肿瘤体积减小要经数月才会发生。实际上如仅按体积标准计算,中位应答时间要达5~6个月;而按体积和坏死标准,中位应答时间约1个月(Keppke et al.,2007;Miller et al.,2007;Singh and Anil,2013;Salem et al.,2013b)。此时间表和外照射放疗(EBRT)3~6个月后预期肿瘤缩小一致(Salem et al.,2013b)。^{90}Y 治疗区内不符合坏死标准的局部低强化片状阴影也可在治疗区暂时性观察到。在约40% 患者中发现此现象出现在 CT 门静脉期。这些低强化片状阴影无相应的占位效应,并常沿病变边缘或沿血管分布(Miller et al.,2007)。如同薄层环状增强,此表现可酷似残留肿瘤。但常为暂时性,治疗后3个月左右会消失(Miller et al.,2007;Singh and Anil,2013),可能类似于外照射放疗后常见的放射诱导炎性反应(Atassi et al.,2008a;Salem et al.,2013b;Wang et al.,2013)。但如同 TACE,微血管闭塞可能引起强化表现改变(Chung et al.,2010)。前述各项表现反映了在治疗区域放射栓塞的正常肝脏变化,这些表现常常难以预测。如肿瘤/瘤周水肿和周围强化在

治疗后初期(<3个月)同时出现,可能难以与疾病进展鉴别。在这种情况下,病灶边界变的模糊,且肿瘤看起来增大,此现象常称作为"假性进展"(Salem et al.,2013b;Singh and Anil,2013;Dhingra et al.,2014)。但需要注意此肿瘤如表现为平均密度降低,提示坏死和瘤旁水肿(Salem et al.,2013b;Dhingra et al.,2014)。此表现有助于与早期肿瘤进展区别,后者常表现为肿瘤实质增强(Salem et al.,2013b;Singh and Anil,2013;Salem et al.,2013b;Dhingra et al.,2014)。疾病进展和假性进展常难以区别,其影像分析必须结合血清肿瘤标志物,临床表现和危险因素。如果发现肿瘤体积增大,⁹⁰Y治疗后3~6个月间隔的随访检查能有助于鉴别是否属于假进展。

14.2.3.2   三月后:肿瘤缩小和肝脏容量变化

肿瘤体积缩小是一项重要放射栓塞术指标(Singh and Anil,2013)。在治疗后得到缓解的患者中,一般认为肿瘤体积缩小发生在治疗后期,类似外照射放疗后所见(Salem et al.,2013b;Singh and Anil,2013)。尽管肿瘤坏死常见于⁹⁰Y治疗后0~3个月,但肿瘤体积缩小多出现在4~6个月(Miller et al.,2007)(图14-2)。应注意的是经放射治疗的

非肿瘤肝叶或肝段组织的辐射变化也会在此时出现。

虽然与肿瘤组织相比,⁹⁰Y治疗区域内的非肿瘤肝组织接受的辐射很少,但在治疗后期(>3个月)随访影像中,正常肝组织内非靶组织栓塞可呈现各种影像学上的改变。即常见有肝体积变化,包括单侧肝叶萎缩和对侧肝叶代偿性肥大(Jakobs et al.,2008)。在用各种输注技术(如单叶或双叶)行玻璃微球放射栓塞治疗的队列研究中观察到此现象。作者注意到双叶输注后全肝体积减少11.8%。在单叶治疗患者中,治疗侧肝叶容量减少8.9%,而对侧肝叶体积增加21.2%(Jakobs et al.,2008)。放射栓塞导致肝萎缩在组织学上是以纤维化为特征,在随访影像中影像增强特点可有变化。虽然肝萎缩程度可以很明显,但常无临床症状(Singh and Anil,2013;Brown,2014)。

14.2.3.3   放射性肝段切除和放射性肝叶切除

放射性肝叶切除是指对有单叶病变患者在该肝叶内输注相对较高⁹⁰Y活度,达到治疗肿瘤和引发对侧肝叶肥厚的双重效应(Gaba et al.,2009)。与门静脉栓塞相似,此技术已显示可导致治疗单叶肝萎缩和对侧肝肥大,平均变化程度分别为52%和40%(Gaba

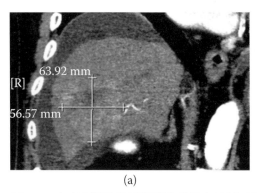

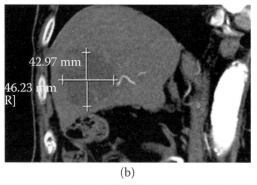

(a)   (b)

图14-2 (a)冠状面CT显示强化的巨大HCC,随后经放射栓塞治疗;(b)放射栓塞治疗后按改良实体瘤疗效评价标准(mRECIST)显示肿瘤完全缓解。注意尽管肿瘤完全坏死,但瘤体大小变化甚微

et al., 2009)。另外,经放射性肝叶切除治疗后,患者有良好肿瘤疗效和生存,5 年生存期与手术(36.6 个月)相当(Jakobs et al., 2008)。放射性肝叶切除术的基本概念也用于肝段范畴,但需超选治疗局部不能作消融或手术切除的肝肿瘤患者。这项技术称为"放射性肝段切除",用高活度 ^{90}Y 输注至肝的局部区域,可使吸收剂量高于外照射放疗的 1 000 多倍(Salem et al., 2013b)。然后经治疗的肝段常出现显著萎缩并在随访影像中消失。有关放射性肝段切除的详细信息参见第 6 章。

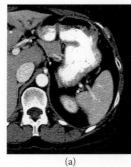
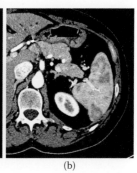

(a)　　　　　(b)

图 14-3　此影像显示放射栓塞治疗后门静脉高压恶化。(a)放射栓塞治疗前(b)放射栓塞治疗后 3 个月。这位 57 岁患者因结直肠癌转移行双叶治疗。治疗后脾脏体积增加 84.8%,血小板减少 45.2%

14.2.3.4　术后门静脉高压并发症

虽然许多患者可无症状,但显著辐射剂量输入至正常肝实质会致纤维化重塑而产生临床后果。如 ^{90}Y 肝叶输注会造成单侧纤维化和萎缩而引发对侧肝叶肥厚。在肝功能不全的患者中尤其如此。在影像监测中常可见有门静脉高压恶化(Lam et al., 2013a)(图 14-3)。在双叶和单叶 ^{90}Y 玻璃微球输注后均见有门静脉主干直径增大(Jakobs et al., 2008)。在经双叶治疗的患者中,后期影像随访显示 28% 有脾脏增大和门静脉主干,脾静脉及肠系膜静脉直径增粗(Jakobs et al., 2008)。这些影像表现与部分患者中因肝内血小板破坏导致血小板减少相吻合(Lam et al., 2013a)。在肝叶输注患者中也观察到门-腔静脉侧支循环数量和血管直径增加。这些门静脉高压恶化结果都可见于用树脂微球和玻璃微球进行的栓塞,此现象解读应该根据临床相关表现和原有肝功能情况。少量肝周腹水是放射栓塞治疗后初期常见表现,并不一定代表门静脉高压或肝功能恶化。一般认为是由于对肝包膜的刺激所致(Hilgard et al., 2010)。类似现象也可因胸膜刺激在肺基底部出现(Singh and Anil, 2013)。这些临床表现有自愈性,常无须治疗。

14.2.3.5　疾病进展

疾病进展表现为新的病灶或肝肿瘤负荷增加。这常为新肿瘤形成或肿瘤细胞微巢生长的结果,不太可能受放射栓塞治疗或肿瘤放射剂量不足影响(Sangro et al., 2006)。而中位疾病进展时间(TTP)在无门静脉瘤栓患者中常相对出现晚,多在治疗后 12~16 个月(Hilgard et al., 2010;Salem et al., 2010)。整体上 TTP 为 10~12 个月(Hilgard et al., 2010;Salem et al., 2010)。对疾病进展的确定通常基于临床和血清学信息,以及基线肿瘤组织学风险因子。早期识别重要疾病进展很重要,因为及时将患者转向其他肝脏定向治疗或全身治疗有助延长存活期。

14.2.4　预测治疗应答的影像随访评估标准

WHO 标准和 RECIST 提供了第一个标准化肿瘤疗效评估方法。这两项指南最初都仅用于全身细胞毒性治疗应答,仅考虑肿瘤大小(Lencioni and Llovet, 2010)。随着以去肝肿瘤血管为目的的局部区域治疗应用的普及,目前认为 WHO 和 RECIST 低估了 HCC 治疗应答(Miller et al., 1981;

Therasse et al.，2000；Lencioni and Llovet，2010）（图14-4）。这主要是由于局部区域治疗（如放射栓塞）导致肿瘤缩小前数月，肿瘤即有早期坏死表现（图14-2）。因而结合肿瘤强化特征的评估系统被认为能更精确地代表肝肿瘤的TTP。所以WHO和RECIST标准分别在2000年和2008年进行了肿瘤强化特征的修改。这些新标准被欧洲肝脏研究学会（EASL）认为是改良RECIST（mRECIST），和一些其他标准，如Choi标准，已在评估放射栓塞术疗效中广泛应用。

对各种评估标准开发和应用的全面讨论超出了本章的范围，但重要的是要注意它们之间的区别。如前述，初始版的WHO和RECIST标准只是考虑大小。WHO标准是反映肿瘤二维径线，RECIST只计算肿瘤的长轴。而EASL和mRECIST标准在判断肿瘤应答时还测量动脉期肿瘤强化。Choi等人描述了另一种结合肿瘤大小和平均肿瘤密度的评估胃肠道基质肿瘤方法（Choi et al.，2007）。自此Choi标准也被用于放射栓塞治疗后监测HCC和肝转移（Schlaak，2013）。各种标准都可用于CT和MRI影像，见图14-4和表14-1，对这些不同评估方法的主要问题是"哪个方法用于预测肿瘤应答和TTP时

最精确？"这一问题值得重视，姑息治疗要注重每个月的肝转移疾病变化，利于调整患者有效治疗方案。一些大型研究已使用前述各种标准进行了测量。mRECIST和EASL增强标准应用的根据是来自化疗栓塞的经验。在经TACE治疗大型队列患者中mRECIST和EASL比WHO和RECIST标准能更准确地预测生存效益（Shim et al.，2012）。肿瘤增强比肿瘤大小更能反映对化疗栓塞的应答，于是此法便也应用于放射栓塞治疗后监测（Shim et al.，2012）。结合肿瘤大小和平均肿瘤密度两参数的Choi标准已表明在评估HCC对治疗应答方面优于mRECIST标准，至少在单中心回顾性研究中证明这一点（Schlaak，2013）。但是应该注意：Choi标准最早是设计用于CT评估并包括特定为CT设置的定量密度分析（Bonekamp et al.，2013），所以用于MRI随访可能会存在误差。

14.2.4.1　^{18}FDG-PET/CT 的作用

虽然现在局部治疗疗效评估中注意强调肿瘤强化，^{18}FDG-PET/CT 在 ^{90}Y 治疗后随访评估中起到重要作用。因肝转移灶常有高代谢活动，PET/CT 在的监测中尤其有价值（Singh and Anil，2013；Vouche et al.，2015）。

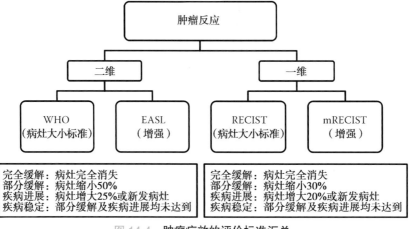

图 14-4　肿瘤疗效的评价标准汇总

表 14-1 WHO、RECIST、mRECIST、EASL 和 Choi 标准比较

应答	WHO	RECIST	EASL	mRECIST	Choi
完全缓解	所有已知病灶消失	所有靶病灶消失	所有增强病变消失	所有靶病灶内瘤内任何病变消失	所有靶病灶动脉增强消失
部分缓解	按基线标准至少 50% 瘤体减少	与基线靶病灶直径的总和相比,总和至少减 30%	按基线肿瘤增强,至少减少 50%	靶病灶的活性区(动脉相增强)直径总和至少减少 30%,用基线靶病灶直径总和作为参考标准	肿瘤体积减小≥10% 或者靶病灶直径在 CT 上肿瘤密度减少≥15%
疾病稳定	任何状态凡不符合部分缓解又不符合疾病进展	任何状态凡不符合部分缓解又不符合疾病进展	任何状态凡不符合部分缓解又不符合疾病进展	任何状态凡不符合部分缓解又不符合疾病进展	任何状态凡不符合部分缓解又不符合疾病进展
疾病进展	一个或一个以上病变至少增大 25% 或出现新病灶	靶病灶直径总和至少增大 20%,用自治疗始所记录目标病变的最小直径总和作为参考标准	一个或一个以上病灶至少增强增加 25%,或出现新病灶	活性(增强)靶病灶直径总和至少增加 20%,用自治疗始所记载的活性靶病灶最小直径总和作为参考标准	肿瘤增大≥10% 以及肿瘤密度不符合部分缓解条件

WHO,世界卫生组织;RECIST,实体瘤疗效评价标准;EASL,欧洲肝脏研究学会;mRECIST,改良实体瘤疗效评价标准;CT,计算机断层扫描。

许多转移性肿瘤,如结直肠癌,[18]F-FDG-PET/CT 在病灶发现率上已显示优于 CT 和 MRI,并在 [90]Y 治疗后判断是否有残留存活肿瘤方面也有帮助(Sacks et al.,2011)。此外,在 [90]Y 治疗后初期,[18]F-FDG-PET/CT 可提供有关预后的重要信息。有研究表明,放射栓塞治疗后 6 周时,[18]F-FDG-PET/CT 已显示有最大标准摄取值的变化,预示对治疗的早期应答(Soydal et al.,2013)。但是在治疗后 2 周内,应谨慎解读 PET/CT,勿将术后炎症与残留 / 进展性肿瘤混淆,后者未出现在术前影像。[18]F-FDG-PET/CT 报告解读与 CT 和 MRI 相比鲜有争议。PET 实体瘤疗效评价标准(PERCIST)已广泛应用。表 14-2 为 PERCIST 的介绍。

表 14-2 PERCIST 肿瘤报告标准

完全缓解	所有具有代谢活性的肿瘤均消失
部分缓解	SUL SUV 去脂体重标准化以及与本底修正后,治疗前后最强化病灶的峰值减少 30% 及 0.8 单位,但并不一定是相同病灶
疾病进展	SUL 峰值增加 30% 及 0.8 单位或有新病变或所有病灶糖酵解增加 75%
疾病稳定	既无部分缓解又有无疾病进展

PERCIST 指实体瘤 PET 扫描疗效评价标准。

14.2.4.2 正在研究中的随访方法

尽管放射栓塞术后监测常包括肿瘤大小 /

增强和 FDG 摄入活度的评估,在某些小样本系列研究中也描述了一些其他方法。CT 灌注(CTP)在输注含碘造影剂后获得一系列 CT 影像,可分析增强特征并提供定量信息。作为局部区域治疗后的预后因子(Shim et al.,2012),其应用基本原理与肿瘤血供重要性有关。然而 CTP 对增强比简单视觉估算有更精确的定量。用 CTP 初步研究显示显著 ⁹⁰Y 治疗后灌注减少已解读为转移病灶对治疗的应答(Reiner et al.,2014)。但这些表现在 HCC 患者中没得到证实(Reiner et al.,

2014)。

有时放射栓塞治疗引起的炎性变化与存活肿瘤可能难于区别。可能的解决方法是弥散加权 MRI。在 20 例 HCC 患者队列中,弥散加权 MRI 中 ADC 序列的定量分析,预测放射栓塞术后 42d 内的肿瘤应答,显示早于肿瘤 2 个月出现缩小表现(Rhee et al.,2008)(图 14-5)。目前仍不清如何将这些方法在大样本队列患者及各肿瘤组织类型中与 mRECIST 和 EASL 相比较。

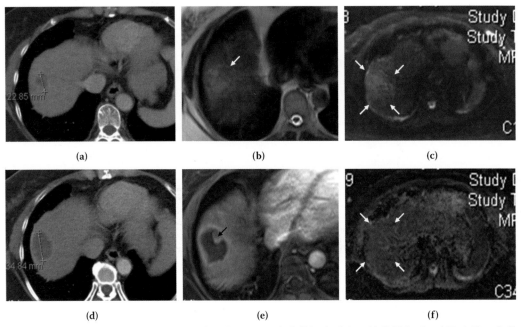

图 14-5　增强和弥散加权 MRI 评估疗效:(a)CT 显示治疗前肝右叶有一转移灶(b 和 c)治疗后 1 个月病灶增大。治疗部位表现为(d)CT 影像上有密度减低和(e)增强 MRI 影像见周边结节样强化(f)在弥散加权 MRI 上信号缺失证实治疗后无残余病灶

14.3　并发症的影像

⁹⁰Y 放射栓塞治疗对肝和肝外软组织会有些潜在不良事件,常具有特征性临床体征和症状。本章节着重于 ⁹⁰Y 常见并发症的

影像表现、发病机制以及流行病学。如不是直接由 ⁹⁰Y 微球引起的并发症如血管损伤,离子辐射损伤,含碘造影剂毒性等将不在此讨论。

14.3.1　肝脏毒性

放射栓塞诱导肝病(radioembolization-induced liver disease, REILD)是因辐射造成的一种亚急性肝损害。从概念上与肝肿瘤外照射放疗及为异体骨髓移植准备的全身放疗时所见的放射性肝病(radiation-induced liver disease, RILD)相同(Salem et al., 2013b)。REILD 出现在给予放射剂量后数周,通常在治疗后 4~8 周期间(Kuo et al., 2014)。组织学上与 RILD 相似,即肝窦充血,胆汁淤积,以及反映静脉阻塞性病变所致的小静脉周围坏死区(Sangro et al., 2008)。REILD 代表了一类病变,其临床结局一般取决于治疗前肝功能状况、肝组织受累容积、是否有全身化疗以及是否有临床干预。此现象常发生在经双叶治疗的患者、曾接受外照射放疗的患者和进行数次放射栓塞治疗的患者(Lam et al., 2013b)。最严重的情况下,REILD 可导致暴发性肝功能衰竭和死亡(Hamoui and Ryu, 2011)。虽然放射栓塞治疗后 REILD 在接受高剂量化疗患者中发生率可达 50%,但总体上发生率约 4%~9%(Sangro et al., 2008)。REILD 主要通过其临床特点来诊断,在短期 MRI 和 CT 随访中也可见伴有边缘不清、变化多样的低强化区(Hamoui and Ryu, 2011)(图 14-6)。^{90}Y 的肝脏毒性在第 8 章中已详细讨论,包括全面讨论肝脏毒性模式。

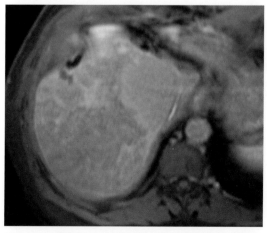

图 14-6 暴发性肝功能衰竭主要根据临床诊断而无特异性影像表现。该患者因结直肠癌肝转移行肝左叶切除后接受右叶放射栓塞治疗。治疗后 8 周,患者出现暴发性肝功能衰竭,表现为片状低强化灶

14.3.2 胆道影响

尽管对 REILD 的考虑很大程度上影响到 ^{90}Y 治疗计划,技术重点多放在如何避免 NTE 上,胆道毒性仍是放射栓塞引起最常见的不良事件原因之一(Atassi et al., 2008b; Singh and Anil, 2013)。用目前的技术,一般认为胆道并发症包括放射性胆管炎、胆汁瘤、胆道阻塞和胆囊炎,远比与肝外 NTE 多见(Singh and Anil, 2013)。一项大型研究表明胆道并发症发生率约 10%,约 2% 需要干预(Atassi et al., 2008b)。这些并发症一般在有胆道手术史或胆肠吻合者中更常见(Riaz, 2014)。相对较高的胆道毒性被解释为是由于胆管树血供所致。与正常肝实质不同,胆管树缺乏双重血供(Northover and Terblanche, 1979)。十二指肠以上胆总管和肝胆管而是由胃十二指肠动脉(68%)或肝右动脉供血(32%)(Northover and Terblanche, 1979)。肝内胆管树由其伴随的肝叶动脉及其动脉丛供应(Northover and Terblanche, 1979)。缺乏侧枝血管使胆管树特别容易受缺血损伤。有趣的是肝硬化中出现的胆管周围血管增生被认为有利于防止胆管周围微球沉积并减少胆道损伤(Yu et al., 2002)。

14.3.2.1 胆汁瘤

经化疗栓塞的肝恶性肿瘤患者中,胆汁瘤形成约发生在 4% 左右的患者(Minocha and Lewandowski, 2011)。虽然辐射也可造成胆汁瘤,但是最常由微血管缺血导致胆道破裂。TACE 和 ^{90}Y 相比,哪项治疗更容易引起胆汁瘤尚不清楚,同样对玻璃和树脂微球导致胆汁瘤的发生率高低也不明确。但是一项大型独立观察研究显示约 1% 放射栓塞治疗者发现有胆汁瘤。在影像上,胆汁瘤典型表现为胆道树附近有边缘清晰的肝内积液(图 14-7)。在 CT 或 MRI 上有可能观察不到

与胆道的直接交通,在胆道造影中常有显示(图14-8)。环状增强是常见征象,如临床上有发热、右上腹痛和白细胞升高则应考虑怀疑有继发性感染(Singh and Anil,2013)。这时胆汁瘤可能与肝脓肿难以区分。

14.3.2.2　胆管炎和暂时性高胆红素血症

放射性胆管炎是表现为黄疸、发热和右上腹痛的一组临床综合征。放射性胆管炎在放射栓塞治疗后罕见,其发生率不明,没有明确的影像特征(Riaz,2014)。尽管放射性胆管炎可能是无菌性感染,抗生素治疗仍经常使用(Riaz,2014)。它应与恶性无痛性黄疸鉴别。有报道1/3患者经放射栓塞治疗后有三级或更严重的胆红素毒性(总胆红素>3.0mg/dl)(Smits et al.,2013)。这一胆红素毒性是REILD带来的,保守治疗可以改善(Salem et al.,2013b)。应该强调的是,孤立性高胆红素血症常无症状,不会伴有明显的肝合成功能改变或肝功能代偿不全(Salem et al.,2013b;Smits et al.,2013)。

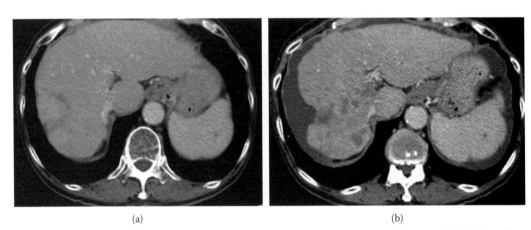

(a)　　　　　　　　　　　(b)

图14-7　(a)放射栓塞治疗前CT扫描显示多发性肝转移病灶(b)治疗后2个月,肝右叶体积显著缩小,包膜回缩伴数个典型低密度肝内胆汁瘤病灶

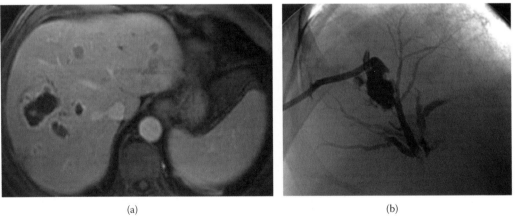

(a)　　　　　　　　　　　(b)

图14-8　59岁男性因黑色素瘤肝转移而接受放射栓塞治疗(a)治疗后25周T1加权脂肪饱和MRI显示肝右叶有厚壁环状增强的非增强病灶和左叶多发性转移(b)经皮引流管注入造影剂显示与胆管树间有交通,证实为肝内胆汁瘤

14.3.2.3 胆道狭窄

胆道狭窄伴近端扩张与胆汁瘤同样反映了胆道损伤的慢性结果,这可能由于辐射和/或缺血,最常见于肝内胆管并较少见于轻度肝硬化。许多患者无症状,只有在临床有胆道阻塞或继发感染症状时才需治疗(Atassi et al.,2008a,2008b;Singh and Anil,2013)。

14.3.2.4 放射性胆囊炎

放射性胆囊炎为患者近期接受 ^{90}Y 放射栓塞治疗后胆囊所出现的临床综合征。胆囊炎影像表现已在约 2% 的患者中报道,表现为胆囊壁增厚和强化(Sag et al.,2014)(图 14-9)。临床表现为右上腹痛、发热和白细胞升高等。临床上放射性胆囊炎发生率差别很大,取决于技术因素,如是否行预防性胆囊动脉栓塞和是否应用抗反流装置等(Pasciak et al.,2015)。许多介入放射医生在胆囊动脉位于输注点远端时并不常规施行胆囊动脉栓塞来防止胆囊非靶组织栓塞。主要是因为预防性胆囊动脉栓塞有可能带来缺血性胆囊炎的风险,许多人认为这一风险可能会超过胆囊非靶组织栓塞所带来的风险

(Hickey and Lewandowski,2011)。

当胆囊动脉可能从肿瘤吸取较高 ^{90}Y 活度时或术前 MAA 模拟测绘时见有显著数量 MAA 沉积在胆囊时,可考虑作预防性栓塞。栓塞胆囊动脉主干时要格外小心,勿阻断胆囊血供,因这会增加胆囊穿孔的风险(Hickey and Lewandowski,2011)。放射性胆囊炎常为自限性并采用保守治疗。胆囊穿孔及需胆囊切除者虽有报道但罕见,仅占小于 1% 病例(Atassi et al.,2008b)。

14.3.3 肝脓肿

放射栓塞治疗后见肝内任何环形强化的积液应怀疑脓肿可能。如见其内部有气体存在则有助于诊断,但应强调如治疗后肝脏内出现多房状气体为正常现象。这是因输注 ^{90}Y 期间少量动脉内气体的输入,这些气体在吸收前可存在于微球间达数日之久(Singh and Anil,2013)。因此如影像提示有脓肿要结合临床表现进行诊断。在某些影像和临床表现不确定的情况下,经皮穿刺细菌培养可明确诊断(Singh and Anil,2013)。

放射栓塞治疗后因肿瘤坏死后细菌定

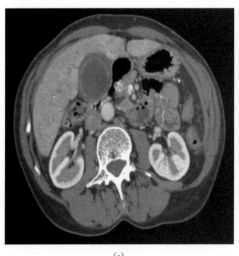
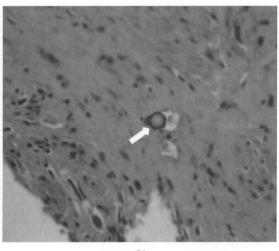

图 14-9 (a)放射栓塞治疗后 3d 增强 CT 显示胆囊壁增厚和胆囊旁积液提示胆囊炎。7 周后患者行经腹腔镜胆囊切除术。(b)术后胆囊显微镜分析示纤维化,慢性炎症并见有玻璃微球(箭头)

值、非靶肝组织坏死或胆汁瘤可诱发肝脓肿。因通过胆管树上行感染是最常见的感染途径,所以肝脓肿发生率在有括约肌切开史或胆-肠吻合术史者中较高。在 Oddi 括约肌完整的患者中,肝脓肿发生率约 1%~2% (Brown et al.,2012)。但是在原有胆-肠吻合术、括约肌切开或有胆道支架者中,即使在术前给予抗生素仍会有 15% 会发生脓肿, (Brown et al.,2012)。强化抗生素治疗加上肠道准备可降低此风险(Cholapranee et al.,2014)。如患者疑有菌血症,放射栓塞治疗应延期,因为已有报道由此而发生肝脓肿 (Mascarenhas et al.,2011)。

14.3.4   胃肠道非靶栓塞

非靶组织栓塞引起的胃肠道溃疡是最值得重视的放射栓塞治疗并发症之一,因患者体内有残留放射物质故手术干预变得较为复杂。溃疡常由微球反流至胃十二指肠动脉或右动脉所致,微球可沉积在这些部位并引起出血、炎症和 / 或溃疡(Veloso et al.,2013;Baumann et al.,2015)。有时 ^{90}Y 在肝内边缘部分沉积其辐射剂量可影响相邻器官组织(Singh and Anil,2013)。其致病原因除缺血效应外,一般认为主要为辐射引起黏膜干细胞损伤。因为辐射效应会永久性破坏黏膜干细胞,辐射引起胃肠道溃疡很少会自行修复。为了降低溃疡的风险,可施行预防性胃十二指肠动脉或胃右动脉栓塞,或给予抗酸药物,或用抗反流装置(Pasciak et al.,2015)。但近期研究已对常规应用胃十二指肠动脉栓塞提出质疑,胃十二指肠动脉栓塞常基于术者偏好进行(Haydar et al.,2010)。虽然全身化疗可能会对黏膜细胞有辐射增敏作用以增加溃疡风险,但 ^{90}Y 对小肠和胃确切的毒性阈值尚不明(Brown et al.,2012)。

在影像上,辐射引起胃肠道溃疡与其他形式的溃疡难以区别,可表现为局部黏膜增厚,局部炎性表现及穿孔征象。内镜是诊断的金标准,应对任何怀疑有肠道非靶组织栓塞者做内镜检查(Singh and Anil,2013)。

急性胰腺炎为另一非靶组织栓塞的罕见后果,约在不到 1% 的患者中观察到(Brown et al.,2012;Riaz,2014)。放射栓塞术引起的胰腺炎表现与其他病因造成的相似,有血清淀粉酶 / 脂肪酶升高和上腹剧痛。与 ^{90}Y 相关急性胰腺炎的影像表现常局限在胰头部而非弥散性(Singh and Anil,2013)。^{90}Y 术后 SPECT/CT 或 PET/CT 可有助于确认胰腺内微球沉积并排除其他可能引发因素。

14.3.5   放射性肺炎和其他非靶部位栓塞

放射性肺炎是因受大剂量照射后发生的肺纤维化和局限性肺部疾病。在 CT 上,它与机化性肺炎或嗜酸细胞性肺炎相似,有斑片状磨玻璃影,轻度肺容量减少和牵拉性支气管扩张(Singh and Anil,2013)(图 14-10)。做出放射性肺炎诊断对计划重复放射栓塞治疗者尤为重要,因为累积剂量的增加可进一步损害肺功能(Wright et al.,2012)。避免放射性肺炎发生是术前治疗计划中的重点,也是 MAA 输注测绘和计算分流分数的目的。放射性肺炎相关剂量学和影像学在第 4 章中已有详细讨论。虽然在 ^{90}Y 治疗计划中已强调避免放射性肺炎,但仍有少量发生。严格的治疗计划不一定可避免放射性肺炎,但至少有助于降低发生率,甚至在肺接受 50Gy(被认为是致毒性阈值)情况下。在一项纳入 58 位患者的队列研究中,所有患者接受高于 50Gy 的治疗,但未见一例放射性肺炎(Salem et al.,2008)。放射性肺炎不常见,使得对其风险和预防策略优化研究不足。

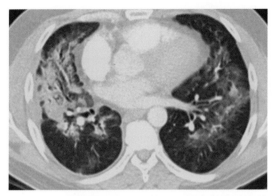

图 14-10 横断位胸部 CT 显示一名患者放射性栓塞术后出现弥漫性磨玻璃影伴牵拉性支气管扩张，基于影像学表现和病程，诊断为放射性肺炎。

非靶组织栓塞中其他少见部位如结肠

和肾脏已有描述（Kao，2014）。因非靶组织栓塞在这些罕见部位的病例甚少，故对其临床后果不甚了解。经镰状动脉导致的腹壁非靶组织栓塞已有报道。镰状动脉为来自肝左动脉或肝固有动脉发出的小终末分支，延伸至脐部并与腹壁动脉交通（Bhalani and Lewandowski，2011）（图 14-11）。如不识别并栓塞经镰状动脉到腹壁的交通，可导致脐周疼痛，皮肤烧灼感或皮肤坏死（Bhalani and Lewandowski，2011；Smith et al.，2015）。但是近来经验显示，在术中将冰袋放置在腹壁上可足以引起浅表血管收缩，以消除此风险。

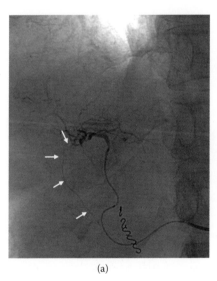
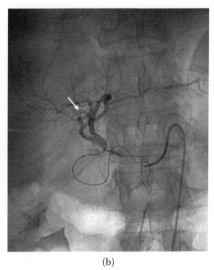

(a)   (b)

图 14-11 （a）57 岁结直肠癌肝转移患者的放射性栓塞术前血管造影，超选肝 S4 段血管造影显示镰状动脉供血（箭头），但分支纤细，无法行弹簧圈栓塞。术后，患者出现脐上局部疼痛，考虑与非靶部位 ^{90}Y 栓塞有关。（b）同一患者肝左动脉术前造影。

14.4 ^{90}Y 治疗后影像表现

14.4.1 ^{90}Y 治疗后非靶栓塞的影像分析

尚无可靠的血管造影方法能确保将微

球送入靶目标而无非靶栓塞。玻璃和树脂微球都属透 X 线，因此在透视下不可见。虽然在树脂微球输注过程中常需用稀释造影剂注入输注导管以证实其顺行血流，但此法对评估非靶栓塞作用有限。众所周知，由于微球颗粒大小不同、导管位置不同、输注速率不同、有无血流滞流及肿瘤血流动力学变化等原因，^{90}Y 微球与注射 ^{99m}Tc-MAA 相比其分布方式可能会有不可预测性(Lam,2013c;Wondergem,2013)。因此能显示 ^{90}Y 分布的术后影像在验证治疗技术成功和确保患者安全方面起关键作用。术后影像中识别胃肠道和其他非靶栓塞已在 13 章中有详细介绍,特别是应用轫致 SPECT 和 ^{90}Y PET/CT 评估技术成功和发现非靶栓塞,由于 ^{90}Y 和常规诊断用核素有显著差别,要准确做到并非易事。

14.4.2　^{90}Y PET/CT 治疗预测

放射栓塞治疗后生存和应答受多种因素影响,如肿瘤负荷、肿瘤组织类型、全身用放射增敏剂和其他一些非治疗相关因素(Gunduz et al.,2014)。在只注重肿瘤应答时,输注肿瘤的辐射量(肿瘤吸收剂量)起关键作用。尽管有近 20 年放射栓塞经验,确切的肿瘤毒性阈值仍没完全确定,受制于许多因素:包括各种剂量计算方法、肿瘤异质性及两种 ^{90}Y 微球内在差异(Kao et al.,2013)。过去大部分对 HCC 和转移病灶剂量与应答关系的信息来自 ^{99m}Tc-MAA SPECT/CT 扫描(Eaton et al.,2014;Kokabi et al.,2014)。这些研究已显示肿瘤应答阈值范围从 HCC 的 120Gy 到某些转移灶的 50Gy(Dezarn et al.,2011)。尽管预测性剂量学有可操作性且常用,但前章描述 ^{90}Y 微球和 MAA 间的差别影响了其精确性。因此用 ^{99m}Tc-MAA 模拟的剂量学只提供输送至肿瘤内剂量分布的预估值(Kao et al.,2013)。基于轫致 SPECT 预测的其他剂量学方法精确性更加受到限制。

令人欣喜的是,^{90}Y PET/CT 能获得精确的肿瘤剂量学,如第 11 和第 13 章讨论的 ^{90}Y PET/CT 可获得重要的剂量 - 应答数据和预后信息。根据体模研究,按扫描参数 ^{90}Y 放射活度定量精度可达 0.4%~10%,在比较研究中显著优于 SPECT/CT(Lhommel et al.,2009;Elschot et al.,2013;Gates et al.,2013)。一项近期国际多中心临床研究证实,在带

有各类扫描参数的一些扫描机上应用现代 PET/CT 飞行时间(ToF)影像产生较连贯的 ^{90}Y 剂量精确度(Willowson et al.,2015)。随着 PET/CT 定量剂量学的普及应用,临床会对肿瘤应答有更深理解。这些信息加上联用 PET/CT 剂量学使得 ^{90}Y 放射栓塞治疗后可即刻得到治疗的预测结果。图 14-12 描述用 PET/CT 对治疗后预测临床疗效不佳的病例。这些现象在放射栓塞治疗后并非少见,可能是由于乏血供肿瘤、术前计划不良及一些输注时技术和患者个体的问题。但是这些早期预测可提前数月为临床提供预警,考虑应用其他治疗或辅助治疗。在临床疾病管理上,术后应尽可能用定量 ^{90}Y 影像分析,尤其是在终末期患者中。

14.5　用 ^{90}Y PET/CT 改进治疗计划

14.5.1　术中治疗计划修正

在各类病例报告中,^{90}Y PET/CT 剂量学数据也已应用于临床实践来制订治疗方案,其首例已由 Chang 氏等报道(2013)。该病例报道了用树脂微球肝右叶输注治疗一位胆管癌患者,患者系 Whipple 手术和射频消融后复发,无法手术。治疗计划依据体表面积剂量法制订。在放射栓塞治疗后的 ^{18}F-FDG-PET/CT 随访中见患者肿瘤缓解<25%。回顾放射栓塞治疗后即刻的 ^{90}Y PET/CT 影像,发现治疗后实际肿瘤剂量为 70Gy,肿瘤与正常组织核素摄取比率(T/N)为 2.5∶1,在后续肝左叶输注时,用计算所得的低 T/N 数值来调整增加输注放射活度,以至接近治疗 HCC 所报道应用的毒性阈值(Strigari et al.,2010)。术后 ^{90}Y PET/CT 上,测得左叶肿瘤剂量达到 110Gy,并见肿瘤治疗后完全缓解。这项剂

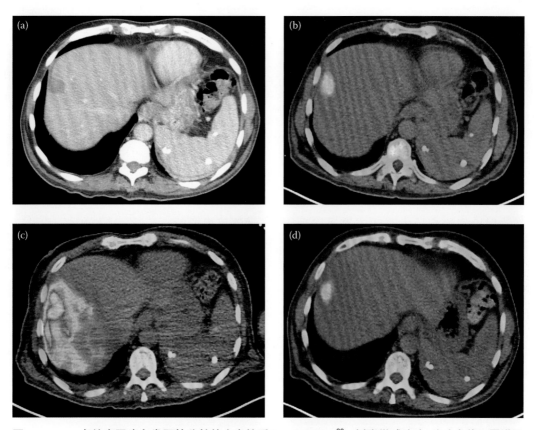

图 14-12　一名结直肠癌多发肝转移灶的患者接受了 1 300MBq ^{90}Y 树脂微球治疗。(a) 术前 2 周增强 CT 所示低密度病灶,(b) 中其 SUV$_{max}$ 为 7.8。(c) 术后定量 ^{90}Y PET/CT 显示病灶平均剂量为 64Gy。(d) 术后第 8 周随访 PET/CT 显示肿瘤病灶 SUV$_{max}$ 为 8.0,因吸收剂量过低未见明显治疗反应。

量学方法类似于术前用锝 99-MAA 所行的分区放射剂量学方法,术后 ^{90}Y PET/CT 的肿瘤吸收剂量计算尽管比较耗时(译者注:现已有商用软件可自动测绘计算,显著提高其效率),这代表了向剂量学计算优化和治疗个体化方向迈进的一大步。

14.5.2　术中治疗计划修正

　　另一项用 ^{90}Y PET/CT 的治疗技术修正是以相同方式,除两次输注至同一单个病变及在同一天进行输注外(Bourgeois et al.,2015)。本例为一位 HCC 患者用体表面积剂量学(BSA)方法作肝右叶 ^{90}Y 树脂微球输注治疗。但由于术中发生技术性并发症,只有一小部分 ^{90}Y 微球输入。患者行 ^{90}Y PET/CT 扫描,影像显示平均肿瘤剂量仅为 52Gy。用简单计算转换法计算出需要达到 120Gy 肿瘤剂量的放射活度,同日再对患者做第二次输注。在影像随访中其结果为显著部分缓解。尽管常规应用此法带来的核素运输问题会限制其常规使用,但此技术显示 ^{90}Y PET/CT 对挽救类似技术失败时有其价值。

14.6　结论

影像在患者放射栓塞治疗计划、执行、随访和临床管理上有重要作用。熟悉常见并发症及有关影像表现可提高临床治疗效果。术后轫致 SPECT 和 PET/CT 影像可预测早期治疗应答并可发现非靶栓塞部位。PET/CT 可在提高放射栓塞治疗安全和疗效方面起重要作用。

（钱 中 译 陆 建 吕 逍 校）

参考文献

Annunziata, S., Treglia, G., Caldarella, C., Galiandro, F. (2014). The role of 18F-FDG-PET and PET/CT in patients with colorectal liver metastases undergoing selective internal radiation therapy with yttrium-90: a first evidence-based review. *Sci World J* 2014 :1–8, Article ID 879469. doi: 10.1155/2014/879469. eCollection 2014.

Atassi, B. et al. (2008a). Multimodality imaging following 90Y radioembolization: A comprehensive review and pictorial essay. *Radiographics* 28:81–99.

Atassi, B. et al. (2008b). Biliary sequelae following radioembolization with yttrium-90 microspheres. *J Vasc Interv Radiol* 19:691–697.

Attenberger, U.I. et al. (2015). Fifty years of technological innovation: Potential and limitations of current technologies in abdominal magnetic resonance imaging and computed tomography. *Invest Radiol* 50:584–593.

Barabasch, A. et al. (2015). Diagnostic accuracy of diffusion-weighted magnetic resonance imaging versus positron emission tomography/computed tomography for early response assessment of liver metastases to y90-radioembolization. *Invest Radiol* 50:409–415.

Bargellini, I. (2014). How does selective internal radiation therapy compare with and/or complement other liver-directed therapies. *Future Oncol* 10:105–109.

Baumann, J., Lin, M., Patel, C. (2015). Image of the month. *Clin Gastroenterol Hepatol* 13:A23–A24.

Bester, L. et al. (2014). Transarterial chemoembolisation and radioembolisation for the treatment of primary liver cancer and secondary liver cancer: A review of the literature. *J Med Imaging Radiat Oncol* 58:341–352.

Bhalani, S., Lewandowski, R. (2011). Radioembolization complicated by nontarget embolization to the falciform artery. *Semin Intervent Radiol* 28:234–239.

Boas, F.E. et al. (2015). Optimal imaging surveillance schedules after liver-directed therapy for hepatocellular carcinoma. *J Vasc Interv Radiol* 26:69–73.

Bonekamp, S. et al. (2013). Unresectable hepatocellular carcinoma: MR imaging after intraarterial therapy. Part I. Identification and validation of volumetric functional response criteria. *Radiology* 268:420–430.

Bourgeois, A.C. et al. (2015). Intraprocedural yttrium-90 positron emission tomography/CT for treatment optimization of yttrium-90 radioembolization. *J Vasc Interven Radiol* 25:271–275.

Braat, A.J.A.T. et al. (2014). Hepatic radioembolization as a bridge to liver surgery. *Front Oncol* 4:199.

Brown, K.T. (2014). Superselective yttrium-90 radioembolization for hepatocellular carcinoma in high-risk cases: Another tool in the toolbox. *J Vasc Interv Radiol* 25:1073–1074.

Brown, D.B. et al. (2012). Quality improvement guidelines for transhepatic arterial chemoembolization, embolization, and chemotherapeutic infusion for hepatic malignancy. *J Vasc Interv Radiol* 23:287–294.

Chang, T.T., Bourgeois, A.C., Balius, A.M., Pasciak, A.S. (2013). Treatment modification of yttrium-90 radioembolization based on quantitative positron emission tomography/CT imaging. *J Vasc Interv Radiol* 24:333–337.

Cho, E. et al. (2015). 18F-FDG PET CT as a prognostic factor in hepatocellular carcinoma. *Turk J Gastroenterol* 26:344–350.

Choi, H. et al. (2007). Correlation of computed

tomography and positron emission tomography in patients with metastatic gastrointestinal stromal tumor treated at a single institution with imatinib mesylate: Proposal of new computed tomography response criteria. *J Clin Oncol* 25:1753–1759.

Cholapranee, A. et al. (2014). Risk of liver abscess formation in patients with prior biliary intervention following yttrium-90 radioembolization. *Cardiovasc Intervent Radiol* 38:397–400.

Chung, J. et al. (2010). Haemodynamic events and localised parenchymal changes following transcatheter arterial chemoembolisation for hepatic malignancy: Interpretation of imaging findings. *Br J Radiol* 83:71–81.

Deipolyi, A.R. et al. (2014). High lung shunt fraction in colorectal liver tumors is associated with distant metastasis and decreased survival. *J Vasc Interv Radiol* 25:1604–1608.

Dezarn, W.A. et al. (2011). Recommendations of the American Association of Physicists in Medicine on dosimetry, imaging, and quality assurance procedures for 90Y microsphere brachytherapy in the treatment of hepatic malignancies. *Med Phys* 38:4824.

Dhingra, S. et al. (2014). Histological changes in nontumoral liver secondary to radioembolization of hepatocellular carcinoma with yttrium 90-impregnated microspheres: Report of two cases. *Semin Liver Dis* 34:465–468.

Eaton, B.R. et al. (2014). Quantitative dosimetry for yttrium-90 radionuclide therapy: Tumor dose predicts fluorodeoxyglucose positron emission tomography response in hepatic metastatic melanoma. *J Vasc Interv Radiol* 25:288–295.

Eldredge-Hindy, H. et al. (2014). Yttrium-90 microsphere brachytherapy for liver metastases from uveal melanoma. *Am J Clin Oncol* 39:189–195.

Elschot, M. et al. (2013). Quantitative comparison of PET and bremsstrahlung SPECT for imaging the in vivo yttrium-90 microsphere distribution after liver radioembolization, Villa E, ed. *PLoS One* 8:e55742.

Gaba, R.C. et al. (2009). Radiation lobectomy: Preliminary findings of hepatic volumetric response to lobar yttrium-90 radioembolization. *Ann Surg Oncol* 16:1587–1596.

Gates, V.L., Salem, R., Lewandowski, R.J. (2013). Positron emission tomography/CT after yttrium-90 radioembolization: Current and future applications. *J Vasc Interv Radiol* 24:1153–1155.

Gunduz, S. et al. (2014). Yttrium-90 radioembolization in patients with unresectable liver metastases: Determining the factors that lead to treatment efficacy. *Hepatogastroenterology* 61:1529–1534.

Hamoui, N., Ryu, R. (2011). Hepatic radioembolization complicated by fulminant hepatic failure. *Semin Intervent Radiol* 28:246–251.

Haydar, A., Wasan, H., Wilson, C., Tait, P. (2010). 90Y radioembolization: Embolization of the gastroduodenal artery is not always appropriate. *Cardiovasc Intervent Radiol* 33:1069–1071.

Hickey, R., Lewandowski, R. (2011). Hepatic radioembolization complicated by radiation cholecystitis. *Semin Intervent Radiol* 28:230–233.

Higgins, M., Soulen, M. (2013). Combining locoregional therapies in the treatment of hepatocellular carcinoma. *Semin Intervent Radiol* 30:074–081.

Hilgard, P. et al. (2010). Radioembolization with yttrium-90 glass microspheres in hepatocellular carcinoma: European experience on safety and long-term survival. *Hepatology* 52:1741–1749.

Jakobs, T.F. et al. (2008). Fibrosis, portal hypertension, and hepatic volume changes induced by intra-arterial radiotherapy with 90yttrium microspheres. *Dig Dis Sci* 53:2556–2563.

Kao, Y.H. (2014). Non-target activity detection by post-radioembolization yttrium-90 PET/CT: Image assessment technique and case examples. *Front Oncol* 4: 11.

Kao, Y.H. et al. (2013). Post-radioembolization yttrium-90 PET/CT—Part 2: Dose-response and tumor predictive dosimetry for resin microspheres. *EJNMMI Res* 3:1–1.

Kennedy, A. et al. (2007). Recommendations for radioembolization of hepatic malignancies using yttrium-90 microsphere brachytherapy: A Consensus Panel Report from the Radioembolization Brachytherapy Oncology Consortium. *Int J Radiat Oncol Biol Phys* 68:13–23.

Keppke, A.L. et al. (2007). Imaging of hepatocellular carcinoma after treatment with yttrium-90 microspheres. *AJR Am J Roentgenol* 188:768–775.

Khan, A.S. (2014). Current surgical treatment strategies for hepatocellular carcinoma in North America. *WJG* 20:15007.

Kim, H.J. et al. (2015). Incremental value of liver MR imaging in patients with potentially curable colorectal hepatic metastasis detected at CT: A prospective comparison of diffusion-weighted imaging, gadoxetic acid–enhanced MR imaging, and a combination of both MR techniques. *Radiology* 274:712–722.

Kokabi, N. et al. (2014). A simple method for estimating dose delivered to hepatocellular-carcinoma after yttrium-90 glass-based radioembolization therapy: Preliminary results of a proof of concept study. *J Vasc Interv Radiol* 25:277–287.

Kulik, L.M. et al. (2006). Yttrium-90 microspheres (TheraSphere) treatment of unresectable hepatocellular carcinoma: Downstaging to resection, RFA and bridge to transplantation. *J Surg Oncol* 94:572–586.

Kuo, J.C. et al. (2014). Serious hepatic complications of selective internal radiation therapy with yttrium-90 microsphere radioembolization for unresectable liver tumors. *Asia-Pac J Clin Oncol* 10:266–272.

Lam, M.G.E.H., Banerjee, A., Louie, J.D., Sze, D.Y. (2013a). Splenomegaly-associated thrombocytopenia after hepatic yttrium-90 radioembolization. *Cardiovasc Intervent Radiol* 37:1009–1017.

Lam, M.G.E.H. et al. (2013b). Safety of repeated yttrium-90 radioembolization. *Cardiovasc Intervent Radiol* 36:1320–1328.

Lam, M., Smits, M. (2013c). Value of 99mTc-macroaggregated albumin SPECT for radioembolization treatment planning. *J Nucl Med* 54:1681–1682. Available at: http://jnm.snmjournals.org/cgi/content/full/54/9/1681.

Lencioni, R., Llovet, J. (2010). Modified RECIST (mRECIST) assessment for hepatocellular carcinoma. *Semin Liver Dis* 30:052–060.

Lhommel, R. et al. (2009). Yttrium-90 TOF PET scan demonstrates high-resolution biodistribution after liver SIRT. *Eur J Nucl Med Mol Imaging* 36:1696.

Mascarenhas, N., Ryu, R., Salem, R. (2011). Hepatic radioembolization complicated by abscess. *Semin Intervent Radiol* 28:222–225.

Miller, F.H. et al. (2007). Response of liver metastases after treatment with yttrium-90 microspheres: Role of size, necrosis, and PET. *AJR Am J Roentgenol* 188:776–783.

Miller, A.B., Hoogstraten, B., Staquet, M., Winkler, A. (1981). Reporting results of cancer treatment. *Cancer* 47:207–214.

Minocha, J., Lewandowski, R. (2011). Radioembolization for hepatocellular carcinoma complicated by biliary stricture. *Semin Intervent Radiol* 28:226–229.

Neperud, J. (2013). Can imaging patterns of neuroendocrine hepatic metastases predict response yttruim-90 radioembolotherapy? *WJR* 5:241.

Northover, J.M., Terblanche, J. (1979). A new look at the arterial supply of the bile duct in man and its surgical implications. *Br J Surg* 66:379–384.

Pasciak, A.S. et al. (2015). The impact of an antireflux catheter on target volume particulate distribution in liver-directed embolotherapy: A pilot study. *J Vasc Interv Radiol.* 26:660–669.

Piduru, S.M. et al. (2012). Prognostic value of 18f-fluorodeoxyglucose positron emission tomography-computed tomography in predicting survival in patients with unresectable metastatic melanoma to the liver undergoing yttrium-90 radioembolization. *J Vasc Interv Radiol* 23:943–948.

Poon, R.T.-P., Fan, S.T., Tsang, F.H.-F., Wong, J. (2002). Locoregional therapies for hepatocellular carcinoma: A critical review from the surgeon's perspective. *Ann Surg* 235:466–486.

Reiner, C.S. et al. (2014). Early treatment response evaluation after yttrium-90 radioembolization of liver malignancy with CT perfusion. *J Vasc Interv Radiol* 25:747–759.

Rhee, T.K. et al. (2008). Tumor response after yttrium-90 radioembolization for hepatocellular carcinoma: Comparison of diffusion-weighted functional MR imaging with anatomic MR imaging. *J Vasc Interv Radiol* 19:1180–1186.

Riaz, A. (2014). Side effects of yttrium-90 radioembolization. *Front Oncol* 4:198.

Sacks, A. et al. (2011). Value of PET/CT in the management of liver metastases, Part 1. *Am J Roentgenol* 197:W256–W259.

Sag, A.A., Savin, M.A., Lal, N.R., Mehta, R.R. (2014). Yttrium-90 radioembolization of malignant tumors of the liver: Gallbladder effects. *Am J Roentgenol* 202:1130–1135.

Salem, R. et al. (2002). Yttrium-90 microspheres: Radiation therapy for unresectable liver cancer. *J Vasc Interv Radiol* 13:S223–S229.

Salem, R. et al. (2008). Incidence of radiation pneumonitis after hepatic intra-arterial radiotherapy with yttrium-90 microspheres assuming uniform lung distribution. *Am J Clin Oncol* 31:431–438.

Salem, R. et al. (2010). Radioembolization for hepatocellular carcinoma using yttrium-90 microspheres: A comprehensive report of long-term outcomes. *Gastroenterology* 138:52–64.

Salem, M.E. et al. (2013a). Radiographic parameters in predicting outcome of patients with hepatocellular carcinoma treated with yttrium-90 microsphere radioembolization. *ISRN Oncol* 2013:1–8.

Salem, R., Mazzaferro, V., Sangro, B. (2013b). Yttrium 90 radioembolization for the treatment of hepatocellular carcinoma: Biological lessons, current challenges, and clinical perspectives. *Hepatology* 58:2188–2197.

Salem, R., Thurston, K.G. (2006). Radioembolization with 90yttrium microspheres: A state-of-the-art brachytherapy treatment for primary and secondary liver malignancies. *J Vasc Interven Radiol* 17:1251–1278.

Sangro, B. et al. (2006). Radioembolization using 90Y-resin microspheres for patients with advanced hepatocellular carcinoma. *Radiat Oncol Biol* 66:792–800.

Sangro, B. et al. (2008). Liver disease induced by radioembolization of liver tumors: Description and possible risk factors. *Cancer* 112:1538–1546.

Sato, K. et al. (2006). Treatment of unresectable primary and metastatic liver cancer with yttrium-90 microspheres (TheraSphere®): Assessment of hepatic arterial embolization. *Cardiovasc Intervent Radiol* 29:522–529.

Schlaak, J. (2013). Choi criteria are superior in evaluating tumor response in patients treated with transarterial radioembolization for hepatocellular carcinoma. *Oncol Lett* 6:1707–1712.

Shim, J.H. et al. (2012). Which response criteria best help predict survival of patients with hepatocellular carcinoma following chemoembolization? A validation study of old and new models. *Radiology* 262:708–718.

Singh, P., Anil, G. (2013). Yttrium-90 radioembolization of liver tumors: What do the images tell us? *Cancer Imaging* 13:645–657.

Smith, M.T., Johnson, D.T., Gipson, M.G. (2015). Skin necrosis resulting from nontarget embolization of the falciform artery during transarterial chemoembolization with drug-eluting beads. *Semin Intervent Radiol* 32:22–25.

Smits, M.L.J. et al. (2013). Clinical and laboratory toxicity after intra-arterial radioembolization with 90Y-microspheres for unresectable liver metastases Aravindan N, ed. *PLoS One* 8:e69448.

Soydal, C. et al. (2013). The prognostic value of quantitative parameters of 18F-FDG PET/CT in the evaluation of response to internal radiation therapy with yttrium-90 in patients with liver metastases of colorectal cancer. *Nucl Med Commun* 34:501–506.

Strigari, L. et al. (2010). Efficacy and toxicity related to treatment of hepatocellular carcinoma with 90Y-SIR spheres: Radiobiologic considerations. *J Nucl Med* 51:1377–1385.

Therasse, P. et al. (2000). New guidelines to evaluate the response to treatment in solid tumors. European Organization for Research and Treatment of Cancer, National Cancer Institute of the United States, National Cancer Institute of Canada. *J Natl Cancer Inst* 92:205–216.

Veloso, N. et al. (2013). Gastroduodenal ulceration following liver radioembolization with yttrium-90. *Endoscopy* 45:E108–E109.

Vouche, M. et al. (2015). Clinical imaging. *J Clin Imaging* 39:454–462.

Wang, L.M., Jani, A.R., Hill, E.J., Sharma, R.A. (2013). Anatomical basis and histopathological changes resulting from selective internal radiotherapy for liver metastases. *J Clin Pathol* 66:205–211.

Willowson, K., Tapner, M., Bailey, D. (2015). A multicentre comparison of quantitative 90Y PET/CT for dosimetric purposes after radioembolization with resin microspheres.

Eur J Nucl Med Mol Imaging:1–21.

Wondergem, M. et al. (2013). 99mTc-mac-roaggregated albumin poorly predicts the intrahepatic distribution of 90Y resin microspheres in hepatic radioemboliza-tion. *J Nucl Med* 54:1294–1301. Available at: http://jnm.snmjournals.org/cgi/doi/10.2967/jnumed.112.117614.

Wright, C.L. et al. (2012). Radiation pneumonitis following yttrium-90 radioembolization: Case report and literature review. *J Vasc Interv Radiol* 23:669–674.

Yu, J.-S. et al. (2002). Predisposing factors of bile duct injury after transcatheter arte-rial chemoembolization (TACE) for hepatic malignancy. *Cardiovasc Intervent Radiol* 25:270–274.

第五篇

新视界

放射栓塞术未来的方向

15.1 引言

　　医学物理师、核医学放射科医师和放射肿瘤科医师对于放射栓塞未来理想的发展方向，可能与介入放射科医师持有不同意见。这主要是因为各个团队的日常工作流程存在差异。介入放射科医师注重的工作程序虽然在技术上要求很高，但通常不涉及物理学、数学或放射肿瘤学和核医学中用到的精度。此外，复杂血管介入手术出于技术角度，术前须对患者治疗前病变结构影像以及血管造影进行仔细评估；而绝大部分核医学相关操作是完全基于影像的，是从功能和结构层面上对患者进行诊断和治疗。介入放射医师团队与核医学放射医师团队间的差异，以及行放射栓塞治疗的患者对介入放射医师良好的依从性，在过去很大程度上促进了放射栓塞术的发展。以上论述的证据见于第 4、5 章，其中提到制造商推荐的放射栓塞规划治疗方法，主要基于简单的经验性计算，仅对患者做到

最低水平的个体化。例如，回想一下使用树脂微球制订相关治疗计划时通常使用的体表面积（BSA）模型的一些细节。在该模型中，身高和体重对治疗剂量的影响比肿瘤负荷更大。另外，患者肿瘤类型、血管分布、既往治疗、摄取均匀性及其他患者个体化因素均未考虑。虽然 BSA 模型在医学中广泛用于药物剂量的确定（如化学治疗），但很显然，与局部近距离放射治疗（如放射栓塞）相比，BSA 对于全身治疗更有意义。因此，许多刚接触放射栓塞术的医学物理学家、核医学放射学家和放射肿瘤学家感到受挫，因为目前放射栓塞术的标准治疗方案似乎缺乏精确度。值得一提的是，并非只有上述利用 BSA 模型制订树脂微球放射栓塞治疗方案的方法缺乏针对肿瘤特异性的考虑，所推荐的玻璃微球治疗方案的制订方法更缺乏针对肿瘤特异性的考虑，甚至完全没有考虑肿瘤负荷。若需要对上述方法进行更详细了解，可参考第 5 章。

　　虽然这些治疗计划制订方法可能过于简单，放射栓塞仍然是成功的，并使许多患者受

益。改善玻璃微球和树脂微球治疗计划的制订过程仍然是放射栓塞未来可能的发展方向之一。正如本书的标题所示,放射栓塞术必然涉及多学科领域,不仅需要介入放射科医师,还需要许多其他医学专业的技能。安全有效地放射栓塞需要完成很多必要的步骤,也需要许多潜在人员共同参与,因此这项任务十分艰巨。所需任务和涉及的潜在专业在前几章中已进行了详细介绍,在此处列出,希望本书的读者可重点关注。

- 患者招募和筛选(介入放射科医师,肿瘤科医师)
- 血管治疗计划制订(介入放射科医师)
- 肺分流率评估(介入放射科医师,核医学放射科医师)
- 剂量学治疗计划制订(核医学放射科医师,放射肿瘤科医师,医学物理师,介入放射科医师)
- 放射栓塞剂安全准备(技术人员,放射性药物学,医学物理学家,健康物理学家)
- 血管造影套件准备(技术专家,健康物理学家)
- 治疗室进出人员控制(技术人员,健康物理师,医学物理师)
- 规定给予剂量(介入放射科医师)
- 测定已给剂量(医学物理师,技术专家)
- 治疗后 ^{90}Y 成像(核医学放射科医师,医学物理师,技术专家)
- 放射性污染测量和清除(技术专家,健康物理师)
- 患者出院及出院后指导(健康物理师,医学物理师,技术专家)
- 利用治疗后 ^{90}Y 成像制订未来治疗计划(介入放射科医师,核医学放射科医师,放射肿瘤科医师,医学物理师)

在本章中,我们将讨论改进上述任务将如何影响放射栓塞的未来。放射栓塞是一个近年来发展迅猛的领域,但与肝癌的替代疗法相比仍相对年轻。

15.2　背景

在经皮途径治疗疾病时,使用具有局部能量沉积的 ^{90}Y 和其他放射性核素的历史比人们以为的要长。在肝脏放射栓塞治疗广泛使用前,简单的经皮手术在临床上常被用于滑膜肥大导致的慢性滑膜炎患者。Ansell 等人在 1963 年使用 ^{198}Au 胶体经皮穿刺至滑膜腔内破坏病变滑膜表层。然而,随着这种治疗形式的扩展,各种化学形式的 ^{90}Y 很快取代了 ^{198}Au(Oka et al.,1971;Prosser et al.,1993;Stucki et al.,1993;Asavatanabodee et al.,1997;Jahangier et al.,1997;Taylor et al.,1997;Jacob et al.,2003;Oztürk et al.,2008;Thomas et al.,2011)。

使用 ^{90}Y 的放射性滑膜切除术已在临床上得到一定的应用,尤其是适用于传统关节内注射类固醇难以治愈的慢性滑膜炎,例如全身药物治疗无效的类风湿关节炎、骨关节炎(Taylor et al.,1997)、银屑病关节炎(Stucki et al.,1993)和血友病性关节炎(Thomas et al.,2011)患者。5mCi ^{90}Y 硅酸盐或 ^{90}Y 树脂胶体注射进膝关节内,可在滑膜产生深度 1mm 超过 50Gy 的吸收剂量(Oka et al.,1971)。放射性滑膜切除术的目的是在滑膜肥大区域产生纤维化。^{90}Y 已广泛用于膝关节,但是对于较小关节,如肘关节和肩关节,由于 β 射线能量较低,首选 ^{186}Re(Kavakli et al.,2008)。但是,^{186}Re 的缺点是其衰变的 γ 射线成分可能向注射部位附近的敏感组织（如淋巴结）产生辐射剂量。

随后放射性治疗朝着血管内治疗的方向发展。作为世界上最常见的疾病之一的血管疾病,也已采用内部放射治疗。经皮腔内血管成形术(PTA)是血管狭窄的最常见治疗方法之一。但 PTA 的持久性很大程度上取决于再狭窄率,而其再狭窄率可以很高。近年来预防性血管内近距离放射疗法(EVBT)作为预防内膜增生致再狭窄的手段(Amols et al.,1999),已在人体多个部位使用多种放射性核素成功应用(Minar et al.,2012)。早期的 EVBT 使用发出低能量 γ 射线的 ^{192}Ir (Schopohl et al.,1996 ; Reynaert et al.,2001 ; Piermattei et al.,2002),一些新技术使用了发出高能 β 射线的粒子,如 ^{32}P(Piermattei et al.,2003),^{188}Re(Werner et al.,2012),^{90}Sr 或 ^{90}Y(Coucke et al.,2009)。当然,释放纯 β 射线的放射性核素的优点是大大降低手术相关的辐射安全隐患。尽管具有临床疗效,EVBT 的技术难度仍阻碍了其广泛临床应用,因而临床倾向于使用如药物洗脱支架等其他方案来治疗再狭窄。

放射栓塞的临床应用史也比人们以为的更长。Ariel 和 Padula(1978a,1978b) 于 1978 年报道首例在结肠癌肝转移中应用 ^{90}Y 微球进行动脉内治疗的临床病例。他们将 ^{90}Y 树脂微球动脉灌注与氟尿嘧啶化疗联合使用。65 位患者接受了较大的 ^{90}Y 辐射剂量,范围从 100 到 150mCi(3.7~5.5GBq),从而疗效得到了改善。有趣的是,他们对患者进行 ^{90}Y 微球灌注时,既使用了经皮途径,也使用了开腹术中直接肝动脉插管的方式。自此开始,^{90}Y 微球在制造和治疗应用上,技术和复杂程度得到巨大的提升。

EVBT 以及放射栓塞等应用 ^{90}Y 和其他放射性核素的经皮治疗有着悠久而有趣的历史,但本章将展望放射栓塞术的未来。

15.3　治疗计划改进

^{90}Y 放射栓塞的治疗计划缺乏体外放射疗法所需的许多细节和患者特异性。这是合乎逻辑的,因为在体外放射疗法中,甚至在传统的近距离放射疗法中,都存在放射栓塞所缺乏的控制要素,即决定微球最终位置的物理流体动力学。虽然无法控制此过程,但可以在一定程度上进行预测。

正如在第 4 章和第 5 章中广泛讨论的那样,^{99m}Tc-MAA SPECT/CT 可作为分区模型的治疗计划的标准组成。许多作者已经检验了 MAA 作为放射栓塞替代品的有效性,但对于其在肝脏分布建模中的准确性,尚无明确共识(Knesaurek et al.,2010 ; Kao et al.,2012 ; Lam and Smits,2013 ; Lam et al.,2013 ; Wondergem et al.,2013 ; Garin et al.,2014 ; Lam and Sze,2014)。 对于在 ^{99m}Tc-MAA SPECT/CT 测量中的 T∶N,MAA 输注和放射栓塞过程中导管尖端的位置是影响其作用的最关键因素之一。当导管尖端靠近分叉处或位于曲折血管中时,其定位变得尤为重要(Jiang et al.,2012 ; Wondergem et al.,2013)。然而,尽管文献中 MAA 和 ^{90}Y 微球之间存在可变的相关性,许多学者仍同意 MAA 是治疗规划和预测剂量的绝佳选择。第 4 章至第 6 章对此进行了详细讨论。

^{99m}Tc-MAA 作为治疗计划指示剂,无疑在肺分流分数、肝内剂量分布和胃十二指肠非靶标栓塞(nontarget embolization,NTE)的预后中具有潜在的实用性。由于少数文献描述了处理胃十二指肠 NTE 溃疡患者的困难,大多数放射栓塞治疗中心都仔细检查了 MAA 输注后核成像以寻找 NTE 的存在。然而大多数治疗中心仅执行 ^{99m}Tc-MAA 的平面成像,因为这是用于确定肺分流分数的最

常用方法,并且在树脂和玻璃 ^{90}Y 微球的说明书中均建议使用。许多机构可以通过一些简单的方案修改来提高 ^{99m}Tc-MAA 测定 NTE 的敏感性和特异性。如第 14 章所述,与平面成像相比,使用 SPECT/CT 可显著提高 MAA 作为肝外 NTE 预测因子的预后效用。一项 Ahmadzadehfar 等人研究(2010)中提示使用 SPECT/CT 与平面成像相比,检测肝外 NTE 的相对灵敏度从 32% 增加到100%。尽管如此,由于假阳性(如游离锝元素),敏感性的提高可能导致患者被排除在治疗之外。在第 4 章中,详细讨论了 MAA 的生物半衰期,结合效率和游离 ^{99m}Tc 的作用。以过锝酸盐(^{99m}TcO4$^-$)的形式存在的游离 ^{99m}Tc 将显示出胃黏膜高摄取,使用 MAA 评估 NTE 时可能导致假阳性。预防治疗标准应包括口服高氯酸钠(NaClO$_4$)作为阻断剂,以防止在胃十二指肠组织中摄取 ^{99m}TcO4$^-$。高氯酸钠已经显示出可以显著提高 ^{99m}Tc-MAA 作为胃十二指肠 NTE 预后的工具(Sabet et al.,2011)。

为了评估肺分流分数和治疗模拟,以常规 ^{99m}Tc-MAA 为起点,人们进行了多种尝试来确定可用于此目的的替代示踪剂。Mathias 和 Green(2008)描述了一种由传统锗 -68/^{68}Ga 发生器的洗脱液生产 ^{68}Ga-MAA 的简单方法。随着 ^{68}Ga 的结合,MAA 的大小范围没有变化,结合效率超过 99%(Mathias and Green,2008)。^{68}Ga 是一种方便的正电子发射断层扫描(PET)放射性示踪剂,可提供比 ^{99m}Tc SPECT 分辨率更高的完全定量成像。^{68}Ga-MAA 可用于常规肺灌注检查,评估肺分流分数以进行放射栓塞,并且由于 PET/CT 的分辨率和精度更高,可能会因此改进肝内治疗计划。

但是,将 ^{99m}Tc-MAA 用作 ^{90}Y 微球替代品的最大误差可能是颗粒沉积差异而不是 SPECT 分辨率限制。因此,术前模拟中的最大改进可能来自用更合适的颗粒代替 MAA,

而不是找到具有优于 ^{99m}Tc 成像特性的放射性核素。可生物降解的人血清白蛋白(HSA)微球已用于 ^{99m}Tc 或 ^{86}Y 标记的肺灌注检查。当用 ^{188}Re 或 ^{90}Y 标记时,HSA 微球也被建议用于放射栓塞(Schiller et al.,2008)。HSA 微球优于 MAA 的点是,其尺寸和表面特性与 ^{90}Y 微球非常接近,如 Schiller 等人的图 1 所示(2008)。当然,HSA 微球的比重也非常接近 ^{90}Y 树脂微球的比重。作为术前模拟的工具,HSA 微球的生物降解性具有良好的特性,因为它可能在 ^{90}Y 放射栓塞之前降解并从肝血管中去除。

当前,多项临床试验正在进行中,以评估生物可降解和永久性新型微球在治疗前规划中的效用。这些微球的成像方式主要包括 SPECT 或 PET,但在某些情况下已扩展到磁共振成像(MRI)。钬 -166(^{166}Ho)微球(Quiremspheres,Quirem Medical,The Netherlands)因其多模态成像和治疗作用而在放射栓塞方面相对独特。^{166}Ho 随两个中能 β 粒子的高产率发射而衰变,平均能量分别为 654keV 和 691keV。^{166}Ho 还发出 80keV 的伽马射线,其产率较低(每 100 个转换大约 6.5),可以使用 SPECT 有效成像。最后,^{166}Ho 具有很强的顺磁性,因此可以使用具有高对比度和分辨率的 MRI 方便地进行可视化。MRI 和 SPECT 两者对 ^{166}Ho 进行直接成像的示例在第 1 章中的图 1-1 中显示。^{166}Ho 放射栓塞的临床方案利用了多模态成像的优势,包括在术前输注中使用低活性剂量的 ^{166}Ho 放射栓塞,通过核显像获得治疗计划和肺分流分数的评估。这使得 ^{166}Ho 放射栓塞治疗过程中完全不需要 MAA。

当前和以前的许多研究都集中在改进放射栓塞的术前成像和模拟上,以努力改善治疗计划。但是,尽管这些工具可以帮助预测肿瘤和正常肝组织的吸收剂量,可这只是治疗计划的一部分。个体化的治疗计划还需要精确了解抗肿瘤剂量阈值,包括肿瘤类型,大小,血管,先前的治疗方法以及玻璃或树脂微球的使用情况。过去,放射栓塞后定量成像使用较少,获得这些数据的更加困难。然而,肝细胞癌已有相关数据(Strigari et al.,2010)。展望未来,^{90}Y PET/CT 的发现将为确定放射栓塞的毒性阈值打开大门。由 SIRTeX Medical 赞助的一项国际临床试验(SIR-Spheres®,SIRTex Technology Pty,Lane Cove,NSW,Australia)将基于转移性乳腺癌和结肠癌放射栓塞后 ^{90}Y PET/CT 阐明剂 - 效关系阈值。这项工作的一些初步数据已经公布(Willowson et al.,2015)。

15.4　提高有效性和安全性

15.4.1　提高 T : N

正如第 5 章和第 8 章中所详细讨论的那样,放射栓塞的成功需要足够的剂量使肿瘤产生治疗应答,同时保护未受累的肝组织免受过度的损害。常规的肝叶治疗中,T : N 将在许多方面维持肿瘤足够吸收剂量与正常肝组织的限制剂量之间的平衡。T : N 在公式 15-1 中被定义为:

$$T:N = \frac{A_{90Y,tumor}/V_{tumor}}{A_{90Y,normal}/V_{normal}} \qquad (15\text{-}1)$$

其中,$A_{90Y,tumor}$ 是沉积于肿瘤中的 ^{90}Y 活性(MBq),$A_{90Y,tumor}$ 是 ^{90}Y 在未受累肝组织中的活性。V_{tumor} 和 V_{normal} 是肿瘤和未受累肝组织各自的体积。肿瘤的类型、大小、负荷、先前的治疗方法以及其他患者个体的生理因素都会显著影响 T : N,从而可能导致临床数值跨度从接近 15 : 1 到小于 1。第 5 章的表 5-2 陈列了一些文献中的经典 T : N 值。尽管还有许多其他因素决定着放射栓塞治疗的成功与否,但较低的 T : N 仍旧难以达到

明显的疗效。在低 T : N(<2 : 1)的情况难以成功进行放射栓塞的前提可以归结为外照射治疗肝癌的根本谬误:未受累肝脏的放射毒性阈值可能低于有效控制肿瘤所需的吸收剂量。

几种预防性升高 T : N 的方法可以提高某些接受肝叶治疗的患者疗效。低 T : N(<2 : 1)或中等 T : N(<3 : 1)有基础肝病和 / 或需要大吸收剂量的肿瘤的患者,可能会受益于这些技术。这两种类型的患者,在放射栓塞之前,可以使用药物和物理技术来预防性地提高 T : N。

15.4.1.1　药物方法

肿瘤血管生成导致形成结构和生理异常的小动脉和毛细血管,这些异常为药物和物理技术增加 T : N 提供了支持。肿瘤小动脉没有完全形成平滑肌表层并且缺乏自主神经支配,因此缺乏自主调节反应(Mattsson et al.,1977;Ashraf et al.,1996;Burke et al.,2001;Tanaka et al.,2008)。基底膜形成不完全和周细胞脱离也造成肿瘤毛细血管异常(Nagy et al.,2009)。

动脉输注血管收缩剂血管紧张素 Ⅱ 已用于多种研究中(Sasaki et al.,1985;Goldberg et al.,1991a,1991b;Burke et al.,2001;Flower et al.,2001),其优先收缩供养正常肝组织的小动脉,而供应肿瘤的小动脉将由于缺乏神经支配和平滑肌表层不完全而在很大程度上不受影响(Mattsson et al.,1977;Hafström et al.,1980;Burke et al.,2001)。van den Hoven 等人发表的综述(2014b)总结了前期已发表研究结果,量化了输注血管紧张素 Ⅱ 前后 T : N 的变化程度。共涉及 71 名患者,输注血管紧张素 Ⅱ 后 T : N 由 180% 增加至 310%。这样巨大的变化极大地影响放射性微球的分布。图 15-1 显示了在输注血管紧张素 Ⅱ 之前和之后 T : N 的变化,肿瘤和未受累肝脏的吸收剂量(van den Hoven et al.,

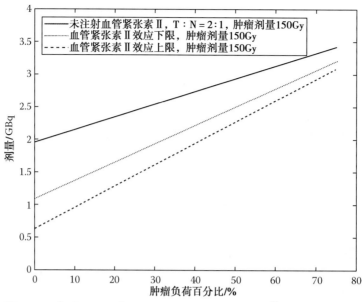

图 15-1　**达到 150Gy 的平均肿瘤吸收剂量所必需的 ^{90}Y 放射栓塞的理论治疗剂量（GBq）**

动脉内未注射血管紧张素Ⅱ的情况下，基线假设肿瘤与正常组织摄取比（T∶N）为 2∶1，肝脏总体积为 1 300ml。曲线的斜率表明理想治疗剂量的增加和肿瘤浸润百分比的函数关系。血管紧张素Ⅱ及其在 T∶N 上相关的功效下限和上限（van den Hoven et al.，2014b），在低肿瘤浸润时，达到 150Gy 所需的治疗剂量会大大降低。随着肿瘤浸润百分比的增加，血管紧张素Ⅱ带来的益处降低

2014b），突出显示了其潜在的益处。

　　血管紧张素Ⅱ并不是唯一被用来改善肝脏局部疗法的血管收缩药。动脉内输注抗利尿激素（ADH）的效果已在猪模型中得到证实（Durack et al.，2012）。具体而言，ADH 的效果已通过其优先收缩胃肠道减少 NTE 的能力进行了量化。ADH 可有效地降低胃肝一半的活度比（Durack et al.，2012）。对大鼠（Hafström et al.，1980）和人（Tanaka et al.，2008）进行儿茶酚胺输注（Hafström et al.，1980；Tanaka et al.，2008）的类似分析结果表明：输注去甲肾上腺素（Hafström et al.，1980）和肾上腺素（Tanaka et al.，2008）T∶N 随之升高。尽管血管收缩剂可能会导致 T∶N 提高，从而提高某些患者的放射栓塞安全性和疗效，但必须权衡使用它们的全身作用相关的禁忌证。据报道，在肝动脉输注血管紧张素Ⅱ后，收缩压的中位数升高超过 40mmHg（Sasaki et al.，1985；Goldberg et al.，1991a），尽管短暂，但对某些患者而言这是重要的安全因素。

15.4.1.2　物理技术

　　如第 3 章所述，通常在放射栓塞术前对胃右动脉（RGA）和胃十二指肠动脉（GDA）进行预栓塞以防止肝外 NTE 的发生。使用特殊导管或抗反流导管，如 Surefire 输注系统（Surefire Medical Inc.，Westminster，CO），还可通过防止微球反流至未受保护的血管中来避免肝外组织发生 NTE（Arepally et al.，2013；Fischman et al.，2014；van den Hoven et al.，2014a；Morshedi et al.，2015）。然而，最近已有研究表明抗反流导管（图 15-2）会改变放射栓塞和其他肝局部治疗的肝脏分布（Arepally et al.，2013；Pasciak et al.，2015；van

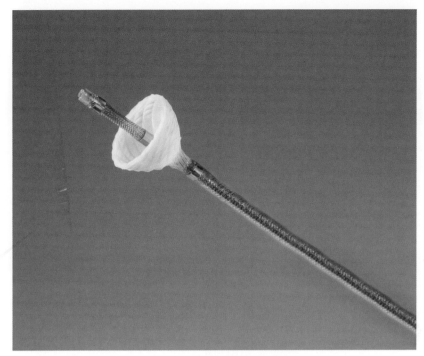

图 15-2　Surefire 精准输入系统

den Hoven et al.，2015）。Arepally 等人（2013）报道，与常规末端开孔导管相比，在使用抗反流微导管的猪模型中，肾动脉栓塞后钽微球的远端动脉穿透性增加，这一结论激发了人们探索这些器械除防止反流之外的功能的兴趣。

增加 T∶N 比值的药物技术利用了肿瘤小动脉中缺乏完整的平滑肌和神经支配的优势，而物理技术是建立在血压持续变化的情况下，相关的肿瘤小动脉无法实现自动调节这一基础上。Rose 等人（2013）在抗反流导管的可扩张尖端（图 15-3）打开或关闭时对体内远端肝动脉进行血压测量，研究结果表明，抗反流导管的末端开放时会使远端血管的收缩压和舒张压降低近 50%。从理论上来说，由于正常动脉和小动脉的自动调节反应，使用抗反流微导管进行放射栓塞可能会诱发对未受累的肝实质供血的血管收缩。同时，由于缺乏平滑肌，神经支配和自动调节特性（Mattsson et al.，1977；Burke

et al.，2001），血管生成诱导的结构异常的肿瘤小动脉不太可能收缩。这一过程能够将微球优先分流入肿瘤供血区域，从而暂时增加 T∶N。

依据常规肾脏和心脏灌注成像的方案，使用 ^{99m}Tc-MAA 进行同日两步输注（图 15-4）已通过实验证明了抗反流导管对放射栓塞中 T∶N 的作用（Pasciak et al.，2015）。在统计学上肿瘤摄取的显著增加以及未受累肝脏的肿瘤摄取的减少，证明抗反流导管可以增加 T∶N 比例（Pasciak et al.，2015）。端孔导管和抗反流导管的 ^{99m}Tc-MAA 的肝脏分布的差异分别如图 15-4a 和 b 所示。图 15-4d 显示了使用抗反流导管输注并直接使用 ^{90}Y PET/CT 成像后的 ^{90}Y 树脂微球的分布，并与图 15-4b 显示出了极好的一致性。

尽管可以方便地使用远端血压变化来解释抗反流导管的效果，但尖端的居中以及流动的紊乱也可能会影响这些设备的作用。例如，开放的半闭塞尖端（图 15-3）将导致远端动脉血流的紊流增加。血流紊乱的增加可能会导致远端动脉中微球在横截面上的分布更加均匀,从而有可能改善沉积的均匀性(van den Hoven et al.,2015)。

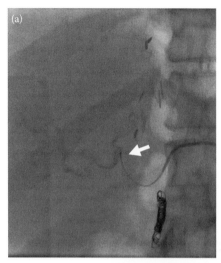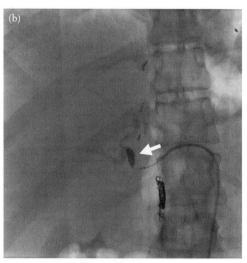

图 15-3　肝固有动脉造影显示(a)端孔导管和(b)末端张开的抗反流导管

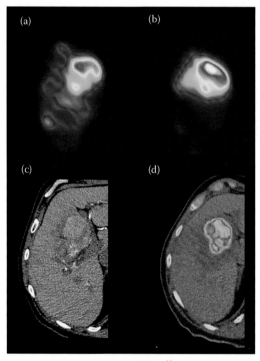

图 15-4　(a)使用常规的端孔导管输注 ⁹⁹ᵐTc-MAA,以及(b)使用抗反流导管后的 SPECT。在每种情况下,导管尖端位置均相同。(c)对于患有局灶性 HCC 患者,可以将 ⁹⁹ᵐTc-MAA 的分布与增强 CT 进行比较。(d)用抗反流导管注入树脂 ⁹⁰Y 微球后,进行 ⁹⁰Y PET/CT。如(b)所示,用 ⁹⁹ᵐTc-MAA 可以很好地预测 ⁹⁰Y 的分布

15.4.2 增强肿瘤靶向的替代方法

一种更积极的增加 T：N 的方法包括栓塞向肝脏未受累区域供血的动脉，从而将肝脏动脉血流以及 ^{90}Y 微球重新定向到肿瘤本身。一般情况下，只能通过暂时性栓塞，例如可降解的淀粉微球或明胶海绵颗粒。猪的动物模型中显示可降解淀粉微球（degradable starch microspheres，DSM）具有较短的生物学半衰期，在 30min 内肝脏灌注可完全恢复（Pieper et al.，2015）。在无法进行超选或重新放置微导管以避免微球沉积在大量未受累肝脏中的情况下，DSM 可以通过保护正常肝组织来提高安全性（Meyer et al.，2013）。

15.5 术后影像学检查改进

15.5.1 新的示踪剂和方法

因为过去对 ^{90}Y 直接成像困难，有许多有趣的对 ^{90}Y 微球的实验性改进。Aliva-Rodriguez 成功地将 ^{86}Y 和 ^{89}Zr 结合于 ^{90}Y 树脂微球表面，对微球进行了放射性标记，并以 24h 生理状态 pH 及温度确认了体内应用的结合稳定性（Avila-Rodriguez et al.，2007）。该技术的好处是可以使用 PET/CT 对 ^{86}Y 和 ^{89}Zr 进行直接定量成像。双同位素 ^{90}Y 和 ^{177}Lu 微球也有过研究（Poorbaygi et al.，2011），并使用 SPECT/CT 对 ^{177}Lu 的 γ 辐射进行了有效成像。如前所述，^{166}Ho 放射栓塞可能是放射性微球多模态直接成像中最好的。

第 10 章和第 11 章详细讨论了量化 ^{90}Y 轫致辐射 SPECT 和 ^{90}Y PET/CT 的技术，这些技术在过去 5 年中已得到实质性改进。特别是 ^{90}Y PET/CT，许多现代 PET/CT 系统都可以使用现有软件即时准确地量化 ^{90}Y（Willowson et al.，2015）。由此，使用替代示踪剂开发可直接成像的微球的背后驱动力已大大降低。但这并不是说没有可改进的地方。

随着 ^{90}Y 放射栓塞的定量成像变得越来越普遍，通常用于诊断研究的常规技术也可以应用。例如呼吸门控，已有证据表明它会影响病变大小和 ^{18}F-FDG PET/CT 的定量（Suenaga et al.，2013）。该技术可应用于放射栓塞后的定量成像，包括 ^{90}Y PET/CT（Pasciak et al.，2014），并且可改善病变的检出和定量准确性。图 15-5 直观地显示了在射频消融后成像中基于振幅的呼吸门控的优势。

15.5.2 图像分析

基于替代放射性示踪剂，^{90}Y PET/CT 或定量轫致辐射 SPECT 的放射栓塞术后定量成像的使用越来越多，于是需要使用标准化技术来解释这些图像。如第 12 章所述，有许多方法可用于将 ^{90}Y 定量图像转换为吸收剂量的三维形式，但在由此确定肿瘤吸收剂量的简单过程中存在很大的分歧。使用这种肿瘤吸收剂量数据来预测治疗效果易出现以下问题：

- 肿瘤的哪些"剂量指标"与已公布的抗肿瘤阈值相关：平均剂量，最大剂量，其他指标？
- 有许多方法可以标记肿瘤轮廓。应当选择放射栓塞后基于 ^{90}Y 摄取的成像，还是术前 ^{18}F-FDG PET/CT，增强 CT 或肝脏 MRI 的图像来标记肿瘤轮廓？
- 公布的剂量反应阈值基于某种特定的剂量表征方法，该方法在文献中的可重复性甚至具体阐述并不明确。
- 最后，由于量化准确性和造影剂恢复率（肿瘤大小的函数）的差异，用于放射栓塞后成像的定量成像方式本身将影响剂量

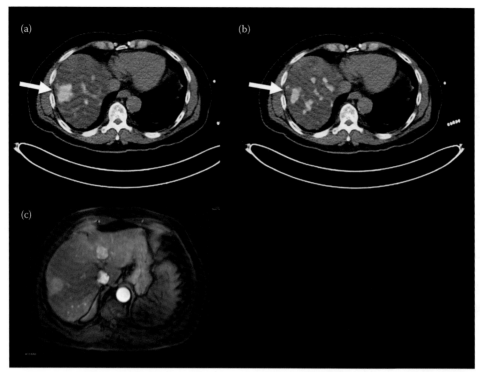

图 15-5　(a)无呼吸门控的西门子 mCT Flow 上的治疗后 ^{90}Y PET/CT，以及(b)使用基于振幅的门控(Siemens HD·Chest)。图(a)和(b)都是从相同的采集数据中重建的，因此当使用基于振幅的门控时Ⅷ段病变缩小可以理解。呼吸运动可以影响肝脏 ^{90}Y PET/CT 中的图像质量和定量，类似 ^{18}F-FDG PET/CT。(c)治疗前肝脏 MRI 对比

测量。

　　放射栓塞的未来包括使用定量放射栓塞后成像，通过与抗肿瘤阈值进行比较来预测治疗效果。这种方法十分强大，因为它可以让医生立即考虑替代疗法或辅助疗法，可使放射栓塞与患者可用的各种治疗方法协同配合。文献中的几个例子说明了放射栓塞后成像影响患者治疗决策的获益（Chang et al.，2013；Bourgeois et al.，2014；Pasciak et al.，2014）。在第 14 章中也讨论了这些技术。

　　一个整体领域进步需要一致性，以避免上述问题。为此，15.5.2.1 中的建议可以作为起点。

15.5.2.1　放射栓塞后定量成像的肿瘤轮廓

　　放射性微球的术后成像不是肝癌的诊断性检查。尽管基于高 [90]Y 活度浓度的区域绘制肿瘤轮廓有时可能与肿瘤活性相关，但更多时候却不相关。因此，这种做法可能导致剂量 - 疗效阈值不可靠，以及放射栓塞后定量成像的预后准确性较差。因此，应遵循以下准则：

　　1. 术后定量影像上的肿瘤轮廓应根据治疗前的诊断扫描确定。术前诊断成像可包括 ^{18}F-FDG PET/CT、三期肝脏增强 CT、肝脏 MRI 以及特殊检查，如神经内分泌肿瘤 [111]In 奥曲肽 SPECT。应根据患者的病史，选择适当的标准治疗诊断成像措施，并将其用于定义肿瘤轮廓。

　　2. 应使用保留计数的可变形图像配准软件，将术前成像上的肿瘤轮廓转换至放射栓塞后定量成像。图 15-6 展示了此过程的一个示例。

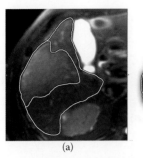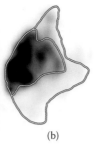

(a)　　　　　　(b)

图 15-6　使用 MIM 6(MIM Software Inc.,Cleveland, OH)软件包保存计数的可变形图像配准示例。(a) 在肝脏 MRI 中对肝脏和肿瘤进行半自动轮廓绘制。(b)可变形配准算法用于将轮廓复制到 ^{90}Y PET/CT 术后成像上。为了保持吸收剂量的可定量,轮廓会变形以匹配先前定义的配准

当然,上述第二点中的软件可能无法获得。但合格的放射科医师或核医学医师仍然可以根据术前影像可靠地手动绘制轮廓。参与此工作的人员必须理解微球沉积的机械过程以及术后成像并不具有对肿瘤位置及活性的诊断价值。

15.5.2.2　相关剂量指标

文献中最常见的剂量指标是肿瘤的平均吸收剂量(D_{avg})。在许多方面,D_{avg} 尽管为方便起见而被广泛使用,但仍存在缺陷。即使大部分肿瘤可能对治疗有反应,放射性微球无法渗透到肿瘤的小区域也会假性降低 D_{avg} 测量值。另一方面,当一小部分肿瘤接受了大剂量,D_{avg} 也可能被假性增大,即使大部分肿瘤此时未经治疗。

一些学者使用了体外放射治疗的标准,例如 D_{70} 和 V_{100} 用于肿瘤分析(Kao et al., 2013)。D_{70} 是肿瘤 70% 体积的最小吸收剂量,而 V_{100} 是超过 100Gy 的肿瘤体积百分比。D_{70} 不会受到上述任何一种情况的干扰,并且是基于放射栓塞后定量成像进行剂量测定的更具可重复性的指标。虽然某些核图像分析软件包无法报告,但 D_{70} 总是可以由肿瘤轮廓导出的剂量-体积直方图数据计算得到。

15.5.2.3　标准化

即使是使用保留计数的可变形图像配准软件来测量的可靠剂量指标(如 D_{70}),用于比较的剂量反应数据也必须以类似的可重复方式进行测量。整个领域的标准化对于利用剂量反应数据影响患者的临床决策过程至关重要。在这一方面,放射栓塞治疗比体外放射治疗落后了几十年。美国核医学学会(SNM),美国介入放射学会(SIR),美国医学物理学家学会(AAPM)或美国放射治疗肿瘤学会(ASTRO)出版的指南将有助于在建立剂量反应阈值方面推动放射栓塞领域的发展。

15.6　肝外肿瘤放射栓塞

据报道,目前已有一些应用放射栓塞控制肝外肿瘤进展或是其他终点的研究。其中受到关注的一种就是肾细胞癌(RCC)的肾动脉放射栓塞。如今,术前应用空白微球进行肾动脉栓塞来减少切除术中出血这一技术已被广泛应用;然而,肾动脉放射栓塞术这一治疗方法仍面临诸多争议。20 年前,在猪模型上进行了一例使用 ^{90}Y 微球的选择性肾动脉放射栓塞术(RARE),使得肾脏受到了超过 100Gy 的剂量。这个剂量超过了总剂量的 95%,避免了肾外组织受到放射损伤(Zimmermann et al.,1995)。然而,肾动脉放射栓塞术在临床上的应用一直限于病例报道。有一个病例报道显示,应用 ^{90}Y 玻璃微球栓塞了一个巨大(14.7cm × 11.1cm)的局限性肾细胞癌肿块后,平均剂量达到了 80Gy (Hamoui et al.,2013)。RARE 术后 8 周,CT 显示散在的肿瘤低密度合并坏死。这位患者在 RARE 术后生存了 23 个月,最终因为肾外远处转移而去世。但原发肾肿瘤一直控制

良好,并未进展(Hamoui et al.,2013)。目前,正在开展一些小样本量临床试验来继续研究 RARE 对肾细胞癌的有效性。

Ricke 等人(2013)也报道了一项小样本量的通过支气管动脉靶向肺远处转移灶的放射栓塞术的研究。该研究纳入了两名患者,一名患者是结直肠癌肺转移;另一名是肾细胞癌肺转移的化疗失败的患者。两者均不符合手术切除指征,于是接受了经支气管动脉的放射栓塞治疗(Ricke et al.,2013)。由于肺和肝脏动脉解剖的不同,基于 1∶1 的 T∶N 值,制订出了一个保守的治疗方案。经支气管动脉对每个患者灌注了 200MBq 的 ^{90}Y 树脂微球,使其分布于多个肺段。术后进行了 SPECT 轫致辐射断层显像和 ^{90}Y 的 PET/CT 检查,惊奇地发现肺内的微球只沉积于活性肿瘤部分(Ricke et al.,2013)。事实上,支气管动脉放射栓塞的 T∶N 似乎要远高于传统的肝脏放射栓塞。这一发现至关重要,它使进一步研究放射栓塞对肺转移治疗的有效性有了可能。

近来,放射栓塞治疗在肝外非肿瘤领域也大放异彩。Pasciak 等人(2016)在猪模型胃底部灌注 ^{90}Y 微球进行放射栓塞来探究放射栓塞治疗在治疗肥胖方面的潜力。虽然研究样本量并不大,但取得了一定的实验结果,模型猪的体重的确下降了。研究者认为,放射栓塞导致了胃黏膜中生长激肽细胞的减少,又导致了胃大小和体积的减少。尽管这是一个很有趣的放射栓塞治疗的应用,不过在临床试验开展之前,我们应该进行更多的动物实验。

15.7 结论

本章中许多关于放射栓塞术未来发展方向的观点都是基于过去的研究。在放射栓塞术被广泛应用之前,有些研究在数年前就报道了关于改良放射栓塞术的有趣而新颖的实验。然而,这些改良方法并没有被广泛接受。这可能是因为放射栓塞术的临床安全性和有效性已经众所周知。这使得治疗流程或治疗本身的较大改变难以证明其合理性。随着新成像技术的出现,比如 ^{90}Y 的 PET/CT,对放射栓塞的剂量效应关系的进一步了解可能是触手可及的。

这可能对治疗计划、患者筛选和患者随访方面产生巨大的影响。不过,个人研究者无法有效阐明这些信息。这就意味着,应当进行国际合作,最好是通过专业协会来得出有价值的可复现的结果。

随着对放射栓塞的生物学效应的进一步了解,放射栓塞治疗的多学科协作性质将得到促进。在这种多学科合作医疗模式中,物理师,肿瘤放疗医师和核医学放疗医师的职能也将会进一步扩大。基于这种疗法的独特性质,我们相信它一定会改善患者预后。

(陈 蓉　朱海东　译　滕皋军　校)

译者注:感谢东南大学医学院白冬超、陈发洋、陆雪刚、吕逍、吴烨明、严蓉、虞超对本书翻译的贡献。

参考文献

Ahmadzadehfar, H. et al. (2010). The significance of 99mTc-MAA SPECT/CT liver perfusion imaging in treatment planning for 90Y-microsphere selective internal radiation treatment. *J Nucl Med* 51:1206–1212.

Amols, H.I. (1999). Review of endovascular brachytherapy physics for prevention of restenosis. *Cardiovasc Radiat Med* 1:64–71.

Ansell, B.M., Crook, A., Mallard, J.R. (1963). Evaluation of intra-articular colloidal gold Au 198 in the treatment of persistent knee effusions. *Ann Rheum Dis* 22:435–439.

Arepally, A., Chomas, J., Kraitchman, D., Hong, K. (2013). Quantification and reduction of reflux during embolotherapy using an antireflux catheter and tantalum microspheres: Ex vivo analysis. *J Vasc Interv Radiol* 24:575–580.

Ariel, I.M., Padula, G. (1978a). Treatment of symptomatic metastatic cancer to the liver from primary colon and rectal cancer by the intra-arterial administration of chemotherapy and radioactive isotopes. *Prog Clin Cancer* 7:247–254.

Ariel, I.M., Padula, G. (1978b). Treatment of symptomatic metastatic cancer to the liver from primary colon and rectal cancer by the intraarterial administration of chemotherapy and radioactive isotopes. *J Surg Oncol* 10:327–336.

Asavatanabodee, P., Sholter, D., Davis, P. (1997). Yttrium-90 radiochemical synovectomy in chronic knee synovitis: A one year retrospective review of 133 treatment interventions. *J Rheumatol* 24:639–642.

Ashraf, S. et al. (1996). The absence of autonomic perivascular nerves in human colorectal liver metastases. *Br J Cancer* 73:349–359.

Avila-Rodriguez, M.A. et al. (2007). Positron-emitting resin microspheres as surrogates of 90Y SIR-Spheres: A radiolabeling and stability study. *Nucl Med Biol* 34:585–590.

Bourgeois, A.C. et al. (2014). Intra-procedural 90Y PET/CT for treatment optimization of 90Y radioembolization. *J Vasc Interv Radiol* 25:271–275.

Burke, D. et al. (2001). Continuous angiotensin II infusion increases tumour: Normal blood flow ratio in colo-rectal liver metastases. *Br J Cancer* 85:1640–1645.

Chang, T.T., Bourgeois, A.C., Balius, A.M., Pasciak, A.S. (2013). Treatment modification of yttrium-90 radioembolization based on quantitative positron emission tomography/CT imaging. *J Vasc Interv Radiol* 24:333–337.

Coucke, P. (2009). Basic rules of dosimetry in endovascular brachytherapy. *J Interv Cardiol* 13:425–429.

Durack, J.C. et al. (2012). Intravenous vasopressin for the prevention of nontarget gastrointestinal embolization during liver-directed cancer treatment: Experimental study in a porcine model. *J Vasc Interv Radiol* 23:1505–1512.

Fischman, A.M. et al. (2014). Prospective, randomized study of coil embolization versus surefire infusion system during yttrium-90 radioembolization with resin microspheres. *J Vasc Interv Radiol* 25:1709–1716.

Flower, M.A. et al. (2001). 62Cu-PTSM and PET used for the assessment of angiotensin II-induced blood flow changes in patients with colorectal liver metastases. *Eur J Nucl Med* 28:99–103.

Garin, E., Boucher, E., Rolland, Y. (2014). 99mTc-MAA-based dosimetry for liver cancer treated using 90Y-loaded microspheres: Known proof of effectiveness. *J Nucl Med* 55:1391–1392.

Goldberg, J.A. et al. (1991a). The use of angiotensin II as a potential method of targeting cytotoxic microspheres in patients with intra-hepatic tumour. *Br J Cancer* 63:308–310.

Goldberg, J.A. et al. (1991b). Angiotensin II as a potential method of targeting cytotoxic-loaded microspheres in patients with colorectal liver metastases. *Br J Cancer* 64:114–119.

Hafström, L., Nobin, A., Persson, B., Sundqvist, K. (1980). Effects of catecholamines on cardiovascular response and blood flow distribution to normal tissue and liver tumors in rats. *Cancer Res* 40:481–485.

Hamoui, N. et al. (2013). Radioembolization of renal cell carcinoma using yttrium-90 microspheres. *J Vasc Interv Radiol* 24:298–300.

Jacob, R., Smith, T., Prakasha, B., Joannides, T. (2003). Yttrium90 synovectomy in the management of chronic knee arthritis: A single institution experience. *Rheumatol Int* 23:216–220.

Jahangier, Z.N., Jacobs, J.W., van Isselt, J.W., Bijlsma, J.W. (1997). Persistent synovitis treated with radiation synovectomy using yttrium-90: A retrospective evaluation of 83 procedures for 45 patients. *Br J Rheumatol* 36:861–869.

Jiang, M., Fischman, A., Nowakowski, F.S. (2012). Segmental perfusion differences on paired Tc-99m macroaggregated albumin (MAA) hepatic perfusion imaging and yttrium-90 (Y-90) bremsstrahlung imaging studies in SIR-Sphere radioembolization: Associations with angiography. *J Nucl Med Radiat Ther* 3:122.

Kao, Y.H. et al. (2012). Image-guided personalized predictive dosimetry by artery-specific

SPECT/CT partition modeling for safe and effective 90Y radioembolization. *J Nucl Med* 53:559–566.

Kao, Y.H. et al. (2013) Post-radioembolization yttrium-90 PET/CT—Part 2: Dose-response and tumor predictive dosimetry for resin microspheres. *EJNMMI Res* 3:1–1.

Kavakli, K. et al. (2008). Radioisotope synovectomy with rhenium186 in haemophilic synovitis for elbows, ankles and shoulders. *Haemophilia* 14:518–523.

Knesaurek, K. et al. (2010). Quantitative comparison of yttrium-90 (90Y)-microspheres and technetium-99m (99mTc)-macroaggregated albumin SPECT images for planning 90Y therapy of liver cancer. *Technol Cancer Res Treatm* 9:253–261.

Lam, M.G.E.H. et al. (2013). Prognostic utility of 90Y radioembolization dosimetry based on fusion 99mTc-macroaggregated albumin-99mTc-sulfur colloid SPECT. *J Nucl Med* 54:2055–2061.

Lam, M.G.E.H., Smits, M.L.J. (2013). Value of 99mTc-macroaggregated albumin SPECT for radioembolization treatment planning. *J Nucl Med* 54:1681–1682.

Lam, M.G.E.H., Sze, D.Y. (2014). Reply: 99mTc-MAA-based dosimetry for liver cancer treated using 90Y-loaded microspheres: Known proof of effectiveness. *J Nucl Med* 55:1392–1393.

Mathias, C.J., Green, M.A. (2008). A convenient route to [68Ga]Ga-MAA for use as a particulate PET perfusion tracer. *Appl Radiat Isot* 66:1910–1912.

Mattsson, J., Appelgren, L., Hamberger, B., Peterson, H.I. (1977). Adrenergic innervation of tumour blood vessels. *Cancer Lett* 3:347–351.

Meyer, C. et al. (2013). Feasibility of temporary protective embolization of normal liver tissue using degradable starch microspheres during radioembolization of liver tumours. *Eur J Nucl Med Mol Imaging* 41:231–237.

Minar, E. (2012). Commentary: Resuscitation of endovascular brachytherapy owing to improved logistics. *J Endovasc Ther* 19:476–479.

Morshedi, M.M., Bauman, M., Rose, S.C., Kikolski, S.G. (2015). Yttrium-90 resin microsphere radioembolization using an antireflux catheter: An alternative to traditional coil embolization for nontarget protection. *Cardiovasc Intervent Radiol* 38:381–388.

Nagy, J.A., Chang, S.-H., Dvorak, A.M., Dvorak, H.F. (2009). Why are tumour blood vessels abnormal and why is it important to know? *Br J Cancer* 100:865–869.

Oka, M., Rekonen, A., Ruotsi, A., Seppälä, O. (1971). Intra-articular injection of Y-90 resin colloid in the treatment of rheumatoid knee joint effusions. *Acta Rheumatol Scand* 17:148–160.

Oztürk, H., Oztemür, Z., Bulut, O. (2008). Treatment of skin necrosis after radiation synovectomy with yttrium-90: A case report. *Rheumatol Int* 28:1067–1068.

Pasciak, A.S. et al. (2014). Radioembolization and the dynamic role of (90)Y PET/CT. *Front Oncol* 4:38.

Pasciak, A.S. et al. (2015). The impact of an anti-reflux catheter on target volume particulate distribution in liver-directed embolotherapy: A pilot study. *J Vasc Interv Radiol* 26:660–669.

Pasciak, A.S., Bourgeois, A.C., Paxton, B.E., Nodit, L., Coan, P.N., Kraitchman, D., Stinnett, S., Patel, V.M., Fu, Y., Adams, J.K., Tolbert, M.K., Lux, C.N., Arepally, A., Bradley, Y.C. (2016). Bariatric radioembolization: A pilot study on technical feasibility and safety in a porcine model. *J Vasc Interv Radiol*, in press.

Pieper, C.C. et al. (2015). Temporary arterial embolization of liver parenchyma with degradable starch microspheres (EmboCept®S) in a swine model. *Cardiovasc Intervent Radiol* 38:435–441.

Piermattei, A. et al. (2002). A standard dosimetry procedure for ^{192}Ir sources used for endovascular brachytherapy. *Phys Med Biol* 47:4205–4221.

Piermattei, A. et al. (2003). Experimental dosimetry of a ^{32}P catheter-based endovascular brachytherapy source. *Phys Med Biol* 48:2283–2296.

Poorbaygi, H. et al. (2011). Applied radiation and isotopes. *Appl Radiat Isot* 69:1407–1414.

Prosser, J.S. et al. (1993). Induction of micronuclei in peripheral blood lymphocytes of patients treated for rheumatoid or osteo-arthritis of the knee with dysprosium-165 hydroxide macroaggregates or yttrium-90 silicate. *Cytobios* 73:7–15.

Reynaert, N., Van Eijkeren, M., Taeymans, Y. (2001) Dosimetry of ^{192}Ir sources used for endovascular brachytherapy. *Phys Med Biol* 46:499–516.

Ricke, J., Großer, O., Amthauer, H. (2013). Y[90]-radioembolization of lung metastases via the bronchial artery: A report of 2 cases. *Cardiovasc Intervent Radiol* 36:1664–1669.

Rose, S.C., Kikolski, S.G., Chomas, J.E. (2013). Downstream hepatic arterial blood pressure changes caused by deployment of the surefire antireflux expandable tip. *Cardiovasc Intervent Radiol* 36:1262–1269.

Sabet, A. et al. (2011). Significance of oral administration of sodium perchlorate in planning liver-directed radioembolization. *J Nucl Med* 52:1063–1067.

Sasaki, Y. et al. (1985). Changes in distribution of hepatic blood flow induced by intra-arterial infusion of angiotensin II in human hepatic cancer. *Cancer* 55:311–316.

Schiller, E. et al. (2008). Yttrium-86-labelled human serum albumin microspheres: Relation of surface structure with in vivo stability. *Nucl Med Biol* 35:227–232.

Schopohl, B. et al. (1996). 192Ir endovascular brachytherapy for avoidance of intimal hyperplasia after percutaneous transluminal angioplasty and stent implantation in peripheral vessels: 6 years of experience. *Int J Radiat Oncol Biol Phys* 36:835–840.

Strigari, L. et al. (2010). Efficacy and toxicity related to treatment of hepatocellular carcinoma with 90Y-SIR spheres: Radiobiologic considerations. Journal of nuclear medicine: Official publication. *Soc Nucl Med* 51:1377–1385.

Stucki, G. et al. (1993). Efficacy and safety of radiation synovectomy with yttrium-90: A retrospective long-term analysis of 164 applications in 82 patients. *Br J Rheumatol* 32:383–386.

Suenaga, Y. et al. (2013). Respiratory-gated ^{18}F-FDG PET/CT for the diagnosis of liver metastasis. *Eur J Radiol* 82:1696–1701.

Tanaka, O. et al. (2008). Epinephrine-infused CTHA for HCCs. *Abdom Imaging* 33:308–312.

Taylor, W.J., Corkill, M.M., Rajapaske, C.N. (1997) A retrospective review of yttrium-90 synovectomy in the treatment of knee arthritis. *Br J Rheumatol* 36:1100–1105.

Thomas, S. et al. (2011). Radioactive synovectomy with Yttrium[90] citrate in haemophilic synovitis: Brazilian experience. *Haemophilia* 17:e211–e216.

van den Hoven, A.F. et al. (2014a). Posttreatment PET-CT-confirmed intrahepatic radioembolization performed without coil embolization, by using the antireflux Surefire Infusion System. *Cardiovasc Intervent Radiol* 37:523–528.

van den Hoven, A.F. et al. (2014b). The effect of intra-arterial angiotensin II on the hepatic tumor to non-tumor blood flow ratio for radioembolization: A systematic review, Morishita R, ed. *PLoS ONE* 9:e86394.

van den Hoven, A.F. et al. (2015). Innovation in catheter design for intra-arterial liver cancer treatments results in favorable particle-fluid dynamics. *J Exp Clin Cancer Res* 34:74.

Werner, M. et al. (2012). Endovascular brachytherapy using liquid beta-emitting rhenium-188 for the treatment of long-segment femoropopliteal in-stent stenosis. *J Endovasc Ther* 19:467–475.

Willowson, K.P., Tapner, M.; QUEST Investigator Team, Bailey, D.L. (2015). A multicentre comparison of quantitative (90)Y PET/CT for dosimetric purposes after radioembolization with resin microspheres: The QUEST Phantom Study. *Eur J Nucl Med Mol Imaging* 42:1202–1222.

Wondergem, M. et al. (2013). [99]mTc-macroaggregated albumin poorly predicts the intrahepatic distribution of 90Y resin microspheres in hepatic radioembolization. *J Nucl Med* 54:1294–1301.

Zimmermann, A. et al. (1995). Renal pathology after arterial yttrium-90 microsphere administration in pigs. A model for superselective radioembolization therapy. *Invest Radiol* 30:716–723.